主 | 编

张 卫　颜宏利　高显华

副主编

刘 正　金黑鹰　赵子夜

早发性结直肠癌

Early Onset Colorectal Cancer

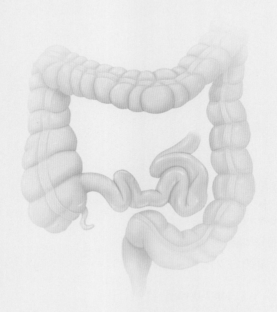

上海科学技术出版社

图书在版编目（ＣＩＰ）数据

早发性结直肠癌 / 张卫，颜宏利，高显华主编. --
上海：上海科学技术出版社，2022.1
ISBN 978-7-5478-5477-8

Ⅰ．①早… Ⅱ．①张… ②颜… ③高… Ⅲ．①结肠癌
－诊疗②直肠癌－诊疗 Ⅳ．①R735.3

中国版本图书馆CIP数据核字(2021)第183619号

早发性结直肠癌

主编/张卫　颜宏利　高显华

上海世纪出版(集团)有限公司
上海 科 学 技 术 出 版 社 出版、发行
(上海钦州南路71号　邮政编码200235　www.sstp.cn)

上海雅昌艺术印刷有限公司印刷

开本 787×1092　1/16　印张 24.75
字数：500千字
2022年1月第1版　2022年1月第1次印刷
ISBN 978-7-5478-5477-8/R·2378
定价：188.00元

本书如有缺页、错装或坏损等严重质量问题，
请向工厂联系调换

内容提要

　　早发性结直肠癌是指发病年龄在 50 岁之前的结直肠癌，本书系统阐述了其流行病学、病因学、诊治和预防。书中重点介绍了早发性结直肠癌发病的遗传因素，以及相关的遗传性疾病如林奇综合征、腺瘤性息肉病综合征、黑斑息肉病综合征、锯齿状息肉病综合征等；诊治篇中，对早发性结直肠癌的基因组学分子特征及治疗方法做了重点叙述；对基因阻断、胚胎植入前遗传学监测技术等预防和筛查方式进行了较为全面的介绍。

　　本书可为广大医护人员更准确地评估、诊断、治疗、预防早发性结直肠癌提供指导。

编者名单

主　编　　张　卫　颜宏利　高显华

副主编　　刘　正　金黑鹰　赵子夜

秘　书　　郑楠薪

编写人员　（按姓氏拼音排序）

白辰光　海军军医大学第一附属医院（上海长海医院）病理科

陈国梁　苏州大学附属第一医院普外科

董　林　国家癌症中心/中国医学科学院肿瘤医院病理科

高显华　海军军医大学第一附属医院（上海长海医院）肛肠外科

龚海峰　海军军医大学第一附属医院（上海长海医院）肛肠外科

何宋兵　苏州大学附属第一医院普外科

蒋宇亮　首都医科大学附属北京世纪坛医院消化内科

金黑鹰　南京中医药大学第二附属医院肛肠科

匡夏颖　中山大学附属第一医院甲状腺乳腺外科

刘建磊　南京中医药大学第二附属医院肛肠科

刘连杰　海军军医大学第一附属医院（上海长海医院）肛肠外科

刘　正　国家癌症中心/中国医学科学院肿瘤医院结直肠外科

马　龙　海军军医大学第一附属医院（上海长海医院）生殖医学中心

宁守斌　空军医学特色中心消化内科

潘安福　海军军医大学第一附属医院（上海长海医院）肛肠外科

汤庆超　哈尔滨医科大学附属第二医院结直肠肿瘤外科

汪锦江　上海交通大学医学院附属同仁医院肿瘤科

王　灿　南京中医药大学第二附属医院肛肠科

王　俊　南京中医药大学第二附属医院肛肠疾病诊疗中心

王玲玲　国家癌症中心/中国医学科学院肿瘤医院结直肠外科

王　瑶　海军军医大学第一附属医院(上海长海医院)生殖医学中心

闻笔伟　海军军医大学第一附属医院(上海长海医院)妇产科

邢俊杰　海军军医大学第一附属医院(上海长海医院)肛肠外科

熊　寰　哈尔滨医科大学附属第二医院结直肠肿瘤外科

徐晓东　海军军医大学第一附属医院(上海长海医院)肛肠外科

颜宏利　海军军医大学第一附属医院(上海长海医院)生殖医学中心

杨　阳　南京中医药大学第二附属医院肛肠疾病诊疗中心

叶晓瑞　南京中医药大学第二附属医院肛肠疾病诊疗中心

于恩达　海军军医大学第一附属医院(上海长海医院)肛肠外科

张春霞　南京中医药大学第二附属医院肛肠科

张　卫　海军军医大学第一附属医院(上海长海医院)肛肠外科

张心怡　南京中医药大学第二附属医院肛肠疾病诊疗中心

赵子夜　海军军医大学第一附属医院(上海长海医院)肛肠外科

郑　浩　海军军医大学第一附属医院(上海长海医院)生殖医学中心

郑　阔　海军军医大学第一附属医院(上海长海医院)肛肠外科

郑楠薪　海军军医大学第一附属医院(上海长海医院)肛肠外科

邹霜梅　国家癌症中心/中国医学科学院肿瘤医院病理科

左志贵　温州医科大学附属第一医院结直肠肛门外科

主编简介

张卫，主任医师，教授，医学博士，博士研究生导师。海军军医大学第一附属医院（上海长海医院）肛肠外科主任。长海医院遗传性结直肠癌筛查防治中心、遗传性肿瘤家庭阻断中心主任。荣获"上海市领军人才"、第二届"国之名医——优秀风范"称号。担任国家临床重点专科学科带头人，中国医师协会肛肠医师分会副会长兼造口专业委员会主任委员、肛肠医师分会微创和内镜专业委员会副主任委员、结直肠肿瘤专业委员会亚微外科组副主任委员，全军医学科学技术委员会结直肠病学专业委员会副主任委员，上海市普通外科质控中心结直肠专家组组长，上海肿瘤防治联盟结直肠癌专业委员会副主任委员等学术职务。《医学参考报·肿瘤医学频道》主编，《中国外科年鉴·肛肠外科分册》主编，《中华胃肠外科杂志》编委，《结直肠肛门外科杂志》编委。主持并参加国家自然科学基金项目3项、上海市科学技术委员会基金项目3项，发表论文70余篇，主编专著6部、参编7部。

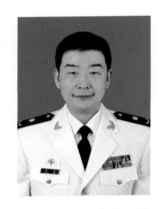

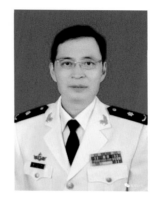

颜宏利,教授,博士研究生导师,海军军医大学第一附属医院(上海长海医院)生殖中心主任,遗传性结直肠癌筛查防治与基因阻断中心副主任,中国优生优育协会生育力保护与修复中心主任委员,中国遗传学会遗传咨询专家委员会专家。多年来一直致力于早发性肿瘤的基因诊断、遗传咨询与发病机制研究,提出中国人群遗传性结直肠癌临床筛查的新策略,并获日本癌症学会"青年科学家奖"。近年来建立了遗传性肿瘤的公益组织,在遗传性肿瘤基因突变的功能解析、利用胚胎植入前遗传学检测(PGT)进行家系的致病基因垂直阻断、无创产前诊断等方面做了大量工作,主持国家科技重大专项子课题、"国家高技术研究发展计划"(863 计划)课题、"国家重点基础研究发展计划"(973 计划)子课题、国家自然科学基金(7 项)等课题20 余项。发表 SCI 论文 50 余篇、第一作者或通讯作者影响因子 5 分以上的论文 15 篇。出版专著 5 部。作为第一或主要完成人获中华医学青年科技奖、上海市自然科学奖二等奖、上海市医学科学技术奖二等奖、军队科学技术进步二等奖等奖项。获"上海市浦江人才""上海高校优秀青年教师""东方学者特聘教授提名""学习成才标兵"等荣誉。

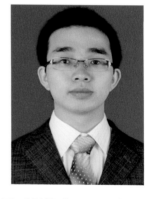

高显华,副主任医师,副教授,医学博士,硕士研究生导师,海军军医大学第一附属医院(上海长海医院)肛肠外科主任助理。长海医院遗传性结直肠癌筛查防治中心、遗传性肿瘤家庭阻断中心副主任,《医学参考报·肿瘤医学频道》学术发展部主任。美国克利夫兰医学中心访问学者,获"上海市浦江人才""长海医院优秀青年人才"等荣誉。中国临床肿瘤学会(CSCO)结直肠癌专家委员会委员,中国医师协会结直肠肿瘤专业委员会遗传性结直肠癌专业委员会委员,中国抗癌协会肿瘤支持治疗外科专业委员会委员,中国医师协会结直肠肿瘤专业委员会中国结直肠肿瘤学院中国造口伤口治疗管理联盟第一届联盟委员,中国医师协会肛肠医师分会青年委员会委员,上海市抗癌协会遗传性消化道肿瘤专业委员会委员兼秘书。在国内外核心期刊上发表论文 60 余篇,其中,以第一作者或共同第一作者发表 SCI 论文 30 余篇,累计影响因子超过 100 分,最高的一篇影响因子为 13.3 分。在国内核心期刊上发表论文 30 余篇,其中一篇论文入选 2020 年"领跑者 5000 中国精品科技期刊顶尖学术论文"。主持国家自然科学基金 2 项、上海市科委基金 1 项和上海长海医院院内基金 1 项,参与国家自然科学基金 8 项。主编专著 1 部,主译专著 1 部,参编专著 5 部。获国家发明专利 6 项、实用新型专利 1 项。

序

　　结直肠癌是全球第三大癌症,也是全球第二大癌症死亡原因,每年大约有 180 万人新诊断为结直肠癌,大约有 80 万人死于结直肠癌。在全球范围内,结直肠癌的总体发病率在逐渐下降,而早发性结直肠癌的发病率却在迅速增加,近 30 年来几乎增加了 1 倍。据估计,到 2030 年,美国约 11％的结肠癌和 23％的直肠癌将发生在 50 岁以下的人群中。早发性结直肠癌的症状常常被忽视,导致诊断和治疗延误。关于早发性结直肠癌的病因和发病机制目前还不清楚,可能是环境因素和遗传因素等多种因素共同作用引起的。据估计,20％～30％的早发性结直肠癌为遗传性结直肠癌,其余的 70％～80％为散发性结直肠癌。识别那些早发性遗传性结直肠癌,找到致病性的胚系基因突变,对患者和亲属的预防与治疗都具有重大意义。

　　为了应对早发性结直肠癌发病率上升的趋势,美国癌症协会于 2018 年 5 月发布了指南,建议将平均风险人群的结直肠癌起始筛查年龄从 50 岁下调至 45 岁。但是,在年轻人中进行结直肠癌筛查有效性的经验证据很少,目前还不能确定筛查在年轻人中是否可行。精准筛查可能会改善筛查益处与风险之间的平衡。为了预防早发性遗传性结直肠癌,需要对那些疑似遗传性结直肠癌的患者及家属进行相关基因的胚系突变检测,然后按照各种遗传性结直肠癌综合征相关的推荐意见,从某个较早的时间点开始进行结肠镜检查,并定期复查结肠镜。为了预防散发性早发性结直肠癌,要避免各种可能的危险因素,改变不良的生活习惯和饮食习惯。

　　近年来,国外在早发性结直肠癌的流行病学、临床诊治和发生机制方面进行了大量研究,并取得了很多突破性的进展。我国在早发性结直肠癌诊治方面起步较晚,国内还缺乏一本该领域的专著。我院肛肠外科的张卫教授联合国内从事早发性结直肠癌诊治工作的同仁,一起编写了这部《早发性结直肠癌》,填补了国内该领域的这一空白。我相信,本书的出版发行将有助于提高我国早发性结直肠癌的防治水平,降低发病率,提高早期诊断率,改善患者的预后,并防止早发性遗传性结直肠癌遗传给下一代。

中国工程院院士

海军军医大学第一附属医院(上海长海医院)

消化内科主任,教授

2021 年 9 月

前　言

　　早发性结直肠癌（early onset colorectal cancer，EOCRC）是指发病年龄在 50 岁之前的结直肠癌，占所有结直肠癌的 10%～20%。EOCRC 更常见于远端结肠或直肠，发生同时性、异时性多原发癌的比例更高，分化更差，黏液腺癌和印戒细胞癌的比例更高，且分期更晚，预后较差。

　　本书分为流行病学、病因学——环境因素、病因学——遗传因素、临床诊治和预防 5 篇。概述了 EOCRC 在全世界各个国家和地区的变化趋势；讨论了饮食因素、生活习惯、肠道菌群、抗生素、先天性因素、自然环境因素、伴发疾病和药物等各种环境因素在 EOCRC 发生中的作用；分别介绍了林奇综合征、腺瘤性息肉病综合征、黑斑息肉病综合征、幼年性息肉病综合征、锯齿状息肉病综合征、遗传性乳腺癌卵巢癌综合征、Cowden 综合征和李法美尼综合征等几种可能引起 EOCRC 的常见遗传性结直肠癌综合征；详细介绍了 EOCRC 的体系基因突变、表观遗传学改变、组织病理学特征、基因组学分子特征、临床表现特征、治疗、预后、随访监测、预防、筛查和基因阻断。本书内容全面系统、说理清楚，有利于提高医护人员对 EOCRC 的认识水平，避免误诊和误治，提高治疗效果。本书不仅适合有志于从事 EOCRC 基础和临床研究工作的专业人士阅读，也适用于从事结直肠癌预防工作的基层医务人员。

　　由于编者水平有限，本书难免存在一些错误，恳请广大读者谅解和批评指正。

2021 年 9 月

目　录

第1篇
流行病学

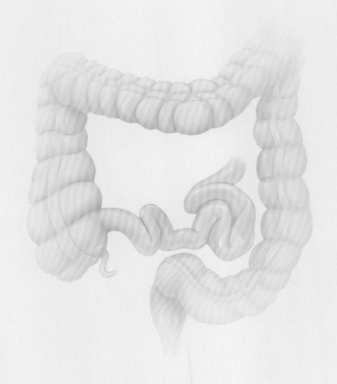

第 1 章

早发性结直肠癌的概述

郑阔,高显华,张卫

早发性结直肠癌(early onset colorectal cancer,EOCRC)是指发病年龄在 50 岁以下的结直肠癌。在全世界范围内,EOCRC 的发病率逐年上升。EOCRC 诊断时临床分期较晚,分化程度差,印戒细胞癌更常见,原发灶多位于远端结肠及直肠。17%～35% 的 EOCRC 携带遗传性肿瘤易感性基因突变,20% 具有结直肠癌的家族史,EOCRC 具有区别于晚发性结直肠癌(late onset colorectal cancer,LOCRC)的分子表型。EOCRC 的病因和发病机制目前仍不十分清楚,可能是由于遗传因素、生活方式和环境因素的共同作用而引起。目前对于 EOCRC 的筛查和临床治疗仍未达成共识。本章将对 EOCRC 的流行病学特征、临床和分子特征、病因和筛查作一简要概述,并提出对未来研究方向的思考。

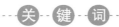

早发性结直肠癌;流行病学;危险因素;肿瘤筛查

目前,对于早发性结直肠癌的定义仍缺乏共识。基于对医疗系统可持续性的成本效益分析,大多数筛查项目建议结直肠癌(colorectal cancer,CRC)的筛查从 50 岁开始[1],因此将在开始筛查年龄(即 50 岁)之前发生的 CRC 定义为 EOCRC,这一定义得到了广泛的认可。在青少年肿瘤学中,EOCRC 被定义为发病年龄在 15～29 岁的 CRC[2]。然而,在一些青少年肿瘤学临床实践中,EOCRC 的年龄上限也被放宽到 50 岁[2]。在 2006 年,美国国家癌症研究所(National Cancer Institute,NCI)青少年肿瘤学进展研究小组将 EOCRC 的发病年龄又定义为 15～39 岁[3]。各类文献中 EOCRC 定义的差异在一定程度上阻碍了相关研究的进展。本书将 EOCRC 定义为发病年龄在 50 岁以内的 CRC。相应地,发病年龄在 50 岁以上的 CRC 被定义为晚发性结直肠癌。

大部分 CRC 发病于 50 岁以后,由先前存在的息肉通过"息肉—异型增生—癌"的顺序发展而来,这一过程通常长达 5～10 年。因此,通过大便隐血实验和结肠镜等方式可以进行筛查预防[4]。随着筛查项目的开展,50 岁以上人群的 CRC 的发病率显著下降[5]。然而,在美国,同期 EOCRC 的发病率几乎翻倍,尤其是 40～49 岁的人群[6],在其他发达国家以及发展中国家,EOCRC 的发病率也呈现出类似的上升趋势[7]。目前,EOCRC 占所有 CRC 病例的 10%～12%[1],预计到 2030 年,早发性结肠癌将占所有结肠癌病例的 11%,早发性直肠癌将占所有直肠癌病例的 23%[6]。

一、EOCRC 的临床特征和分子特征

1. EOCRC 的临床特征　高龄、恶性肿瘤家族史、CRC 相关遗传综合征、炎症性肠病(inflammatory bowel disease,IBD)以及早期腹部放射治疗史等仍是现阶段 CRC 风险评估的重要指标,但超过一半的 EOCRC 患者并无上述特征,在 CRC 筛查项目中处于 CRC 中、低风险组[8-10]。因此,当出现了便血、缺铁性贫血等 CRC 的危险信号时,年轻人群往往因缺乏对 CRC 的警惕而选择忽视,从而导致 EOCRC 在诊断时通常分期偏晚,并且经常出现转移性病灶[11]。61% 的 EOCRC 患者就诊时的临床分期为 Ⅲ 或 Ⅳ 期[12],而 LOCRC 患者就诊时临床分期为 Ⅲ 或 Ⅳ 期的比例为 46%～50%[1]。

与 LOCRC 相比,EOCRC 中原发灶位于远端结肠和直肠的比例更高,分化较差,黏液腺癌和印戒细胞癌更常见,也更容易发生脉管癌栓和神经周围侵犯[13]。在全部 CRC 患者中,印戒细胞癌的比例小于 1%,而在小于 30 岁的 CRC 患者中,这一比例为 3%～13%[10,12,13]。EOCRC 患者的查尔森合并症指数通常为 0,无其他的健康问题[12]。

目前研究发现 EOCRC 患者和 LOCRC 患者并无生存差异,但前者往往接受更积极的治疗,包括手术治疗、化疗和放疗[12,14,15]。在 Ⅱ 期肠癌中,辅助化疗并不作为常规推荐[16],但是很大一部分 EOCRC 患者会接受辅助化疗[17,18]。尽管 EOCRC 的治疗更加积极,但并未表现出相应的生存获益,提示 EOCRC 存在过度治疗的可能,或者其恶性程度更高,抑或是 EOCRC 对现有基于 LOCRC 患者发展而来的治疗方案反应不佳。

2. EOCRC 的分子特征　特定基因的胚系突变与 CRC 的发病风险有关,大约有 10% 的 CRC 患者有高、中危风险基因的胚系突变,EOCRC 在这些基因的胚系突变频率上与 LOCRC 存在差异[19]。有 17%～35% 的 EOCRC 具有基因的致病性胚系突变,而这些基因大约有一半是林奇综合征(Lynch syndrome,LS)相关的错配修复基因(mismatch repair,MMR)[20]。

与 LOCRC 相比,EOCRC 患者中 *BRAF V600E* 的突变率更低,MAPK 通路相关基因的突变频率也较低[8]。Wnt 通路失调是非高突变性 CRC 的普遍特征,而 *APC* 基因的体系突变在 EOCRC 中更少见[21]。在极早发的 CRC(发病年龄小于 30 岁)中,*CTNNB1* 的体系突变率更高[8]。

基于分子特征的肿瘤亚型也随着年龄的变化呈现不同的分布。在 40 岁以下的 CRC

患者中，共识分子亚型 1 的比例更高[8]。该亚型的 CRC 包含高突变和错配修复基因缺陷（deficiency of MMR，dMMR）的肿瘤，也包含了炎症和免疫相关的肿瘤，这在一定程度上支持了长期的肠道炎症会引发肠道肿瘤的观点。

表观遗传的改变也存在年龄相关的特征。长散在重复序列的低甲基化在散发性 EOCRC 中更常见，这些序列的低甲基化在直肠癌中提示着不良预后[22]。这种特征性的分子表型提示 EOCRC 可能存在独特的发病机制，并且有助于预测患者预后和指导临床治疗。

二、EOCRC 的病因

1. EOCRC 的遗传性病因　早发性癌症是遗传易感性的标志，随着对遗传机制研究的深入，目前有 17%～35% 的 EOCRC 患者携带癌症易感性基因的致病性胚系突变，涉及与高、中度外显性癌症综合征相关的基因[11]。LS 和家族性腺瘤性息肉病（familial adenomatous polyposis，FAP）是最常见的遗传性 CRC 综合征。

LS 是 EOCRC 中最常见的遗传性 CRC 综合征，35 岁以下的 EOCRC 患者中约 1/3 患有 LS[1]。LS 中 MLH1 和 MSH2 基因的胚系突变最为常见，MSH6 和 PSM2 基因的胚系突变也能导致 LS。此外，EPCAM 基因的突变会沉默 MSH2 基因的启动子区域，从而也会导致 LS。在一部分 LS 患者中，纯合子和混合杂合子（双等位基因）组成型 MMR 基因突变会引起结构性错配修复缺陷综合征，导致非常早发的 CRC，发病年龄通常小于 16 岁[23]。此外，EOCRC 中部分患者表现出的高度微卫星不稳定性（microsatellite instability-high，MSI-H）并非因 MMR 基因的胚系突变导致，而是由于 MLH1 启动子的超甲基化引起的[24]。

FAP 是第二常见的遗传性 CRC 综合征，FAP 患者发生 CRC 的风险是 100%，CRC 发病的中位年龄是 39 岁[11]。APC、MUTYH、POLE、POLD1 和 NTHL1 等基因的突变均可导致 FAP 的发生[1]。

此外，TP53 基因胚系突变相关的 Li-Fraumeni 综合征（李法美尼综合征）占 EOCRC 的 1% 以下[25]。STK11 基因突变相关的 Peutz-Jeghers 综合征（Peutz-Jeghers's syndrome，PJS）、SMAD4 和 BMPR1A 基因突变相关的幼年性息肉病综合征（juvenile polyposis syndrome，JPS）和 PTEN 基因突变的 Cowden 综合征（Cowden's syndrome，CS）等也可导致 EOCRC 的发生[24]。

2. EOCRC 的环境学病因　尽管一部分 EOCRC 患者具有恶性肿瘤家族史和/或遗传性肿瘤综合征，但这部分患者的比例不多。目前仍认为环境因素对 EOCRC 的影响更大[26]，这些因素包括肥胖、吸烟、饮酒、饮食、非甾体抗炎药（例如阿司匹林）、微量元素（例如钙、维生素 D）、体力活动和慢性疾病状态（例如糖尿病、IBD）[27-32]，开展基于人群的研究，以明确环境因素与 EOCRC 的相关性意义重大。

目前研究认为,肥胖与 EOCRC 发病率的增加相关[10],尤其是成长发育过程中肥胖(例如出生时超重和童年肥胖)与 EOCRC 的关系更为紧密。尽管证据有限,但目前研究发现,童年或青少年时期身体质量指数(body mass index,BMI)增高会增加 CRC 的风险[33],成年后发生的肥胖以及腹部脂肪的累积也会增加 CRC 的风险[34,35]。

一些 CRC 相关的慢性疾病,例如 2 型糖尿病[36]、炎症性肠病[37]在美国的发病率也在增加,这也可能是 EOCRC 发病率增加的原因。此外,体力活动的减少和久坐行为可能也会导致 EOCRC 发病率的上升[38]。

现有研究发现,抗生素的使用与高级别腺瘤[39]和 CRC[40,41]发生有关,可能是因为抗生素的使用会影响到肠道菌群。人体肠道内的菌群能够影响人体健康,饮食和环境暴露影响肠道菌群的多态性,而肠道菌群的改变能够引发肠道组织基因表达、代谢和局部或系统的炎症反应[42]。近几十年来,抗生素的广泛使用可能导致 EOCRC 的增加。除了抗生素之外,其他影响微生态的因素,例如牙周疾病,可能也会增加 EOCRC 的风险[43]。肠道黏膜中特定病原体的定植,可能诱发 EOCRC,例如具核梭杆菌[44]。目前,我们对肠道微生态还知之甚少,对肠道生态和肠癌发病的研究有助于加深我们对 EOCRC 发病机制的了解。

三、EOCRC 的筛查

由于 EOCRC 的发病率显著升高,如何降低其发病率是临床上一个重要课题。美国癌症协会(American Cancer Society,ACS)近期建议将 CRC 的筛查年龄提前到 45 岁[4],但这一建议也引发了一些争议。EOCRC 的发病率虽然有较快的增长,但发病人数的增长仍然较小,例如从 1992 年到 2015 年,40~49 岁人群 CRC 的发病率增长了 30%,而同时期发病人数在每 10 万人中增加了 8.2 例。降低肠癌的筛查年龄,在美国会增加 2 200 万需要筛查的人群,这一数字远远超过了美国内镜筛查能力,会产生巨大的筛查费用,并且有可能侵占最有可能从筛查中获益的老年人群的权益[45-47]。另一方面,由于部分人群更有可能接受筛查,因此降低筛查年龄可能会加剧肠癌发病率在年龄、种族和社会经济状态中的差异。此外,约一半的 EOCRC 患者发病年龄在 45 岁以下,降低筛查年龄对这部分患者几乎毫无价值。

将肠癌筛查年龄提前到 45 岁在降低 EOCRC 发病率中的作用仍不明确,研究人员拟通过对遗传因素、环境因素以及早期筛查结果的分析,明确 EOCRC 的高危人群,从而提出个体化的筛查建议。例如,通过建立风险预估模型,纳入遗传因素和环境因素,对个体发生 EOCRC 的风险进行评估,从而推荐个人最佳的肠镜筛选方案[48,49]。在这些风险预估模型中,个体首次筛查的年龄从 38 岁到 78 岁[49],此外,这些模型还能推荐筛查的方式,例如选择结肠镜还是大便隐血试验[50]。由于 EOCRC 更多见于远端结肠和直肠,所以粪便隐血试验或者乙状结肠镜可能是更经济的筛查方式。

四、EOCRC 相关研究展望

多项研究表明,EOCRC 在世界不同地区的发病率均显著增加,但这种流行病学现象背后的原因仍有待揭示。因此,在做好 EOCRC 流行病学调查的同时,要认真收集研究 EOCRC 患者的遗传因素和环境因素的影响。目前推荐对所有 EOCRC 进行多基因组合(多基因 panel)二代测序检测基因突变,用以识别各种遗传性癌症综合征。因为其有助于风险评估,指导临床管理,可以指导治疗方案的制定。此外,该建议也有助于收集 EOCRC 的遗传资料,开展相关的机制研究,加深对 EOCRC 发病机制的理解。与此同时,加强对家族史,包括 CRC 家族史和结直肠高级别腺瘤家族史,以及对炎症性肠病和危险信号的认识,结合环境因素的研究,构建并验证更为精确的风险预估模型,帮助 EOCRC 高风险人群的筛查。

目前,CRC 的治疗方案主要是基于既往 LOCRC 人群的研究发展而来的,由于 EOCRC 存在着区别于 LOCRC 的临床特征和分子特征,有研究人员认为 EOCRC 甚至是一种独特的疾病[51],因此有必要开展 EOCRC 临床治疗的相关研究,开发新的治疗方案,以期实现更大的生存获益。此外,由于 EOCRC 患者中不同年龄分层的患者的临床分子特征仍存在着差异,因此有必要对 EOCRC 进行进一步的年龄分层,以期实现更加精准的治疗。

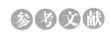

参考文献

[1] Mauri G, Sartore-Bianchi A, Russo A, et al. Early-onset colorectal cancer in young individuals [J]. Mol Oncol, 2019,13(2): 109 - 131.

[2] Bleyer A, Barr R, Ries L, et al. Cancer in Adolescents and Young Adults [M]. Berlin: Springer, 2017.

[3] Coccia P F, Pappo A S, Beaupin L, et al. Adolescent and young adult oncology, version 2. 2018, NCCN clinical practice guidelines in oncology [J]. J Natl Compr Canc Ne, 2018,16(1): 66 - 97.

[4] Wolf A, Fontham E, Church T, et al. Colorectal cancer screening for average-risk adults: 2018 guideline update from the American Cancer Society [J]. Ca-Cancer J Clin, 2018,68(4): 250 - 281.

[5] Murphy C, Sandler R, Sanoff H, et al. Decrease in incidence of colorectal cancer among individuals 50 years or older after recommendations for population-based screening [J]. Clin Gastroenterol H, 2017,15(6): 903 - 909.

[6] Siegel R L, Fedewa S A, Anderson W F, et al. Colorectal cancer incidence patterns in the United States, 1974-2013 [J]. Jnci-J Natl Cancer I, 2017,109(8): djw322.

[7] Deen K I, Silva H, Deen R, et al. Colorectal cancer in the young, many questions, few answers [J]. World J Gastrointest Oncol, 2016,8(6): 481 - 488.

[8] Willauer A N, Liu Y, Pereira A A, et al. Clinical and molecular characterization of early-onset colorectal cancer [J]. Cancer, 2019,125(12): 2002 - 2010.

[9] Stoffel E M, Koeppe E, Everett J, et al. Germline genetic features of young individuals with colorectal cancer [J]. Gastroenterology, 2018,154: 897 - 905. e1.

[10] Chang D T, Pai R K, Rybicki L A, et al. Clinicopathologic and molecular features of sporadic early-onset colorectal adenocarcinoma: an adenocarcinoma with frequent signet ring cell differentiation, rectal and sigmoid involvement, and adverse morphologic features [J]. Mod Pathol, 2012,25(8): 1128 - 1139.

[11] Anand V, Elena M. Colorectal Cancer in Young Adults [J]. Curr Treat Options Gastroenterol, 2019,17(1): 89 - 98.

[12] Kneuertz P J, Chang G J, Hu C Y, et al. Overtreatment of young adults with colon cancer: more intense treatments with unmatched survival gains [J]. JAMA Surg, 2015,150: 402 - 409.

[13] Khan S, Morris M, Idrees K, et al. Colorectal cancer in the very young: a comparative study of tumor markers, pathology and survival in early onset and adult onset patients [J]. J Pediatr Surg, 2016,51(11): 1812 - 1817.

[14] Schellerer V S, Merkel S, Schumann S C, et al. Despite aggressive histopathology survival is not impaired in young patients with colorectal cancer: CRC in patients under 50 years of age [J]. Int J Colorectal Dis, 2012,27(1): 71 - 79.

[15] Murphy C C, Harlan L C, Lund J L, et al. Patterns of colorectal cancer care in the United States: 1990 - 2010 [J]. J Natl Cancer I, 2015,107(10): djv198.

[16] Benson A B, Venook A P, Bekaii-Saab T, et al. Colon cancer, Version 3. 2014 [J]. J Natl Compr Canc Ne, 2014,12(7): 1028 - 1059.

[17] Kirkpatrick H M, Aitelli C L, Qin H, et al. Referral patterns and adjuvant chemotherapy use in patients with stage II colon cancer [J]. Clin Colorectal Canc, 2010,9(3): 150 - 156.

[18] Wirtzfeld D A, Mikula L, Gryfe R, et al. Concordance with clinical practice guidelines for adjuvant chemotherapy in patients with stage I - III colon cancer: experience in 2 Canadian provinces [J]. Can J Surg, 2009,52(2): 92 - 97.

[19] Yurgelun M B, Kulke M H, Fuchs C S, et al. Cancer susceptibility gene mutations in individuals with colorectal cancer [J]. J Clin Oncol, 2017,35(3): 1086 - 1095.

[20] Stoffel E M, Koeppe E, Everett J, et al. Germline genetic features of young individuals with colorectal cancer [J]. Gastroenterology, 2018,154(4): 897 - 905.

[21] Xicola R M, Manojlovic Z, Augustus G J, et al. Lack of APC somatic mutation is associated with early-onset colorectal cancer in African Americans [J]. Carcinogenesis, 2018,39(11): 1331 - 1341.

[22] Antelo M, Balaguer F, Shia J, et al. A high degree of LINE-1 hypomethylation is a unique feature of early-onset colorectal cancer [J]. Plos One, 2012,7(9): e45357.

[23] Durno C A, Sherman P M, Aronson M, et al. Phenotypic and genotypic characterisation of biallelic mismatch repair deficiency (BMMR-D) syndrome [J]. Eur J Cancer, 2015,51(8): 977 - 983.

[24] Pearlman R, Frankel W L, Swanson B, et al. Prevalence and spectrum of germline cancer susceptibility gene mutations among patients with early-onset colorectal cancer [J]. Jama Oncol, 2017,3(4): 464 - 471.

[25] Yoshida T, Tajika M, Tanaka T, et al. The features of colorectal tumors in a patient with Li-Fraumeni syndrome [J]. Intern Med, 2017,56(3): 295 - 300.

[26] Murphy C C, Singal A G, Baron J A, et al. Decrease in incidence of young-onset colorectal cancer before recent increase [J]. Gastroenterology, 2018,155(6): 1716 - 1719. e4.

[27] Liu P H, Wu K, Ng K, et al. Association of obesity with risk of early-onset colorectal cancer among women [J]. Jama Oncol, 2019,5(1): 37 - 44.

[28] Nguyen L H, Liu P H, Zheng X B, et al. Sedentary behaviors, TV viewing time, and risk of young-onset colorectal cancer [J]. JNCI Cancer Spectr, 2018,2(4): pky073.

[29] Imperiale T F, Kahi C J, Stuart J S, et al. Risk factors for advanced sporadic colorectal neoplasia in persons younger than age 50 [J]. Cancer Detect Prev, 2008,32(1): 33 - 38.

[30] Rosato V, Bosetti C, Levi F, et al. Risk factors for young-onset colorectal cancer [J]. Cancer Cause Control, 2013,24(2): 335 - 341.

[31] Jung Y, Ryu S, Chang Y, et al. Risk factors for colorectal neoplasia in persons aged 30 to 39 years and 40 to 49 years [J]. Gastrointest Endosc, 2015,81(3): 637 - 645. e7.

[32] Kim J, Jung Y, Park J, et al. Different risk factors for advanced colorectal neoplasm in young adults [J]. World J Gastroentero, 2016,22(13): 3611 - 3620.

[33] Ogden C L, Carroll M D, Fryar C D, et al. Prevalence of obesity among adults and youth: United States, 2011 - 2014 [J]. Nchs Data Brief 2015,219(219): 1 - 8.

[34] Song M, Hu F, Spiegelman D, et al. Adulthood weight change and risk of colorectal cancer in the Nurses' Health Study and Health Professionals Follow-up Study [J]. Cancer Prev Res, 2015,8(7): 620 - 627.

[35] Song M, Hu F, Spiegelman D, et al. Long-term status and change of body fat distribution, and risk of colorectal cancer: a prospective cohort study [J]. Int J Epidemiol, 2016,45(3): 871 - 883.

[36] Luo S, Li J, Zhao L, et al. Diabetes mellitus increases the risk of colorectal neoplasia: An updated meta-analysis [J]. Clin Res Hepatol GAS, 2016,40(1): 110 - 123.

[37] Bernstein C N, Blanchard J F, Kliewer E, et al. Cancer risk in patients with inflammatory bowel disease: a population-based study [J]. Cancer, 2001,91(4): 854 - 862.

[38] Slattery M L. Physical activity and colorectal cancer [J]. Sports Med, 2004,34(4): 239 - 252.

[39] Cao Y, Wu K, Mehta R, et al. Long-term use of antibiotics and risk of colorectal adenoma [J]. Gut, 2018,67(4): 672 - 678.

[40] Dik V K, Van Oijen M, Smeets H, et al. Frequent use of antibiotics is associated with colorectal cancer risk: results of a nested case-control study [J]. Digest Dis Sci, 2016,61(1): 255 - 264.

[41] Boursi B, Haynes K, Mamtani R, et al. Impact of antibiotic exposure on the risk of colorectal cancer [J]. Pharmacoepidem Dr S, 2015,24(5): 534 - 542.

[42] Song M, Chan A. Environmental factors, gut microbiota, and colorectal cancer prevention [J]. Clin Gastroenterol H, 2019,17 (2): 275 - 289.

[43] Momen-Heravi F, Babic A, Tworoger S, et al. Periodontal disease, tooth loss and colorectal cancer risk: results from the Nurses' Health Study [J]. Int J Gynecol Cancer, 2017,140(3): 646 - 652.

[44] Menta R, Nishinara R, Cao Y, et al. Association of dietary patterns with risk of colorectal cancer subtypes classified by fusobacterium nucleatum in Tumor Tissue [J]. Jama Oncol, 2017,3(7): 921 - 927.

[45] Anderson J C, Samadder J N. To screen or not to screen adults 45 - 49 years of age: that is the question [J]. Am J Gastroenterol, 2018,113(12): 1750 - 1753.

[46] Imperiale T, Kahi C, Rex D. Lowering the starting age for colorectal cancer screening to 45 years: who will come and should They? [J]. Clin Gastroenterol H, 2018,16(10): 1541 - 1544.

[47] Ladabaum U, Mannalithara A, Meester R, et al. Cost-effectiveness and national effects of initiating colorectal cancer screening for average-risk persons at age 45 years instead of 50 years [J]. Gastroenterology, 2019,157(1): 137 - 148.

[48] Hsu L, Jeon J, Brenner H, et al. A model to determine colorectal cancer risk using common genetic susceptibility loci [J]. Gastroenterology, 2015,148(7): 1330 - 1339. e14.

[49] Jeon J, Du M, Schoen R, et al. Determining risk of colorectal cancer and starting age of screening based on lifestyle, environmental, and genetic factors [J]. Gastroenterology, 2018,154(8): 2152 - 2164. e19.

[50] Robertson D, Ladabaum U. Opportunities and challenges in moving from current guidelines to personalized colorectal cancer screening [J]. Gastroenterology, 2019,156(4): 904 - 917.

[51] The Lancet Oncology. Colorectal cancer: a disease of the young? [J]. Lancet Oncol, 2017,18(4): 413.

第 2 章

早发性结直肠癌的流行病学变化趋势

金黑鹰,刘建磊,高显华

　　结直肠癌(CRC)是全球第三大常见癌症。在全球范围内,CRC 筛查策略的实施存在很大差异,大多数国家/地区采用了 50 岁的年龄限制。早发性结直肠癌(EOCRC)是指发病年龄在 50 岁之前的 CRC。近年来,在美国以及其他西方国家(例如澳大利亚和加拿大),晚发性 CRC 的发病率和死亡率均有所下降,但是 EOCRC 的发病率却呈上升趋势。2019 年发表的一项对 1 922 167 例 CRC 的统计分析显示,尽管在各个国家/地区中存在较大差异,EOCRC 的发病率在全球总体呈上升趋势,在高收入国家/地区中增加更明显,早发性直肠癌发病率的增加高于早发性结肠癌。Vuik F E 等人从国家和地区癌症登记处获取 1990—2016 年之间年龄相关的 CRC 发病率和死亡率数据,发现在过去的 25 年中,欧洲 EOCRC 的发病率呈上升趋势。中国 EOCRC 和晚发性 CRC 的发生率均呈现显著上升趋势。广大临床医师、普通人群和卫生管理人员均应引起重视,并采取措施加以预防,以便延缓甚至逆转 EOCRC 发病率增加的趋势。

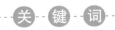

　　结直肠癌;早发性结直肠癌;发病率;死亡率

　　结直肠癌是全球第三大常见癌症,据估计,2018 年有 180 万例新病例,有 80 万例死于 CRC。在全球范围内,CRC 筛查策略的实施存在很大差异。大多数国家/地区采用了 50 岁的年龄限制,并且检查间隔也有所不同。通常采用的筛查方式已从基于愈创木脂的粪便潜血试验转向更敏感的粪便免疫化学试验(fecal immunochemical test, FIT),软式乙状结肠镜或结肠镜检查越来越多地被用作一线选择。筛查计划,无论是有组织的(欧洲大多数国家)还是机会主义的(例如美国大部分地区),也都存在高度异质性,且受国家医疗政策差异的影响。尽管如此,最近的研究表明,在许多发达国家(例如美国),CRC 的发病率和死亡率均有所下降。这可能部分是由于在已颁布此类计划的国家中,进入筛查范围的人群对筛查的接受程度有所提高[1]。

EOCRC 是指发病年龄在 50 岁之前的 CRC。有证据表明,近年来在美国以及其他西方国家(例如澳大利亚和加拿大),EOCRC 的发病率呈上升趋势。尽管有些病例可能具有遗传成分,但大多数似乎是散发性的。识别这些患者对医疗系统提出了巨大的挑战。有一些小的病例系列研究表明,EOCRC 更可能分布在远端结肠和直肠,发生同时性/异时性多原发癌的比例更高,肿瘤分期更晚,黏液腺癌和印戒细胞癌更多,且分化更差。其原因尚未完全阐明,但患者和医师对 EOCRC 的认识较低,症状常被低估,是导致诊断和治疗延误的可能原因[1]。

在美国,超过 1/10 的 CRC(11% 的结肠癌和 18% 的直肠癌)为 EOCRC。晚发性 CRC(发病年龄超过 50 岁)的发病率和死亡率的数据没有在下降;EOCRC 的发病率和死亡率正在上升(图 2-1),这可能与目前 CRC 的筛查策略(一般平均风险人群建议从 50 岁开始进行 CRC 的筛查)和 EOCRC 的症状不典型有关[2][3]。大约 20% 的 EOCRC 为遗传性 CRC,其余为散发性 CRC。EOCRC 更常见于远端结肠或直肠,分化更差,黏液腺癌和印戒细胞癌的比例更高,分期更晚。然而,EOCRC 患者的分期生存率与 LOCRC 患者相当[2]。

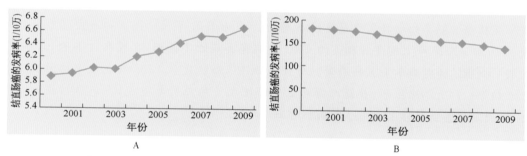

图 2-1　来自美国 SEER 数据库的校正年龄后的 CRC 发病率(1/10 万)

A. 早发性 CRC(EOCRC);B. 晚发性 CRC(LOCRC)[2]

在美国,EOCRC 的发病率因州而异。美国西部各州的失业率最低(约为 9.5/10 万),密西西比三角洲地区和阿巴拉契亚地区则较高(约为 14.0/10 万)。具体来说,密西西比州和肯塔基州的发病率最高,分别为 15.1/10 万和 14.2/10 万。密西西比河三角洲和阿巴拉契亚是地理上不同的地区,其特点是贫困、失业和缺乏医疗保健。与美国其他地区相比,这些地区所有胃肠道癌症的发病率更高,各个年龄段 CRC 的死亡率也高得惊人。这些发病率的地理差异表明环境暴露(如农业径流、工业污染)、生活方式相关因素(如饮食、肥胖)和职业暴露(如矿尘、微量元素)可能与 EOCRC 的发病有关[3]。

在连续的出生队列中,EOCRC 的发生率有所增加。与上一代相比,1960 年代及之后出生的人发生 CRC 的风险更高。例如,在美国,1970 年出生的 40 岁人群的 CRC 发病率比 1950 年出生的 40 岁人群高（24.4/10 万 vs. 18.3/10 万）。有趣的是，不同出生队列之间的差异也在全世界范围内发生，尽管每个国家/地区内出生队列的风险有所不同。在美国，婴儿潮一代的发病率开始增加，并且在千禧一代中发病率最高。在加拿大和澳大利亚，在 1970 年代出生的人群中结肠癌（相对于直肠癌）出现了发病率的显著增加。在日本、中国香港和上海的亚洲人群中，晚出生人群的发病率也明显增加。出生人群的影响表明，在生命早期接触的各种危险因素，或年轻一代经常接触的各种危险因素，可能会增加 EOCRC 的风险[3]。

一、全球 EOCRC 的总体变化趋势

2019 年发表的一项对 1 922 167 例 CRC 的统计分析显示：EOCRC 的发病率在全球均呈上升趋势[1]。他们选择了来自五大洲的 12 个代表性区域，从国际癌症研究机构的数据中提取了 1988 年至 2007 年 CRC 的发病率和人口数据，比较了各年龄段的发病率。结果显示：在许多地区，与 ≥50 岁的人群相比，<50 岁人群的年度变化率（annual percent change，APC）更高（增长速度更快），包括澳大利亚（1.10% vs. −0.35%）、巴西（9.20% vs. 5.72%）、加拿大（2.60% vs. −0.91%）、中国香港（1.82% vs. −0.10%）、中国上海（1.13% vs. −2.68%）、日本（2.63% vs. 0.90%）、英国（3.33% vs. 0.77%）和美国（1.98% vs. −2.88%）。详细数据见表 2-1 和图 2-2。除巴西和英国外，EOCRC 发病率的增加趋势主要是由于早发性直肠癌的增加引起的[1]。

表 2-1   全球 12 个国家和地区 <50 岁和 ≥50 岁人群中 CRC 发病率的变化趋势[1]

国家/地区	癌症	年龄 <50 岁		年龄 ≥50 岁	
		年份	年度变化率 (95% CI)	年份	年度变化率 (95% CI)
澳大利亚	结肠癌	1988—2007	0.26（−0.19～0.72）	1994—2007	−0.32（−0.65～0.02）
	直肠癌	1988—2007	2.27（1.87～2.67）	1994—2007	−0.41（−0.67～−0.14）
	CRC	1988—2007	1.10（0.88～1.33）	1994—2007	−0.35（−0.64～−0.06）
巴西	结肠癌	1991—2007	11.05（8.06～14.12）	1988—2007	5.05（3.11～7.02）
	直肠癌	1988—2007	6.59（3.69～9.58）	1988—2007	6.92（4.83～9.06）
	CRC	1991—2007	9.20（6.85～11.59）	1988—2007	5.72（3.96～7.52）
加拿大	结肠癌	1988—2007	1.19（0.18～2.21）	1988—2007	0.01（−0.28～0.30）
	直肠癌	1988—2007	4.72（3.58～5.87）	1988—2007	0.83（0.39～1.26）
	CRC	1988—2007	2.60（1.87～3.34）	2000—2007	−0.91（−2.06～0.26）
中国香港	结肠癌	1988—2007	0.95（0.08～1.82）	1998—2007	−1.59（−2.68～−0.49）
	直肠癌	1988—2007	3.13（2.11～4.17）	1988—2007	1.94（1.26～2.62）
	CRC	1988—2007	1.82（1.18～2.47）	1995—2007	−0.10（−0.59～0.38）

（续表）

国家/地区	癌症	年龄＜50岁		年龄≥50岁	
		年份	年度变化率（95% CI）	年份	年度变化率（95% CI）
中国上海	结肠癌	1988—2007	0.99（0.17～1.82）	2001—2007	−1.42（−3.71～0.93）
	直肠癌	1988—2007	1.28（0.57～2.01）	2002—2007	−2.99（−5.84～−0.05）
	CRC	1988—2007	1.13（0.55～1.70）	2002—2007	−2.68（−4.98～−0.33）
德国	结肠癌	1988—2007	0.18（−1.52～1.90）	1988—2007	0.94（0.49～1.38）
	直肠癌	1988—2007	2.71（0.21～5.27）	2004—2007	−4.90（−12.44～3.29）
	CRC	1988—2007	1.30（−0.27～2.89）	2002—2007	−1.56（−3.98～0.92）
意大利	结肠癌	1988—2007	0.29（−0.06～0.64）	1988—2007	2.33（2.05～2.62）
	直肠癌	1988—2007	0.38（−0.29～1.06）	1988—2007	0.59（0.33～0.85）
	CRC	1988—2007	0.32（0.01～0.64）	1988—2007	1.78（1.61～1.95）
日本	结肠癌	2002—2007	2.48（−0.74～5.80）	1994—2007	1.01（0.56～1.45）
	直肠癌	2002—2007	2.83（−2.24～8.17）	1994—2007	0.69（0.16～1.24）
	CRC	2002—2007	2.63（0.43～4.87）	1994—2007	0.90（0.46～1.34）
瑞典	结肠癌	1988—2007	0.81（0.22～1.40）	2001—2007	1.48（0.26～2.71）
	直肠癌	1988—2007	1.17（0.37～1.97）	1997—2007	0.64（0.14～1.14）
	CRC	1988—2007	0.96（0.50～1.42）	1998—2007	0.94（0.50～1.38）
荷兰	结肠癌	1989—2007	0.03（−0.34～0.40）	2002—2007	2.79（2.12～3.47）
	直肠癌	1989—2007	2.12（1.70～2.54）	1989—2007	0.88（0.64～1.13）
	CRC	1989—2007	0.87（0.60～1.14）	2001—2007	2.23（1.80～2.67）
英国	结肠癌	2002—2007	4.29（0.41～8.33）	2002—2007	0.69（−0.36～1.75）
	直肠癌	1988—2007	2.09（1.63～2.55）	1988—2007	0.14（−0.06～0.34）
	CRC	2001—2007	3.33（1.30～5.40）	2002—2007	0.77（−0.27～1.83）
美国	结肠癌	1988—2007	1.94（1.54～2.33）	1998—2007	−2.94（−3.26～−2.61）
	直肠癌	1997—2007	2.64（1.52～3.79）	1998—2007	−2.68（−3.20～−2.16）
	CRC	1998—2007	1.98（1.36～2.60）	1998—2007	−2.88（−3.11～−2.64）

　　Siegel R L 等从 Cancer Incidence in Five Continents（CI5plus）数据库中提取了相关数据，分析了全球 CRC 发病率（包括澳大利亚、芬兰、新西兰、挪威、瑞典、美国）。结果显示，年龄＜50 岁的成年人的年龄标准化 CRC 发病率从印度（钦奈）的 3.5/10 万（95％CI：3.2～3.9）到韩国的 12.9/10 万（95％CI：12.6～13.3）不等。对 36 个国家近 10 年的可用数据进行分析显示，EOCRC 的发病率在 14 个国家/地区中保持稳定；在奥地利、意大利和立陶宛下降；在 19 个国家/地区有所增加（图 2-3，图 2-4），其中 9 个国家的老年人口趋势稳定或下降（澳大利亚、加拿大、丹麦、德国、新西兰、斯洛文尼亚、瑞典、英国和美国）。在塞浦路斯、荷兰和挪威，EOCRC 的发病率上升速度是 LOCRC 的 2 倍［例如，挪威平均年度变化率（average annual percent change，AAPC），分别为 1.9（95％CI：1.4～2.5）和 0.5（95％CI：0.3～0.7）］。在大多数具有长期数据的高收入国家/地区中，EOCRC 发病率的上升始于 1990 年代中期。EOCRC 增长最快的是韩国［AAPC，4.2（95％CI：3.4～

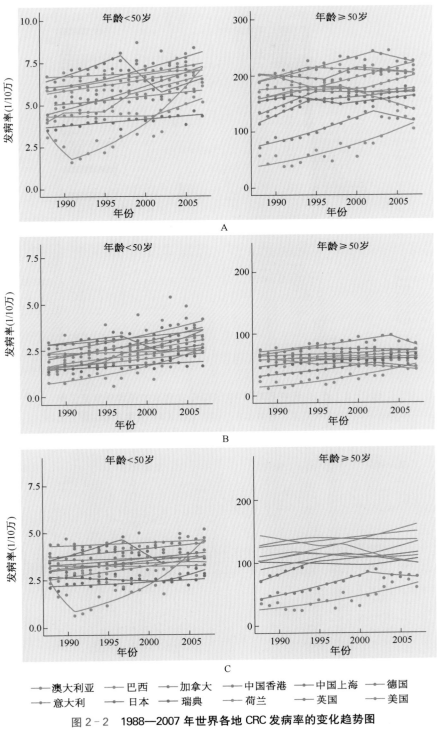

图 2-2　1988—2007 年世界各地 CRC 发病率的变化趋势图

A. 结肠癌；B. 直肠癌；C. CRC[1]

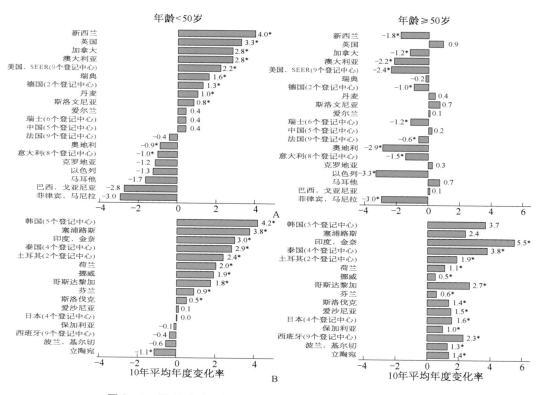

图2-3 近10年中 EOCRC 和 LOCRC 发病率的年均年度变化率

A. LOCRC 发病率稳定或下降的国家/地区;B. LOCRC 发病率增加的国家/地区

* AAPC 在统计学上显著不同于零(P<0.05)[4]

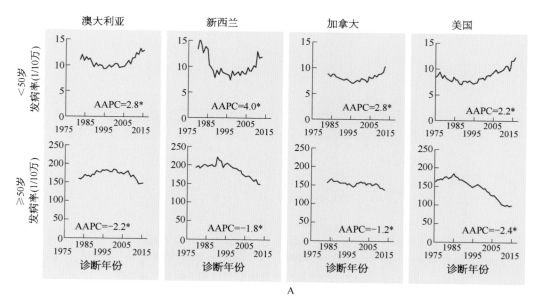

图2-4 各大洲 EOCRC 和 LOCRC 发病率变化趋势及近10年的平均年度变化率

A. 北美洲和大洋洲

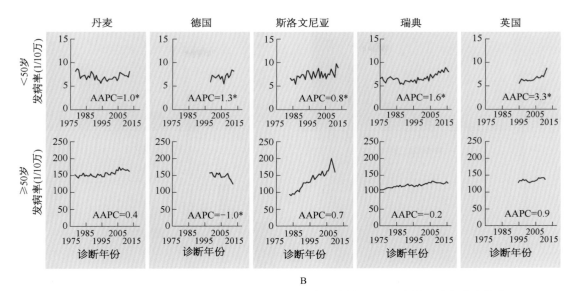

B

图 2-4(续) 各大洲 EOCRC 和 LOCRC 发病率变化趋势及近 10 年的平均年度变化率

B. 欧洲

*AAPC 在统计学上显著不同于零($P<0.05$)[4]

5.0)]和新西兰[AAPC，4.0(95%CI：2.1～6.0)]。作者得出结论,EOCRC 的发生率主要在三大洲的 9 个高收入国家/地区中增加,这可能与各种致癌物质的早期暴露变化有关[4]。

二、美洲 EOCRC 的总体变化趋势

在 50 岁以下的美国人中,CRC 发病率从 0.85/10 万(20～24 岁)到 28.8/10 万(45～49 岁)。尽管这些发病率远低于老年人群,但发病率均有所上升(图 2-5)。来自美国 SEER 数据库的结果显示,1987 年至 2006 年,在所有年龄段中(每 5 岁为一个年龄段),年龄 20～49 岁人群的结肠癌和直肠癌的发病率均有所增加(图 2-5);其中,以 40～44 岁的人群增幅最大(1988 年为 10.7/10 万,2006 年为 17.9/10 万)[2]。

CRC 死亡率趋势反映了发病率趋势。在 2005 年至 2009 年间,校正年龄后的 EOCRC 死亡率为 0.2/10 万(20～24 岁)至 7.7/10 万(45～49 岁)。EOCRC 的死亡率在 1975 年至 2004 年之间保持稳定,然后到 2009 年每年以约 2% 的速度增长。相反,在 1992 年至 2009 年之间,校正年龄后的 LOCRC 的死亡率每年下降 2%～3%[2]。

在美国国家癌症数据库中,医院为基础的癌症登记处收集了美国 70% 的癌症患者,EOCRC 的发病率从 1998 年到 2007 年有所增加(APC=2.1%;95%CI：1.1%～3.1%),而 LOCRC 的发病率则有所下降(APC=-2.5%;95%CI：-3.0%～-2.0%)[5]。早发性直肠癌的发生率(APC=3.9%;95%CI：3.1%～4.7%)比早发性结肠癌(APC=

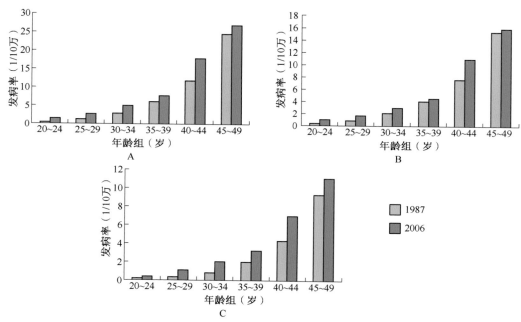

图 2-5　来自美国 SEER 数据库的年龄调整后的各年龄段的 CRC 发病率(1/10 万)

A. CRC；B. 结肠癌；C. 直肠癌[2]

2.7％;95％CI：2.0％～3.3％)增长更快。与 LOCRC 相比,EOCRC 在非白人个体以及未投保或 Medicaid 救助的人群中更为常见[5]。

一项对 1995—2010 年美国亚利桑那州癌症登记处的 39 623 例 CRC 病例的回顾性研究显示[6],CRC 的总发生率降低了 17％。但是,在 10～50 岁年龄段的患者中,CRC 的发病率增加了 23％,其中,结肠癌和直肠癌的发病率分别增加了 15％和 41％(图 2-6,图 2-7)。在 10～29 岁年龄组中,CRC 发病率上升幅度最大(102％)。在 10～29 岁年龄组中,结肠癌的发病率增幅最高(110％)。在 30～34 岁年龄组中,直肠癌的发病率增幅最大(225％)[6]。

SEER 数据库中观察到的 CRC 发病率可能会低估 50 岁以下人群的发病率,因为年

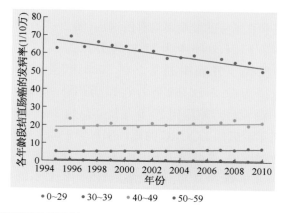

• 0～29　　• 30～39　　• 40～49　　• 50～59

图 2-6　美国亚利桑那州 1994—2010 年各年龄段 CRC 的发病率变化情况[6]

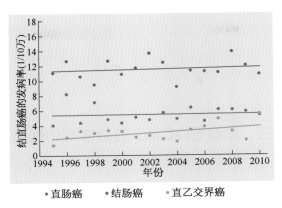

图 2-7 美国亚利桑那州 1994—2010 年不同部位 CRC 的发病率变化情况[6]

轻人通常不进行 CRC 的筛查。对美国 SEER 数据库 2000 年 1 月 1 日至 2015 年 12 月 31 日期间的 170 434 例 CRC 的研究显示，从 49 岁到 50 岁 CRC 的发病率急剧增加（增加了 46.1%，34.9/10 万到 51.0/10 万，图 2-8）[7]。从 49 岁到 50 岁发病率的突然增加，可能

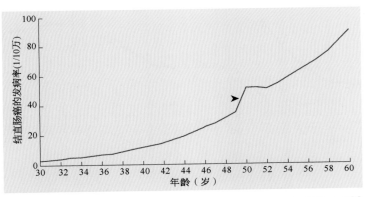

图 2-8 美国 SEER 数据库 2000—2015 年 30～60 岁 CRC 的发病率[7]

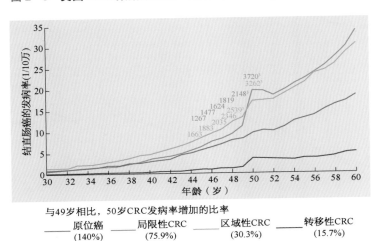

图 2-9 美国 SEER 数据库 2000—2015 年 30～60 岁 CRC 的发病率（不同分期）[7]

是由于 50 岁之前未被发现的 CRC,在 50 岁之后通过筛查而被诊断出来引起的。从 49 岁到 50 岁原位癌发病率的急剧上升(140%,图 2-9),这与年轻患者中预先存在、未被发现的癌症在 50 岁之后通过筛查被诊断出来有关[7]。

三、欧洲 EOCRC 的总体变化趋势

Vuik F E 等人从国家和地区癌症登记处获取 1990—2016 年之间年龄相关的 CRC 发病率和死亡率数据,发现在过去的 25 年中,欧洲 EOCRC 的发病率呈上升趋势[8]。作者检索了来自 20 个欧洲国家的 1.437 亿年龄在 20~49 岁的人群数据。其中,187 918(0.13%)人被诊断为 CRC。从 2004 年至 2016 年,20~29 岁年龄组中 CRC 发病率平均每年以 7.9% 的速度增长,30~39 岁年龄组的年增长率为 4.9%,40~49 岁年龄组的年增长率为 1.6%(图 2-10)。尽管

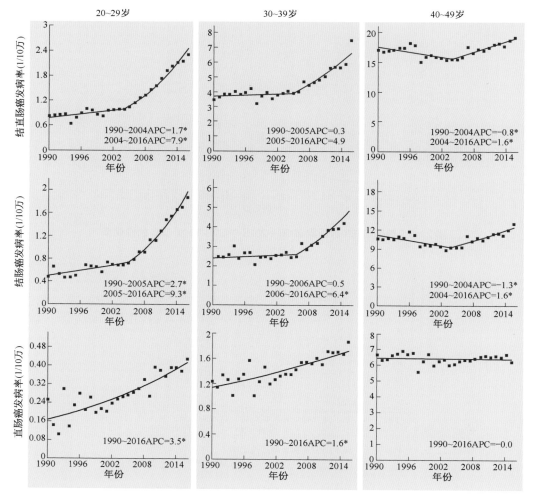

图 2-10　欧洲 1990—2016 年各年龄段 CRC、结肠癌和直肠癌发病率的年度变化率

* 代表 APC 显著高于/小于 0[8]

在大多数欧洲国家中,EOCRC 发病率有所上升,但存在一些异质性(图 2 - 11)。在最年轻的成年人中,CRC 死亡率没有显著变化。但在 30～39 岁和 40～49 岁的人群中,CRC 死亡率在 1990 年至 2016 年期间每年下降 1.1%,在 1990 年至 2009 年期间每年下降 2.4%[8]。

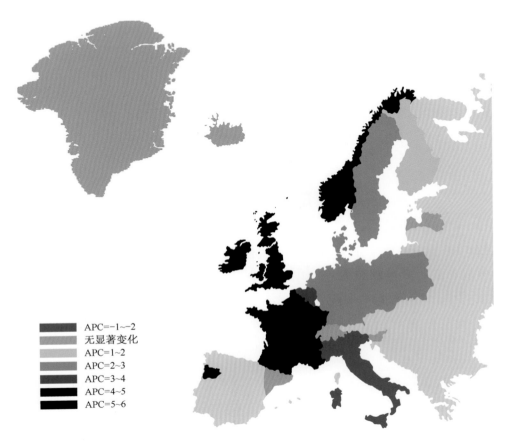

APC=-1～2
无显著变化
APC=1～2
APC=2～3
APC=3～4
APC=4～5
APC=5～6

图 2 - 11　1990—2016 年欧洲 20～39 岁人群中 CRC 发生率的年度变化率

浅绿色至深绿色表示 CRC 发生率显著增加;蓝色表示 CRC 发生率显著降低;灰色表示无明显变化趋势[8]

四、大洋洲 EOCRC 的总体变化趋势

澳大利亚的全国性统计数据显示[9],1990—2010 年的这 20 年间,40 岁以下 CRC 的发病率显著上升,40～50 岁之间 CRC 的发病率保持稳定,50 岁以上 CRC 的发病率显著下降(图 2 - 12)[9]。

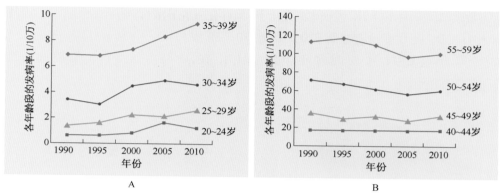

图 2-12　澳大利亚 1990—2010 年各年龄段 CRC 发病率的变化情况

A. 20～39 岁；B. 40～59 岁

五、亚洲 EOCRC 的总体变化趋势

EOCRC 在亚洲地区（日本、韩国和中国台湾、中国香港等地）也呈上升趋势[10]。

中国香港癌症登记处是一个以人群为基础的癌症登记处，覆盖了超过 95％ 的 CRC[11]，其 1983—2012 年期间的数据显示（图 2-13）：20～49 岁的男性，结肠癌的发病

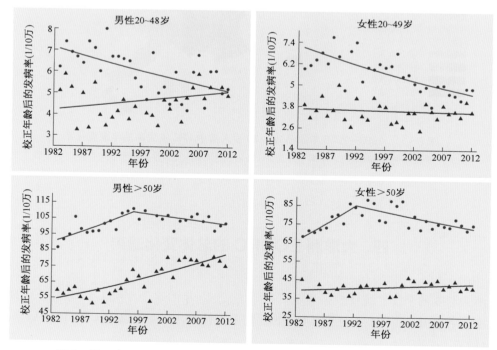

图 2-13　中国香港癌症登记处 1983—2012 年期间 CRC 发病率的变化情况

圆形：结肠癌，三角形：直肠癌[11]

率呈下降趋势［APC：－1.11（－1.32，－0.90）］，直肠癌的发病率呈上升趋势［APC：0.60（0.37，0.84）］；20～49 岁的女性，结肠癌［APC：－1.56（－1.73，－1.39）］和直肠癌［APC：－0.17（－0.40，0.05）］的发病率均呈下降趋势[11]。

首都医科大学北京友谊医院的张忠涛教授等人从 Institute for Health Metrics and Evaluation（IHME）GBD 数据库（https：//vizhub.healthdata.org）中提取了中国 1990—2017 年 CRC 发病率和死亡率的相关数据[12]，并进行了统计分析，发现我国 CRC 的患病率呈持续上升趋势，从 1990 年的 44.55/10 万上升至 2017 年的 118.40/10 万（图 2-14）[12]。进一步对不同年龄组 CRC 患病率和死亡率进行分析，发现从 1990 年到 2017 年，LOCRC 的患病率增加了约 200%，EOCRC 的患病率增加了约 140%，但是 EOCRC 的死亡率下降了 10.8%（图 2-15）[12]。

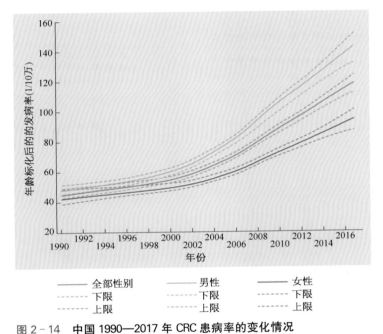

图 2-14　中国 1990—2017 年 CRC 患病率的变化情况

上限和下限分别对应 2.5% 和 97.5% 的患病率[12]

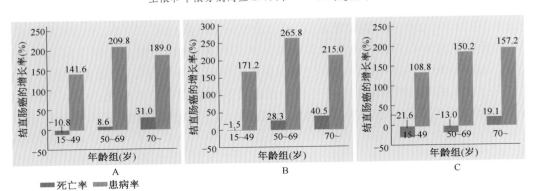

图 2-15　中国 1990—2017 年不同年龄组 CRC 的患病率和死亡率的变化情况

A. 所有性别；B. 男性；C. 女性[12]

中国医学科学院国家癌症中心癌症登记处,选择了339个基于人口的地方癌症登记机构的最新、最全面的数据,以估计2014年中国新发CRC人数和死亡人数,覆盖了2.882亿中国人口,约占全国居民的21.07%[13]。研究结果显示,2014年中国估计有370 400例新发的CRC,其中男性约214 100例,女性156 300例;估计有179 600人死于CRC,其中男性104 000例,女性75 600例。分别占中国所有癌症发病和死亡的9.74%和7.82%。在中国城市地区观察到相对较高的发病率和死亡率。中国东部地区CRC的发病率和死亡率明显高于中部地区和西部地区。根据中国22个高质量的癌症登记系统的数据来计算CRC的年度变化趋势,发现从2000年到2014年,年龄标准化的CRC发病率每年增加约1.9%,死亡率每年增加约0.9%[13]。在所有年龄段,CRC发病率(包括EOCRC和LOCRC)均呈现持续增加的趋势(图2-16)[13]。

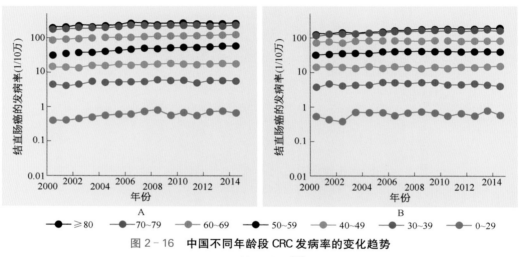

图2-16　中国不同年龄段CRC发病率的变化趋势

A. 男性;B. 女性[13]

综上所述,在全球范围内(美洲、欧洲、大洋洲、亚洲等各个国家/地区),EOCRC的发病率整体呈现显著上升趋势。尽管总的人口老龄化趋势,到2030年,大约11%的结肠癌和23%的直肠癌将发生在50岁以下的成年人中[3]。在一些发展中国家(包括中国),缺乏全国范围的CRC注册和筛查系统,这可能导致发病率准确性低。但是,中国大多数省份的疾病预防控制中心都正在收集数据。在不久的将来,中国可能会获得全国范围的数据[14]。临床医师和初级保健医生应注意识别高危年轻人并进行筛查,迅速评估CRC症状。有针对性的筛查和预防性手术可能会使患有遗传性综合征或疾病(例如,炎症性肠病)的人受益。当具有一般风险的年轻人出现类似CRC的症状(例如,无法解释的持续性便血、贫血和腹痛)时,结肠镜检查可以明确诊断。对高危人群进行早期筛查以及对有症状的年轻人进行结肠镜检查,可能会延缓甚至逆转EOCRC发病率增加的趋势[2]。

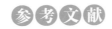

参 考 文 献

[1] Lui R N, Tsoi K K F, Ho J M W, et al. Global increasing incidence of young-onset colorectal cancer across 5 continents: A joinpoint regression analysis of 1,922,167 cases [J]. Cancer Epidemiol Biomarkers Prev, 2019,28(8): 1275 - 1282.

[2] Ahnen D J, Wade S W, Jones W F, et al. The increasing incidence of young-onset colorectal cancer: a call to action [J]. Mayo Clin Proc, 2014,89(2): 216 - 224.

[3] Stoffel E M, Murphy C C. Epidemiology and mechanisms of the increasing incidence of colon and rectal cancers in young adults [J]. Gastroenterology, 2020,158(2): 341 - 353.

[4] Siegel R L, Torre L A, Soerjomataram I, et al. Global patterns and trends in colorectal cancer incidence in young adults [J]. Gut, 2019,68(12): 2179 - 2185.

[5] You Y N, Xing Y, Feig B W, et al. Young-onset colorectal cancer: is it time to pay attention? [J]. Arch Intern Med, 2012,172 (3): 287 - 289.

[6] Aziz H, Pandit V, DiGiovanni R M, et al. Increased incidence of early onset colorectal cancer in arizona: A comprehensive 15-year analysis of the arizona cancer registry [J]. J Gastrointest Dig Syst, 2015,5(5).

[7] Abualkhair W H, Zhou M, Ahnen D, et al. Trends in incidence of early-onset colorectal cancer in the United States among those approaching screening age [J]. JAMA Netw Open, 2020,3(1): e1920407.

[8] Vuik F E, Nieuwenburg S A, Bardou M, et al. Increasing incidence of colorectal cancer in young adults in Europe over the last 25 years [J]. Gut, 2019,68(10): 1820-1826.

[9] Young J P, Win A K, Rosty C, et al. Rising incidence of early-onset colorectal cancer in Australia over two decades: report and review [J]. J Gastroenterol Hepatol, 2015,30(1): 6 - 13.

[10] Sung J J Y, Chiu H M, Jung K W, et al. Increasing trend in young-onset colorectal cancer in Asia: more cancers in men and more rectal cancers [J]. Am J Gastroenterol, 2019,114(2): 322 - 329.

[11] Zhang B, Xie S H, Yu I T. Differential incidence trends of colon and rectal cancers in Hong Kong: an age-period-cohort analysis [J]. Cancer Commun (Lond), 2018,38(1): 42.

[12] Yin J, Bai Z, Zhang J, et al. Burden of colorectal cancer in China, 1990 - 2017: findings from the Global Burden of Disease Study 2017 [J]. Chin J Cancer Res, 2019,31(3): 489 - 498.

[13] Zheng R, Zeng H, Zhang S, et al. The epidemiology of colorectal cancer in China [J]. Global Health Journal, 2018,2(3): 8 - 20.

[14] Deng Y. Rectal cancer in Asian vs. Western Countries: why the variation in incidence? [J]. Curr Treat Options Oncol, 2017,18 (10): 64.

第2篇
病因学——环境因素

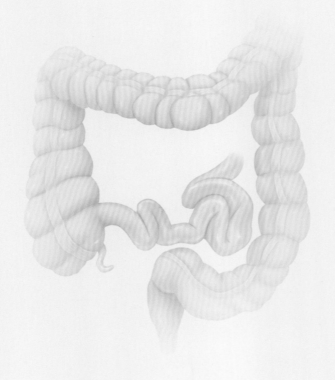

第 3 章

环境因素概述

高显华,刘连杰,张卫

　　在过去的几十年中,早发性结直肠癌的发病率以惊人的速度增加。关于 EOCRC 的病因和发病机制目前还不清楚,可能是环境因素和遗传因素等多种因素共同作用引起的。随着对遗传机制研究的不断深入,目前估计 20%～30% 的 EOCRC 携带癌症易感性基因的致病性胚系突变,为遗传性结直肠癌。绝大多数(70%～80%)的 EOCRC 是散发性结直肠癌,可能是由于生活习惯或环境因素引起的。大量的研究表明,肥胖症在 EOCRC 的发生中起重要作用,其他一些行为(例如饮食和压力)可能是非肥胖者和其他健康人发生 EOCRC 的危险因素。目前比较公认的 EOCRC 的危险因素,包括饮食的全球西化(通常涉及大量摄入红肉和加工肉、高果糖玉米糖浆和不健康的烹饪方法)、吸烟、饮酒、压力、抗生素、合成食用色素、谷氨酸钠(味精)、二氧化钛、缺乏运动和久坐行为等。这些危险因素可能是通过影响肠道菌群而导致 EOCRC 的发生。另外,儿童时期发生相关危险因素可能也与 EOCRC 的发生有关。

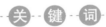

早发性结直肠癌;环境因素;饮食;生活习惯;抗生素;肠道菌群

　　在过去的几十年中,早发性结直肠癌的发病率以惊人的速度增加。关于 EOCRC 的病因和发病机制目前还不清楚[1],可能是环境因素和遗传因素等多种因素共同作用而引起的。随着对遗传机制研究的不断深入,目前估计 20%～30% 的 EOCRC 携带癌症易感性基因的致病性胚系突变,为遗传性结直肠癌[1,2]。绝大多数(70%～80%)的 EOCRC 是散发性结直肠癌,可能是由于生活习惯或环境因素引起的[3]。尽管强大且科学严谨的流行病学研究筛选出了与 EOCRC 相关的环境因素,但我们对这种疾病的原因和机制的了解还远远不够。这一章,我们将重点介绍 EOCRC 的可能的环境危险因素和发病机制,并提出了未来可能出成果的研究领域。

一、EOCRC 的主要危险因素

大量的研究表明,肥胖症在 EOCRC 的发生中起重要作用,其他一些行为(例如饮食和压力)可能是非肥胖者和其他健康人发生 EOCRC 的危险因素。目前比较公认的 EOCRC 的主要危险因素,包括饮食的全球西化(通常涉及大量摄入红肉和加工肉、高果糖玉米糖浆和不健康的烹饪方法)、吸烟、饮酒、压力、抗生素、合成食用色素、谷氨酸钠、二氧化钛、缺乏运动和久坐行为等[4-9]。这些危险因素可能是通过影响肠道菌群而导致 EOCRC 的发生。这些因素同时也是晚发性结直肠癌的危险因素。Zhang 等通过从吸烟、饮酒、饮食、腰臀比和运动量等 5 个方面来计算生活方式健康指数[10],发现每减少一个不良的生活方式,早发性结肠癌的发生率将降低 10%,而早发性直肠癌的发生率将降低 27%。而且 EOCRC 发病率的升高主要是由于早发性直肠癌的发病率升高引起的,早发性直肠癌的发病率显著高于早发性结肠癌[11-15]。这也说明各种环境因素可能对早发性直肠癌的影响更大。

另外,儿童时期发生相关危险因素可能也与 EOCRC 的发生有关,这也为我们研究 EOCRC 的病因提供了一条新的途径[11]。随着这些因素在生命早期变得越来越普遍,导致 EOCRC 发病率的上升。生命早期阶段接触到的这些危险因素,可能与潜在的遗传背景因素相互作用,从而触发 EOCRC[5]。

二、筛选 EOCRC 的危险因素

为了筛选出 EOCRC 的危险因素,必须考虑该疾病的以下有关事实:第一,自 1980 年以来,EOCRC 的发病率和死亡率一直在增加[12-15]。第二,EOCRC 是一种全球现象[16,17]。第三,CRC 的发展与慢性炎症[18]和微生态失调[19]有关。第四,EOCRC 多发生于远端结肠和直肠[15]。第五,证据表明 CRC 可能是由于早年的刺激或损伤而引起的[20,21]。第六,特定的生命早期危险因素(例如饮食和肥胖)可能影响生命后期的疾病发作[22]。第七,任何 BMI 的人都有可能发生 EOCRC(尽管超重患者 EOCRC 的发病率高一些)[7,15,23,24]。

基于上述事实,有人提出可以通过以下几个标准来筛选 EOCRC 的可能危险因素。首先,危险因素的时间趋势必须与 EOCRC 相似。第二,趋势应该是全球性的。第三,危险因素必须具有炎症或肠道微生态修饰特性,或对远端结肠或直肠有影响的证据。第四,在发育过程中(受孕到成年)应存在该危险因素。考虑到上述 4 个标准,一些不寻常的危险因素可能会成为主要危险因素。尽管酗酒和吸烟似乎与 EOCRC 有关,但这种联系主要在较老的 EOCRC 亚队列中得到了证明[25]。酒精和香烟大量直接接触会影响儿童时期结肠的病理,但是实际上这种情况不太可能发生。到目前为止,流行病学研究未能得出有关体育锻炼与 EOCRC 关系的结论。一些研究表明,体育锻炼对左半结肠和右半结肠的影响没有差别[26]。而其他研究表明,体育锻炼可以抑制右半结肠癌的发生,但不能抑制左半结肠癌和直肠癌的发生[27]。久坐不动看电视的时间(消极生活方式的一个指标)与 EOCRC(尤其是直肠癌)的风险有关,而且这种相关性与运动和肥胖无关[28]。

在此背景下,表 3-1 中显示了所有满足上述 4 个标准的 EOCRC 的主要危险因素。尽管还需要更多的信息实验来证实他们之间的因果关系,但这些标准提供了一个初步的逻辑框架,可用于识别推定诱发 EOCRC 的可能的危险因素,提供了合理的科学依据。更重要的是,可能会在进行中的实验中发现新的危险因素和新机制。鉴于 EOCRC 的发生率不断上升,在这四个指标范围之内和之外的此类发现对于 EOCRC 而言都是可喜的消息。表 3-2 概括了几个未达到上述 4 个标准的可能危险因素[11]。

表 3-1　诱发 EOCRC 的主要危险因素[11]

危险因素	时间趋势	全球趋势	对炎症/肠道微生态的作用或对远端结肠或直肠的作用已知	发育过程中的暴露(受孕到成年)
西式饮食	是	是	是	是
红肉和加工肉	是	是	是	是
肥胖	是	是	是	是
压力	是	是	是	是
抗生素	是	是	是	是
合成色素	是	是	是	是
谷氨酸钠	是	是	是	是
二氧化钛	是	是	是	是
高果糖玉米糖浆	是	是	是	是

表 3-2　EOCRC 的可能危险因素[11]

膳食乳化剂
- 可以调节肠道菌群和炎症
- 可以引发结肠炎、结肠癌和代谢综合征
- 儿童暴露

反式脂肪酸
- 在快餐、油炸食品、烘焙产品、包装零食和人造黄油中含量高
- 在过去的几十年中,全球反式脂肪酸的生产和消费(包括儿童)一直在稳定增长
- 可能增加 CRC 的风险

（续表）

丙烯酰胺
- 在快餐中盛行
- 在动物模型中能诱发 CRC
- 在发育过程中发生暴露

硝酸钠/亚硝酸盐
- 与激活人类的 KRAS 突变相关
- 发育过程中发生暴露

a1β-酪蛋白
- 牛奶在发育过程中难以消化和暴露
- 加剧肠道炎症和肠道微生态
- 在动物模型中驱动 DNA 损伤和 CRC

三、各种环境因素可能通过影响肠道微生态而诱发 EOCRC

肠道微生态可能在 EOCRC 的发生中起着重要的调节作用，上述各种外源性因素可能通过影响肠道微生态的发育，直接诱发 EOCRC，或者通过影响免疫反应、炎症反应、肥胖和糖尿病，间接诱发 EOCRC。还有一些其他的因素，比如分娩方式、母乳喂养行为以及母体压力和营养，也有可能通过影响肠道微生态而诱发 EOCRC（图 3-1）。

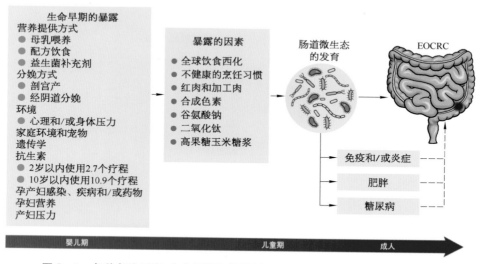

图 3-1　各种危险因素、生命早期环境暴露和肠道微生态对 EOCRC 的影响[11]

四、EOCRC 和各种环境因素的相关性研究中存在的问题

在过去的 40 年中，食品中常见的成分是如何单独增加或组合增加 EOCRC 的风险，

其中发生的机制我们仍不清楚。尽管全球人口（尤其是儿童）大量接触诱惑红[29]，但是目前只找到 4 篇有关诱惑红诱发结肠癌的文章[30-34]。而且，这些食品成分很少单独发挥作用。因此，应将这些成分视为整体饮食模式中的一部分。全球营养过渡如何影响 EOCRC 的发生发展，目前仍不清楚。未来的工作应探索各种危险因素的作用时机和剂量的影响，以及它们驱动 EOCRC 的可能机制。表 3-1 中列出的这些危险因素是否真的能诱发 EOCRC？这些因素是否与个体的遗传背景相互作用？哪些遗传因素增加了散发性 EOCRC 的风险？暴露的年龄对 EOCRC 的发病风险至关重要吗？综上所述，西方饮食的全球化，快餐烹饪方式，将了解不足的人工成分和加工技术引入到我们的食物当中，这些可以部分解释 EOCRC 发病率上升的原因。此外，高水平的压力和越来越多的使用抗生素使结肠癌的患病风险增加。这些外源性因素可能是通过肠道微生态和/或炎性而诱发 EOCRC。但是，在进行发病机制研究之前，我们还不能确定它们的因果关系。

五、EOCRC 未来的研究方向

令人遗憾的是，流行病学研究描述的 EOCRC 的发病率出现惊人的上升，但是还没有经过精心设计的人类或动物实验的观察性研究和干预研究的跟进。目前国际上已经成立了一个名为"抗结直肠癌"的工作组，已经将 EOCRC 确定为研究重点[35]。它们提出了一些建议，以优先进行有针对性的大型流行病学研究，以科学严谨的方式找出致病因素和涉及的基因。在这里，我们通过合理的方法确定了值得进一步研究的主要嫌疑因素，对这些建议进行了补充。为了应对 EOCRC 的增长，现在可以部署一些解决方案（例如，通过对医生和患者的教育来提高认识），可以部署一些解决方案以克服障碍（例如，新颖或改进的筛查技术和替代终点，以及改进的协议和指南）；并且可以利用资金、时间、巧妙设计和科学严谨来部署一些解决方案，以便更好地理解发生机制和基因-环境的相互作用（图 3-2）。

六、预防散发性 EOCRC

我们认为，如果通过研究发现其他外源性因素符合表 3-1 中的 4 条标准，则有可能是 EOCRC 的主要危险因素，应认真研究它们。随着访问大数据，其他暴露的危险因素可能会变得清晰起来。只有对假设进行了验证，并研究了线索之后，我们才能以特定和有针对性的方式应对这一具有挑战性的疾病。在此期间，以健康的生活方式指数为目标（限制西式饮食，鼓励地中海式饮食或其他主要以植物为主的饮食），减少食用低营养添加剂（例如人造色素食品和合成食品色素），减少压力，保持健康的体重，并减少可能影响胃肠道的

立即部署
- 教育和认识（医师和患者）
- 基因检测（适用于CRC患者的所有家庭成员）
- 重新评估筛查指南使之能筛查出EOCRC
- 简化和协调护理与沟通

部署一些解决方案以克服障碍
- 高危CRC患者的全基因组测序
- 所有CRC患者的全基因组测序
- 对CRC患者的所有家庭成员进行基因检测
- 结肠镜检查和/或广泛筛查和/或成本效益
- 适应风险的筛选
- 简化和协调护理与沟通
- 医患关系
- 准入和政策障碍
- 高风险患者和家庭成员的管理护理团队
- 监测高危患者及其家庭成员

用金钱、时间、巧妙设计和科学严谨来部署一些解决方案
探索EOCRC的未解决问题和发病机制
- 是否有特定的暴露因素驱动EOCRC？
- 暴露因素的组合是否驱动EOCRC？
- 哪些基因与环境的相互作用驱动了EOCRC？
- 哪些遗传或表观遗传学特征与可疑的暴露因素有关？
- 由于存在暴露因素，哪些遗传学或表观遗传学特征使结肠患EOCRC的风险增加？
- 是否有特定的发育时期，因暴露而使结肠处于致癌风险中？
- 肥胖在EOCRC中起什么作用？
- 肠道微生态和炎症在EOCRC发生中起什么作用？
- 流行病学和人为干预研究
- 大型验证性研究（前瞻性研究、人工智能和/或大数据）

图 3-2　EOCRC 的解决方案

为了应对 EOCRC 的增长，现在可以部署解决方案，并通过进一步的工作来解决各种障碍，并利用资金、时间、巧妙设计和科学严谨来部署一些新的解决方案[11]

药物的使用（尤其是抗生素），可能会降低 EOCRC 的风险。一个可实现的目标是使用机器学习和深度学习（即人工智能）算法将各种危险因素进行分类，以生成加权风险标记，进而指导 EOCRC 的靶向化学预防。

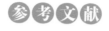

[1] Deen K I, Silva H, Deen R, et al. Colorectal cancer in the young, many questions, few answers [J]. World J Gastrointest Oncol, 2016,8(6)：481 - 488.
[2] Venugopal A, Stoffel E M. Colorectal cancer in young adults [J]. Curr Treat Options Gastroenterol, 2019,17(1)：89 - 98.
[3] Pearlman R, Frankel W L, Swanson B, et al. Prevalence and spectrum of germline cancer susceptibility gene mutations among patients with early-onset colorectal cancer [J]. JAMA Oncol, 2017,3(4)：464 - 471.
[4] Khan N A, Hussain M, ur Rahman A, et al. Dietary practices, addictive behavior and bowel habits and risk of early onset colorectal cancer: a case control study [J]. Asian Pac J Cancer Prev, 2015,16(17)：7967 - 7973.
[5] Nimptsch K, Wu K. Is timing important? The role of diet and lifestyle during early life on colorectal neoplasia [J]. Curr Colorectal Cancer Rep, 2018,14(1)：1 - 11.
[6] Rosato V, Bosetti C, Levi F, et al. Risk factors for young-onset colorectal cancer [J]. Cancer Causes Control, 2013,24(2)：335 - 341.

［7］ Kim J Y, Jung Y S, Park J H, et al. Different risk factors for advanced colorectal neoplasm in young adults ［J］. World J Gastroenterol, 2016,22(13): 3611 - 3620.

［8］ Connell L C, Mota J M, Braghiroli M I, et al. The rising incidence of younger patients with colorectal cancer: questions about screening, biology, and treatment ［J］. Curr Treat Options Oncol, 2017,18(4): 23.

［9］ Boyle T, Heyworth J, Bull F, et al. Timing and intensity of recreational physical activity and the risk of subsite-specific colorectal cancer ［J］. Cancer Causes Control, 2011,22(12): 1647 - 1658.

［10］ Zhang Q L, Zhao L G, Li H L, et al. The joint effects of major lifestyle factors on colorectal cancer risk among Chinese men: A prospective cohort study ［J］. Int J Cancer, 2018,142(6): 1093 - 1101.

［11］ Hofseth L J, Hebert J R, Chanda A, et al. Early-onset colorectal cancer: initial clues and current views ［J］. Nat Rev Gastroenterol Hepatol, 2020,17(6): 352 - 364.

［12］ Siegel R L, Jemal A. Percentage of colorectal cancer diagnosed in adults aged younger than 50 years ［J］. Cancer, 2016,122(9): 1462 - 1463.

［13］ Siegel R L, Miller K D, Fedewa S A, et al. Colorectal cancer statistics, 2017 ［J］. CA Cancer J Clin, 2017,67(3): 177 - 193.

［14］ Siegel R L, Miller K D, Jemal A. Colorectal cancer mortality rates in adults aged 20 to 54 years in the United States, 1970 - 2014 ［J］. JAMA, 2017,318(6): 572 - 574.

［15］ Siegel R L, Fedewa S A, Anderson W F, et al. Colorectal cancer incidence patterns in the United States, 1974 - 2013 ［J］. J Natl Cancer Inst, 2017,109(8).

［16］ Mauri G, Sartore-Bianchi A, Russo A G, et al. Early-onset colorectal cancer in young individuals ［J］. Mol Oncol, 2019,13(2): 109 - 131.

［17］ Vuik F E, Nieuwenburg S A, Bardou M, et al. Increasing incidence of colorectal cancer in young adults in Europe over the last 25 years ［J］. Gut, 2019,68(10): 1820 - 1826.

［18］ Dulai P S, Sandborn W J, Gupta S. Colorectal cancer and dysplasia in inflammatory bowel disease: A review of disease epidemiology, pathophysiology, and management ［J］. Cancer Prev Res (Phila), 2016,9(12): 887 - 894.

［19］ Gao Z, Guo B, Gao R, et al. Microbiota disbiosis is associated with colorectal cancer ［J］. Front Microbiol, 2015,6: 20.

［20］ Keinan-Boker L, Vin-Raviv N, Liphshitz I, et al. Cancer incidence in Israeli Jewish survivors of World War II ［J］. J Natl Cancer Inst, 2009,101(21): 1489 - 1500.

［21］ Hughes L A, van den Brandt P A, Goldbohm R A, et al. Childhood and adolescent energy restriction and subsequent colorectal cancer risk: results from the Netherlands Cohort Study ［J］. Int J Epidemiol, 2010,39(5): 1333 - 1344.

［22］ Liu P H, Wu K, Ng K, et al. Association of obesity with risk of early-onset colorectal cancer among women ［J］. JAMA Oncol, 2019,5(1): 37 - 44.

［23］ Jensen B W, Gamborg M, Gogenur I, et al. Childhood body mass index and height in relation to site-specific risks of colorectal cancers in adult life ［J］. Eur J Epidemiol, 2017,32(12): 1097 - 1106.

［24］ Hidayat K, Yang C M, Shi B M. Body fatness at an early age and risk of colorectal cancer ［J］. Int J Cancer, 2018,142(4): 729 - 740.

［25］ Koo J E, Kim K J, Park H W, et al. Prevalence and risk factors of advanced colorectal neoplasms in asymptomatic Korean people between 40 and 49 years of age ［J］. J Gastroenterol Hepatol, 2017,32(1): 98 - 105.

［26］ Boyle T, Keegel T, Bull F, et al. Physical activity and risks of proximal and distal colon cancers: a systematic review and meta-analysis ［J］. J Natl Cancer Inst, 2012,104(20): 1548 - 1561.

［27］ Nunez C, Nair-Shalliker V, Egger S, et al. Physical activity, obesity and sedentary behaviour and the risks of colon and rectal cancers in the 45 and up study ［J］. BMC Public Health, 2018,18(1): 325.

［28］ Nguyen L H, Liu P H, Zheng X, et al. Sedentary behaviors, TV viewing time, and risk of young-onset colorectal cancer ［J］. JNCI Cancer Spectr, 2018,2(4): pky073.

［29］ Stevens L J, Burgess J R, Stochelski M A, et al. Amounts of artificial food colors in commonly consumed beverages and potential behavioral implications for consumption in children ［J］. Clin Pediatr (Phila), 2014,53(2): 133 - 140.

［30］ Shimada C, Kano K, Sasaki Y F, et al. Differential colon DNA damage induced by azo food additives between rats and mice ［J］. J Toxicol Sci, 2010,35(4): 547 - 554.

［31］ Bastaki M, Farrell T, Bhusari S, et al. Lack of genotoxicity in vivo for food color additive Allura Red AC ［J］. Food Chem Toxicol, 2017,105: 308 - 314.

［32］ Bastaki M, Farrell T, Bhusari S, et al. Lack of genotoxicity in vivo for food color additive Tartrazine ［J］. Food Chem Toxicol, 2017,105: 278 - 284.

［33］ Tsuda S, Murakami M, Matsusaka N, et al. DNA damage induced by red food dyes orally administered to pregnant and male mice ［J］. Toxicol Sci, 2001,61(1): 92 - 99.

［34］ Sasaki Y F, Kawaguchi S, Kamaya A, et al. The comet assay with 8 mouse organs: results with 39 currently used food additives ［J］. Mutat Res, 2002,519(1 - 2): 103 - 119.

［35］ Dwyer A J, Murphy C C, Boland C R, et al. A summary of the fight colorectal cancer working meeting: exploring risk factors and etiology of sporadic early-age onset colorectal cancer ［J］. Gastroenterology, 2019,157(2): 280 - 288.

第 4 章

饮食因素

金黑鹰,张春霞,王灿,高显华

摘 要

饮食因素在早发性结直肠癌的发病中起重要作用。高脂饮食、西式膳食模式、食品添加剂和不健康的烹饪方式等可能是 EOCRC 发病的危险因素。尤其以高比例红肉(加工肉)、高脂饮食、高糖、低纤维为特征的西式膳食模式被证实可以增加肥胖和 EOCRC 的发病率。地中海膳食模式以蔬菜、水果、鱼类、五谷杂粮、豆类和橄榄油为主的,可以降低肥胖和 CRC 的发病率。膳食纤维能降低结直肠癌的发病风险,增加膳食纤维摄入量的同时还可降低 CRC 患者的死亡率。一些食品添加剂如高果糖玉米糖浆、合成食用色素、谷氨酸钠、二氧化钛、硝酸盐和亚硝酸盐等被证实可能与 CRC 的发病率相关。另外,以炒、煎、炸等为主的高温烹饪方式,易产生致癌物,也与 CRC 发病相关。当前有关各种饮食因素与 EOCRC 的相关证据稀少,且缺乏一致性,大部分来自于 CRC 相关研究结果的外延。饮食因素与 EOCRC 的具体关联仍需进一步多中心大样本研究来证实。

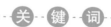

关 键 词

早发性结直肠癌;饮食因素;高脂饮食;肥胖;西式膳食模式;食品添加剂;烹饪方式

饮食是人类生活的重要环节,在早发性结直肠癌的发病中起重要作用[1-4]。其中,高脂饮食、西式膳食模式、低膳食纤维摄入、食品添加剂和不健康的烹饪方式等逐渐被证实可能是 EOCRC 发病的危险因素。尤其以高比例红肉(加工肉)、高脂饮食、高糖、低纤维为特征的西式膳食模式被证实可以增加 EOCRC 的发病率。膳食纤维能降低结直肠癌的发病风险,增加膳食纤维摄入量还可降低 CRC 患者的死亡率。另外,以炒、煎、炸等为主的高温烹饪方式,易产生致癌物,也与 CRC 发病相关;而一些食品添加剂如食用二氧化钛、硝酸盐和亚硝酸盐、高果糖玉米糖浆等被证实可能与 CRC 的发病率相关,但仍需进一步证实。

但是,需要引起注意的是,目前关于饮食与 CRC 发病率的相关研究有很多[5]。但是当前有关各种饮食因素与 EOCRC 的相关证据稀少,且缺乏一致性[4]。一方面是因为 EOCRC 是近 10~20 年来才引起人们的重视,还未来得及开展大规模的前瞻性研究;另一方面,部分原因是研究设计的局限性,例如样本量、关于潜在混杂因素的数据有限或缺乏经验证的饮食评估工具[4]。关于饮食在 EOCRC 发生中的作用,大部分来自于 CRC 相关研究结果的外延。

一、高脂饮食和肥胖

1. 高脂饮食　多地研究已证实高脂饮食是 CRC 发病的危险因素之一[6,7]。Ruder 等[8]在一项对近 30 万人群的关于饮食与 CRC 发病的队列研究中发现,高脂饮食(HR=1.15;95%CI:1.01~1.30)能增加 CRC 的发病率,在青年或成年期之间无明显差异。Sun 等[9]认为膳食总能量的摄入与 CRC 的发病率呈正相关,而单不饱和脂肪酸、多不饱和脂肪酸和胆固醇的摄入量与 CRC 的发病无关。高脂饮食还能引起肥胖等疾病,世界卫生组织已明确指出肥胖是 CRC 发病的危险因素[10]。Hidayat 等[11]纳入 13 项队列研究和 2 项病例对照研究进行荟萃分析,发现青年人(≤30 岁)的 BMI 指数每增加 $5\,kg/m^2$,CRC 的发病率就会增加 8%~13%。另一项荟萃分析也发现肥胖会增加 22% 的 CRC 发病率,体重每增加 $5\,kg$,CRC 发病率增加 4%[12]。

高脂饮食与 CRC 之间的发病机制主要为以下三点:①高脂饮食能诱导肥胖、胰岛素抵抗,并引起炎症因子表达(如 TNF - α、白介素),导致机体慢性炎症状态[13];②高脂饮食能刺激脱氧胆酸、石酸等次级胆酸的分泌,增加结直肠隐窝深度、损伤肠黏膜、诱导结肠上皮细胞异型增生[14];③高脂饮食能引起肠道菌群多样性降低,有益菌丰度下降,致病菌丰度上升,增加癌变风险[15]。

2. 肥胖　预计到 2030 年,全球将有 21.6 亿成年人超重,11.2 亿肥胖[16,17]。由于廉价、容易获得的高热量甜味剂,食品加工的进步以及技术对食品和行为的影响,全世界的饮食习惯已经恶化。毫无疑问,肥胖在全球范围内正在增加[16-18]。因此,毫不奇怪,许多研究都将肥胖与 EOCRC 联系起来[11,19-21]。合理的假设是(至少对于一部分 EOCRC 病例而言),EOCRC 发生率增加是由于 BMI 一代高于一代引起的[22]。支持这种假设(也是 EOCRC 的关键)的事实是,肥胖和体脂已与以后生活中 CRC 的发生关联起来[23-25]。另一个假设是,由于长达十年的致癌过程,生命的第二个到第四个 10 年的癌症诊断可能是几十年前(即成年之前)暴露的结果。

"护士健康研究 Ⅱ"是一项前瞻性、正在进行的队列研究,研究对象是年龄为 25~42 岁的美国女性护士(1989 年)。该研究纳入了总计 85 256 名无癌和炎性肠病的女性,从 2011 年 12 月 31 日开始随访。每两年自我报告经过验证的拟人化措施和生活方式信息。从 2017 年 6 月 12 日到 2018 年 6 月 28 日统计分析当前 BMI、18 岁时的 BMI 和 18 岁以来的体重增加[26]被分析。研究结果显示：在研究的 85 256 名妇女中，有 1 196 452 人年的随访记录了 114 例 CRC 的早期发病情况（诊断中位年龄为 45 岁；四分位间距为 41～47 岁）。与 BMI 为 18.5～22.9 的女性相比，肥胖女性（BMI，25.0～29.9）发生 EOCRC 的多变量 RR 为 1.37（95％CI：0.81～2.30），肥胖女性（BMI≥30.0）发生 EOCRC 的多变量 RR 为 1.95（95％CI：1.15～3.25）。BMI 每增加 5 个单位，EOCRC 的发病率约增加 20％[26]。与 18 岁时 BMI 为 18.5～20.9 的女性相比，BMI 为 21.0～22.9 的女性 EOCRC 的 RR 为 1.32（95％CI：0.80～2.16），18 岁时 BMI≥23.0 的女性 EOCRC 的 RR 为 1.63（95％CI：1.01～2.61）（$P=0.66$）。与体重下降或者体重增加不足 5.0 kg 的女性相比，体重增加 20.0～39.9 kg 的女性 EOCRC 的 RR 为 1.65（95％CI：0.96～2.81），体重增加≥40.0 kg 的女性 EOCRC 的 RR 为 2.15（95％CI：1.01～4.55）（$P=0.007$）[26]。由此可见，EOCRC 的发病率上升，与 18 岁时的 BMI 和 18 岁以来的体重增加有关[26]。

韩国的 Kim N H 等人对 2004 年 8 月至 2015 年 12 月在韩国进行的 Kangbuk 三星健康研究的 72 356 名无症状个体（进行了结肠镜检查）进行了横断面分析，年龄为 20～39 岁[27]。从自我管理的问卷中收集危险因素。根据年龄将患者分为两组（20～29 岁，$n=7340$；30～39 岁，$n=65016$）。20～29 岁组结直肠腺瘤的总患病率为 5.9％，30～39 岁组结直肠腺瘤的总患病率为 9.5％（$P<0.001$）；高级别结直肠腺瘤的患病率分别为 0.6％ 和 0.9％（$P=0.005$）。在 30～39 岁年龄组中，肥胖和腹部肥胖是腺瘤和高级别腺瘤的独立危险因素。此外，代谢综合征是腺瘤的独立危险因素。即使在 20～29 岁年龄组中，肥胖、腹部肥胖和甘油三酸酯水平升高也是腺瘤和高级别腺瘤的独立危险因素[27]。

对 1999—2014 年接受结肠镜检查的 18～49 岁美国退伍军人进行了病例对照研究。经过 3 年的随访，在基线结肠镜检查时无 CRC 的退伍军人被确定为对照组[28]。最终纳入了 651 例 EOCRC 病例和 67 416 例对照。中位年龄为 45.3 岁。与对照组相比，EOCRC 组病例的 BMI 更低（P 均<0.05）。在校正后的分析中，年龄和男性与 EOCRC 风险增加显著相关，而服用阿司匹林和超重或肥胖与 EOCRC 的发生率呈负相关。在事后分析中，结肠镜检查前 5 年内体重减轻 5 kg 或更多与 EOCRC 的发生率较高相关（OR 为 2.23；95％CI：1.76～2.83）[28]。体重减轻可能是 EOCRC 的早期临床体征[28]。

关于肥胖与 EOCRC 之间联系的具体机制，目前知之甚少，但可能涉及与内部暴露因素（例如肠道微生态和炎症）和其他特定暴露因素（例如食品添加剂和劣质食品）的相互作用。实际上，致肥胖性与人类的肠道微生态失调和炎症有关[29,30]。此外，儿童期和/或青春期的体脂与不良的代谢状况有关，也可能加剧 CRC 的发展[11,31]。因此，一个合理的假设是，体脂和/或肥胖对以后的 CRC 风险的有害作用可能是在生命早期开始的（例如，通过母体肥胖或婴儿期和儿童期的肥胖）。肥胖和 EOCRC 关联的机制可能是肠道微生态失调和/或炎症。

值得注意的是，尽管肥胖与结肠癌有关[32]，但是有关肥胖导致直肠癌的证据很弱[21,24,33,34]。这一发现很重要，因为观察到的 EOCRC 的增加很大程度上是由直肠癌的发生率增加引起的[35-37]。此外，非肥胖者和肥胖者均会出现 EOCRC。这些发现都支持了科学假设,即全世界除肥胖之外的其他流行的危险因素对 EOCRC 也有贡献。还有证据表明,儿童时期的热量限制会增加以后患 CRC 的风险[31,38]。所以,EOCRC 发病率和发病时肥胖的相关性的证据不足。

3. 内脏脂肪组织 不良的饮食习惯和缺乏运动是肥胖和癌症的主要危险因素。脂质代谢的变化在不同类型的癌症中起着至关重要的作用,参与脂质代谢途径的关键酶[例如硬脂酰辅酶 A 去饱和酶 1(stearyl coenzyme A dehydrogenase-1, SCD-1)]在正常组织和癌症组织中的表达存在差异。Scazzocchio B 等人在瘦或肥胖的患者中研究了饮食脂肪酸摄入、内脏脂肪组织构成与 CRC 之间的关系[39],结果显示:瘦弱和肥胖的 CRC 患者常常伴有不良的饮食习惯;与没有 CRC 的瘦人相比,瘦的 CRC 患者饱和脂肪酸[特别是棕榈酸($P=0.0042$)和硬脂酸($P=0.0091$)]的摄入量高,单不饱和脂肪酸(尤其是油酸,$P=0.002$)消耗量少;其他 3 组内脏脂肪组织中的 SCD-1 活性都显著高于没有 CRC 的瘦人($P=0.029$)。所以,作者得出结论,不健康的饮食习惯可能会影响内脏脂肪组织的组成,并有可能改变代谢途径。饮食的健康质量,在 CRC 相关的炎症性微环境建立和代谢变化中可能起重要作用[39]。

二、西式膳食模式

西式膳食模式的特点是精细谷类、红肉、加工肉、高脂奶类、甜品、酒精摄入量较高、膳食脂肪供能比较高,很多研究结果显示西式膳食模式的人群发生肥胖、Ⅱ型糖尿病、代谢综合征和 CRC 的风险显著增加。地中海膳食模式以蔬菜、水果、鱼类、五谷杂粮、豆类和橄榄油为主,可以减少肥胖、糖尿病、代谢综合征和 CRC 的发病率。西式膳食模式主要增加远端结肠和直肠的癌症风险[5,40](EOCRC 主要影响远端结肠或直肠),而地中海饮食似乎能保护整个结肠和直肠免受 CRC 侵害。还有研究显示,西式膳食模式引起的 CRC 表现出以下特征:KRAS 野生型、BRAF 野生型、无或低 CpG 岛甲基化子表型(CpG island methylator phenotype, CIMP)和 MSS[40]。鉴于大部分 EOCRC 患者通常具有以下特征:KRAS +/+[41,42]、BRAF +/+[41,43-47]、低 CIMP[48-52]和 MSS[49,53],将饮食与 EOCRC 的分子特征联系起来,将会增进我们对 EOCRC 的认识。西式膳食还可导致肠道微生态失调[54]和肠道炎症[55],并且全世界越来越多的儿童正在食用富含精制碳水化合物、添加糖、脂肪和动物来源的食物[56]。从流行病学的角度来看,也有人反对将西式膳食与 EOCRC 联系在一起,因为无论是大量食用西式膳食(例如美国和加拿大)[7,57,58]和地中海膳食(例如埃及)[6]的地区,EOCRC 都在增加。但是,全球粮食供应日益趋同[59],传统上食用地中海膳食的人所在的国家已开始食用越来越多的西餐[60,61]。在非洲、亚洲和拉丁美洲等其他地区也观察到了同样的趋势[61,62]。

饮食中的炎症指数(dietary inflammatory index, DII)被开发用来描绘饮食潜在的导致炎症的能力。地中海饮食的 DII 评分特别低[63],而西式膳食的 DII 评分则很高。根据

DII 的数据,饮食相关炎症与各种族和族裔中 CRC 的发生率和死亡率密切相关[64]。DII 还可用于量化食物与炎症和其他风险因素(包括体重增加和肥胖)之间的关系[65-67]。鉴于有证据表明饮食、炎症和 CRC 有关,较高的 DII 评分可能会导致 EOCRC,正如我们在患有 CRC 的老年人中进行的大量研究中所看到的那样[68]。但是,还需要更直接和设计更严格的研究来验证这一假设。

1. 大量摄入红肉和加工肉类 根据世界卫生组织(World Health Organization,WHO)的定义,红肉是指所有哺乳动物的肌肉,包括牛肉、小牛肉、猪肉、羔羊肉、羊肉、马肉和山羊肉。加工肉制品指经过盐渍、风干、发酵、熏制或其他为增加口味或改善保存而处理过的肉类。大部分加工肉制品含有猪肉或牛肉,但也可能包含其他红肉、禽肉、动物杂碎,或包括血在内的肉类副产品。加工肉制品的例子有热狗(熏肉肠)、火腿、香肠、咸牛肉和干肉片或牛肉干,以及肉类罐头和肉类配料及调味汁等。

在发达国家,红肉的消费量很高,直到今天为止,积累的证据表明,红肉(尤其是加工肉)的摄入与 CRC 风险之间存在令人信服的联系[69]。过去几十年的流行病学证据表明,食用红肉(尤其是加工的红肉)与 CRC 的发生密切相关,特别是在那些食用西式膳食的人群中[70-72]。Ananthakrishnan A N 等人进行的一项回顾性病例对照研究,收集了 11 项研究中的 8 290 例 CRC 病例和 9 115 例对照,发现高摄入红肉会增加 CRC 的风险,而且这种相关性不受 N-乙酰基转移酶 2(N-acetyltransferase-2,NAT-2)基因型的影响[73]。

关于红肉致癌机制的假说已经提出,并在生物学研究中进行了研究。各种可能致癌的化合物可以解释红肉和 CRC 之间的联系,包括血红素铁、杂环胺、多环芳烃、亚硝酸盐和硝酸盐[74]。迄今为止,最受关注的假说包括:①多环芳烃和杂环芳族胺的存在,两组均是致癌性化合物。②(亚硝酰基)血红素对 N-亚硝基化合物和脂质过氧化的致癌性的增强作用。但是,这些假设均不能完全解释红肉和加工红肉摄入量与 CRC 风险之间的联系。因此,科学家又提出了其他机制或完善了他们的假设[75]。自 20 世纪 60 年代以来,全球和儿童的红肉和加工肉的消费和生产都在增加。此外,红肉和加工肉具有促炎和诱发肠道微生态失调的特性[76,77]。我们预测,将来的机制研究将证实红肉或加工肉类是 EOCRC 的病因。

2. 膳食纤维 膳食纤维是指膳食中存在的,由单糖或多糖及其衍生物组成的,不能在胃肠道直接被人体分泌的消化酶分解、吸收,但在结肠中可被肠道菌群酵解的碳水化合物,主要来源于食物中的水果、蔬菜、谷物以及大豆等。近年来不断有文献报道膳食纤维能降低 CRC 的发病风险,增加膳食纤维摄入量还可降低 CRC 患者的死亡率。一项纳入 11 篇前瞻性队列研究的荟萃分析发现,在欧洲地区膳食纤维摄入量与近端结肠癌的发病风险呈负相关,在欧洲和美国地区膳食纤维与远端结肠癌的发病风险呈负相关[78]。Song 等[79]纳入 1 575 例受试者进行膳食纤维与 CRC 生存率的前瞻性研究,发现膳食纤维摄入量每增加 5 g/d,CRC 特异性死亡率降低 18%(95% CI:7%~28%;$P=0.002$),全因死亡率降低 14%(95% CI:8%~19%;$P<0.001$)。研究还发现不同来源的膳食纤维对 CRC 发病有不同的作用。一项对 613 例中国 CRC 患者进行的队列研究发现,膳食纤维

摄入量与 CRC 发病呈负相关(OR＝0.38；95％CI＝0.27～0.55),其中水果膳食纤维影响最大(OR＝0.41；95％CI＝0.28～0.58),其次为蔬菜膳食纤维(OR＝0.45；95％CI＝0.32～0.64)和谷物膳食纤维(OR＝0.48；95％CI＝0.35～0.67),但大豆膳食纤维与降低 CRC 发病率之间无显著相关性[80]。

膳食纤维影响 CRC 的发病机制可能为以下三点:①膳食纤维吸收和保存水分的能力,可降低致癌物质的浓度;②膳食纤维能与杂环胺、多环芳烃等致癌物质结合,并促进肠道蠕动,缩短排便时间,减少肠道对致癌物质的吸收;③膳食纤维还能经肠道菌群分解产生短链脂肪酸(short-chain fatty acids,SCFA),SCFA 能抑制炎症因子表达、抑制细胞内凋亡抑制基因和促进凋亡基因的表达,抑制肿瘤细胞增殖[81]。

三、食物添加剂

在过去的四十年中,农业实践的变化导致全球和区域的食品质量和消费发生了巨大变化[82]。这些变化对健康的影响才刚刚开始被理解;但是,其结果通常与此处提出的模型相吻合,其结果是能量密集型食品的消费量增加(导致肥胖)和营养成分减少(这对每个人都有影响,无论体重如何)。此外,某些填充剂和添加剂本身就是致癌物[83]。进入我们食品供应的成分,包括从经过充分测试的化学物质(迄今为止已被发现是惰性的)到已知的致癌物或致癌物前体(例如加工肉中的硝酸盐和亚硝酸盐)。实际上,已证明饮用水中的硝酸盐与 CRC 有关[84],而摄入含亚硝酸盐的加工肉与 CRC 风险增加相关[85]。从发生机制上来说,亚硝酸盐的代谢过程会导致 N‐亚硝基化合物的形成,其中一些具有致癌性。

1. 高果糖玉米糖浆 高果糖玉米糖浆(high-fructose corn syrup,HFCS)是由果糖和葡萄糖组成的混合糖浆,从 20 世纪 60 年代开始作为新型糖类添加剂广泛用于饮料、面包、乳制品、罐头等食品中,到 20 世纪 80 年代约 80％的加工食品中都添加了 HFCS。HFCS 的摄入量从 1970 年至 1990 年间增加了 10 倍[86],尤以青少年和青壮年中为主。人们逐渐认识到 EOCRC 与肥胖有关[11,19-21],并且肥胖与 HFCS 的大量摄入有关[87],因此研究 HFCS 对 EOCRC 的影响是有意义的。文献为研究提供了令人信服的科学假设。食用富含果糖的饮料会导致体重增加[88],如果用葡萄糖代替 HFCS,则与肥胖相关的中间生物标志物可以逆转[89]。果糖的有害作用也可以在生命的最初几个月中发现。食用果糖的母亲,她孩子的体重、食物摄入量和血液循环中的瘦素水平均显著增加,胰岛素敏感性也显著降低[90]。特别是,自 1970 年代初以来,美国和全球的 HFCS 消费量都在增加[86],儿童通常暴露于比成人更高的剂量[91]。HFCS 还具有促炎和导致微生态失调的特性[92]。

研究发现 HFCS 能促进肿瘤坏死因子(tumor necrosis factor,TNF)、白介素等炎症因子分泌,引起机体慢性炎症状态,激活过多氧化应激反应,影响肿瘤生成[93]。HFCS 还会引起肥胖[94],是 CRC 的危险因素[10]。动物实验中发现 HFCS 能使家族性腺瘤性息肉病模型小鼠的肠道肿瘤体积增大、恶性程度增高[95]。可见 HFCS 的摄入与 CRC 发病有潜在联系,但相关机制仍不明确,仍需进一步研究。

2. 合成食用色素　合成食用色素的毒性和致癌性已被研究广泛证实[96-99]。合成色素被添加到我们的食品中并在世界范围内消费。三种色素(诱惑红、酒石黄和日落黄)占美国食品中所有色素的 90%[100]。它们被用来吸引消费者,尤其是儿童。重要的是,自1955 年以来,人均色素消费量增长了 5 倍[96]。因此,近年来 EOCRC 发病率的上升很有可能与食用合成色素有关,需要进行科学的审查。合成食品色素存在于早餐谷物、糖果、零食、饮料、维生素和其他针对儿童的产品中。2010 年,欧盟在含有合成食用色素的食品上贴了警告标签。尽管此类措施的意义尚未出现,但美国以及欧盟以外的大多数其他国家尚未采取类似措施。这一事实令人震惊,因为科学假设支持了合成色素的致癌作用。以诱惑红为例,因为它是一种非常常见的合成色素[100]。诱惑红(与酒石黄、夕阳黄和其他合成食用色素一样)是磺化的单偶氮色素,因此肠道细菌可以通过偶氮还原代谢[101],并具有促炎特性[96-98,102,103]。根据以前的数据,目前诱惑红的每日可接受摄入量(acceptable daily intake,ADI)设置为每天 7 mg/kg[104]。尽管该 ADI 在 2016 年已得到粮食及农业组织——WHO 食品添加剂专家委员会的认可,但关于“诱惑红”对健康的影响,显然尚缺乏科学的、严格的原始研究;自 2010 年以来,该委员会仅可从 7 项原始研究中提取数据。令人震惊的是(与我们从生物医学文献中获得的发现一致),缺乏诱惑红致癌作用的原始数据。在 4 项关于“诱惑红”对结肠影响的研究中[105-109],其中 3 项研究(尽管来源于同一个研究组)发现,每天摄入 10 mg/kg 诱惑红后[105,108,109],大鼠结肠 DNA 受损。另一项研究仅得出阴性结果,尽管作者隶属于国际色彩制造商协会和可口可乐公司[106]。关于人体暴露,大鼠每天 10 mg/kg 的剂量相当于在 30 kg 的儿童中每天 72 mg 的剂量[110]。尽管人类对诱惑红的平均暴露水平低于 ADI,但儿童食用的一些受欢迎的饮料中,诱惑红的含量>50 mg[111]。考虑到这些事实,诱惑红可能是一个关键的主要嫌疑对象,需要引起重视,并且诱惑红的致癌作用及其与 EOCRC 的关系,尚未得到充分的研究。

3. 谷氨酸钠　俗称味精,是通过淀粉、甜菜、甘蔗或糖蜜的发酵生产的,它是一种常见的食品添加剂,用于增强开胃菜的风味。它存在于各种加工食品中,例如冷冻晚餐、咸味小吃和罐头汤,也经常被添加到饭店食品中。特别是在过去的 50 年中,全球谷氨酸钠的消费量显著增加[106],谷氨酸钠还具有促炎特性[107]。此外,在动物模型中[112],谷氨酸钠可以诱导肥胖和糖尿病(两者均与 EOCRC 相关)[11,19,113]。有趣的是,MSG 糖尿病模型使小鼠更易发生甲氧甲烷诱导的 CRC[114]。

4. 食用二氧化钛　二氧化钛(titanium dioxide,TiO₂)是一种白色无味粉末,具有强力着色作用,常作为色素添加剂用于超过 900 种常用食品中。TiO₂ 是一种天然存在的金属氧化物,是一种工程化的纳米材料,通常用于日常消费品,包括食品。食品添加剂 TiO₂(也称为 E171)通常在糖果、白汁和糖霜(所有通常针对儿童并由儿童食用的食品)中用作增白剂和增亮剂。在美国,美国食品药物管理局(Food and Drug Administration,FDA)

于 1966 年批准使用食品级 TiO_2,并规定其含量不得超过食品重量的 1%[115]。但是,TiO_2 的日益普遍使用导致每日饮食摄入量较高。对美国和英国人群食用的食物进行的人体暴露分析表明,<10 岁的儿童比成年人的 TiO_2 暴露量高[116,117]。

在 EOCRC 中,作为食品添加剂的 TiO_2 已被证明在动物中可促进结肠炎相关结直肠肿瘤的生长[118,119]。此外,食品级 TiO_2 会改变涉及免疫反应、氧化应激、DNA 修复、异种生物质代谢、癌症信号传导途径的结肠基因的表达;而且有趣的是,它还涉及嗅觉和血清素信号传导通路基因的表达[119-121]。近年来不断有文献报道 TiO_2 能诱导 CRC 的发生。Pinget 等[122]将 TiO_2 按 50 mg/kg 喂养小鼠 4 周后发现,小鼠结肠组织隐窝长度减少,$CD8^+$ T 细胞、巨噬细胞增多,提示 TiO_2 能增加肠道慢性炎症、降低肠道稳态,长期摄入能诱发 CRC。Proquin 等[123]发现 TiO_2 会降低人结肠癌细胞 HCT116 的活力,诱导活性氧(reactive oxygen species,ROS)生成,引起 DNA 损伤,提示 TiO_2 有基因毒性。Rahmani 等[124]认为纳米 TiO_2 能提高 HCT116 CRC 细胞的存活率,促进肿瘤细胞增殖,降低肿瘤细胞凋亡,提示 TiO_2 能促进结直肠肿瘤生长。但上述研究多为体外研究,二氧化钛与 CRC 的联系还需进一步流行病学研究。

5. 硝酸盐和亚硝酸盐   硝酸盐和亚硝酸盐具有抗菌、食品保鲜等作用,是食品行业中常用的添加剂、发色剂和防腐剂,但硝酸盐与 CRC 发病之间的关系并不明确。一般来说,大部分食物中的硝酸盐和亚硝酸盐在早期会被人体上消化道吸收,或随唾液、尿液和粪便中排出。如 Dellavalle 等[125]对上海地区 73 118 名女性进行饮食中硝酸盐和亚硝酸盐的摄入与 CRC 风险的研究,发现硝酸盐摄入量与 CRC 风险无相关性($HR = 1.08$;$95\%CI:0.73 \sim 1.59$)。研究认为硝酸盐的致癌作用主要是因为食物中的硝酸盐和亚硝酸盐能与胺类(二级胺)发生亚硝化反应,形成致癌性 N-亚硝基化合物(N-nitroso-compound,N-NOC),如 N-二甲基亚硝胺(N-nitrosodimenthylamine,N-NDMA)等[126,127]。同时硝酸盐和亚硝酸盐是否变成致癌的亚硝胺和 NOC 还受食物烹制方法、胃酸度、微生物菌群和食物消化时间等影响[128]。

四、其他饮食相关因素

1. 不健康的烹饪方法   多个地区的病例对照研究发现高温烹饪引起的食物中氨基酸、脂质、糖类变性是加剧饮食致癌的原因之一。一项关于丹麦人群饮食习惯与 CRC 发病的研究发现,经高温烹制的红肉会产生致癌物如多环芳香烃(polycyclic aromatic hydrocarbon,PAH)和杂环胺类化合物(heterocyclic amine,HCA)等,与 CRC 发病相关[129]。中国人的烹饪方式以炒、煎、炸等高温烹饪方式为主,易产生上述致癌物。Wong 等[130]发现中国人群每日摄取的杂环芳香胺(heterocyclic aromatic amine,HAA)约 90% 是由煎炸的鱼、鸡、牛肉、猪肉产生。Wang 等[131]对来自美国、欧洲、夏威夷的 1 410 例结肠癌患者与 1 792 例健康人进行了关于 PAH、HAA 与 CRC 相关性的病例对照研究,证实 PAH、HAA 与 CRC 发病相关,其可能通过影响 *CYP1A1*、*CYP1A2* 和 *CYP1B1* 等基因发挥致癌作用。研究发现未煮熟的动物源性食物中有大量的晚期糖基化终末产物(advanced glycation end product,AGE)。Uribarri 等[132]发现肉类经油、炸、煎、烤等方式烹饪之后 AGE 能增加 10～100 倍,其能促进氧化应激和炎症反应,参与肿瘤细胞的增殖、自噬和侵袭,与结肠癌的发病相关。所以,可以推测 EOCRC 的发病可能与不健康的烹饪方式引起的致癌物质增多相关。

通常使用的烹饪方式可增强西式膳食的不健康性。例如,油炸(尤其是深度油炸)会产生促炎和致癌性 AGE[132]。这些分子是通过还原糖和游离氨基酸之间的非酶反应形成的高氧化性化合物。脂肪和蛋白质含量高的动物衍生食品通常富含 AGE,在烹饪过程中容易形成新的 AGE。相比之下,即使在烹饪后,蔬菜、水果、全谷物和牛奶等营养丰富的食品也具有相对较少的 AGE[132]。烹饪时间、烹饪方式、烹饪温度和水分含量也决定了 AGE 的水平。AGE 会导致代谢综合征[132],使肠道发生微生态失调[133],并可能在 2 型糖尿病、心血管疾病甚至阿尔茨海默氏病中起作用[134]。此外,AGE 通过母体血液转运,过早将儿童的 AGE 水平提高至成人水平,使其适应异常高的氧化应激和炎症,从而可能提前患上糖尿病[132]和 EOCRC 等疾病。

2. 快餐和外卖　从 20 世纪 70 年代到 20 世纪 90 年代,儿童(2～17 岁)和成年人(18 岁及 18 岁以上)的快餐消费量增加了 3～5 倍,这种快餐饮食通常含有大量的红肉和加工肉[135]。Larsson 和 Wolk[136]进行的荟萃分析评估了红肉和加工肉消费与 CRC 风险之间的关联。他们纳入了截至 2006 年 3 月的 19 项前瞻性研究中的近 8 000 例病例,发现红肉或加工肉类的食用与 CRC 风险呈正相关。具体而言,与最低类别的人相比,食用最高红肉类别的人的 CRC 风险高 28%,食用加工肉的人风险增加了 20%。此外,无论男女,还是美国和欧洲的个人,结果都相似。年轻人中饮食选择不健康的趋势被认为是导致 EOCRC 发病率上升的原因[136]。

3. 微量元素　微量元素对身体功能具有重要影响,它们在许多生理过程中起着至关重要的作用。微量元素浓度的紊乱可能导致细胞损伤、DNA 损伤和氧化负荷失衡。在 CRC 患者中发现了微量元素的改变。有研究显示,与邻近的正常肠黏膜组织相比,结直肠癌组织中的钠、钾、镁、钙、铜、锌、硒、锰、镉、铬和汞的水平存在显著差异。研究还发现,与正常肠黏膜组织相比,结直肠癌组织中的 Cu/Zn 比率更高,并且与肿瘤的分期呈正相关[137]。一项来自约旦的回顾性病例对照研究显示,维生素 E 和咖啡因含量高的饮食可以降低罹患 CRC 的风险[138]。

4. 维生素 D 缺乏　20 世纪 80 年代 Garland 等[139]对美国结肠癌死亡患者地理分布情况进行研究,发现阳光照射最少的地区 CRC 患者发病率最高;相反,阳光照射多的地区,CRC 发病率低,认为阳光能使人体产生的内源性维生素 D,提高 25 -羟基维生素 D(25-hydroxy-vitamin-D, 25 - OH - Vit - D)的水平,进而预防 CRC。最新一项纳入 17 篇队列研究共计 5 706 名 CRC 患者和 7 107 名健康对照者的荟萃分析发现,与健康人对比(50～

62.5 nmol/L)，25－OH－Vit－D 缺乏（＜30 nmol/L）会增加 31％的 CRC 发病率（RR＝
1.31；95％CI：1.05～1.62）；25－OH－Vit－D 充足（75～100 nmol/L）可降低 19％～
27％的发病率。25－OH－Vit－D 每增加 25 nmol/L，女性能降低 19％的 CRC 发病率
（RR＝0.81；95％CI：0.75～0.87），男性 CRC 发病率降低 7％（RR＝0.93；95％CI＝
0.86～1.00）[140]。但也有研究认为补充维生素 D 并不能减少 CRC 的发生[141,142]，可能与
维生素 D 给予剂量太低、受试者依从性差、对照组未严格限制维生素 D 的摄入以及随访
时间相对较短（CRC 的潜伏期为 10～20 年）等有关，且这些研究对象的年龄平均超过 50
周岁。所以，维生素 D 是否能降低 EOCRC 的发病率尚不能确定，需要更完善的临床研究
来验证。

五、小结

综上所述，高脂饮食、西式膳食、食品添加剂和烹饪方式等多种饮食与 EOCRC 发病
相关，但由于地区、种族、性别和样本量等因素差异，仍无统一标准来判定某种因素对
EOCRC 发病的影响程度。所以饮食因素与 EOCRC 的具体关联仍需进一步多中心大样
本研究，以提出科学及有效的判定指标，从而达到对 EOCRC 进行病因预防的目的。

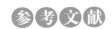

［1］ Hofseth L J, Hebert J R, Chanda A, et al. Early-onset colorectal cancer: initial clues and current views［J］. Nat Rev Gastroenterol Hepatol, 2020,17(6): 352-364.

［2］ Zheng X, Hur J, Nguyen L H, et al. Comprehensive assessment of diet quality and risk of precursors of early-onset colorectal cancer［J］. J Natl Cancer Inst, 2020. 10.1093/jnci/djaa164.

［3］ Khan N A, Hussain M, ur Rahman A, et al. Dietary practices, addictive behavior and bowel habits and risk of early onset colorectal cancer: a case control study［J］. Asian Pac J Cancer Prev, 2015,16(17): 7967-7973.

［4］ Nimptsch K, Wu K. Is timing important? The role of diet and lifestyle during early life on colorectal neoplasia［J］. Curr Colorectal Cancer Rep, 2018,14(1): 1-11.

［5］ Castelló A, Amiano P, Fernández de Larrea N, et al. Low adherence to the western and high adherence to the mediterranean dietary patterns could prevent colorectal cancer［J］. Eur J Nutr, 2019,58(4): 1495-1505.

［6］ Veruttipong D, Soliman A S, Gilbert S F, et al. Age distribution, polyps and rectal cancer in the Egyptian population-based cancer registry［J］. World J Gastroenterol, 2012,18(30): 3997-4003.

［7］ Brenner D R, Ruan Y, Shaw E, et al. Increasing colorectal cancer incidence trends among younger adults in Canada［J］. Prev Med, 2017,105: 345-349.

［8］ Ruder E H, Thiébaut A C, Thompson F E, et al. Adolescent and mid-life diet: risk of colorectal cancer in the NIH-AARP Diet and Health Study［J］. Am J Clin Nutr, 2011,94(6): 1607-1619.

［9］ Sun Z, Liu L, Wang P P, et al. Association of total energy intake and macronutrient consumption with colorectal cancer risk: results from a large population-based case-control study in Newfoundland and Labrador and Ontario, Canada［J］. Nutr J, 2012, 11: 18.

［10］ McGuire S. World Cancer Report 2014. Geneva, Switzerland: World Health Organization, International Agency for Research on Cancer, WHO Press, 2015［J］. Adv Nutr. 2016,7(2): 418-419.

［11］ Hidayat K, Yang C M, Shi B M. Body fatness at an early age and risk of colorectal cancer［J］. Int J Cancer, 2018,142(4): 729-740.

［12］ Schlesinger S, Lieb W, Koch M, et al. Body weight gain and risk of colorectal cancer: a systematic review and meta-analysis of observational studies［J］. Obes Rev, 2015,16(7): 607-619.

［13］ O'Neill A M, Burrington C M, Gillaspie E A, et al. High-fat Western diet-induced obesity contributes to increased tumor growth in mouse models of human colon cancer［J］. Nutr Res, 2016,36(12): 1325-1334.

［14］ Dermadi D, Valo S, Ollila S, et al. Western diet deregulates bile acid homeostasis, cell proliferation, and tumorigenesis in colon［J］. Cancer Res, 2017,77(12): 3352-3363.

［15］ Jin H, Zhang C. High Fat High Calories Diet increase gut susceptibility to carcinogens by altering the gut microbial community［J］. J Cancer, 2020,11(14): 4091-4098.

[16] Malik V S, Willett W C, Hu F B. Global obesity: trends, risk factors and policy implications [J]. Nat Rev Endocrinol, 2013,9 (1): 13 - 27.

[17] Sung H, Siegel R L, Torre L A, et al. Global patterns in excess body weight and the associated cancer burden [J]. CA Cancer J Clin, 2019,69(2): 88 - 112.

[18] Stokes A, Ni Y, Preston S H. Prevalence and trends in lifetime obesity in the U. S., 1988 - 2014 [J]. Am J Prev Med, 2017,53 (5): 567 - 575.

[19] Siegel R L, Fedewa S A, Anderson W F, et al. Colorectal cancer incidence patterns in the United States, 1974 - 2013 [J]. J Natl Cancer Inst, 2017,109(8): djw322.

[20] Kim J Y, Jung Y S, Park J H, et al. Different risk factors for advanced colorectal neoplasm in young adults [J]. World J Gastroenterol, 2016,22(13): 3611 - 3620.

[21] Jensen B W, Gamborg M, Gogenur I, et al. Childhood body mass index and height in relation to site-specific risks of colorectal cancers in adult life [J]. Eur J Epidemiol, 2017,32(12): 1097 - 1106.

[22] Alati R, Betts K S, Williams G M, et al. Generational increase in obesity among young women: a prospective analysis of mother-daughter dyads [J]. Int J Obes (Lond), 2016,40(1): 176 - 180.

[23] Kantor E D, Udumyan R, Signorello L B, et al. Adolescent body mass index and erythrocyte sedimentation rate in relation to colorectal cancer risk [J]. Gut, 2016,65(8): 1289 - 1295.

[24] Renehan A G, Flood A, Adams K F, et al. Body mass index at different adult ages, weight change, and colorectal cancer risk in the National Institutes of Health-AARP Cohort [J]. Am J Epidemiol, 2012,176(12): 1130 - 1140.

[25] Kim H, Song M, Giovannucci E L. Adolescent body mass index and risk of colon and rectal cancer in a cohort of 1. 79 million Israeli men and women: A population-based study [J]. Cancer, 2018,124(1): 212 - 213.

[26] Liu P H, Wu K, Ng K, et al. Association of obesity with risk of early-onset colorectal cancer among women [J]. JAMA Oncol, 2019,5(1): 37 - 44.

[27] Kim N H, Jung Y S, Yang H J, et al. Prevalence of and risk factors for colorectal neoplasia in Asymptomatic young adults (20 - 39 Years Old) [J]. Clin Gastroenterol Hepatol, 2019,17(1): 115 - 122.

[28] Low E E, Demb J, Liu L, et al. Risk factors for early-onset colorectal cancer [J]. Gastroenterology, 2020,159(2): 492 - 501.

[29] Ziccardi P, Nappo F, Giugliano G, et al. Reduction of inflammatory cytokine concentrations and improvement of endothelial functions in obese women after weight loss over one year [J]. Circulation, 2002,105(7): 804 - 809.

[30] Kasai C, Sugimoto K, Moritani I, et al. Comparison of the gut microbiota composition between obese and non-obese individuals in a Japanese population, as analyzed by terminal restriction fragment length polymorphism and next-generation sequencing [J]. BMC Gastroenterol, 2015,15: 100.

[31] Wang W, Yang J, Zhang J, et al. Lipidomic profiling reveals soluble epoxide hydrolase as a therapeutic target of obesity-induced colonic inflammation [J]. Proc Natl Acad Sci USA, 2018,115(20): 5283 - 5288.

[32] Ma Y, Yang Y, Wang F, et al. Obesity and risk of colorectal cancer: a systematic review of prospective studies [J]. PLoS One, 2013,8(1): e53916.

[33] Nunez C, Nair-Shalliker V, Egger S, et al. Physical activity, obesity and sedentary behaviour and the risks of colon and rectal cancers in the 45 and up study [J]. BMC Public Health, 2018,18(1): 325.

[34] Larsson S C, Wolk A. Obesity and colon and rectal cancer risk: a meta-analysis of prospective studies [J]. Am J Clin Nutr, 2007, 86(3): 556 - 565.

[35] Murphy C C, Singal A G, Baron J A, et al. Decrease in incidence of young-onset colorectal cancer before recent increase [J]. Gastroenterology, 2018,155(6): 1716 - 1719. e1714.

[36] Segev L, Kalady M F, Church J M. Left-sided dominance of early-onset colorectal cancers: A rationale for screening flexible sigmoidoscopy in the young [J]. Dis Colon Rectum, 2018,61(8): 897 - 902.

[37] Sjoblom T, Jones S, Wood L D, et al. The consensus coding sequences of human breast and colorectal cancers [J]. Science, 2006,314(5797): 268 - 274.

[38] Brand M P, Peeters P H, van Gils C H, et al. Pre-adult famine exposure and subsequent colorectal cancer risk in women [J]. Int J Epidemiol, 2017,46(2): 612 - 621.

[39] Scazzocchio B, Vari R, Silenzi A, et al. Dietary habits affect fatty acid composition of visceral adipose tissue in subjects with colorectal cancer or obesity [J]. Eur J Nutr, 2020,59(4): 1463 - 1472.

[40] Mehta R S, Song M, Nishihara R, et al. Dietary patterns and risk of colorectal cancer: analysis by tumor location and molecular subtypes [J]. Gastroenterology, 2017,152(8): 1944 - 1953. e1941.

[41] Lieu C H, Golemis E A, Serebriiskii I G, et al. Comprehensive genomic landscapes in early and later onset colorectal cancer [J]. Clin Cancer Res, 2019,25(19): 5852 - 5858.

[42] Chang D T, Pai R K, Rybicki L A, et al. Clinicopathologic and molecular features of sporadic early-onset colorectal adenocarcinoma: an adenocarcinoma with frequent signet ring cell differentiation, rectal and sigmoid involvement, and adverse morphologic features [J]. Mod Pathol, 2012,25(8): 1128 - 1139.

[43] Pilozzi E, Maresca C, Duranti E, et al. Left-sided early-onset vs late-onset colorectal carcinoma: histologic, clinical, and molecular differences [J]. Am J Clin Pathol, 2015,143(3): 374 - 384.

[44] Willauer A N, Liu Y, Pereira A A L, et al. Clinical and molecular characterization of early-onset colorectal cancer [J]. Cancer, 2019,125(12): 2002 - 2010.

[45] Kirzin S, Marisa L, Guimbaud R, et al. Sporadic early-onset colorectal cancer is a specific sub-type of cancer: a morphological, molecular and genetics study [J]. PLoS One, 2014,9(8): e103159.

[46] Khan S A, Morris M, Idrees K, et al. Colorectal cancer in the very young: a comparative study of tumor markers, pathology and survival in early onset and adult onset patients [J]. J Pediatr Surg, 2016,51(11): 1812 - 1817.

[47] van Roon E H, van Puijenbroek M, Middeldorp A, et al. Early onset MSI-H colon cancer with MLH1 promoter methylation, is there a genetic predisposition? [J]. BMC Cancer, 2010,10: 180.

[48] Liang J, Kalady M F, Church J. Young age of onset colorectal cancers [J]. Int J Colorectal Dis, 2015,30(12): 1653 - 1657.

[49] Ballester V, Rashtak S, Boardman L. Clinical and molecular features of young-onset colorectal cancer [J]. World J Gastroenterol, 2016,22(5): 1736 - 1744.

[50] Tapial S, Olmedillas-Lopez S, Rueda D, et al. Cimp-positive status is more representative in multiple colorectal cancers than in unique primary colorectal cancers [J]. Sci Rep, 2019,9(1): 10516.

[51] Perea J, Cano J M, Rueda D, et al. Classifying early-onset colorectal cancer according to tumor location: new potential

subcategories to explore [J]. Am J Cancer Res, 2015,5(7): 2308 - 2313.

[52] Kim H C, Kim J C, Roh S A, et al. Aberrant CpG island methylation in early-onset sporadic gastric carcinoma [J]. J Cancer Res Clin Oncol, 2005,131(11): 733 - 740.

[53] Strum W B, Boland C R. Clinical and genetic characteristics of colorectal cancer in persons under 50 years of age: A review [J]. Dig Dis Sci, 2019,64(11): 3059 - 3065.

[54] Statovci D, Aguilera M, MacSharry J, et al. The impact of western diet and nutrients on the microbiota and immune response at mucosal interfaces [J]. Front Immunol, 2017,8: 838.

[55] O'Keefe S J. Diet, microorganisms and their metabolites, and colon cancer [J]. Nat Rev Gastroenterol Hepatol, 2016,13(12): 691 - 706.

[56] Popkin B M, Adair L S, Ng S W. Global nutrition transition and the pandemic of obesity in developing countries [J]. Nutr Rev, 2012,70(1): 3 - 21.

[57] Siegel R L, Miller K D, Jemal A. Colorectal cancer mortality rates in adults aged 20 to 54 years in the United States, 1970 - 2014 [J]. JAMA, 2017,318(6): 572 - 574.

[58] Siegel R L, Miller K D, Fedewa S A, et al. Colorectal cancer statistics, 2017 [J]. CA Cancer J Clin, 2017,67(3): 177 - 193.

[59] Khoury C K, Bjorkman A D, Dempewolf H, et al. Increasing homogeneity in global food supplies and the implications for food security [J]. Proc Natl Acad Sci U S A, 2014,111(11): 4001 - 4006.

[60] Musaiger A O. Overweight and obesity in the Eastern Mediterranean Region: can we control it? [J]. East Mediterr Health J, 2004,10(6): 789 - 793.

[61] Odegaard A O, Koh W P, Yuan J M, et al. Western-style fast food intake and cardiometabolic risk in an Eastern country [J]. Circulation, 2012,126(2): 182 - 188.

[62] Danaei G, Singh G M, Paciorek C J, et al. The global cardiovascular risk transition: associations of four metabolic risk factors with national income, urbanization, and Western diet in 1980 and 2008 [J]. Circulation, 2013,127(14): 1493 - 1502, e1491 - 1498.

[63] Mayr H L, Thomas C J, Tierney A C, et al. Randomization to 6-month mediterranean diet compared with a low-fat diet leads to improvement in dietary inflammatory Index scores in patients with coronary heart disease: the AUSMED Heart Trial [J]. Nutr Res, 2018,55: 94 - 107.

[64] Harmon B E, Wirth M D, Boushey C J, et al. The dietary inflammatory index is associated with colorectal cancer risk in the multiethnic cohort [J]. J Nutr, 2017,147(3): 430 - 438.

[65] Ramallal R, Toledo E, Martinez J A, et al. Inflammatory potential of diet, weight gain, and incidence of overweight/obesity: The SUN cohort [J]. Obesity (Silver Spring), 2017,25(6): 997 - 1005.

[66] Alipoor E, Karimbeiki R, Shivappa N, et al. Dietary inflammatory index and parameters of diet quality in normal weight and obese patients undergoing hemodialysis [J]. Nutrition, 2019,61: 32 - 37.

[67] Park Y M, Choi M K, Lee S S, et al. Dietary inflammatory potential and risk of mortality in metabolically healthy and unhealthy phenotypes among overweight and obese adults [J]. Clin Nutr, 2019,38(2): 682 - 688.

[68] Shivappa N, Godos J, Hébert J R, et al. Dietary inflammatory index and colorectal cancer risk — A meta-analysis [J]. Nutrients, 2017,9(9).

[69] Aykan N F. Red Meat and Colorectal Cancer [J]. Oncol Rev, 2015,9(1): 288.

[70] Bernstein A M, Song M, Zhang X, et al. Processed and unprocessed red meat and risk of colorectal cancer: analysis by tumor location and modification by time [J]. PLoS One, 2015,10(8): e0135959.

[71] Martin C A, Milinsk M C, Visentainer J V, et al. Trans fatty acid-forming processes in foods: a review [J]. An Acad Bras Cienc, 2007,79(2): 343 - 350.

[72] Zhao Z, Feng Q, Yin Z, et al. Red and processed meat consumption and colorectal cancer risk: a systematic review and meta-analysis [J]. Oncotarget, 2017,8(47): 83306 - 83314.

[73] Ananthakrishnan A N, Du M, Berndt S I, et al. Red meat intake, NAT2, and risk of colorectal cancer: a pooled analysis of 11 studies [J]. Cancer Epidemiol Biomarkers Prev, 2015,24(1): 198 - 205.

[74] Saliba W, Rennert H S, Gronich N, et al. Red meat and processed meat intake and risk of colorectal cancer: a population-based case-control study [J]. Eur J Cancer Prev, 2019,28(4): 287 - 293.

[75] Demeyer D, Mertens B, De Smet S, et al. Mechanisms linking colorectal cancer to the consumption of (processed) red meat: A review [J]. Crit Rev Food Sci Nutr, 2016,56(16): 2747 - 2766.

[76] Chai W, Morimoto Y, Cooney R V, et al. Dietary red and processed meat intake and markers of adiposity and inflammation: The Multiethnic Cohort Study [J]. J Am Coll Nutr, 2017,36(5): 378 - 385.

[77] Thogersen R, Castro-Mejia J L, Sundekilde U K, et al. Ingestion of an inulin-enriched pork sausage product positively modulates the gut microbiome and metabolome of healthy rats [J]. Mol Nutr Food Res, 2018,62(19): e1800608.

[78] Ma Y, Hu M, Zhou L, et al. Dietary fiber intake and risks of proximal and distal colon cancers: A meta-analysis [J]. Medicine (Baltimore), 2018,97(36): e11678.

[79] Song M, Wu K, Meyerhardt J A, et al. Fiber intake and survival after colorectal cancer diagnosis [J]. JAMA Oncol, 2018,4(1): 71 - 79.

[80] Zhong X, Fang Y J, Pan Z Z, et al. Dietary fiber and fiber fraction intakes and colorectal cancer risk in Chinese adults [J]. Nutr Cancer, 2014,66(3): 351 - 361.

[81] Young G P, Hu Y, Le Leu R K, et al. Dietary fibre and colorectal cancer: a model for environment — gene interactions [J]. Mol Nutr Food Res, 2005,49(6): 571 - 584.

[82] Kearney J. Food consumption trends and drivers [J]. Philos Trans R Soc Lond B Biol Sci, 2010,365(1554): 2793 - 2807.

[83] Ferguson L R. Natural and man-made mutagens and carcinogens in the human diet [J]. Mutat Res, 1999,443(1 - 2): 1 - 10.

[84] Espejo-Herrera N, Gràcia-Lavedan E, Boldo E, et al. Colorectal cancer risk and nitrate exposure through drinking water and diet [J]. Int J Cancer, 2016,139(2): 334 - 346.

[85] Crowe W, Elliott C T, Green B D. A review of the in vivo evidence investigating the role of nitrite exposure from processed meat consumption in the development of colorectal cancer [J]. Nutrients, 2019,11(11).

[86] Bray G A, Nielsen S J, Popkin B M. Consumption of high-fructose corn syrup in beverages may play a role in the epidemic of obesity [J]. Am J Clin Nutr, 2004,79(4): 537 - 543.

[87] Tappy L. Fructose-containing caloric sweeteners as a cause of obesity and metabolic disorders [J]. J Exp Biol, 2018,221(Pt Suppl 1).

[88] Alexander Bentley R, Ruck D J, Fouts H N. U. S. obesity as delayed effect of excess sugar [J]. Econ Hum Biol, 2020,36:

100818.

[89] Jin R, Welsh J A, Le N A, et al. Dietary fructose reduction improves markers of cardiovascular disease risk in Hispanic-American adolescents with NAFLD [J]. Nutrients, 2014,6(8): 3187 - 3201.

[90] Zheng J, Feng Q, Zhang Q, et al. Early life fructose exposure and its implications for long-term cardiometabolic health in offspring [J]. Nutrients, 2016,8(11).

[91] Morgan R E. Does consumption of high-fructose corn syrup beverages cause obesity in children? [J]. Pediatr Obes, 2013,8(4): 249 - 254.

[92] Panasevich M R, Meers G M, Linden M A, et al. High-fat, high-fructose, high-cholesterol feeding causes severe NASH and cecal microbiota dysbiosis in juvenile Ossabaw swine [J]. Am J Physiol Endocrinol Metab, 2018,314(1): E78 - E92.

[93] Charrez B, Qiao L, Hebbard L. The role of fructose in metabolism and cancer [J]. Horm Mol Biol Clin Investig, 2015,22(2): 79 - 89.

[94] Bray G A. Energy and fructose from beverages sweetened with sugar or high-fructose corn syrup pose a health risk for some people [J]. Adv Nutr, 2013,4(2): 220 - 225.

[95] Goncalves M D, Lu C, Tutnauer J, et al. High-fructose corn syrup enhances intestinal tumor growth in mice [J]. Science, 2019, 363(6433): 1345 - 1349.

[96] Kobylewski S, Jacobson M F. Toxicology of food dyes [J]. Int J Occup Environ Health, 2012,18(3): 220 - 246.

[97] Oplatowska-Stachowiak M, Elliott C T. Food colors: existing and emerging food safety concerns [J]. Crit Rev Food Sci Nutr, 2017,57(3): 524 - 548.

[98] Evaluation of certain food additives and contaminants. Forty-first report of the joint FAO/WHO expert committee on food additives [J]. World Health Organ Tech Rep Ser, 1993,837: 1 - 53.

[99] Ijssennagger N, van der Meer R, van Mil S W C. Sulfide as a mucus barrier-breaker in inflammatory bowel disease? [J]. Trends Mol Med, 2016,22(3): 190 - 199.

[100] Potera C. The artificial food dye blues [J]. Environ Health Perspect, 2010,118(10): A428.

[101] Feng J, Cerniglia C E, Chen H. Toxicological significance of azo dye metabolism by human intestinal microbiota [J]. Front Biosci (Elite Ed), 2012,4: 568 - 586.

[102] Khayyat L I, Essawy A E, Sorour J M, et al. Sunset yellow and allura red modulate Bcl2 and COX2 expression levels and confer oxidative stress-mediated renal and hepatic toxicity in male rats [J]. PeerJ, 2018,6: e5689.

[103] Meyer S K, Probert P M E, Lakey A F, et al. Hepatic effects of tartrazine (E 102) after systemic exposure are independent of oestrogen receptor interactions in the mouse [J]. Toxicol Lett, 2017,273: 55 - 68.

[104] Evaluation of certain food additives. Twenty-third report of the joint FAO/WHO expert committee on food additives [J]. World Health Organ Tech Rep Ser, 1980,648: 1 - 45.

[105] Shimada C, Kano K, Sasaki Y F, et al. Differential colon DNA damage induced by azo food additives between rats and mice [J]. J Toxicol Sci, 2010,35(4): 547 - 554.

[106] Bastaki M, Farrell T, Bhusari S, et al. Lack of genotoxicity in vivo for food color additive Allura Red AC [J]. Food Chem Toxicol, 2017,105: 308 - 314.

[107] Bastaki M, Farrell T, Bhusari S, et al. Lack of genotoxicity in vivo for food color additive Tartrazine [J]. Food Chem Toxicol, 2017,105: 278 - 284.

[108] Tsuda S, Murakami M, Matsusaka N, et al. DNA damage induced by red food dyes orally administered to pregnant and male mice [J]. Toxicol Sci, 2001,61(1): 92 - 99.

[109] Sasaki Y F, Kawaguchi S, Kamaya A, et al. The comet assay with 8 mouse organs: results with 39 currently used food additives [J]. Mutat Res, 2002,519(1 - 2): 103 - 119.

[110] Nair A, Morsy M A, Jacob S. Dose translation between laboratory animals and human in preclinical and clinical phases of drug development [J]. Drug Dev Res, 2018,79(8): 373 - 382.

[111] Stevens L J, Burgess J R, Stochelski M A, et al. Amounts of artificial food colors in commonly consumed beverages and potential behavioral implications for consumption in children: revisited [J]. Clin Pediatr (Phila), 2015,54(12): 1228 - 1230.

[112] Sasaki Y, Suzuki W, Shimada T, et al. Dose dependent development of diabetes mellitus and non-alcoholic steatohepatitis in monosodium glutamate-induced obese mice [J]. Life Sci, 2009,85(13 - 14): 490 - 498.

[113] Vu H T, Ufere N, Yan Y, et al. Diabetes mellitus increases risk for colorectal adenomas in younger patients [J]. World J Gastroenterol, 2014,20(22): 6946 - 6952.

[114] Hata K, Kubota M, Shimizu M, et al. Monosodium glutamate-induced diabetic mice are susceptible to azoxymethane-induced colon tumorigenesis [J]. Carcinogenesis, 2012,33(3): 702 - 707.

[115] Talbot P, Radziwill-Bienkowska J M, Kamphuis J B J, et al. Food-grade TiO$_2$ is trapped by intestinal mucus in vitro but does not impair mucin O-glycosylation and short-chain fatty acid synthesis in vivo: implications for gut barrier protection [J]. J Nanobiotechnology, 2018,16(1): 53.

[116] Winkler H C, Notter T, Meyer U, et al. Critical review of the safety assessment of titanium dioxide additives in food [J]. J Nanobiotechnology, 2018,16(1): 51.

[117] Baranowska-Wojcik E, Szwajgier D, Oleszczuk P, et al. Effects of Titanium Dioxide Nanoparticles Exposure on Human Health-a Review [J]. Biol Trace Elem Res, 2020,193(1): 118 - 129.

[118] Urrutia-Ortega I M, Garduno-Balderas L G, Delgado-Buenrostro N L, et al. Food-grade titanium dioxide exposure exacerbates tumor formation in colitis associated cancer model [J]. Food Chem Toxicol, 2016,93: 20 - 31.

[119] Bettini S, Boutet-Robinet E, Cartier C, et al. Food-grade TiO$_2$ impairs intestinal and systemic immune homeostasis, initiates preneoplastic lesions and promotes aberrant crypt development in the rat colon [J]. Sci Rep, 2017,7: 40373.

[120] Proquin H, Jetten M J, Jonkhout M C M, et al. Gene expression profiling in colon of mice exposed to food additive titanium dioxide (E171) [J]. Food Chem Toxicol, 2018,111: 153 - 165.

[121] Proquin H, Jetten M J, Jonkhout M C M, et al. Transcriptomics analysis reveals new insights in E171-induced molecular alterations in a mouse model of colon cancer [J]. Sci Rep, 2018,8(1): 9738.

[122] Pinget G, Tan J, Janac B, et al. Impact of the food additive titanium dioxide (E171) on gut microbiota-host interaction [J]. Front Nutr, 2019,6: 57.

[123] Proquin H, Rodriguez-Ibarra C, Moonen C G, et al. Titanium dioxide food additive (E171) induces ROS formation and genotoxicity: contribution of micro and nano-sized fractions [J]. Mutagenesis, 2017,32(1): 139 - 149.

[124] Rahmani Kukia N, Rasmi Y, Abbasi A, et al. Bio-effects of TiO$_2$ nanoparticles on human colorectal cancer and umbilical vein

endothelial cell lines [J]. Asian Pac J Cancer Prev, 2018,19(10): 2821 – 2829.

[125] Dellavalle C T, Xiao Q, Yang G, et al. Dietary nitrate and nitrite intake and risk of colorectal cancer in the Shanghai Women's Health Study [J]. Int J Cancer, 2014,134(12): 2917 – 2926.

[126] Nogacka A M, Gomez-Martin M, Suarez A, et al. Xenobiotics formed during food processing: their relation with the intestinal microbiota and colorectal cancer [J]. Int J Mol Sci, 2019,20(8).

[127] Zhu Y, Wang P P, Zhao J, et al. Dietary N-nitroso compounds and risk of colorectal cancer: a case-control study in Newfoundland and Labrador and Ontario, Canada [J]. Br J Nutr, 2014,111(6): 1109 – 1117.

[128] Kobayashi J. Effect of diet and gut environment on the gastrointestinal formation of N-nitroso compounds: A review [J]. Nitric Oxide, 2018,73: 66 – 73.

[129] Berjia F L, Poulsen M, Nauta M. Burden of diseases estimates associated to different red meat cooking practices [J]. Food Chem Toxicol, 2014,66: 237 – 244.

[130] Wong K Y, Su J, Knize M G, et al. Dietary exposure to heterocyclic amines in a Chinese population [J]. Nutr Cancer, 2005,52 (2): 147 – 155.

[131] Wang H, Yamamoto J F, Caberto C, et al. Genetic variation in the bioactivation pathway for polycyclic hydrocarbons and heterocyclic amines in relation to risk of colorectal neoplasia [J]. Carcinogenesis, 2011,32(2): 203 – 209.

[132] Uribarri J, Woodruff S, Goodman S, et al. Advanced glycation end products in foods and a practical guide to their reduction in the diet [J]. J Am Diet Assoc, 2010,110(6): 911 – 916 e912.

[133] Yacoub R, Nugent M, Cai W, et al. Advanced glycation end products dietary restriction effects on bacterial gut microbiota in peritoneal dialysis patients: a randomized open label controlled trial [J]. PLoS One, 2017,12(9): e0184789.

[134] Gupta A, Uribarri J. Dietary advanced glycation end products and their potential role in cardiometabolic disease in children [J]. Horm Res Paediatr, 2016,85(5): 291 – 300.

[135] Guthrie J F, Lin B H, Frazao E. Role of food prepared away from home in the American diet, 1977 – 78 versus 1994 – 96: changes and consequences [J]. J Nutr Educ Behav, 2002,34(3): 140 – 150.

[136] Larsson S C, Wolk A. Meat consumption and risk of colorectal cancer: a meta-analysis of prospective studies [J]. Int J Cancer, 2006,119(11): 2657 – 2664.

[137] Juloski J T, Rakic A, Ćuk V V, et al. Colorectal cancer and trace elements alteration [J]. J Trace Elem Med Biol, 2020, 59: 126451.

[138] Tayyem R F, Bawadi H A, Shehadah I N, et al. Macro- and micronutrients consumption and the risk for colorectal cancer among Jordanians [J]. Nutrients, 2015,7(3): 1769 – 1786.

[139] Garland C F, Garland F C. Do sunlight and vitamin D reduce the likelihood of colon cancer? [J]. Int J Epidemiol, 1980,9(3): 227 – 231.

[140] McCullough M L, Zoltick E S, Weinstein S J, et al. Circulating vitamin D and colorectal cancer risk: An international pooling project of 17 cohorts [J]. J Natl Cancer Inst, 2019,111(2): 158 – 169.

[141] Avenell A, MacLennan G S, Jenkinson D J, et al. Long-term follow-up for mortality and cancer in a randomized placebo-controlled trial of vitamin D(3) and/or calcium (RECORD trial) [J]. J Clin Endocrinol Metab, 2012,97(2): 614 – 622.

[142] Wactawski-Wende J, Kotchen J M, Anderson G L, et al. Calcium plus vitamin D supplementation and the risk of colorectal cancer [J]. N Engl J Med, 2006,354(7): 684 – 696.

第 5 章

生活习惯因素

金黑鹰,张春霞,王灿,高显华

早发性结直肠癌的发生是遗传和环境等多因素共同作用的结果,生活习惯在 CRC 的发病过程中扮演着重要的角色。低体力活动、吸烟、饮酒、心理压力和睡眠时间等因素与 CRC 的发生有密切关系。缺乏锻炼和久坐是 CRC 的独立危险因素,适当的体力活动可降低 CRC 的发病风险。吸烟是 CRC 发病的重要危险因素之一,吸烟年限和吸烟总量与 CRC 之间存在剂量-效应关系。长期大量饮酒是 CRC 发病的高危因素。长期的心理压力是 CRC 发病的危险因素,可增加 CRC 的死亡率。超重或经常打鼾的人,睡眠时间延长与 CRC 风险增加相关。患有抑郁症和阻塞性睡眠呼吸暂停的睡眠障碍患者的 CRC 风险更高。对于绝经后妇女,过短和长睡眠时间均会增加 CRC 的风险。

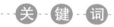

早发性结直肠癌;生活习惯;低体力活动;久坐;吸烟;饮酒;心理压力;睡眠

早发性结直肠癌的病因仍不清楚。目前认为,EOCRC 的发生是遗传和环境等多因素共同作用的结果。除了饮食等传统因素外,还需要评估现代生活方式相关因素在 EOCRC 中的作用。生活习惯在结直肠癌的发病过程中扮演着重要的角色[1],目前学术界普遍认为低体力活动、吸烟、饮酒、心理压力和睡眠时间等生活习惯因素与 CRC 的发生有密切关系[2-6]。这些危险因素不仅在中老年人中很常见,与晚发性 CRC 相关,并且在年轻人中更普遍[2-6]。缺乏锻炼和久坐是 CRC 的独立危险因素[7,8],经常进行体力活动是 CRC 的保护因素,适当的体力活动在一定程度上可降低 CRC 的发病风险[9]。吸烟是 CRC 发病的重要危险因素之一,吸烟年限和吸烟总量与 CRC 之间存在剂量-效应关系。长期大量饮酒是 CRC 发病的高危因素,两者间存在线性正相关关系。心理压力作为机体对不良心理因素和情绪反应的一种直观表现,对人体产生重要的作用。长期的心理压力是 CRC 发病的危险因素，可增加 CRC 的死亡率。超重或经常打鼾的人，睡眠时间延长与 CRC 风险增加相关。患有抑郁症和阻塞性睡眠呼吸暂停的睡眠障碍患者的 CRC 风险更高。对于绝经后妇女，过短和长睡眠时间均会增加 CRC 的风险。

与性别、年龄、种族、遗传等因素不同，生活习惯可以通过人为改变。世界卫生组织曾提出预防 CRC 的十六字方针，即"合理膳食、适量运动、戒烟限酒、心理平衡"。改变不良的生活习惯，采取适量的体育锻炼，减少久坐时间，减少酒精摄入，尽量戒烟，保持良好的心理状态等生活方式的改变，这些可能会对 EOCRC 的上升趋势起到积极的预防作用。

一、缺乏运动和久坐行为

体力活动包括职业性体力活动(occupational physical activity)、家务及闲时体力活动(leisure-time physical activity)等。职业性体力活动指过去一年的工作情况，包括无体力活动、静坐型工作(办公室等)、轻度活动工作(流水线工作等)、中度活动工作(安装工等)及重度活动工作(炼钢、农业等)。家务和闲时体力活动合并为一类，可分为轻度(如散步等)、中度(如慢跑、爬山、打乒乓球等)、重度(如跑步、打篮球等)体力活动。

体力活动减少是与 CRC 相关的非遗传性危险因素，并且有证据表明，这一现象比前几代人更为普遍。久坐行为可以增加 CRC 的风险[10,11]，体育锻炼以剂量相关的方式将结肠癌的风险降低了 20%～25%[12]。Boyle 等[13]发现长期久坐工作(≥10 年)会增加近 2 倍的远端结肠癌发病率($OR = 1.94$；95% CI：$1.28～2.93$)和 44% 的直肠癌发病率($OR = 1.44$；95% CI：$0.96～2.18$)。还有研究资料表明静息工作缺少体育锻炼者患 CRC 的可能性比活动性较强且经常参加体育锻炼者高 4 倍。Wolin 等[14]进行的一项荟萃分析，研究了体力活动与结肠癌风险之间的关联。他们纳入了 54 项病例对照研究或队列研究，终点指标为截止到 2008 年 6 月的结肠癌发病率，体力活动被定义为娱乐、休闲、职业或通勤环境中的活动。他们发现，与最不活跃的人进行比较时，经常进行体育锻炼可使 CRC 风险降低 24%～31%[14]。这些体力活动多的个体具有较低的胰岛素抵抗、较低的 BMI 和较少的脂肪组织，所有这些因素均导致慢性炎症减少和 CRC 风险降低。儿童和年轻人的体育活动迅速下降可能会导致这一人群的 CRC 发生率上升[15]。经常进行体力活动是 CRC 的保护因素，适当的体力活动在一定程度上可降低 CRC 的发病风险[16]。有研究显示，家务和闲时体力可有效降低 7% 的癌症发病风险，尤其在预防乳腺癌和 CRC 发病的作用上更加明显[17]。来自伊朗的小样本病例对照研究结果也显示[18]，与低体力活动的受试者相比，中等强度的家务及闲时体力活动可以有效地降低 CRC 的发病。Van 等认为每周增加 15 个代谢当量的运动，能降低 38% 的 CRC 死亡率[19]。尽管体育锻炼与 CRC 风险降低有关，但同时久坐的生活方式会降低这些益处。长时间从事坐姿活动的人，无论休闲体育活动如何，患远端 CRC 的风险均显著增加[13]。

尽管 EOCRC 的发生率随着体力活动的减少而增加，但有人反对这种关系是因果关系。因为体力活动少已在所有年龄组中变得更加普遍,但是 50 岁以上人群的 CRC 发病率一直在稳步下降。一种合理的解释是目前 CRC 的筛查降低了老年人群的 CRC 发生率[20]。体力活动影响 CRC 发病的机制可能包括:①适当的体力活动可促进机体的新陈代谢,改善了组织氧合能力,增强心肺功能,改善人体的血液循环,降低了身体脂肪、胰岛素水平和胰岛素抵抗。②体力活动可增强非特异性免疫系统功能,提高机体对有害物质的抵抗力。③体力活动可以促进肠蠕动,缩短大便在体内停留时间,减少体内毒素在肠道的滞留,减少致癌物质与肠黏膜细胞的接触,调节胰岛素、前列腺素及胆汁酸水平,从而对肠细胞的增殖分化起到一定调控作用。④体育锻炼还能改善神经系统的调节功能,调节人体不良情绪,改善生理和心理健康。

二、压力和应激

　　压力,也称为应激,是指机体对任何有害物质或神经内分泌刺激所做出的非特异性反应。这些应激反应包括认知反应、情绪反应、行为反应和生理反应。压力不仅与内外界客观刺激的强度有关,同时还与个体对应激源的认知和评价有关。因此,个体间压力感知和产生的压力反应存在很大差异。应激是个体对外界的刺激和威胁所做出的适应过程,其结果是适应和不适应的心身反应,应激受个体认知等多种内外因素的影响。心理压力作为机体对不良心理因素和情绪反应的一种直观表现,对人体产生重要的作用,适度的心理压力,对人体可产生激励的作用,然而过大的心理压力则会对健康产生较大的影响,易出现心身疾病。有研究表明人类情绪、情感和不良心理状态与肿瘤发生紧密相关,其中精神刺激和不健康的心身状态是肿瘤发生的危险因素。大量的实验和临床观察表明,CRC 的发生与个体心理因素间存在一定相关性,在 CRC 的发病过程中,心理因素有着不可或缺的影响。何寒青等[21]将 CRC 普查人群,按有无精神刺激史分为暴露组和非暴露组进行随访研究,发现精神刺激与 CRC 发病有一定关系,精神刺激史可能是男性 CRC 发病的危险因素,RR 为 2.286(95%CI:1.124～4.651)。Kojima 等[22]对日本地区的 32 153 例男性和 45 854 例女性进行了 9～11 年的随访,发现女性承担高度压力时会增加结肠癌的死亡率(HR:1.63;95%CI:1.00～2.64),而女性直肠癌、男性 CRC 的死亡率与压力无显著相关性。研究人员继续对该组人群进行了 21 年的随访,发现无论是男性或女性,压力与直肠癌发病率显著相关,而与结肠癌发病率无显著相关性[23]。一项流行病学研究也发现在过去的四十余年中,全球范围内人类感知的压力(包括儿童期感受到的压力与母亲孕期感受到的压力)的上升与 EOCRC 的发病率的上升呈平行关系[24],再次说明压力可能是 EOCRC 发病的危险因素之一。

　　感知压力(个人对社会心理压力的感知)是外部的暴露要素,在 EOCRC 的背景下需要特别注意。压力不仅会增加直肠癌的风险[23],而且怀孕期间的压力也会增加后代 CRC 的风险[25]。鉴于以下因素,这一假设的科学性很强:首先,在过去的 40 年中,全球感知觉压力(包括儿童和母亲的感知压力)的增长与 EOCRC 的增长平行[24,26-28];其次,睡眠量减少会导致压力、肥胖和 CRC(反之亦然)[25,29-31];第三,肥胖与 EOCRC 有关,产前压力与后代肥胖有关[25];第四,社会心理压力会增加患糖尿病的风险,而糖尿病与 EOCRC 有关[25,32];第五,压力与运动量减少和饮食恶化有关;第六,在压力下,炎症环境、先天免疫、免疫细胞和肠道微生态的功能受到损害[25],受损的免疫系统有助于驱动 CRC[33]。压力不仅会导致感知压力的个体发生遗传学、表观遗传学和微生物学的变化,而且还会导致该感知压力个体的后代出现类似的改变[25]。这样的世代转移,包括异常的 DNA 甲基化,已经被证实与 CRC 的发生有关[34]。由于社会心理压力调节胃肠道中的微生物群特征[35],而肠道微生物群在 CRC 的发生中起关键作用[36],因此,压力诱发的微生态失调和炎症负荷也可能在 EOCRC 的发生中起重要作用[25]。

心理压力引起 CRC 发病率升高,还可能与以下机制有关。压力可激活下丘脑-垂体-肾上腺皮质(hypothalamic-pituitary-adrenal,HPA),HPA 轴的激活可使糖皮质激素(如皮质类固醇和儿茶酚胺)分泌增多。在糖皮质激素的作用下,自然杀伤(natural killer,NK)细胞的活性下降,对肿瘤细胞的杀伤能力和免疫监视能力下降,可能导致肿瘤的发生。越来越多的证据表明,慢性压力可能导致肥胖和胰岛素抵抗,肥胖、胰岛素抵抗和胰岛素生长因子都是潜在的促肿瘤生长因子,从而增加 CRC 的风险。实验研究也表明,压力可能改变肠蠕动从而增加致癌物质在肠道的滞留,间接影响 CRC 的风险。最后,压力可能影响与健康有关的行为,从而增加 CRC 的风险。心理压力过高者更易发生高酒精摄入量、吸烟和不运动,因而增加 CRC 的风险。因此我们要重视心理因素对 CRC 发病的影响,积极消除不良情绪,保持乐观的心态,从而有效地降低结直肠癌的发病率。

三、吸烟

美国、韩国、中国等的病例对照研究已证明吸烟是 CRC 发病的重要危险因素之一[37-39],主动吸烟和被动吸烟都能增加 CRC 的发病率[40],吸烟时间和每日吸烟数量都是影响发病率的主要因素,吸烟年限和总量与 CRC 之间存在一定的剂量-效应关系。Glover 等[37]纳入近 3 000 万例美国受试者进行病例对照研究,发现吸烟与 EOCRC 呈正相关(OR:2.675;95% CI:2.406~2.974,$P<0.001$)。最近一项研究调查了 20~39 岁年轻人中 CRC 的危险因素,发现吸烟是 CRC 的独立危险因素[41]。Botteri 等[42]对 106 项研究(共 39 799 例受试者)进行 meta 分析发现吸烟会增加 11%~25% 的 CRC 发病率,日吸烟量每增加 10 支其发病率增加 7.4%(95%CI:5.7%~9.2%),吸烟时间每增加 10 年其发病率增加 9.5%(95%CI:5.5%~13.7%)。另有研究认为吸烟会影响 CRC 发病部位。如 Limburg 等[43]对 41 836 例女性进行回顾性病例对照研究,认为吸烟与近端 CRC 发病率相关($P=0.03$)。吸烟与 CRC 的诊断和死亡风险增加相关,与直肠癌的关联比结肠癌更强[40,42,44-50]。此外,吸烟也是锯齿状、增生性和腺瘤性结肠息肉的危险因素[51,52]。

香烟中含有杂环胺类、多环芳烃、烟焦油等多种致癌物质。吸烟引起 CRC 患病风险的增加可能与吸烟引起机体内促炎症因子的增加和 IL-10 的减少,从而对机体的免疫系统产生影响,使机体免疫因子成分和比例发生改变,引起免疫功能的下降。Song[53] 等通过比较健康人和吸烟的 CRC 患者的免疫系统发现,吸烟者血清和肠道组织中 IL-22 浓度均升高,而 IL-22 已被证实有促肿瘤生长的作用,这也可能是吸烟引起 CRC 发病升高的原因之一。因此减少吸烟,将会对降低 CRC 的发病率起积极作用。

吸烟与 CRC 的亚型有关,在更年长的微卫星不稳定性的散发性 CRC 中更常见[54]。此外,据推测,吸烟也需要数十年的诱导时间,由于这一时期过于漫长,再加上来自出生队列研究的证据表明,年轻人中的吸烟人数正在下降,吸烟不太可能是导致近期 EOCRC 发病率上升的原因。

四、饮酒

世界卫生组织显示,全球约有 20 亿人口经常饮酒,平均每个成年人每年饮用 6.2 升乙醇。饮酒是已知的人类癌症最重要的风险因素之一,2008 年世界癌症研究基金会(World Cancer Research Fund,WCRF)发布的报告显示酒精是癌症的危险因素之一,建议限制饮酒以防治癌症[55]。饮酒与 CRC 的发生率有一定相关性[41,56]。回顾性研究[57] 显示,长期大量饮酒是 CRC 发病的高危因素,两者间存在线性正相关关系。成年男性习惯性饮酒与直肠癌发生率呈剂量相关性[58]。一项 meta 分析显示:与不饮酒者相比,中度饮酒(12.6~49.9 g 乙醇/天)的 RR 为 1.21(95%CI:1.13~1.28),重度饮酒(≥50 g 乙醇/天)的 RR 为 1.52(95%CI:1.27~1.81);而且这种剂量相关性在男性和亚洲人群中更强[59]。另一项 meta 分析显示:与不饮酒者对比,任何剂量的饮酒与 CRC 死亡率的 RR 为 1.03(95% CI:0.93~1.15),轻度饮酒者(≤12.5 g 乙醇/天)为 0.97(95% CI:0.86~1.10),中度饮酒者(12.6~49.9 g 乙醇/天)为 1.04(95%CI:0.94~1.16),重度饮酒者(≥50 g 乙醇/天)为 1.21(95%CI:1.01~1.46);与女性相比,男性重度饮酒者 CRC 死亡率的 RR 值更高($P=0.007$)[60]。

但也有研究认为酒精与 CRC 的发病率无显著相关性,这可能受研究人群、酿造工艺等因素影响。Klarich 等[61] 纳入 10 篇文章对饮酒与 CRC 关系的荟萃分析显示,每日饮酒≥30 g/d 会增加 CRC 发病率,摄入<30 g/d 与 CRC 发病率无显著相关性。Dashti 等[62] 发现饮用酒精饮料>28 g/d 会增加 MMR 基因突变携带者的结肠癌发病风险,饮用酒精饮料的类型(如啤酒、葡萄酒、烈酒)与 CRC 发病率无关。

在澳大利亚,尽管最近的调查表明,饮酒量总体在下降;但是在 20 岁以下年轻人中,暴饮暴食和饮酒相关毒性(尤其是急性中毒),近年来显著上升[63]。在存在此类差异性数据的情况下,以及与较小的高风险人群相关的两极分化效应,使用整体数据来得出关于 CRC 风险的结论可能会产生误导。一项对 329 例瑞士和意大利小于 45 岁的 EOCRC 病例进行诊断研究,发现饮酒是仅次于 CRC 家族史的最重要的危险因素[64]。

酒精本身并无致癌性,但酒精在体内的代谢产物乙醛有较强的致癌作用。酒精在体内经乙醇脱氢酶转化为乙醛,再经乙醛脱氢酶分解为水和二氧化碳,排出体外。因此饮酒导致 CRC 的发生可能与体内乙醛脱氢酶基因多态性的差异和乙醛脱氢酶代谢不良有关。减少酒精类饮品的摄入,可能会对 CRC 的预防起积极作用。

五、睡眠时间

有一项美国的前瞻性队列研究分析了睡眠时间、打鼾与 CRC 风险之间的关系[65]。该研究共纳入 30 121 名年龄在 41~79 岁的男性,和 76 368 名年龄在 40~73 岁的女性。研究人员收集了研究对象 1986/1987 年的睡眠时间和打鼾信息。在 22 年的随访期间,共记录了 1973 例大肠癌事件(709 例男性和 1264 例女性)。与平均睡眠时间(7 小时)相比,男性睡眠时间≥9 小时与 CRC 发生风险显著相关(HR=1.35,95%CI:1.00~1.82),在女性中相关性略低(HR=1.11,95%CI:0.85~1.44)。长时间睡眠与 CRC 风险的相关性主要出现在经常打鼾的患者(男性:HR=1.80,95%CI:1.14~2.84;女性:HR=2.32,95%CI:1.24~4.36)和超重个体(男性:HR=1.52,95%CI:1.04~2.21;女性:HR=1.37,95%CI:0.97~1.94)。在整体分析和亚组分析中,短暂的睡眠时间(≤5 小时)与 CRC 风险无关[65]。所以,作者得出结论,超重或经常打鼾的人,睡眠时间延长与 CRC 风险增加相关[65]。这可能是由于睡眠呼吸暂停及其伴随的间歇性低氧血症可能增加了患癌风险[65]。在另一项前瞻性研究中[29],有 75 828 名绝经后妇女报告了 1993—1998 年基线的习惯性睡眠时间,到 2010 年发生了 851 例 CRC,平均随访时间为 11.3 年。与 7 小时的睡眠相比,过短(≤5 小时)和长时间(≥9 小时)的 HR 为 1.36(95%CI:1.06~1.74)和 1.47(95%CI:1.10~1.96)。研究表明,对于绝经后妇女,过短和长时间睡眠均会增加 CRC 的风险[29]。Lin 等从"中国台湾健康保险研究数据库纵向健康保险数据库 2005"中选出了从 2000 年 1 月 1 日至 2013 年 12 月 31 日期间的 7 355 名 CRC 患者,根据病例年龄、性别和索引日期的频率匹配从同一数据库中选出 29 420 名正常对照[66]。研究结果显示:与没有睡眠障碍的患者相比,睡眠障碍患者的 CRC 风险更高(OR=1.29,95%CI:1.13~1.47)。患有抑郁症的睡眠障碍患者的 CRC 风险更高(OR=5.69,95%CI:4.01~6.98)[66]。Chen 等的一项回顾性队列研究,从"中国台湾健康保险研究数据库"中找出了 2000—2008 年间的 4 180 名新近被诊断为阻塞性睡眠呼吸暂停(obstructive sleep apnea, OSA)的人(暴露人群),并随机选择了 16 720 例年龄和性别匹配的无 OSA 的受试者(未暴露人群)[67]。与没有 OSA 的患者相比,OSA 的患者患 CRC 风险显著升高。这项基于人群的队列研究表明 OSA 与 CRC 风险增加有关[67]。

六、结论

综上所述,生活习惯与 CRC 的发生具有相关性,缺乏运动和久坐行为、压力与应激、吸烟、饮酒和睡眠时间都是 CRC 发生的危险因素。因此改变不良的生活习惯,采取适量的体育锻炼、减少久坐时间、保持良好的心理状态、减少酒精摄入、尽量戒烟和保持充足的睡眠时间等生活习惯的改变,都会对 EOCRC 的发生起到积极的预防作用,倡导健康的生活习惯对预防 CRC 具有重要的意义。

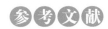

[1] Young J P, Win A K, Rosty C, et al. Rising incidence of early-onset colorectal cancer in Australia over two decades: report and review [J]. J Gastroenterol Hepatol, 2015,30(1): 6 - 13.

[2] Friedenreich C, Norat T, Steindorf K, et al. Physical activity and risk of colon and rectal cancers: the European prospective investigation into cancer and nutrition [J]. Cancer Epidemiol Biomarkers Prev, 2006,15(12): 2398 - 2407.

[3] Harriss D J, Atkinson G, Batterham A, et al. Lifestyle factors and colorectal cancer risk (2): a systematic review and meta-analysis of associations with leisure-time physical activity [J]. Colorectal Dis, 2009,11(7): 689 - 701.

[4] Harriss D J, Atkinson G, George K, et al. Lifestyle factors and colorectal cancer risk (1): systematic review and meta-analysis of associations with body mass index [J]. Colorectal Dis, 2009,11(6): 547 - 563.

[5] Hu F B, Manson J E, Liu S, et al. Prospective study of adult onset diabetes mellitus (type 2) and risk of colorectal cancer in women [J]. J Natl Cancer Inst, 1999,91(6): 542 - 547.

[6] Moradi T, Gridley G, Björk J, et al. Occupational physical activity and risk for cancer of the colon and rectum in Sweden among men and women by anatomic subsite [J]. Eur J Cancer Prev, 2008,17(3): 201 - 208.

[7] Flegal K M, Carroll M D, Ogden C L, et al. Prevalence and trends in obesity among US adults, 1999 - 2000 [J]. JAMA, 2002, 288(14): 1723 - 1727.

[8] Centers for Disease C, Prevention. Trends in leisure-time physical inactivity by age, sex, and race/ethnicity — United States, 1994 - 2004 [J]. MMWR Morb Mortal Wkly Rep, 2005,54(39): 991 - 994.

[9] Pan S Y, DesMeules M. Energy intake, physical activity, energy balance, and cancer: epidemiologic evidence [J]. Methods Mol Biol, 2009,472: 191 - 215.

[10] Schmid D, Leitzmann M F. Television viewing and time spent sedentary in relation to cancer risk: a meta-analysis [J]. J Natl Cancer Inst, 2014,106(7): dju098.

[11] Kerr J, Anderson C, Lippman S M. Physical activity, sedentary behaviour, diet, and cancer: an update and emerging new evidence [J]. Lancet Oncol, 2017,18(8): e457 - e471.

[12] Boyle T, Keegel T, Bull F, et al. Physical activity and risks of proximal and distal colon cancers: a systematic review and meta-analysis [J]. J Natl Cancer Inst, 2012,104(20): 1548 - 1561.

[13] Boyle T, Fritschi L, Heyworth J, et al. Long-term sedentary work and the risk of subsite-specific colorectal cancer [J]. Am J Epidemiol, 2011,173(10): 1183 - 1191.

[14] Wolin K Y, Yan Y, Colditz G A, et al. Physical activity and colon cancer prevention: a meta-analysis [J]. Br J Cancer, 2009,100 (4): 611 - 616.

[15] Inra J A, Syngal S. Colorectal cancer in young adults [J]. Dig Dis Sci, 2015,60(3): 722 - 733.

[16] Shephard R J. Exercise in the prevention and treatment of cancer. An update [J]. Sports Med, 1993,15(4): 258 - 280.

[17] Liu L, Shi Y, Li T, et al. Leisure time physical activity and cancer risk: evaluation of the WHO's recommendation based on 126 high-quality epidemiological studies [J]. Br J Sports Med, 2016,50(6): 372 - 378.

[18] Golshiri P, Rasooli S, Emami M, et al. Effects of physical activity on risk of colorectal cancer: A case-control study [J]. Int J Prev Med, 2016,7: 32.

[19] Van Blarigan E L, Meyerhardt J A. Role of physical activity and diet after colorectal cancer diagnosis [J]. J Clin Oncol, 2015,33 (16): 1825 - 1834.

[20] Patel S G, Ahnen D J. Colorectal cancer in the young [J]. Curr Gastroenterol Rep, 2018,20(4): 15.

[21] 何寒青,陈坤,马新源. 精神刺激史与结直肠癌发病关系的队列研究[J]. 肿瘤,2006,26(6): 537 - 539.

[22] Kojima M, Wakai K, Tokudome S, et al. Perceived psychological stress and colorectal cancer mortality: findings from the Japan Collaborative Cohort Study [J]. Psychosom Med, 2005,67(1): 72 - 77.

[23] Kikuchi N, Nishiyama T, Sawada T, et al. Perceived stress and colorectal cancer incidence: The Japan Collaborative Cohort Study [J]. Sci Rep, 2017,7: 40363.

[24] Cohen S, Janicki-Deverts D, Miller G E. Psychological stress and disease [J]. JAMA, 2007,298(14): 1685 - 1687.

[25] Zhang Q, Berger F G, Love B, et al. Maternal stress and early-onset colorectal cancer [J]. Med Hypotheses, 2018,121: 152 - 159.

[26] Siegel R L, Fedewa S A, Anderson W F, et al. Colorectal cancer incidence patterns in the United States, 1974 - 2013 [J]. J Natl Cancer Inst, 2017,109(8): djw322.

[27] Twenge J M, Gentile B, DeWall C N, et al. Birth cohort increases in psychopathology among young Americans, 1938 - 2007: A cross-temporal meta-analysis of the MMPI [J]. Clin Psychol Rev, 2010,30(2): 145 - 154.

[28] Xin Z, Niu J, Chi L. Birth cohort changes in Chinese adolescents' mental health [J]. Int J Psychol, 2012,47(4): 287 - 295.

[29] Jiao L, Duan Z, Sangi-Haghpeykar H, et al. Sleep duration and incidence of colorectal cancer in postmenopausal women [J]. Br J Cancer, 2013,108(1): 213 - 221.

[30] Sluggett L, Wagner S L, Harris R L. Sleep duration and obesity in children and adolescents [J]. Can J Diabetes, 2019,43(2): 146 - 152.

[31] Thompson C L, Larkin E K, Patel S, et al. Short duration of sleep increases risk of colorectal adenoma [J]. Cancer, 2011,117 (4): 841 - 847.

[32] Vu H T, Ufere N, Yan Y, et al. Diabetes mellitus increases risk for colorectal adenomas in younger patients [J]. World J Gastroenterol, 2014,20(22): 6946 - 6952.

[33] Tilg H, Adolph T E, Gerner R R, et al. The Intestinal Microbiota in Colorectal Cancer [J]. Cancer Cell, 2018,33(6): 954 - 964.

[34] Tse J W T, Jenkins L J, Chionh F, et al. Aberrant DNA methylation in colorectal cancer: what should we target? [J]. Trends Cancer, 2017,3(10): 698 - 712.

[35] Carson T L, Wang F, Cui X, et al. Associations between race, perceived psychological stress, and the gut microbiota in a sample of generally healthy black and white women: A pilot study on the role of race and perceived psychological stress [J]. Psychosom Med, 2018,80(7): 640 - 648.

[36] Louis P, Hold G L, Flint H J. The gut microbiota, bacterial metabolites and colorectal cancer [J]. Nat Rev Microbiol, 2014,12 (10): 661 - 672.

[37] Glover M, Mansoor E, Panhwar M, et al. Epidemiology of colorectal cancer in average risk adults 20 - 39 years of age: A population-based national study [J]. Dig Dis Sci, 2019,64(12): 3602 - 3609.

[38] Choi Y J, Lee D H, Han K D, et al. The relationship between drinking alcohol and esophageal, gastric or colorectal cancer: A nationwide population-based cohort study of South Korea [J]. PLoS One, 2017,12(10): e0185778.

[39] Gu M J, Huang Q C, Bao C Z, et al. Attributable causes of colorectal cancer in China [J]. BMC Cancer, 2018,18(1): 38.

[40] Yang C, Wang X, Huang C H, et al. Passive smoking and risk of colorectal cancer: A meta-analysis of observational studies [J]. Asia Pac J Public Health, 2016,28(5): 394 - 403.

[41] Kim N H, Jung Y S, Yang H J, et al. Prevalence of and risk factors for colorectal neoplasia in asymptomatic young adults (20 - 39 Years Old) [J]. Clin Gastroenterol Hepatol, 2019,17(1): 115 - 122.

[42] Botteri E, Iodice S, Bagnardi V, et al. Smoking and colorectal cancer: a meta-analysis [J]. JAMA, 2008,300(23): 2765 - 2778.

[43] Limburg P J, Vierkant R A, Cerhan J R, et al. Cigarette smoking and colorectal cancer: long-term, subsite-specific risks in a cohort study of postmenopausal women [J]. Clin Gastroenterol Hepatol, 2003,1(3): 202 - 210.

[44] Botteri E, Borroni E, Sloan E K, et al. Smoking and colorectal cancer risk, overall and by molecular subtypes: A meta-analysis [J]. Am J Gastroenterol, 2020,115(12),1940 - 1949.

[45] Liang P S, Chen T Y, Giovannucci E. Cigarette smoking and colorectal cancer incidence and mortality: systematic review and meta-analysis [J]. Int J Cancer, 2009,124(10): 2406 - 2415.

[46] Raimondi S, Botteri E, Iodice S, et al. Gene-smoking interaction on colorectal adenoma and cancer risk: review and meta-analysis [J]. Mutat Res, 2009,670(1 - 2): 6 - 14.

[47] Tsoi K K, Pau C Y, Wu W K, et al. Cigarette smoking and the risk of colorectal cancer: a meta-analysis of prospective cohort studies [J]. Clin Gastroenterol Hepatol, 2009,7(6): 682 - 688, e681 - 685.

[48] Walter V, Jansen L, Hoffmeister M, et al. Smoking and survival of colorectal cancer patients: systematic review and meta-analysis [J]. Ann Oncol, 2014,25(8): 1517 - 1525.

[49] Chen K, Xia G, Zhang C, et al. Correlation between smoking history and molecular pathways in sporadic colorectal cancer: a meta-analysis [J]. Int J Clin Exp Med, 2015,8(3): 3241 - 3257.

[50] Ordonez-Mena J M, Walter V, Schottker B, et al. Impact of prediagnostic smoking and smoking cessation on colorectal cancer prognosis: a meta-analysis of individual patient data from cohorts within the CHANCES consortium [J]. Ann Oncol, 2018,29(2): 472 - 483.

[51] Wallace K, Grau M V, Ahnen D, et al. The association of lifestyle and dietary factors with the risk for serrated polyps of the colorectum [J]. Cancer Epidemiol Biomarkers Prev, 2009,18(8): 2310 - 2317.

[52] Botteri E, Iodice S, Raimondi S, et al. Cigarette smoking and adenomatous polyps: a meta-analysis [J]. Gastroenterology, 2008, 134(2): 388 - 395.

[53] Song B, Ma Y, Liu X, et al. IL - 22 promotes the proliferation of cancer cells in smoking colorectal cancer patients [J]. Tumour Biol, 2016,37(1): 1349 - 1356.

[54] Limsui D, Vierkant R A, Tillmans L S, et al. Cigarette smoking and colorectal cancer risk by molecularly defined subtypes [J]. J Natl Cancer Inst, 2010,102(14): 1012 - 1022.

[55] Wiseman M. The second World Cancer Research Fund/American Institute for cancer research expert report. Food, nutrition, physical activity, and the prevention of cancer: a global perspective [J]. Proc Nutr Soc, 2008,67(3): 253 - 256.

[56] Ferrari P, Jenab M, Norat T, et al. Lifetime and baseline alcohol intake and risk of colon and rectal cancers in the European prospective investigation into cancer and nutrition (EPIC) [J]. Int J Cancer, 2007,121(9): 2065 - 2072.

[57] Huxley R R, Ansary-Moghaddam A, Clifton P, et al. The impact of dietary and lifestyle risk factors on risk of colorectal cancer: a quantitative overview of the epidemiological evidence [J]. Int J Cancer, 2009,125(1): 171 - 180.

[58] Kune S, Kune G A, Watson L F. Case-control study of alcoholic beverages as etiological factors: the Melbourne Colorectal Cancer Study [J]. Nutr Cancer, 1987,9(1): 43 - 56.

[59] Fedirko V, Tramacere I, Bagnardi V, et al. Alcohol drinking and colorectal cancer risk: an overall and dose-response meta-analysis of published studies [J]. Ann Oncol, 2011,22(9): 1958 - 1972.

[60] Cai S, Li Y, Ding Y, et al. Alcohol drinking and the risk of colorectal cancer death: a meta-analysis [J]. Eur J Cancer Prev, 2014,23(6): 532 - 539.

[61] Klarich D S, Brasser S M, Hong M Y. Moderate alcohol consumption and colorectal cancer risk [J]. Alcohol Clin Exp Res, 2015, 39(8): 1280 - 1291.

[62] Dashti S G, Buchanan D D, Jayasekara H, et al. Alcohol consumption and the risk of colorectal cancer for mismatch repair gene mutation carriers [J]. Cancer Epidemiol Biomarkers Prev, 2017,26(3): 366 - 375.

[63] Livingston M, Matthews S, Barratt M J, et al. Diverging trends in alcohol consumption and alcohol-related harm in Victoria [J]. Aust N Z J Public Health, 2010,34(4): 368 - 373.

[64] Rosato V, Bosetti C, Levi F, et al. Risk factors for young-onset colorectal cancer [J]. Cancer Causes Control, 2013,24(2):

335 - 341.

[65] Zhang X, Giovannucci E L, Wu K, et al. Associations of self-reported sleep duration and snoring with colorectal cancer risk in men and women [J]. Sleep, 2013,36(5): 681 - 688.

[66] Lin C L, Liu T C, Wang Y N, et al. The association between sleep disorders and the risk of colorectal cancer in patients: A population-based nested case-control study [J]. In Vivo, 2019,33(2): 573 - 579.

[67] Chen C Y, Hu J M, Shen C J, et al. Increased incidence of colorectal cancer with obstructive sleep apnea: a nationwide population-based cohort study [J]. Sleep Med, 2020,66: 15 - 20.

第 **6** 章

肠道菌群和抗生素因素

金黑鹰,张春霞,王灿,高显华

健康成年人肠道中有约 100 万亿个细菌。微生物可以维持胃肠道的稳态,在健康的情况下可以保护肠道免受炎症和癌症的侵害;反之,肠道微生态失调(肠道菌群结构和数量的变化)会通过某些机制,导致结直肠癌的发生发展。多种微生物(例如,核梭形杆菌、大肠埃希菌、脆弱拟杆菌和肠炎沙门菌)与 CRC 的发生发展有关。肠道菌群参与 CRC 发生发展的可能机制包括:致病菌及细菌毒素的致癌作用、诱导慢性炎症反应、诱导肿瘤细胞基因突变、肿瘤免疫反应的逃避和肿瘤信号通路的激活等。各种外源性因素(如饮食因素、生活习惯和药物等),和以前被认为与结肠健康无关的因素(例如出生方式、母乳喂养行为以及母体压力和营养),可能通过影响肠道微生态,直接诱发早发性结直肠癌;或者通过影响免疫反应、炎症反应、肥胖和糖尿病,间接诱发 EOCRC。过度使用抗生素是严重的公共卫生问题。反复或长期使用抗生素会增加耐药性,改变肠道微生态,进而诱发 EOCRC。流行病学研究显示抗生素暴露与 CRC 的发生有关。现有研究对抗生素是否影响 CRC 发病的结论互相矛盾,可能与使用抗生素的年龄、抗生素的种类、抗生素的剂量和累计使用时间等各方面的差异有关。

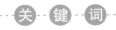

早发性结直肠癌;肠道菌群;肠道微生态;抗生素

肠道菌群是人体第二大基因库,包括细菌、病毒和真菌等,1 岁时人体肠道内的细菌种类已基本达到稳定状态,健康成年人肠道中有约 100 万亿个细菌[1],主要由厚壁菌(firmicutes)、拟杆菌(bacteroidetes)、变形菌(proteobacteria)、放线菌(actinobacteria)、梭杆菌(fusobacteria)、疣微菌(verrucomicrobia)等多种细菌组成[2],大致可分为有益菌、有害菌、中性菌。肠道菌群参与机体生物合成、能量代谢、免疫系统成熟、神经信号传导、血管生成和细胞增殖等诸多生理功能[3]。正常生理状态下肠道菌群和宿主互利共生,在肠道内维持动态平衡。越来越多的研究表明,肠道微生态失调(肠道菌群结构和数量的变化)在结直肠癌的发生发展过程中发挥重要作用。

一、CRC 患者的肠道菌群特点

既往研究发现 CRC 患者的肠道菌群与健康人不同,其特点主要为菌群多样性降低,某些特定细菌如具核梭杆菌(fusobacterium nucleatum,Fn)、致病性大肠杆菌(entero-pathogenic escherichia coli,EPEC)、脆弱拟杆菌(bacteroides fragilis)、沙门菌(salmonel-la enterica)、粪肠球菌(enterococcus faecalis)和产肠毒素的脆弱拟杆菌(enterotoxigenic bacteroides fragilis,ETBF)等相对丰度增高[4]。另外也存在相反的观点。一项基于宏基因组研究 CRC 患者菌群特点的荟萃分析发现,CRC 患者的微生物群比健康对照组更丰富,这部分来源于口腔微生物[5]。Guo 等[6]使用 16S rDNA 测序方法检测了 903 例中国受试者的粪便菌群,认为具核梭杆菌/双歧杆菌的比例上升可以作为 CRC 的诊断标志物。Sobhani 等[7]使用 16S rRNA 测序方法分别对法国地区的 6 例 CRC 患者和 6 例健康受试者粪便进行分析,发现 CRC 患者以拟杆菌/普氏菌的比例上升为 CRC 的特征性变化。Nakatsu 等[8]发现 CRC 患者中某些噬菌体病毒丰度上升,如丝状病毒(inovirus)和金枪鱼病毒(tunalikevirus),这两种病毒能够以具核梭杆菌、脆弱拟杆菌为宿主,影响 CRC 的发展。研究也发现不同分期 CRC 的肠道菌群各有特点。日本学者对 616 名受试者的粪便进行宏基因组学分析,发现 0 期(重度不典型增生或黏膜内癌)双歧杆菌属的相对丰度显著下降,在 CRC 的各个阶段(0、Ⅰ/Ⅱ 和 Ⅲ/Ⅳ 期)具核梭杆菌、乳杆菌和摩尔梭菌(solobacterium moorei)等的相对丰度皆上升,0 期以拟南芥子(atopobium parvulum)、牙髓放线菌(actinomyces odontolyticus)、长距离脱硫弧菌(desulfovibrio longreachensis)和相琥珀酸柱杆菌(phascolarctobacterium succinatutens)的相对丰度上升为特征[9]。

既往研究已证实年龄、性别、饮食因素、生活习惯和药物等各种因素可能引起肠道菌群紊乱[10],导致早发性结直肠癌的发生。另外,目前关于肠道菌群与 CRC 的研究中,菌群的检测方式(宏基因组、16S rRNA、细菌培养等)、检测时间、取样部位(粪便、肿瘤组织、结直肠黏膜不同部位等)等多种多样,这些因素导致对 EOCRC 的特异性菌群缺乏一致性认同[11]。所以,后期需要研究者结合目前肠道菌群各种检测方法的优势,并进行大样本多中心的研究,从而进一步明确与 EOCRC 发病相关的特征性菌群,为 EOCRC 的早期筛查、诊断和防治提供新的思路。

二、肠道菌群参与 CRC 发生发展的可能机制

1. 致病菌及细菌毒素的致癌作用　首先,致病菌及其细菌毒素能直接引起菌群紊乱

发挥致癌作用。研究发现在 CRC 中,致病性大肠杆菌产生的细胞致死性扩张毒素
(cytolethal distending toxin,CDT)、循环抑制因子、细胞毒性坏死因子等分泌增高,与肿瘤的发生发展有关[12-14]。细菌毒素还能作用于相关信号通路发挥致癌作用。如具核梭杆菌具有的 FadA 黏附素能结合肿瘤细胞表面的 E-cadherin,激活 β-catenin 信号和 Wnt 信号通路,诱导肿瘤细胞增殖[15];同时该菌具有的 Fap2 蛋白能结合 Gal - GalNAc,该序列在许多类型的肿瘤细胞表面上高水平表达,能促进 Fn 与 CRC 细胞的结合,诱导 Fn 增殖,进一步促进 CRC 的发展[16]。产肠毒素的脆弱拟杆菌分泌的脆弱拟杆菌毒素(B. fragilis toxin,BFT)能激活 β-catenin 信号通路,诱导 CRC 细胞的增殖[17]。沙门菌分泌的 AvrA 蛋白亦能激活 β-catenin/Wnt 信号通路,诱导细胞增殖、减少细胞凋亡,进而促进 CRC 的发生发展[18]。

2. 诱导慢性炎症反应 CRC 早期发病与机体慢性炎症状态密切相关,肠道菌群的变化更能引起机体的各类炎症反应。Fn 能促进 IL - 6、IL - 8 和 TNF 等炎症因子表达,提高与 CRC 进展相关的 CLLC20 蛋白的表达,引起 CRC 早期炎症反应[19]。大肠杆菌中的黏附侵袭性大肠杆菌(adherent-invasivecoli,AIEC)能通过促进 IL - 6 的产生,调节自身对肠道上皮的感染能力,增强致癌作用[20]。ETBF 能影响调节性 T 细胞(Treg),促进 IL - 17 分泌,抑制 Th - 1 反应,并极化 Th - 17 淋巴细胞反应,导致免疫功能失调[21];该菌还能激活 NF - κB 的信号通路,促进结肠上皮细胞因子(colonic epithelial cell,CEC)的分泌,加重肠道黏膜炎性反应[22]。沙门菌分泌的 AvrA 蛋白能抑制 NF - κB 信号通路[23],影响机体免疫应答,进而发挥致癌作用。

3. 诱导肿瘤细胞基因突变 基因突变是 CRC 发病原因之一,CRC 的基本特征是基因或者表观遗传具有不稳定性,肠道菌群及其产物亦能通过影响细胞基因发挥致癌作用。研究发现与健康人对比,在 CRC 患者中大肠杆菌包含的聚酮合成酶(polyketide synthase,PKS)基因表达更高,该基因能引起 DNA 损伤发挥致癌作用[24]。EPEC 产生的 EspF 蛋白能引起错配修复基因 MLH1 和 MSH2 移码突变[25,26],诱发微卫星不稳定性,促进 CRC 发展。ETBF 分泌的 BFT 能促进精胺氧化酶(spermine oxidase,SMO)的分泌[27],该酶能通过增加活性氧(reactive oxygen species,ROS)诱导原癌基因 c - Myc 的表达和细胞癌变[28]。

三、肠道微生态失调与 EOCRC 的关系

大量的证据表明,肠道微生态失调与 CRC 的发生有关[29-31]。在胃肠道中居住着大约 1 000 种不同种类的微生物[31],约 100 万亿个细胞。尽管总体情况仍不清楚,但是微生物群为各种暴露因素提供了许多目标。实际上,已经确定了特定的微生物(例如,核梭形杆菌、大肠埃希菌、脆弱拟杆菌和肠炎沙门氏菌)在 CRC 的发生中具有关键作用[32,33]。病原体的感染可通过不同的机制促进肿瘤的发展,包括肠道微生态失调、炎症、肿瘤免疫反应

的逃避以及肿瘤信号通路的激活,例如 β-catenin[33]。

肠道菌群及其宿主具有共生而错综复杂的关系,对肠道微生态和宿主均有利。微生物可以维持胃肠道的稳态,在健康的情况下可以保护肠道免受炎症和癌症的侵害。但是,某些因素[即任何一般的外部因素(例如压力)、特定因素(例如抗生素和合成食用色素)或内部因素(例如炎症)][34,35]可以影响肠道微生态,导致肠道微生态失调(图 6-1)。反过来,肠道微生态失调会直接通过某些机制,导致 CRC 的发生。例如,某些微生物群可通过产生丁酸、叶酸和生物素(已知在调节上皮细胞增殖中起关键作用的分子)来调节饮食对结肠癌风险的影响。CRC 相关的微生物群还可以影响癌症的表观遗传学特征[36]。高脂饮食会引起肠道微生态失调,从而导致有害细菌产物(例如脂多糖)的积累,这些细菌产物会进入肠道循环并引起炎症[37]。饮食乳化剂(用于改善质地和延长加工食品的保质期)可以调节肠道菌群,并诱发结肠炎和代谢综合征[38],进而引起 EOCRC[39-44]。有些药物也会引起肠道微生态失调,并在动物模型中增加 CRC 的发生率[45]。

调节肠道微生态的因素不仅包括压力、抗生素和饮食等因素,还包括以前被认为与结肠健康无关的因素,例如出生方式、母乳喂养行为以及母体压力和营养[46-48]。此外,肠道微生态与 EOCRC 的相关性可能与暴露时机有关。然而,要检验这样一个假说,即人类早期发育中的肠道微生态失调会引起分子变化和危险病变,使得 EOCRC 的风险增加,这是一个特殊的挑战。例如,将需要在特定(至今未知)的时间范围内收集样本(大便,最好是结肠组织,最好在发育过程中多次),然后在数十年后与 CRC 的发生联系起来。到目前为止,我们还难以完成这样的研究。在发育过程中其他混杂因素的干扰,增加了分析肠道微生态失调和 EOCRC 相关性的复杂性。机器学习和人工智能在生物医学研究和个性化医学中的进步可能有助于解决这些问题[11]。

四、各种环境因素可能通过影响肠道微生态而诱发 EOCRC

参见第 3 章。

五、抗生素与 EOCRC

过度使用抗生素是严重的公共卫生问题。在美国,每年不必要的抗生素处方超过 100 万剂,而且 50% 的婴儿直接接触抗生素超过 5 天[49]。此外,怀孕期间的间接抗生素暴露量很高,并且可能对出生后的婴儿微生物群产生长远影响[50]。早期抗生素过度暴露与多种疾病相关(包括肥胖症)[49,51]。流行病学研究支持抗生素使用与 CRC 之间的关联[50,52,53]。

现有研究对抗生素是否影响 CRC 发病的结论互相矛盾,可能与研究时间、抗生素种类和使用时间等相关。小鼠实验中发现,甲硝唑能通过降低梭杆菌(fusobacterium)含量,减缓肿瘤细胞增殖和肿瘤生长,该菌与 CRC 发病相关[32]。Sanyaolu 等[54]对 8 项关于抗生素与 CRC 发病率相关性的研究进行荟萃分析,共纳入超过 300 万名受试者,发现长时间使用抗生素(>56 天)与 CRC 发病呈弱相关性($OR=1.168$;95%CI:$1.087\sim1.256$,$P<0.001$),会增加 17% 的 CRC 发病率。另有研究发现抗生素使用对不同部位 CRC 发病率的影响不同。Zhang 等[55]纳入英国 28 980 例 CRC 患者与 137 077 例健康人进行病例对照研究,发现口服抗生素能增加近端结肠癌的发病率($P=0.017\,9$),但与远端结肠癌的发病率无关($P=0.50$);抗生素还能降低直肠癌的发病率($P=0.000\,5$),在使用抗生素 $30\sim90$ 天时影响最明显。Wan 等[56]纳入 5 个抗生素使用与 CRC 风险关联的病例对照研究进行荟萃分析(超过 40 万人),发现青霉素类及抗厌氧菌类抗生素分别能增加 18% 及 49% 的 CRC 发病率,而喹诺酮类、四环素类、大环内酯类和 CRC 的发病率无关。Dik 等[50]纳入 4 029 例 CRC 患者和 15 988 例健康人进行病例对照研究,发现使用多种抗生素(≥8 种)会显著提高 CRC 的发病率($OR=1.23$;95%CI:$1.08\sim1.41$,$P<0.01$)。Boursi 等[52]发现在 CRC 确诊前 6 月内首次使用大内环内酯类($P<0.000\,1$)、青霉素类($P<0.000\,1$)、喹诺酮类($P<0.000\,1$)、硝基咪唑类($P<0.000\,1$)皆会增加 CRC 的发病风险。确诊前 $1\sim5$ 年内首次使用硝基咪唑类($P=0.04$)、复方新诺明类($P=0.003$)也会增加 CRC 的发病风险,在确诊 5 年前(≥5 年)使用上述抗生素与 CRC 发病无关,但在确诊 10 年前使用青霉素类($P=0.01$)抗生素仍与 CRC 发病相关。从影响机制上发现,抗生素通过减少肠道菌群的多样性,降低肠道微生态的稳态,这种影响可能会持续数十年[57]。但亦有研究发现肠道菌群在抗生素治疗后的几周内就能恢复至基线水平[58],那么抗生素是否能对 CRC 发病产生远期影响有待进一步研究。

反复使用或长期使用抗生素会增加耐药性,并改变肠道微生态,通过促炎和致癌作用诱发 CRC[59-61]。多个研究一致显示,在婴儿期使用抗生素会增加儿童肥胖的风险[62],而儿童肥胖与 EOCRC 相关。尽管动物模型支持大量使用抗生素可导致 CRC 的观点[63],但研究结果并不一致[64-66]。甚至有一些研究表明,抗生素可以预防 CRC,这可能是由于特定的微生物(例如梭菌)可以诱发 CRC[32]。因此,各研究之间的矛盾不足为奇,需要进行精心控制和科学严谨的研究,这些研究应考虑并描述不同种类的细菌、个体的发育阶段和接触抗生素的时机以及抗生素的类型和剂量。注意分析这些问题,对于探索反复接触或长期使用抗生素对 EOCRC 的影响至关重要[11]。

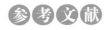

参考文献

[1] Qin J, Li R, Raes J, et al. A human gut microbial gene catalogue established by metagenomic sequencing [J]. Nature, 2010,464 (7285): 59 - 65.

[2] Sender R, Fuchs S, Milo R. Revised estimates for the number of human and bacteria cells in the body [J]. PLoS Biol, 2016,14 (8): e1002533.

[3] Lynch S V, Pedersen O. The human intestinal microbiome in health and disease [J]. N Engl J Med, 2016,375(24): 2369 - 2379.

[4] Zhou Y, He H, Xu H, et al. Association of oncogenic bacteria with colorectal cancer in South China [J]. Oncotarget, 2016,7 (49): 80794 - 80802.

［5］ Thomas A M, Manghi P, Asnicar F, et al. Metagenomic analysis of colorectal cancer datasets identifies cross-cohort microbial diagnostic signatures and a link with choline degradation ［J］. Nat Med, 2019,25(4): 667 - 678.

［6］ Guo S, Li L, Xu B, et al. A simple and novel fecal biomarker for colorectal cancer: ratio of fusobacterium nucleatum to probiotics populations, based on their antagonistic effect ［J］. Clin Chem, 2018,64(9): 1327 - 1337.

［7］ Sobhani I, Tap J, Roudot-Thoraval F, et al. Microbial dysbiosis in colorectal cancer (CRC) patients ［J］. PLoS One, 2011,6(1): e16393.

［8］ Nakatsu G, Zhou H, Wu W K K, et al. Alterations in enteric virome are associated with colorectal cancer and survival outcomes ［J］. Gastroenterology, 2018,155(2): 529 - 541,e525.

［9］ Yachida S, Mizutani S, Shiroma H, et al. Metagenomic and metabolomic analyses reveal distinct stage-specific phenotypes of the gut microbiota in colorectal cancer ［J］. Nat Med, 2019,25(6): 968 - 976.

［10］ Zhernakova A, Kurilshikov A, Bonder M J, et al. Population-based metagenomics analysis reveals markers for gut microbiome composition and diversity ［J］. Science, 2016,352(6285): 565 - 569.

［11］ Hofseth L J, Hebert J R, Chanda A, et al. Early-onset colorectal cancer: initial clues and current views ［J］. Nat Rev Gastroenterol Hepatol, 2020,17(6): 352 - 364.

［12］ Fais T, Delmas J, Serres A, et al. Impact of CDT toxin on human diseases ［J］. Toxins (Basel), 2016,8(7): 220.

［13］ Taieb F, Nougayrede J P, Watrin C, et al. Escherichia coli cyclomodulin Cif induces G2 arrest of the host cell cycle without activation of the DNA-damage checkpoint-signalling pathway ［J］. Cell Microbiol, 2006,8(12): 1910 - 1921.

［14］ Fabbri A, Travaglione S, Fiorentini C. Escherichia coli cytotoxic necrotizing factor 1 (CNF1): toxin biology, in vivo applications and therapeutic potential ［J］. Toxins (Basel), 2010,2(2): 283 - 296.

［15］ Rubinstein M R, Wang X, Liu W, et al. Fusobacterium nucleatum promotes colorectal carcinogenesis by modulating E-cadherin/beta-catenin signaling via its FadA adhesin ［J］. Cell Host Microbe, 2013,14(2): 195 - 206.

［16］ Abed J, Emgard J E, Zamir G, et al. Fap2 mediates fusobacterium nucleatum colorectal adenocarcinoma enrichment by binding to tumor-expressed gal-galNAc ［J］. Cell Host Microbe, 2016,20(2): 215 - 225.

［17］ Liu X, Lu R, Wu S, et al. Salmonella regulation of intestinal stem cells through the Wnt/beta-catenin pathway ［J］. FEBS Lett, 2010,584(5): 911 - 916.

［18］ Wu S, Ye Z, Liu X, et al. Salmonella typhimurium infection increases p53 acetylation in intestinal epithelial cells ［J］. Am J Physiol Gastrointest Liver Physiol, 2010,298(5): G784 - 794.

［19］ Ye X, Wang R, Bhattacharya R, et al. Fusobacterium nucleatum subspecies animalis influences proinflammatory cytokine expression and monocyte activation in human colorectal tumors ［J］. Cancer Prev Res (Phila), 2017,10(7): 398 - 409.

［20］ Holmer R, Wätzig G H, Tiwari S, et al. Interleukin-6 trans-signaling increases the expression of carcinoembryonic antigen-related cell adhesion molecules 5 and 6 in colorectal cancer cells ［J］. BMC Cancer, 2015,15: 975.

［21］ Geis A L, Fan H, Wu X, et al. Regulatory T-cell response to enterotoxigenic bacteroides fragilis colonization triggers IL17-dependent colon carcinogenesis ［J］. Cancer Discov, 2015,5(10): 1098 - 1109.

［22］ Chung L, Thiele Orberg E, Geis A L, et al. Bacteroides fragilis Toxin Coordinates a pro-carcinogenic inflammatory cascade via targeting of colonic epithelial cells ［J］. Cell Host Microbe, 2018,23(2): 203 - 214, e205.

［23］ Liu X, Lu R, Xia Y, et al. Eukaryotic signaling pathways targeted by Salmonella effector protein AvrA in intestinal infection in vivo ［J］. BMC Microbiol, 2010,10: 326.

［24］ Arthur J C, Perez-Chanona E, Muhlbauer M, et al. Intestinal inflammation targets cancer-inducing activity of the microbiota ［J］. Science, 2012,338(6103): 120 - 123.

［25］ Maddocks O D, Scanlon K M, Donnenberg M S. An Escherichia coli effector protein promotes host mutation via depletion of DNA mismatch repair proteins ［J］. mBio, 2013,4(3): e00152 - 00113.

［26］ Roxas J L, Ryan K, Vedantam G, et al. Enteropathogenic escherichia coli dynamically regulates EGFR signaling in intestinal epithelial cells ［J］. Am J Physiol Gastrointest Liver Physiol, 2014,307(3): G374 - 380.

［27］ Goodwin A C, Destefano Shields C E, Wu S, et al. Polyamine catabolism contributes to enterotoxigenic bacteroides fragilis-induced colon tumorigenesis ［J］. Proc Natl Acad Sci U S A, 2011,108(37): 15354 - 15359.

［28］ Snezhkina A V, Krasnov G S, Lipatova A V, et al. The dysregulation of polyamine metabolism in colorectal cancer is associated with overexpression of c-Myc and C/EBPβ rather than enterotoxigenic bacteroides fragilis Infection ［J］. Oxid Med Cell Longev, 2016,2016: 2353560.

［29］ Gao Z, Guo B, Gao R, et al. Microbiota disbiosis is associated with colorectal cancer ［J］. Front Microbiol, 2015,6: 20.

［30］ Chassaing B, Vijay-Kumar M, Gewirtz A T. How diet can impact gut microbiota to promote or endanger health ［J］. Curr Opin Gastroenterol, 2017,33(6): 417 - 421.

［31］ Guinane C M, Cotter P D. Role of the gut microbiota in health and chronic gastrointestinal disease: understanding a hidden metabolic organ ［J］. Therap Adv Gastroenterol, 2013,6(4): 295 - 308.

［32］ Bullman S, Pedamallu C S, Sicinska E, et al. Analysis of fusobacterium persistence and antibiotic response in colorectal cancer ［J］. Science, 2017,358(6369): 1443 - 1448.

［33］ Hernandez-Luna M A, Lopez-Briones S, Luria-Perez R. The four horsemen in colon cancer ［J］. J Oncol, 2019,2019: 5636272.

［34］ Wild C P, Scalbert A, Herceg Z. Measuring the exposome: a powerful basis for evaluating environmental exposures and cancer risk ［J］. Environ Mol Mutagen, 2013,54(7): 480 - 499.

［35］ Wild C P. Complementing the genome with an "exposome": the outstanding challenge of environmental exposure measurement in molecular epidemiology ［J］. Cancer Epidemiol Biomarkers Prev, 2005,14(8): 1847 - 1850.

［36］ Sobhani I, Bergsten E, Couffin S, et al. Colorectal cancer-associated microbiota contributes to oncogenic epigenetic signatures ［J］. Proc Natl Acad Sci U S A, 2019,116(48): 24285 - 24295.

［37］ Huang P, Liu Y. A reasonable diet promotes balance of intestinal microbiota: prevention of precolorectal cancer ［J］. Biomed Res Int, 2019,2019: 3405278.

［38］ Chassaing B, Koren O, Goodrich J K, et al. Dietary emulsifiers impact the mouse gut microbiota promoting colitis and metabolic syndrome ［J］. Nature, 2015,519(7541): 92 - 96.

［39］ Hidayat K, Yang C M, Shi B M. Body fatness at an early age and risk of colorectal cancer ［J］. Int J Cancer, 2018,142(4): 729 - 740.

［40］ Kantor E D, Udumyan R, Signorello L B, et al. Adolescent body mass index and erythrocyte sedimentation rate in relation to colorectal cancer risk ［J］. Gut, 2016,65(8): 1289 - 1295.

［41］ Renehan A G, Flood A, Adams K F, et al. Body mass index at different adult ages, weight change, and colorectal cancer risk in the National Institutes of Health-AARP Cohort [J]. Am J Epidemiol, 2012,176(12): 1130 - 1140.

[42] Kim H, Song M, Giovannucci E L. Adolescent body mass index and risk of colon and rectal cancer in a cohort of 1. 79 million Israeli men and women: A population-based study [J]. Cancer, 2018,124(1): 212 - 213.

[43] Levi Z, Kark J D, Barchana M, et al. Measured body mass index in adolescence and the incidence of colorectal cancer in a cohort of 1. 1 million males [J]. Cancer Epidemiol Biomarkers Prev, 2011,20(12): 2524 - 2531.

[44] Stidham R W, Higgins P D R. Colorectal cancer in inflammatory bowel disease [J]. Clin Colon Rectal Surg, 2018,31(3): 168 - 178.

[45] Viennois E, Merlin D, Gewirtz A T, et al. Dietary emulsifier-induced low-grade inflammation promotes colon carcinogenesis [J]. Cancer Res, 2017,77(1): 27 - 40.

[46] Zhang Q, Berger F G, Love B, et al. Maternal stress and early-onset colorectal cancer [J]. Med Hypotheses, 2018,121: 152 - 159.

[47] Akagawa S, Tsuji S, Onuma C, et al. Effect of delivery mode and nutrition on gut microbiota in Neonates [J]. Ann Nutr Metab, 2019,74(2): 132 - 139.

[48] Tamburini S, Shen N, Wu H C, et al. The microbiome in early life: implications for health outcomes [J]. Nat Med, 2016,22 (7): 713 - 722.

[49] Scott F I, Horton D B, Mamtani R, et al. Administration of antibiotics to children before age 2 years increases risk for childhood obesity [J]. Gastroenterology, 2016,151(1): 120 - 129, e125.

[50] Dik V K, van Oijen M G, Smeets H M, et al. Frequent use of antibiotics is associated with colorectal cancer risk: results of a nested case-control study [J]. Dig Dis Sci, 2016,61(1): 255 - 264.

[51] Wang J L, Chang C H, Lin J W, et al. Infection, antibiotic therapy and risk of colorectal cancer: a nationwide nested case-control study in patients with Type 2 diabetes mellitus [J]. Int J Cancer, 2014,135(4): 956 - 967.

[52] Boursi B, Haynes R, Mamtani R, et al. Impact of antibiotic exposure on the risk of colorectal cancer [J]. Pharmacoepidemiol Drug Saf, 2015,24(5): 534 - 542.

[53] Klein E Y, Van Boeckel T P, Martinez E M, et al. Global increase and geographic convergence in antibiotic consumption between 2000 and 2015 [J]. Proc Natl Acad Sci U S A, 2018,115(15): E3463 - E3470.

[54] Sanyaolu L N, Oakley N J, Nurmatov U, et al. Antibiotic exposure and the risk of colorectal adenoma and carcinoma: a systematic review and meta-analysis of observational studies [J]. Colorectal Dis, 2020,22(8): 858 - 870.

[55] Zhang J, Haines C, Watson A J M, et al. Oral antibiotic use and risk of colorectal cancer in the United Kingdom, 1989 - 2012: a matched case-control study [J]. Gut, 2019,68(11): 1971 - 1978.

[56] Wan Q Y, Zhao R, Wang Y, et al. Antibiotic use and risk of colorectal cancer: a meta-analysis of 412 450 participants [J]. Gut, 2020,69(11): 2059 - 2060.

[57] O'Sullivan O, Coakley M, Lakshminarayanan B, et al. Alterations in intestinal microbiota of elderly Irish subjects post-antibiotic therapy [J]. J Antimicrob Chemother, 2013,68(1): 214 - 221.

[58] Lode H, Von der Hoh N, Ziege S, et al. Ecological effects of linezolid versus amoxicillin/clavulanic acid on the normal intestinal microflora [J]. Scand J Infect Dis, 2001,33(12): 899 - 903.

[59] Ananthakrishnan A N, Bernstein C N, Iliopoulos D, et al. Environmental triggers in IBD: a review of progress and evidence [J]. Nat Rev Gastroenterol Hepatol, 2018,15(1): 39 - 49.

[60] Knoop K A, McDonald K G, Kulkarni D H, et al. Antibiotics promote inflammation through the translocation of native commensal colonic bacteria [J]. Gut, 2016,65(7): 1100 - 1109.

[61] Rigoni R, Fontana E, Guglielmetti S, et al. Intestinal microbiota sustains inflammation and autoimmunity induced by hypomorphic RAG defects [J]. J Exp Med, 2016,213(3): 355 - 375.

[62] Bailey L C, Forrest C B, Zhang P, et al. Association of antibiotics in infancy with early childhood obesity [J]. JAMA Pediatr, 2014,168(11): 1063 - 1069.

[63] Kaur K, Saxena A, Debnath I, et al. Antibiotic-mediated bacteriome depletion in Apc(Min/+) mice is associated with reduction in mucus-producing goblet cells and increased colorectal cancer progression [J]. Cancer Med, 2018,7(5): 2003 - 2012.

[64] Zhang C, Tian Y, Song F, et al. Salinomycin inhibits the growth of colorectal carcinoma by targeting tumor stem cells [J]. Oncol Rep, 2015,34(5): 2469 - 2476.

[65] Hattori N, Niwa T, Ishida T, et al. Antibiotics suppress colon tumorigenesis through inhibition of aberrant DNA methylation in an azoxymethane and dextran sulfate sodium colitis model [J]. Cancer Sci, 2019,110(1): 147 - 156.

[66] Hardiman K M, Liu J, Feng Y, et al. Rapamycin inhibition of polyposis and progression to dysplasia in a mouse model [J]. PLoS One, 2014,9(4): e96023.

第 **7** 章

其他环境因素

颜宏利,汪锦江

早发性结直肠癌是指发病年龄小于 50 岁的结直肠癌。在过去的 40 年里,EOCRC 在全球范围内的发病率呈快速上升趋势。环境因素在 EOCRC 的发生发展中发挥重要作用,除了前面几章中提到的饮食因素、生活习惯、肠道菌群和抗生素,其他环境因素(先天性因素、自然环境因素、伴发疾病和药物)也参与了 EOCRC 的发生发展。与 EOCRC 相关的先天性因素包括出生体重、肠道微生态和母体应激(产妇压力和相关的睡眠障碍)。与 EOCRC 相关的自然环境因素包括化学因素(金属工业、玻璃、矿物和纤维制造业产生的致癌物质)、物理因素(阳光、石棉和香烟)和生物因素(细菌、病毒、霉菌和寄生虫)。另外,炎症性肠病、糖尿病和结直肠息肉也与 EOCRC 的发生发展密切相关。

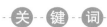

早发性结直肠癌;危险因素;环境因素;母体应激;先天性因素;自然环境因素;伴发疾病;药物

早发性结直肠癌指发病年龄小于 50 岁的结直肠癌。在过去的 40 年里,EOCRC 在全球范围内的发病率呈快速上升趋势,预计到 2030 年将增加 140％以上。EOCRC 在病理学、流行病学、解剖学、代谢学和生物学方面都与晚发性结直肠癌存在显著的差异。虽然已经有不少科学严谨的流行病学研究探索了诱发 EOCRC 的环境因素,但是我们对该疾病的病因和发病机制的了解还远远不够。环境因素在 EOCRC 的发生发展中发挥重要作用,除了前面几章中提到的饮食因素、生活习惯、肠道菌群和抗生素,其他环境因素(先天性因素、自然环境因素、伴发疾病和药物)也参与了 EOCRC 的发生发展。本文将对这些其他环境因素在 EOCRC 发生发展中的作用做一简要概述。

一、先天性因素

1. 出生体重　Yu 等人进行的一项 meta 分析结果显示，与出生体重≤4 000 g 的受试者相比，高出生体重(>4 000 g)与成人期肥胖风险增加有关(OR 2.07，95% CI：1.91～2.24)。这些结果表明，高出生体重与成人期肥胖风险增加有关，成人期肥胖可能是出生体重导致各种疾病发生率上升的中介[1]。Schellong K[2] 和 Zhao[3] 等人进行的 2 项 meta 分析也均显示，出生体重>4 000 g 会显著增加成年期发生超重和肥胖的风险。

Wang 等人进行的一项 meta 分析，纳入了 5 项队列研究，共有 88 282 名参与者和 1955 例结直肠癌或腺瘤病例。与中等出生体重水平相比，高出生体重与结直肠肿瘤风险增加显著相关($RR=1.20$，95%CI：1.07～1.34，$P=0.002$)；排除结直肠腺瘤研究后，与中等出生体重水平相比，出生体重高也与结直肠癌风险增加显著相关($RR=1.34$，95%CI：1.08～1.68，$P=0.009$)。与中等出生体重水平相比，低出生体重也与结直肠肿瘤风险增加显著相关($RR=1.15$，95%CI：1.00～1.31，$P=0.047$)；然而，在排除结直肠腺瘤后，与中等出生体重水平相比，低出生体重与结直肠癌风险无显著相关性($RR=1.24$，95%CI：0.96～1.60，$P=0.098$)[4]。

1993—1999 年，有学者分析了一组报告了出生体重的 45～79 岁的人群，共有 4 532 名的男性和 7 325 名女性，均接受了前瞻性随访。随访研究结果显示，相对于出生体重 2 500～3 249 g 的个体，出生体重>4 000 g 的人群患结直肠癌的调整风险比为 2.57(95% CI：1.15～5.74)。另外，相对于出生体重 2 500～3 249 g 的个体，低出生体重婴儿患结直肠癌的风险也显著增加[5]。

Smith NR 等人对 1936—1972 年出生的 193 306 名来自丹麦哥本哈根学校健康记录登记册的儿童进行了前瞻性随访。在纳入的 98 068 名男性和 95 238 名女性中，平均出生体重随时间变化很小(表 7-1)[6]。在 3 813 621 人年的随访期间，共发生了 1 465 例结肠癌和 961 例直肠癌(表 7-2，表 7-3)[6]。27 576 人死于结直肠癌以外的其他原因，2 402 人移民，49 人失访，160 853 人在随访结束时存活。男性和女性的结直肠癌发病率无显著差异。出生体重与结肠癌的发生率呈正相关，每千克出生体重的 HR 为 1.14(95% CI，1.04～1.26)。对于直肠癌，出生体重低于 3.5 kg 时，出生体重与直肠癌发病率无显著相关性；出生体重超过 3.5 kg 时，出生体重与直肠癌的发病率呈负相关[4.5 kg 时，HR=0.77(95% CI，0.61～0.96)]。此外，出生体重与结肠癌和直肠癌之间的关联彼此显著不同($P=0.006$)。所以，作者得出结论，出生体重与成人结肠癌的发病率呈正相关；而出生体重高于 3.5 kg 时，出生体重与直肠癌的发病率呈负相关。结果强调了将结肠癌和直肠癌作为两个不同实体进行研究的重要性[6]。

表7-1 丹麦哥本哈根学校健康记录中1936—1972年出生人群的出生体重特征[6]

出生人群	男性			女性		
	人数	出生体重的平均值(kg)	出生体重的标准差(kg)	人数	出生体重的平均值(kg)	出生体重的标准差(kg)
总体	98 068	3.44	0.55	95 238	3.31	0.53
1936—1939	10 798	3.48	0.57	9 854	3.37	0.56
1940—1944	19 406	3.46	0.56	18 850	3.33	0.53
1945—1949	20 009	3.46	0.56	19 635	3.32	0.53
1950—1954	14 269	3.41	0.55	14 112	3.29	0.53
1955—1959	11 679	3.39	0.55	11 339	3.27	0.52
1960—1964	9 353	3.41	0.55	9 156	3.29	0.51
1965—1969	8 361	3.42	0.53	8 301	3.29	0.51
1970—1972	4 193	3.43	0.53	3 991	3.30	0.50

表7-2 每千克出生体重与成年期结肠癌发病率的风险比[6]

性别	人数	结肠癌病例数	风险比	95%CI
全部	193 306	1 465	1.14	1.04~1.26
男性	98 068	781	1.17	1.04~1.33
女性	95 238	684	1.11	0.97~1.27

表7-3 出生体重为2.5kg、3.5kg和4.5kg时,每千克出生体重与成年期直肠癌发病风险比[6]

性别	人数	直肠癌病例数	出生体重					
			2.5 kg		3.5 kg		4.5 kg	
			风险比	95%CI	风险比	95%CI	风险比	95%CI
总体	193 306	961	0.92	0.76~1.12	1.00	参考值	0.77	0.61~0.96
男性	98 068	582	0.97	0.75~1.24	1.00	参考值	0.80	0.61~1.05
女性	95 238	379	0.89	0.66~1.19	1.00	参考值	0.73	0.50~1.07

在研究中结肠癌和直肠癌通常被认为是一个整体,但是它们在生理学和组织学上存在很多差异,而且它们的危险因素也有所不同。体质指数已被证明是结肠癌的危险因素,但未被证明是直肠癌的危险因素[7]。在另一个研究中,BMI与两性的结肠癌发病率呈正相关,也与男性的直肠癌发病率呈正相关[8]。高出生体重被发现与超重或肥胖风险增加有关[1-3]。然而,很少有研究调查了结直肠癌的起源不一致性。这可能是因为这些研究在

统计分析时没有区分结肠癌和直肠癌[9-12]。

总而言之,出生体重低会降低结肠癌风险,未观察到与直肠癌具有相关性。然而,出生体重高会增加结肠癌风险,降低直肠癌风险。这项研究提示出生前或早期生活暴露对以后生命癌症风险的可能影响,奠定了将结直肠癌根据部位分为特异性效应的重要性。

2. 肠道微生态 肠道菌群失调被认为 EOCRC 病率增加的可能病因[13,14]。美国临床肿瘤学会的一项研究,比较了非转移性微卫星稳定(microsatellite stability,MSS)型早发性结肠癌患者[40 岁以下发病(early-onset colon cancer,EO-CC)]与中等年龄发病的结肠癌(60 岁以上发病,AO-CC)中的肠道微生物特征[15]。以 2014—2019 年切除的Ⅰ~Ⅲ期 MSS 型结肠癌患者的标本采用 *MSK-IMPACT* 进行二代测序(next generation sequence,NGS),*MSK-IMPACT* 是一个大型的多基因组合(Panel)。使用非人类读取序列的验证技术来识别肿瘤组织中的微生物种类。结果发现在 275 名 MSS 患者中,分别有 24 名(平均年龄 33.6 岁,范围 24~39 岁)和 114 名患者(平均年龄 70 岁,范围 61~90 岁)患有 EO-CC 和 AO-CC[15]。两组在性别、肿瘤分期和新辅助治疗等临床病理特征上无显著差异[15]。与 AO-CC 相比,EO-CC 中左半结肠癌更多见(81% vs. 45%,$P=0.001$)。EO-CC 和 AO-CC 之间的肿瘤微生物多样性没有显著差异($P=0.95$,表 7-4)[15]。尽管与 AO-CC 相比,EO-CC 中来自细菌门的微生物种类相对丰富,例如放线菌、奇异球菌-栖热菌、α 变形菌、γ 变形菌和 δ 变形菌,但差异并无统计学差异(表 7-4)[15]。其后的分析也显示 EO-CC 和 AO-CC 在肿瘤微生物种类的丰度和多样性方面并无显著差异,表明肠道微生态失调可能不是 EOCRC 的主要驱动因素。然而,需要更大样本量的研究来进行深入分析和亚组比较。

表 7-4 MSS 型 EOCRC 和中等年龄发病的结肠癌患者的肠道菌群丰度比较[15]

肠道菌群	早发性结肠癌 ($n=24$)		中等年龄发病的结肠癌 ($n=114$)		OR 值	95%CI
	阳性	阴性	阳性	阴性		
鲍曼不动杆菌	6	18	8	106	4.4	(0.5~35.7)
珊瑚球菌	4	20	2	112	11.2	(0.5~260.5)
寻常脱硫弧菌	4	20	3	111	7.4	(0.4~122.2)
Plautia stali 共生体	4	20	3	111	7.4	(0.4~122.2)
纤维单胞菌	4	20	1	113	22.6	(0.4~1 237.4)
戈壁奇异球菌	4	20	1	113	22.6	(0.4~1 237.4)
根癌农杆菌	4	20	4	110	5.5	(0.4~75.3)
耐辐射运动球菌	4	20	4	110	5.5	(0.4~75.3)

近年来，微生物组领域研究呈指数级增长。肠道微生物组作为环境（我们吃的东西）、免疫系统和遗传性疾病的易感性（遗传学）之间的相互作用而存在。所有这些因素都与癌症的发展独立相关。因此，微生物组是预防癌症和治疗癌症的潜在目标。在这方面，Riquelm[16]及其同事研究了胰腺肿瘤内的细菌，长期存活者的细菌多样性更高，具有特定的菌群特征，并且肿瘤内的免疫细胞水平更高。此外，当他们将长期和短期胰腺癌幸存者的粪便移植到患有胰腺肿瘤的小鼠体内时，研究人员可以诱导小鼠胰腺肿瘤的细菌和免疫细胞水平发生类似的变化。这些发现提示我们，未来也许可以通过肠道微生物来进行EOCRC的筛查和预防。他们还为我们提供了新的治疗选择，包括抗生素、益生菌和疫苗，通过靶向调控肠道菌群来抑制癌症的生长。

3. 母体应激　产妇压力和相关的睡眠障碍可以通过表观遗传机制对后代肠道健康产生影响。全世界的粗出生率一直在下降，每五年下降1%～2%[17]，而且早产率[18]和低足月分娩率（表明胎儿窘迫）正在增加[19,20]。在美国，导致新生儿出生体重下降的一个重要原因是，由于职业需求和社会因素导致的母亲社会心理压力的不断上升[20,21]。虽然我们仍不知道，母亲压力和后代的EOCRC之间是否有直接联系，但是目前有间接证据支持这一假设。在全球范围内，由压力引起的胃肠道疾病患病率为7.3%[22]。女性经历了65%的严重病例，其中大部分在育龄期（15～34岁）[23]。长期以来人们一直认为，感知压力会导致溃疡的形成[24]和可引发肠易激综合征[25]。这一事实表明：压力可以影响胃肠道，压力还导致炎症和溃疡。这两者都会增加EOCRC的风险[26-28]。压力通常以微生物群为作用对象，肠道微生物群在CRC的发生发展中起着至关重要的作用[29]。它还在中枢神经系统（central nervous system，CNS）、信号传导系统、免疫和内分泌系统的出生后发育和成熟中发挥重要作用。双向微生物组-脑-肠轴的调节对于维持体内平衡起着至关重要的作用。

越来越多的证据表明，肠道微生态在压力的早期形成和发展中发挥作用。越来越多的研究表明肠道微生物影响大脑功能和神经发生，包括敏感性[30]。感知压力调节微生物群的反应存在种族差异[31]。在动物模型中，压力可以导致瘦小鼠的肠道微生物群更接近于肥胖小鼠[32]。母体分离会导致肠道内炎症、高皮质酮血症、肠道通透性增强和微生态失调；令人振奋的是，这一过程可以被益生菌阻止[33]。含有益生菌的饮食和益生元，可以减弱焦虑样行为和海马依赖的压力回路[34-36]，这也说明这种焦虑与微生物态有关。同样，母亲妊娠期间使用抗生素会引起母体感染概率的增加[37]。在女性中，益生菌可预防产后抑郁症[38]；体内微生态失调这一过程，会从母亲转移到孩子，这一事实才刚刚被认识[39]。事实上，抗生素暴露塑造的母体肠道微生物群可能影响后代，导致后代发生炎症性肠病的风险增加。同样，新霉素治疗怀孕小鼠导致后代产生免疫耐受性抗原呈递细胞（antigen-presenting cell，APC），而这些APC已减少特定的自身抗原呈递功能并防止糖尿病的发展[40]。结果表明，产前暴露于抗生素在最早的时间点影响了肠道细菌组成。

通过微生物群和/或其代谢物的垂直转移（怀孕、分娩和母乳喂养），怀孕期间的肥胖（EOCRC的危险因素）影响婴儿肠道微生物群的组成结构[40,41]。母亲的微生物群对胎儿发育中的胃肠道会造成深远影响，迄今为止的数据证实微生物群可以塑造肠道健康，并增加 EOCRC 的风险。

睡眠中断和相关压力与 CRC 相关。我们从动物和流行病学研究中了解到，压力会增加 CRC 风险[42]。睡眠越少，代谢综合征的风险更高[43,44]，而肥胖与 EOCRC 相关联。压力会扰乱睡眠，反之亦然[45-47]。虽然我们目前不知道母亲的睡眠中断和相关压力是否会导致其后代患 CRC 的风险增加，母亲的睡眠模式和压力与胎儿的许多疾病有关，对男婴儿影响更甚[48]，包括肠道健康，并增加患 CRC 的风险[49-51]。另一个观察结果是母亲的压力会导致睡眠中断，可以预测后代的低出生体重和宫内生长限制[52-54]，影响后代疾病的发生发展[55,56]。

二、自然环境因素

人类恶性肿瘤中的 90％ 与环境因素或与某些环境致癌因素相关，其关联性主要通过流行病学研究确定。环境致癌因素多种多样，大致可以分为化学因素、物理因素和生物因素 3 大类。

根据与肿瘤发生相关性证据的强度，2019 年 WHO 国际癌症研究机构（International Agency for Research on Cancer，IARC）将致癌物重新划分为下述 3 大类。Ⅰ类致癌物：有充分证据证明对人及实验动物有致癌性，且具有致癌物质的关键特征。Ⅱ类致癌物：又分为对人很可能致癌的Ⅱa 和对人可能致癌的Ⅱb。Ⅱa 有充分的动物实验证据，但对人的证据有限；Ⅱb 对人的证据有限，对动物致癌证据不充分。Ⅲ类致癌物：现有证据无法分级[57]。

1. 化学致癌因素　能引起人或动物发生肿瘤的化学物质统称为化学致癌物，主要包括烷化剂类、多环芳烃类、芳香胺类、霉菌毒素、偶氮染料和亚硝基化合物等几类化合物。化学致癌物根据其性质可分为直接致癌物和间接致癌物。直接致癌物是指不需要经过生物转化就能造成细胞大分子损伤的化合物，而间接致癌物则指母体化合物需要通过生物转化激活后才具有损伤细胞大分子能力的化合物。化学致癌物的共同特征，是带有或激活后具有亲电子基团，此种亲电子化合物可与亲核的核酸或具有重要活性的蛋白质形成共价结合，从而导致 DNA 损伤。DNA 损伤如果不能在细胞复制之前修复，细胞会发生凋亡，但逃避了凋亡的细胞终将造成基因突变，导致癌变[58]。与结直肠癌风险增加相关的主要化学致癌物有以下两种：

（1）金属工业产生的致癌物质：金属工业释放了大量的致癌物质，如二噁英、重金属、苯或多环芳烃，在润滑或冷却金属工件时使用的矿物油和金属加工液，都与结直肠癌的风险增加相关。

（2）玻璃、矿物和纤维制造业产生的致癌物质：瑞典的一项调查显示，居住在离玻璃厂 2 km 以内的人群中，结直肠癌的发生风险显著增加。释放的致癌物主要是金属（砷、镉、铅、铬)、二噁英和苯,与结直肠癌的风险增加相关。

2. 物理致癌因素

(1)阳光:在阳光下长时间暴露会增加患黑色素瘤、鳞状细胞癌和皮肤基底细胞癌的风险。暴露在阳光下的突变部分的皮肤细胞的突变率比外周 T 细胞高出大约 1 000 倍[59-61],这表明阳光可以诱发突变。阳光会使人的角质形成细胞发生变异。对于基底细胞皮肤癌,DNA 损伤的性质和肿瘤抑制基因的点突变确实支持了致癌机制的诱变作用。由于阳光对细胞分裂和死亡同时产生影响,所以选择性作用也很重要,甚至可能主导癌症的发生发展。

(2)石棉:石棉导致结直肠癌的机制与石棉纤维中的铁离子产生的氧自由基导致的 DNA 损伤有关。另外,石棉纤维对靶细胞的直接促分裂作用和激活炎症细胞并促进其释放细胞因子等也可能与其致癌作用相关。

(3)香烟:吸烟是大多数肺癌的环境危险因素。吸烟在部分程度上会增加外周血或脐带血 T 细胞的点突变[61,62]。一些分析发现,吸烟者和不吸烟者肺部肿瘤中 TP53 基因的突变率没有显著差异,尽管这一结论一直存在争议。

3. 生物致癌因素

(1)霉菌:目前研究发现,有 10 余种霉菌可能引起癌症,霉菌产生的毒素有很强的致癌或促癌作用,其中以黄曲霉素致癌能力最强。黄曲霉素广泛存在于霉变的花生、玉米、大米、豆类食品中,可以诱发肝癌及肾、肺、胃、皮下组织的肿瘤。

(2)病毒:在 1997 年,世界卫生组织宣布,84%的癌症具有肯定的病毒感染原因;而英国癌症研究组织最新研究报告则指出,全世界每年新增的癌症患者中,约有 180 万的患者是因为病毒感染而导致的。在我国最常见的有:乙型肝炎病毒致肝炎、EB 病毒致鼻咽癌、人乳头状瘤病毒致宫颈癌等。

(3)细菌:胃炎、胃溃疡、胃癌与幽门螺杆菌的感染有关,用某些抗生素杀灭幽门螺杆菌,可降低胃炎、胃溃疡和胃癌的发病率。研究报告指出,长期感染幽门螺杆菌的患者,得胃癌的概率会比正常人高出 4～6 倍。而同时,幽门螺杆菌导致胃黏膜相关的淋巴瘤,也已获得证实。

(4)寄生虫:世界卫生组织通过流行病调查发现,体内某些寄生虫与某种癌症有关,如血吸虫病与大肠癌密切相关,原因是血吸虫在患者的大肠黏膜下产卵,刺激局部组织增生,诱发大肠癌。

三、伴发疾病与药物

1. 炎症性肠病　炎症性肠病是一类病因不明的肠道慢性非特异性炎症,包括溃疡性结肠炎和克罗恩病。研究表明,约 20% 的 IBD 患者在发病 10 年内发生结直肠癌。IBD 发生结直肠癌的风险是正常人的 2～4 倍。IBD 相关结直肠癌的病理类型以黏液腺癌和印戒细胞癌居多,且五年生存率仅为 19%～55%,预后较差。

慢性肠道炎症的持续时间,以及炎症的严重程度都会影响患者罹患结直肠癌的风险[63]。虽然肠道炎症在 IBD 的致癌作用中起关键作用,其他因素也有贡献。例如,原发性硬化性胆管炎(primary sclerosing cholangitis,PSC),一种慢性胆管炎性疾病,是一种经过验证的癌症危险因素[63]。与仅患有溃疡性结肠炎的患者相比,并发 PSC 的溃疡性结肠炎患者,其发生结直肠癌癌前病变的风险增加了 5 倍[64]。遗传因素似乎也可影响 IBD 的癌症风险,因为 IBD 患者中若有结直肠癌家庭史,IBD 患者发生结直肠癌风险高 2 倍[63]。

根据流行病学调查,IBD 病程、发病年龄、肿瘤家族史和病变范围是 IBD 患者发生结直肠癌的主要因素。IBD 病程 10 年、20 年、30 年的癌变率分别为 2%、8%、18%。19 岁之前发病的 IBD,结直肠癌发病的相对危险度为 43.8,而 20～39 岁发病者为 2.65,60～79 岁 IBD 患者的发病风险低于普通人群,发病年龄小于 30 岁的 IBD 患者发生结直肠癌的风险是正常人群的 4 倍。有结直肠癌家族史的 IBD 患者发病的相对危险度为 2.5。病变范围是癌变的另一个高危因素,广泛性或全结肠 IBD 发生癌变的风险最高,是正常人群的 15 倍。

IBD 是一种慢性炎症性病变,其癌变模式为炎症-不典型增生-癌变,癌变的发生与各种炎性因子和氧自由基相关。炎症因子(TNF、IL-31、IL-6 等)的释放可以导致基因突变、抑制凋亡、促进细胞增殖和血管生成,同时也会引起基因甲基化的改变。氧化应激在 IBD 癌变过程中也发挥重要作用,激活的炎症细胞会产生高水平的活性氧,包括超氧自由基、羟自由基和过氧化氢等,可导致 DNA 和 RNA 的合成异常、蛋白组装和 DNA 修复异常,进而诱发癌变。

2. 结直肠息肉 结直肠息肉是结直肠黏膜上皮细胞异常增生形成的隆起性结构。结直肠息肉又可以分为炎性息肉、增生性息肉、腺瘤性息肉和锯齿状息肉等几大类。大多数结直肠癌是由结直肠腺瘤性息肉演变而来的。锯齿状息肉发生癌变的风险也很高。WHO 将锯齿状息肉分为增生性息肉、传统锯齿状腺瘤和无蒂锯齿状腺瘤。

3. 糖尿病 糖尿病是结直肠癌发生的危险因素。一项 meta 分析结果显示 2 型糖尿病与结直肠癌患病风险呈正相关[65],并且女性糖尿病患者发生结直肠癌的风险更高[66]。西方化的生活方式可导致胰岛素抵抗和代偿性高胰岛素血症[67],这两者均与结直肠癌的发病相关。胰岛素样生长因子 1 和 2 与其受体结合后可抑制细胞凋亡、促进细胞分化,加快细胞增殖,加速分子水平突变的累积,在结直肠癌的起始阶段起到了重要的作用[68]。

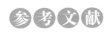

参 考 文 献

[1] Yu Z, Han S, Zhu G, et al. Birth weight and subsequent risk of obesity: A systematic review and meta-analysis [J]. Obes Rev, 2011,12(7): 525 - 542.

[2] Schellong K, Schulz S, Harder T, et al. Birth weight and long-term overweight risk: Systematic review and a meta-analysis including 643,902 persons from 66 studies and 26 countries globally [J]. PLoS One, 2012,7(10): e47776.

[3] Zhao Y, Wang S, Mu M, et al. Birth weight and overweight/obesity in adults: A meta-analysis [J]. Eur J Pediatr, 2012,171

(12)：1737 - 1746.

[4] Wang P, He X, Wang B, et al. Birth weight and risk of colorectal cancer：A meta-analysis [J]. Int J Colorectal Dis, 2014,29(8)：1017 - 1018.

[5] Sandhu M S, Luben R, Day N E, et al. Self-reported birth weight and subsequent risk of colorectal cancer [J]. Cancer Epidemiol Biomarkers Prev, 2002,11(9)：935 - 938.

[6] Smith N R, Jensen B W, Zimmermann E, et al. Associations between birth weight and colon and rectal cancer risk in adulthood [J]. Cancer Epidemiol, 2016,42：181 - 185.

[7] Wei E, Giovannucci E, Wu K, et al. Comparison of risk factors for colon and rectal cancer [J]. Int J Cancer, 2004,108(3)：433 - 442.

[8] Larsson S, Wolk A. Obesity and colon and rectal cancer risk：A meta-analysis of prospective studies [J]. Am J Clin Nutr, 2007, 86(3)：556 - 565.

[9] Sandhu M, Luben R, Day N, et al. Self-reported birth weight and subsequent risk of colorectal cancer [J]. Cancer Epidemiol Biomarkers Prev, 2002,11(9)：935 - 938.

[10] Nilsen T, Romundstad P, Troisi R, et al. Birth size and colorectal cancer risk：A prospective population based study [J]. Gut, 2005,54(12)：1728 - 1732.

[11] Ahlgren M, Wohlfahrt J, Olsen L, et al. Birth weight and risk of cancer [J]. Cancer, 2007,110(2)：412 - 419.

[12] Wang P, He X, Wang B, et al. Birth weight and risk of colorectal cancer：A meta-analysis [J]. Int J Colorectal Dis, 2014,29(8)：1017 - 1018.

[13] Vigneswaran J, Shogan B D. The role of the intestinal microbiome on colorectal cancer pathogenesis and its recurrence following surgery [J]. J Gastrointest Surg, 2020,24(10)：2349 - 2356.

[14] Ternes D, Karta J, Tsenkova M, et al. Microbiome in colorectal cancer：How to get from meta-omics to mechanism? [J]. Trends Microbiol, 2020,28(5)：401 - 423.

[15] Keshinro A, Vanderbilt C, Stadler Z K, et al. Do differences in the microbiome explain early onset in colon cancer? [J]. J Clin Oncol, 2020,38(S15)：e16070.

[16] Riquelme E, Zhang Y, Zhang L, et al. Tumor microbiome diversity and composition influence pancreatic cancer outcomes [J]. Cell, 2019,178(4)：795 - 806. e712.

[17] Nargund G. Declining birth rate in developed countries：A radical policy re-think is required [J]. Facts Views Vis Obgyn, 2009,1 (3)：191 - 193.

[18] Wadhwa P, Entringer S, Buss C, et al. The contribution of maternal stress to preterm birth：Issues and considerations [J]. Clin Perinatol, 2011,38(3)：351 - 384.

[19] Mahumud R, Sultana M, Sarker A. Distribution and determinants of low birth weight in developing countries [J]. J Prev Med Public Health, 2017,50(1)：18 - 28.

[20] Rondó P, Ferreira R, Nogueira F, et al. Maternal psychological stress and distress as predictors of low birth weight, prematurity and intrauterine growth retardation [J]. Eur J Clin Nutr, 2003,57(2)：266 - 272.

[21] Chisholm D, Sweeny K, Sheehan P, et al. Scaling-up treatment of depression and anxiety：A global return on investment analysis [J]. Lancet Psychiatry, 2016,3(5)：415 - 424.

[22] Baxter A, Vos T, Scott K, et al. The global burden of anxiety disorders in 2010 [J]. Psychol Med, 2014,44(11)：2363 - 2374.

[23] Levenstein S, Rosenstock S, Jacobsen R, et al. Psychological stress increases risk for peptic ulcer, regardless of helicobacter pylori infection or use of nonsteroidal anti-inflammatory drugs [J]. Clin Gastroenterol Hepatol, 2015,13(3)：498 - 506. e491.

[24] Chang L. The role of stress on physiologic responses and clinical symptoms in irritable bowel syndrome [J]. Gastroenterology, 2011,140(3)：761 - 765.

[25] Karlitz J, Sherrill M, DiGiacomo D, et al. Factors associated with the performance of extended colonic resection vs. Segmental resection in early-onset colorectal cancer：A population-based study [J]. Clin Transl Gastroenterol, 2016,7；e163.

[26] Nebbia M, Yassin N, Spinelli A. Colorectal cancer in inflammatory bowel disease [J]. Clin Colon Rectal Surg, 2020,33(5)：305 - 317.

[27] Dulai P, Sandborn W, Gupta S. Colorectal cancer and dysplasia in inflammatory bowel disease：A review of disease epidemiology, pathophysiology, and management [J]. Cancer Prev Res (Phila), 2016,9(12)：887 - 894.

[28] Louis P, Hold G, Flint H. The gut microbiota, bacterial metabolites and colorectal cancer [J]. Nat Rev Microbiol, 2014,12(10)：661 - 672.

[29] Huo R, Zeng B, Zeng L, et al. Microbiota modulate anxiety-like behavior and endocrine abnormalities in hypothalamic-pituitary-adrenal axis [J]. Front Cell Infect Microbiol, 2017,7：489.

[30] Carson T, Wang F, Cui X, et al. Associations between race, perceived psychological stress, and the gut microbiota in a sample of generally healthy black and white women：A pilot study on the role of race and perceived psychological stress [J]. Psychosom Med, 2018,80(7)：640 - 648.

[31] Bridgewater L, Zhang C, Wu Y, et al. Gender-based differences in host behavior and gut microbiota composition in response to high fat diet and stress in a mouse model [J]. Sci Rep, 2017,7(1)：10776.

[32] Moya-Pérez A, Perez-Villalba A, Benitez-Páez A, et al. Bifidobacterium cect 7765 modulates early stress-induced immune, neuroendocrine and behavioral alterations in mice [J]. Brain Behav Immun, 2017,65：43 - 56.

[33] McVey Neufeld K, O'Mahony S, Hoban A, et al. Neurobehavioural effects of lactobacillus rhamnosus gg alone and in combination with prebiotics polydextrose and galactooligosaccharide in male rats exposed to early-life stress [J]. Nutr Neurosci, 2019,22(6)：425 - 434.

[34] Taylor A, Holscher H. A review of dietary and microbial connections to depression, anxiety, and stress [J]. Nutr Neurosci, 2020,23(3)：237 - 250.

[35] Matthews D, Jenks S. Ingestion of mycobacterium vaccae decreases anxiety-related behavior and improves learning in mice [J]. Behav Processes, 2013,96；27 - 35.

[36] Degroote S, Hunting D, Baccarelli A, et al. Maternal gut and fetal brain connection：Increased anxiety and reduced social interactions in wistar rat offspring following peri-conceptional antibiotic exposure [J]. Prog Neuropsychopharmacol Biol Psychiatry, 2016,71：76 - 82.

[37] Slykerman R, Hood F, Wickens K, et al. Effect of lactobacillus rhamnosus hn001 in pregnancy on postpartum symptoms of depression and anxiety：A randomised double-blind placebo-controlled trial [J]. EBioMedicine, 2017,24：159 - 165.

[38] Schulfer A, Battaglia T, Alvarez Y, et al. Intergenerational transfer of antibiotic-perturbed microbiota enhances colitis in

susceptible mice [J]. Nat Microbiol, 2018,3(2): 234 - 242.

[39] Kozyrskyj A, Kalu R, Koleva P, et al. Fetal programming of overweight through the microbiome: Boys are disproportionately affected [J]. J Dev Orig Health Dis, 2016,7(1): 25 - 34.

[40] Jost T, Lacroix C, Braegger C, et al. Vertical mother-neonate transfer of maternal gut bacteria via breastfeeding [J]. Environ Microbiol, 2014,16(9): 2891 - 2904.

[41] Kikuchi N, Nishiyama T, Sawada T, et al. Perceived stress and colorectal cancer incidence: The japan collaborative cohort study [J]. Sci Rep, 2017,7: 40363.

[42] Iftikhar I, Donley M, Mindel J, et al. Sleep duration and metabolic syndrome. An updated dose-risk metaanalysis [J]. Ann Am Thorac Soc, 2015,12(9): 1364 - 1372.

[43] Jagannath A, Taylor L, Wakaf Z, et al. The genetics of circadian rhythms, sleep and health [J]. Hum Mol Genet, 2017,26: R128-R138.

[44] McEwen B, Karatsoreos I. Sleep deprivation and circadian disruption: Stress, allostasis, and allostatic load [J]. Sleep Med Clin, 2015,10(1): 1 - 10.

[45] Hirotsu C, Tufik S, Andersen M. Interactions between sleep, stress, and metabolism: From physiological to pathological conditions [J]. Sleep Sci, 2015,8(3): 143 - 152.

[46] Kim E, Dimsdale J. The effect of psychosocial stress on sleep: A review of polysomnographic evidence [J]. Behav Sleep Med, 2007,5(4): 256 - 278.

[47] Ali T, Choe J, Awab A, et al. Sleep, immunity and inflammation in gastrointestinal disorders [J]. World J Gastroenterol, 2013, 19(48): 9231 - 9239.

[48] Lima I, Rodrigues A, Bergamaschi C, et al. Chronic sleep restriction during pregnancy — repercussion on cardiovascular and renal functioning of male offspring [J]. PLoS One, 2014,9(11): e113075.

[49] Thompson C, Larkin E, Patel S, et al. Short duration of sleep increases risk of colorectal adenoma [J]. Cancer, 2011,117(4): 841 - 847.

[50] Jiao L, Duan Z, Sangi-Haghpeykar H, et al. Sleep duration and incidence of colorectal cancer in postmenopausal women [J]. Br J Cancer, 2013,108(1): 213 - 221.

[51] Medic G, Wille M, Hemels M. Short- and long-term health consequences of sleep disruption [J]. Nat Sci Sleep, 2017,9: 151 - 161.

[52] O'Brien L, Bullough A, Owusu J, et al. Snoring during pregnancy and delivery outcomes: A cohort study [J]. Sleep, 2013,36 (11): 1625 - 1632.

[53] Argeri R, Nishi E, Volpini R, et al. Sleep restriction during pregnancy and its effects on blood pressure and renal function among female offspring [J]. Physiol Rep, 2016,4(16): e12888.

[54] Iqbal W, Ciriello J. Effect of maternal chronic intermittent hypoxia during gestation on offspring growth in the rat [J]. Am J Obstet Gynecol, 2013,209(6): 564. e561 - 569.

[55] Peng Y, Wang W, Tan T, et al. Maternal sleep deprivation at different stages of pregnancy impairs the emotional and cognitive functions, and suppresses hippocampal long-term potentiation in the offspring rats [J]. Mol Brain, 2016,9: 17.

[56] Zhao Q, Xie X, Fan Y, et al. Phenotypic dysregulation of microglial activation in young offspring rats with maternal sleep deprivation-induced cognitive impairment [J]. Sci Rep, 2015,5: 9513.

[57] Samet J, Chiu W, Cogliano V, et al. The iarc monographs: Updated procedures for modern and transparent evidence synthesis in cancer hazard identification [J]. J Natl Cancer Inst, 2020,112(1): 30 - 37.

[58] Budzowska M, Kanaar R. Mechanisms of dealing with DNA damage-induced replication problems [J]. Cell Biochem Biophys, 2009,53(1): 17 - 31.

[59] Brash D, Rudolph J, Simon J, et al. A role for sunlight in skin cancer: Uv-induced p53 mutations in squamous cell carcinoma [J]. Proc Natl Acad Sci U S A, 1991,88(22): 10124 - 10128.

[60] Nakazawa H, English D, Randell P, et al. Uv and skin cancer: Specific p53 gene mutation in normal skin as a biologically relevant exposure measurement [J]. Proc Natl Acad Sci U S A, 1994,91(1): 360 - 364.

[61] Hackman P, Hou S, Nyberg F, et al. Mutational spectra at the hypoxanthine-guanine phosphoribosyltransferase (hprt) locus in t-lymphocytes of nonsmoking and smoking lung cancer patients [J]. Mutat Res, 2000,468(1): 45 - 61.

[62] Curry J, Karnaoukhova L, Guenette G, et al. Influence of sex, smoking and age on human hprt mutation frequencies and spectra [J]. Genetics, 1999,152(3): 1065 - 1077.

[63] Gupta R, Harpaz N, Itzkowitz S, et al. Histologic inflammation is a risk factor for progression to colorectal neoplasia in ulcerative colitis: A cohort study [J]. Gastroenterology, 2007,133(4): 1099 - 1105; quiz 1340 - 1091.

[64] Kvist N, Jacobsen O, Kvist H, et al. Malignancy in ulcerative colitis [J]. Scand J Gastroentero, 1989,24(4): 497 - 506.

[65] de Kort S, Masclee A, Sanduleanu S, et al. Higher risk of colorectal cancer in patients with newly diagnosed diabetes mellitus before the age of colorectal cancer screening initiation [J]. Sci Rep, 2017,7: 46527.

[66] La Vecchia C, Negri E, Decarli A, et al. Diabetes mellitus and colorectal cancer risk [J]. Cancer Epidemiol Biomarkers Prev, 1997,6(12): 1007 - 1010.

[67] Novak M, Björck L, Giang K, et al. Perceived stress and incidence of type 2 diabetes: A 35-year follow-up study of middle-aged swedish men [J]. Diabet Med, 2013,30(1): e8 - 16.

[68] Larsson S, Orsini N, Wolk A. Diabetes mellitus and risk of colorectal cancer: A meta-analysis [J]. J Natl Cancer Inst, 2005,97 (22): 1679 - 1687.

第 **3** 篇
病因学——遗传因素

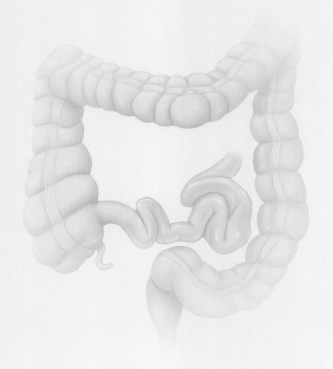

第 8 章

遗传因素概述

高显华,刘连杰,张卫

早发性结直肠癌是指发病年龄在 50 岁以下的结直肠癌。在全世界范围内,EOCRC 的发病率呈上升趋势。关于 EOCRC 的病因和发病机制目前还不清楚,可能是环境因素和遗传因素等多种因素共同作用引起的。目前估计 20%～30% 的 EOCRC 携带癌症易感性基因的致病性胚系突变。多基因组合(多基因 panel)二代测序可在 16%～20% 的 EOCRC 病例中鉴定出致病性胚系突变,涉及与高、中度外显性癌症综合征相关基因。林奇综合征和家族性腺瘤性息肉病是最常见的遗传性结直肠癌综合征。推荐对所有的 EOCRC 使用多基因组合(多基因 panel)二代测序进行基因突变检测。早发性癌症是遗传易感性的标志。识别各种遗传性癌症综合征对患者和家庭都具有重大意义,因为它有助于风险评估,指导临床管理,并可以指导治疗方案的制定。诊断遗传性癌症综合征可能会影响手术方法、化疗方案的选择、结肠镜检查的监测间隔以及结肠外肿瘤的监测。此外,基因突变检测有助于筛选那些能从早期结肠镜筛查中受益的高危亲属。

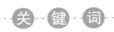

早发性结直肠癌;胚系基因突变;新基因;早期诊断;遗传咨询;遗传阻断

早发性结直肠癌是指发病年龄在 50 岁以下的结直肠癌。CRC 是导致患者死亡的第四大癌症,据报道全世界每年有 60 万人死于 CRC,约占所有癌症死亡的 8%。CRC 是男性第三大常见癌症,是女性第二大常见癌症。散发性 CRC 通常在 50～60 岁时发病,起源于先前存在的息肉。息肉通过"腺瘤—异型增生—癌"逐步发展为癌症,通常需要 5～10 年才会发生癌变,并且可以通过筛查来预防。通过大便隐血试验和结肠镜检查进行 CRC 的筛查,已使得 50 岁以上 CRC 的发病率显著下降。近年来,不论是发达国家,还是发展中国家,EOCRC 的发生率均呈现上升趋势[1]。美国 SEER 数据库的研究数据显示,从

1992 年到 2005 年，每 10 万人群中 EOCRC（20～49 岁）的发病率在男性中每年增加 1.5％，在女性中每年增加 1.6％[2]。美国 2015 年发表的一项研究分析了 15 年间 393 241 名患者的记录[3]，发现 CRC 总体发病率下降了 0.92％，这归因于 50 岁以上人群的 CRC 筛查。在 50 岁以下的人群中，特别是在 35 岁以下的年轻患者中，CRC 的发病率出现惊人的增加。作者使用统计模型预测，到 2030 年，结肠癌的发病率在 20～34 岁的人群中将增加 90％，在 35～49 岁的人群中将增加 27.7％；直肠癌的发病率将分别增加 124.2％和 46％[3]。在全球范围内，EOCRC 占所有 CRC 的 10％～20％[4-6]，亚洲地区 EOCRC 患病率最高。研究报告说，埃及 EOCRC 的比例高达 38％，土耳其为 18％，印度为 39％，尼泊尔为 29％，沙特阿拉伯为 23％，斯里兰卡比例为 19.7％，巴基斯坦的单一机构报道的比例为 52％，中国台湾地区的比例为 10.1％[1]。EOCRC 在临床特征、病理学特征、分子特征以及对治疗的反应方面与晚发性 CRC 不同[4]。EOCRC 在诊断时通常分期偏晚，并且经常出现转移性疾病。EOCRC 主要发生在远端结肠或直肠，分化差，具有黏液和印戒细胞特征，分期偏晚，常常为微卫星稳定型和染色体稳定型。尽管 EOCRC 患者比老年患者更有可能接受多学科综合治疗，但生存率并未改善[4]。EOCRC 患者的肿瘤分期特异性的生存率与晚发性 CRC 患者相当[5]。

关于 EOCRC 的病因和发病机制目前还不清楚[1]，可能是环境因素和遗传因素等多种因素共同作用引起的：饮食、营养、肥胖、肠道微生态、吸烟、饮酒、各种已知基因和迄今未知基因的胚系突变或体系突变。大多数年轻患者没有 CRC 的家族史，约 23％的 EOCRC 患者有癌症家族史[1]。随着对遗传机制研究的不断深入，目前 20％～30％的 EOCRC 携带癌症易感性基因的致病性胚系突变[1,4]。多基因组合（多基因 panel）二代测序可在 16％～20％的 EOCRC 病例中找到致病性胚系突变，涉及与高、中度外显性癌症综合征相关基因。林奇综合征和家族性腺瘤性息肉病是最常见的综合征。目前推荐对所有 EOCRC 进行多基因组合（多基因 panel）二代测序检测基因突变[1,4]。早发性癌症是遗传易感性的标志。遗传性疾病包括单基因/多基因遗传性疾病，目前的研究主要集中在单基因遗传病，多基因遗传病的作用机制复杂，目前认识仍不足。识别各种遗传性癌症综合征对患者和亲属都具有重大意义，因为它有助于风险评估，指导临床管理，并可以指导治疗方案的制定。诊断遗传性癌症综合征可能会影响手术方法（例如，全结肠切除术或全大肠切除术，而不是节段切除术），化疗方案的选择，结肠镜检查的监测间隔以及结肠外肿瘤的监测。此外，基因检测还有助于识别能从早期结肠镜筛查中受益的高危亲属[4]。

一、EOCRC 基因突变检测的适应证和方法

1. EOCRC 基因检测的适应证　由于 EOCRC 发病率的上升，以及干预措施的有效性，目前建议将所有的 EOCRC 转诊行遗传评估，并强烈推荐使用多基因组合（多基因 panel）二代测序进行基因的胚系突变检测[7-9]。目前，转诊行基因突变检测的各种临床标

准仍存在很多缺陷,漏诊率很高[10]。即使当 EOCRC 患者到遗传学诊所就诊时,也有大约 1/3 的人没有接受胚系测序,因为他们可能不符合其保险要求的临床标准,保险不能报销检测费用。因为在高达 20% 的 EOCRC 患者中发现胚系突变,而且其中 25%～50% 不符合目前的各种临床标准,所以现在建议所有 EOCRC 患者都使用多基因组合(多基因 panel)二代测序进行基因的胚系突变检测,不论诊断年龄或家族史如何[7,9]。

迄今为止,临床实践标准是选择性地向符合已知遗传性癌症综合征临床标准的患者提供胚系基因突变检测,且仅限于检测与特定临床表型相关的高外显率基因。但是,最近的研究使用更大的 panel 来检测 EOCRC 患者的胚系基因突变,发现了很多基于患者的临床病史无法预测的胚系基因突变。尽管"CRC 的诊断年龄<50 岁"是转诊行基因突变检测的指征,但 EOCRC 患者的胚系基因突变检出率差别很大(5%～35%),具体取决于受试者的选择和临床遗传风险评估方式[7]。

2. EOCRC 基因突变检测的方法

(1) 单基因的一代测序:目前应用较少。主要用于验证二代测序发现的基因突变,以及突变基因明确的家族成员的基因突变检测。

(2) 多基因组合(多基因 panel)的二代测序:随着二代测序的出现,遗传性 CRC 的基因检测已从基于特定表型的单基因检测转变为广泛的多基因检测,可同时评估涉及多种遗传性癌症综合征的多个基因。二代测序应当覆盖待检测基因的全外显子区域、剪接区、部分内含子区和启动子区域。研究表明,遗传性 CRC 的多基因组合检测比单基因检测更可行、更及时,且更具成本效益,还有助于识别可能遗漏的遗传性癌症综合征[8,9]。

(3) 多重连接探针扩增(multiplex ligation-dependent probe amplification,MLPA):几乎所有的基因都有 10%～20% 的突变为大片段的缺失或重组,这些突变是无法通过 NGS 检测出来的(注:拷贝数变异 CNV 分析对大片段缺失或重组有一定的提示作用),需要应用 MLPA 进行检测。但是,MLPA 一次只能检测一个基因,价格昂贵,所以很难用于多基因的筛查,目前只用于单个高度怀疑基因的验证。

(4) 全外显子测序和全基因组测序:主要用于探索 EOCRC 潜在的新基因。对于通过二代测序和 MLPA 检测仍未发现致病性基因突变的患者,可以考虑行全外显子测序或和全基因组测序,寻找是否存在其他基因或未知基因的突变。

3. 确定 EOCRC 的新的致病基因的一般流程 有 20%～30% 的 EOCRC 存在基因的胚系突变,5%～10% 为已知的遗传性癌症综合征相关的基因,其余 10%～20% 的基因突变的临床意义不明。所以,需要进行一系列的研究,以便确定某个突变基因是否是 EOCRC 的新的致病基因。首先是要确定疾病的表型,收集家系中的患病和未患病成员等,采用系谱分析法进行分析;然后用全外显子测序或全基因组测序检测基因突变情况,在相应的 CRC 肿瘤中寻找第二个体细胞突变事件,接着进行连锁分析、关联研究,分析候选的基因突变;再进行 Sanger 法一代测序验证;确定候选基因以及基因突变与所观察到的表型的关系;还要进行疾病基因和蛋白质的功能研究;最后进行疾病的分子诊断和治疗研究。

二、EOCRC 中胚系基因突变的检出率

随着对遗传机制研究的不断深入,目前估计 20%～30% 的 EOCRC 携带癌症易感性基因的致病性胚系突变[1,4]。多基因组合(多基因 panel)二代测序可在 16%～20% 的 EOCRC 病例中鉴定出致病性胚系突变,涉及与高、中度外显性癌症综合征相关基因。林奇综合征和家族性腺瘤性息肉病是最常见的遗传性癌症综合征。目前文献中报道的基因突变检出率可能由于某些原因而被低估了,多基因组合(多基因 panel)所包含的基因数量有限,可能还有一些未发现的其他 CRC 易感基因没有进行测试。随着被纳入到多基因 panel 的基因数目的增加,被检测到的胚系基因突变也将越来越多。另外,一些临床意义不明的突变最终可能被发现是致病性的。由于二代测序只能检测到点突变和小片段的突变,而 MLPA 技术可以检测到基因的大片段缺失和重组(大约有 20% 的基因突变属于这种类型)。另外,还有一些位于启动子区域的突变,也需要一些特殊的检测方法才能检测出来[9]。所以,关于 EOCRC 中胚系基因突变的检出率,不同文献报道的数据差别很大,这主要跟病例选择标准和基因检测方法的不同有关。

(一) 全部 CRC 中胚系基因突变的检出率

Yurgelun 等 2017 年发表的一项研究显示,对 1058 例未经选择(无论癌症发病年龄、癌症个人史和家族史、dMMR/MSI)的 CRC 患者进行多基因 panel(含 25 个基因)的二代测序,发现有 105 名(9.9%)携带一种或多种致病性的胚系基因突变,包括 33 例(3.1%)林奇综合征。有 74 例(7.0%)携带非 LS 基因突变,其中 23 例(2.2%)具有高度外显性基因的突变(5 例 *APC*、3 例双等位基因 *MUTYH*、11 例 *BRCA1/2*、2 例 *PALB2*、1 例 *CDKN2A* 和 1 例 *TP53*),其中有 15 例缺乏提示基因突变的临床病史。38 例(3.6%)患者有中度外显性 CRC 风险基因突变(19 例单等位基因 *MUTYH*、17 例 *APC* * I1307K、2 例 *CHEK2*)。先证者 CRC 诊断的年龄、癌症家族史和个人史均不能显著预测非 LS 基因是否存在致病性突变[11]。

(二) 50 岁以下发病的 EOCRC 中胚系基因突变的检出率

美国俄亥俄州大肠癌预防计划采用了基于人群的研究,并使用二代测序检测 25 种癌症基因的突变情况[9]。该研究从 2013 年 1 月 1 日开始,至 2016 年 6 月 20 日结束,共从 51 家医院前瞻性地将 450 例 50 岁以下的诊断为 CRC 的患者纳入了研究,在 72 例(16%)患者中发现了 75 个基因突变[9]。其中,48 例(10.7%)患者的肿瘤为 dMMR,40 例(83.3%)患者有至少 1 个基因突变:37 例患者为 LS(13 例 *MLH1* 突变、16 例 *MSH2* 突变、1 例 *MSH2/MUTYH* 单等位基因突变、2 例 *MSH6* 突变、5 例 *PMS2* 突变);1 例患者出现 *APC* 突变和 *PMS2* 突变。9 例(18.8%)患者具有双重体细胞 MMR 突变(包括 2 例 *MUTYH* 的胚系双等位基因突变);1 例患者体细胞 *MLH1* 甲基化[9]。402 例患者

(89.3%)的肿瘤为 pMMR，32 例患者(8%)具有至少 1 个基因突变：9 例具有高度外显性 CRC 基因的突变(5 例 *APC* 突变、1 例 *APC/PMS2* 突变、2 例 *MUTYH* 双等位基因突变、1 例 *SMAD4* 突变)；13 例患者具有高度或中度外显性、传统上与 CRC 不相关的基因突变(3 例 *ATM* 突变、1 例 *ATM/CHEK2* 突变、2 例 *BRCA1* 突变、4 例 *BRCA2* 突变、1 例 *CDKN2A* 突变、2 例 *PALB2* 突变)；10 例患者具有低度外显性 CRC 基因突变[3 例 *APC* 突变(c.3920T>A)、7 例单等位基因 *MUTYH* 突变][9]。

一项来自美国密歇根州的研究显示[7]：在年龄小于 50 岁的 CRC 患者队列中进行基因评估，采用结合患者个人史和家族史的临床指导检测方法，然后进行扩展的二代测序，在约 20%(85/430)的患者中找到了癌症基因的致病性胚系突变[7]。在 430 例 EOCRC 病例中，有 111 例(26%)一级亲属曾患 CRC。CRC 受试者中有 41 例(10%)的肿瘤为 dMMR。在接受临床胚系突变测序的 315 例患者中，有 79 例具有与遗传性癌症综合征相关的基因突变，另外 21 例具有临床意义不明的变异。其中，56 例具有与 LS 相关的致病性突变(25 例 *MSH2* 突变、24 例 *MLH1* 突变、5 例 *MSH6* 突变、2 例 *PMS2* 突变)，10 例具有家族性腺瘤性息肉病相关的基因突变，13 名例具有其他癌症相关基因的突变(8 例 *MUTYH* 突变、2 例 *SMAD4* 突变、1 例 *BRCA1* 突变、1 例 *TP53* 突变、1 例 *CHEK2* 突变)。85 例有遗传性癌症综合征相关基因的胚系突变的受试者中，只有 43 例(51%)报告了一级亲属有 CRC 病史[7]。

(三) 40 岁以下发病的 EOCRC 中胚系基因突变的检出率

美国斯坦福大学的 Chang 等人回顾性分析了 2000—2010 年在该机构行手术治疗的 1 160 例 CRC 患者，其中 40 岁以下诊断 CRC 的 75 例，大约占所有 CRC 的 6%。在 75 例 40 岁以下诊断的 CRC 中，22.7%(17/75)为 dMMR，其中 5 例(6.7%，5/75)确诊患有已知的遗传性癌症综合征(2 例 FAP、1 例幼年性息肉病综合征、1 例李法美尼综合征)[12]。

(四) 35 岁以下发病的 EOCRC 中胚系基因突变的检出率

在美国得克萨斯州癌症中心接受临床遗传学评估的诊断年龄<35 岁的 CRC 患者中，在 44/193(22.8%)中发现了高度外显性的遗传性癌症综合征[13]。其中，包括 23 例 LS、16 例 FAP、2 例结构性错配修复缺陷综合征(constitutional mismatch repair deficiency syndrome，CMMRD)、2 例双等位基因 *MUTYH* 突变(*MUTYH* associated polyposis，MAP)和 1 例李法美尼综合征[13]。

三、早发性遗传性 CRC 的突变基因

(一) 已知的高度外显性遗传性 CRC 相关基因

1. 林奇综合征相关基因(*MLH1*、*MSH2*、*MSH6*、*PMS2*、*EPCAM*)　　*MLH1*、

MSH2、*MSH6*、*PMS2* 和 *EPCAM* 是与 LS 相关的 DNA 错配修复基因。*MLH1* 基因定位在 3p21.3,编码 756 个氨基酸,为 DNA 错配修复基因,对于维持基因组的稳定性起到了很重要的作用。*MSH2* 基因定位在 2p21,编码 934 个氨基酸,以蛋白复合体的形式与错配 DNA 碱基特异性结合。*MSH6* 基因定位在 2p16,编码 1 360 个氨基酸。*PMS2* 基因定位在 7p22.2,编码 862 个氨基酸。*MLH1* 和 *PMS2* 配对,*MSH2* 和 *MHS6* 配对,参与 DNA 的错配修复。*EPCAM* 基因定位于 2p21,编码 314 个氨基酸,是一种上皮特异性粘附分子。*EPCAM* 缺失被认为是由 Alu 介导的重组事件引起的[14]。*EPCAM* 的缺失突变引起 *EPCAM* 转录终止信号的消失,将导致转录继续进入 *MSH2*,并通过甲基化使 *MSH2* 启动子沉默。

2. 家族性腺瘤性息肉病相关基因(*APC*、*MUTYH*、*POLE*、*POLD1*、*NTHL1*) *APC* 是一种肿瘤抑制基因,其胚系突变可引起家族性腺瘤性息肉病和衰减型家族性腺瘤性息肉病(attenuated colorectal adenomatous polyposis,aFAP)。该基因位于 5q21 - q22,编码 2 843 个氨基酸。*APC* 蛋白与 β - 连环蛋白形成复合物,导致 β - 连环蛋白的降解。在缺乏 APC 蛋白的情况下,过量的 β - 连环蛋白将在细胞核中积累。基因突变导致一系列连锁反应,最终导致细胞分裂加速。70%～80% 的 *APC* 突变是蛋白质截短突变,约 25% 的突变是胚胎期间产生的新突变。引起 aFAP 的突变主要在 157 密码子之前,1595 密码子之后,或者在 9 号外显子剪接区。密码子 1250 和 1464 之间的突变导致严重的息肉病(>1 000 枚息肉)。其他区域突变一般导致中度息肉病。

MUTYH 基因定位于 1p34.1,编码 546 个氨基酸。它与遗传性息肉病相关,呈常染色体隐性遗传。MUTYH 蛋白是一种特异的腺嘌呤转葡萄糖基酶,定位于细胞核和线粒体,参与碱基切除修复。MUTYH 蛋白失活很容易导致在复制过程中 G:C/A:T 的颠换,从而促进肿瘤的发生。另外,*MUTYH* 基因的杂合性胚系突变也会引起 CRC 的风险增加。

POLE 和 *POLD1* 基因分别负责编码聚合酶 ε 和聚合酶 δ 的主要亚基,发生于其核酸外切酶结构域(exonuclease domain mutations,EDM)中的错义胚系突变已被发现是引起多发性结直肠腺瘤/腺癌的一种罕见病因,被称为聚合酶校对相关息肉病(polymerase proofreading-associated polyposis,PPAP),均为常染色体显性遗传。

NTHL1 基因于染色体上的位置在 16p13.3。到目前为止,已经报道了三种不同的、全部截短的胚系突变。NTHL1 蛋白是一种碱基切除修复蛋白,参与修复多个被氧化的碱基,但目前尚不清楚哪一种氧化产物是 NTHL1 的靶点。NTHL1 蛋白类似于 MUTYH,参与了碱基切除修复。*NTHL1* 可以引起常染色体隐性遗传的腺瘤性息肉病综合征,还会伴发多种肿瘤。

3. Peutz-Jeghers 综合征相关基因(*STK11*) *STK11* 基因位于 19p13.3,是一种抑癌基因,该基因大小为 23 kb,由 10 个外显子(其中 9 个是编码外显子)组成,编码一个含有 433 个氨基酸的丝氨酸/苏氨酸激酶(serine/threonine kinases,STK)蛋白,当使用测序和多重连接探针扩增时,符合 PJS 诊断标准的个体突变检测率为 94%[15],38%～50%

的具有 STK11 基因的胚系突变的个体并没有 PJS 的家族史[15,16]。与疾病相关的突变大多数是截短突变或错义突变，这导致蛋白质激酶功能的缺失。更重要的是，高达 30% 的突变可能是大片段缺失，而这些缺失突变通过单纯的二代测序是无法检测到的。

4. 幼年性息肉病综合征相关基因（SMAD4、BMPR1A） BMPR1A 和 SMAD4 与幼年性息肉综合征有关。这两个基因占 JPS 的 45%～60%（BMPR1A：25%，SMAD4：15%～20%）。SMAD4 突变有时会导致遗传性出血性毛细血管扩张症（hereditary hemorrhagic telangiectasia，HHT）。BMPR1A 基因定位于 10q22.3，编码 532 个氨基酸，它是丝氨酸/苏氨酸激酶型受体。SMAD4 基因位于 18q21.1，编码 552 个氨基酸，它是一种肿瘤抑制基因。

（二）高度外显性的、其他癌症相关的基因

1. 李法美尼综合征的相关基因（TP53） TP53 基因定位于 17p13.1，编码 393 个氧基酸，该编码蛋白是一个肿瘤抑制基因，是细胞生长周期中的负调节因子，与细胞周期的调控、DNA 修复、细胞分化、细胞凋亡等重要的生物学功能有关，其突变会导致李法美尼综合征（Li-Fraumeni syndrome，LFS），呈常染色体显性遗传。TP53 基因的突变将导致乳腺癌和 CRC 等多种癌症风险的增加。TP53 突变携带者终生癌症风险高达 90%。

2. Cowden 综合征/PTEN 错构瘤综合征的相关基因（PTEN） PTEN 基因定位于 10q23.3，编码 403 个氨基酸，是一种有双特异性磷酸酶活性的抑癌基因，其通过对多条细胞内信号转导通路的去磷酸化调节，发挥调控细胞周期与诱导细胞凋亡的作用。PTEN 突变与 Cowden 综合征有关，在大约 80% 的 Cowden 综合征中可发现 PTEN 突变，呈常染色体显性遗传。PTEN 同时还与错构瘤综合征（hamartoma tumor syndrome，PHTS）、巴纳扬-赖利-鲁瓦尔卡巴（bannayan-riley ruvalcaba syndrome）、普罗秋斯综合征（proteus syndrome）以及泛自闭症障碍（autism spectrum disorder）有关。Cowden 综合征是一种多发性错构瘤综合征，在甲状腺、乳腺和子宫内膜上形成肿瘤，有时候也出现皮肤黏膜病变、甲状腺病变、纤维囊性疾病、多发性子宫肌瘤和大头畸形等。携带者有50% 的患乳腺癌的风险、10% 的甲状腺癌风险、5%～10% 的子宫内膜癌风险，发病率为 1/25 万～1/20 万。PTEN 基因的胚系突变还有较高的发生错构瘤性息肉病综合征和 CRC 的风险。

3. BRCA 相关遗传性乳腺癌/卵巢癌综合征的相关基因（BRCA1、BRCA2） BRCA1 和 BRCA2 是肿瘤抑制基因。当这两个基因发生突变时，可引起癌症的高风险，包括乳腺癌、卵巢癌、胰腺癌和前列腺癌，呈常染色体显性遗传。5%～7% 的乳腺癌和 8%～13% 的卵巢癌是由 BRCA1 和 BRCA2 的突变引起，但当家族中出现多个乳腺癌和卵巢癌患者时，则高达 80% 是由于 BRCA1 和 BRCA2 突变所导致。BRCA1 在维持基因组稳定性方面发挥重要作用，该基因定位于 17q21，编码 1 863 个氨基酸。它作为 E3 泛素连接酶广泛参与各种生物学过程，包括 DNA 损伤信号传导途径，DNA 重组修复，染色质重塑和转录调节。BRCA2 通过重组修复 DNA 错误来维持基因组稳定性，该基因定位于

13q12.3,编码 3 418 个氨基酸。*BRCA2* 与 *BRCA1* 不能相互替代,具有各自独特的功能和作用。最初也有报道称 CRC 的风险上升[17,18]。

(三) 其他的癌症相关基因

1. *ATM*　*ATM* 基因定位于 11q22.3,编码 3 056 个氨基酸。*ATM* 是一种 DNA 错配修复基因,缺失会使受损的 DNA 无法被正确修复,反过来会导致细胞异常复制并最终生成癌细胞。其突变与共济失调毛细血管扩张症(ataxia telangiectasia syndrome,AT)的发生有关,这是一种常染色体隐性遗传疾病。AT 常表现为小脑性共济失调(1~4 岁)、结膜毛细血管扩张症、眼球运动障碍、免疫缺陷以及对恶性肿瘤(特别是白血病和淋巴瘤)的易感性。在杂合子的状态下,女性致病性突变的携带者会增加 2~4 倍的乳腺癌风险,因此针对乳腺癌的风险是常染色体显性遗传。研究还报道 *ATM* 突变与家族性胰腺癌有关。

2. BARD1　*BARD1* 编码与 *BRCA1* 相互作用的蛋白质。该基因定位于 2q34 - q35,编码 777 个氨基酸,为常染色体显性遗传。*BARD1* 在体内与 *BRCA1* 环结合形成稳定的二聚体,参与绝大多数 *BRCA1* 肿瘤抑制功能。*BARD1* 突变在没有 *BRCA1/2* 基因突变的乳腺癌家系和散发性乳腺癌患者中检测到,*BARD1* 被认为是新的乳腺癌易感基因。

3. *BLM*　*BLM* 基因定位于 15q26.1,编码 1 417 个氨基酸,是 RecQ DNA 解螺旋酶家族成员之一。RecQ DNA 解螺旋酶家族在抑制人类肿瘤发生及早衰方面起着重要作用。*BLM* 参与 DNA 滞后链复制、DNA 修复、同源重组及染色体稳定性维持过程等。其突变导致布鲁姆综合征(bloom syndrome),为常染色体隐性遗传。*BLM* 突变会导致多种肿瘤风险增加,包括急性白血病、淋巴瘤、肾母细胞瘤等(25 岁之前)。20 岁之后出现的肿瘤包括:舌、喉、肺、食管、结直肠、皮肤、乳腺、宫颈癌等,其导致的乳腺癌风险为常染色体显性遗传。

4. *BRIP1*　*BRIP1* 基因定位于 17q22.2 并编码 1 249 个氨基酸。*BRIP1* 是 RecQ DEAH 解旋酶家族的成员之一,其与 *BRCA1* 的相互作用在 DNA 修复中起重要作用。由 *BRIP1* 突变引起的范可尼贫血互补组 J(fanconi anemia complementation group J,FANCJ)是一种常染色体隐性遗传疾病,由 *BRIP1* 突变引起的乳腺癌的风险也呈常染色体显性遗传。

5. *CDH1*　*CDH1* 基因定位于 16q22.1,编码 882 个氨基酸,是一种上皮钙粘蛋白。它与遗传性弥漫性胃癌和女性乳房小叶癌也有关,呈一种常染色体显性遗传。研究发现,突变可使男性胃癌的风险高达 67%(80 岁),使女性患胃癌的风险高达 83%(80 岁)。遗传性弥漫性胃癌患者通常表现为弥漫性胃癌,印戒细胞弥漫至胃壁,发展至晚期表现为革囊胃。*CDH1* 突变导致女性乳腺小叶癌终生风险为 39%~52%。符合遗传性弥漫性胃癌诊断标准的家族,大约 1/3 有 *CDH1* 突变。

6. *CDK4*　*CDK4* 基因定位于 12q14,编码 303 个氨基酸,它是一种原癌基因,与皮肤恶性黑素瘤综合征相关。*CDK4* 增加黑素瘤的风险,呈常染色体显性遗传。*CDK4* 是细胞周期中 G1 - S 期调节中心的正性调控因子。它与 CyclinD 和 p21 结合形成三重复合物，使细胞越过 G1 期调控点，启动细胞周期进程，具有启动 DNA 复制和诱导有丝分裂的双重作用。CDK4 可促进细胞增殖，导致细胞分裂加速，促进癌症的发生和发展。CDK4 突变在遗传性黑素瘤中仅占约 1%。

7. *CDKN2A* CDKN2A 基因定位于 9p21，编码 156 个氨基酸，有两种不同的转录物：p16 和 p14ARF，他们都与调节细胞周期调控相关，p16/CKDN2A 突变和家族非典型多痣的黑色素瘤综合征相关。FAMMM 是一种常染色体显性疾病，会增加黑素瘤和皮肤癌的风险。研究发现，CDKN2A 突变占遗传性黑素瘤的 10%～39%，突变携带者有 30%（50 岁）和 67% 的黑素瘤风险（80 岁）。突变携带者也使胰腺癌的风险增加13～22 倍。

8. *CHEK2* CHEK2 基因定位于 22q12.1，编码 543 个氨基酸。它是一种常染色体显性遗传的肿瘤抑制基因。由 CHEK2 基因编码的蛋白质是响应 DNA 双链断裂的重要信号转导蛋白，在维持基因组稳定性方面发挥重要作用。CHEK2 突变可能会增加多种癌症风险，包括乳腺癌、前列腺癌、CRC、甲状腺癌和肾癌。与单侧乳腺癌患者相比，双侧乳腺癌患者更可能患有 CHEK2 突变。CHEK2 突变的女性患乳腺癌的风险大约增加 2倍，每年发生二次原发性乳腺癌的风险约为 1%，并且患卵巢癌的风险增加。

9. *MRE11A* MRE11A 基因定位于 11q21 并编码 708 个氨基酸。它在重组修复和端粒长度维护中发挥重要作用。它与 RAD50 和 NBN 组合形成"MRN 复合体"，并在维持基因组不确定性和肿瘤抑制方面发挥作用。其突变增加乳腺癌的风险，呈常染色体显性遗传。

10. *NBN* NBN 基因定位于 8q21，编码 754 个氨基酸。它是一种肿瘤抑制基因，在 DNA 双链修复中起着重要作用。它可以将 MRE11A 和 RAD50 蛋白转移到细胞核并引导它们进入 DNA 损伤位点。由 NBN 突变引起的乳腺癌风险呈常染色体显性遗传，NBN 突变导致的奈美亨断裂综合征是一种常染色体隐性遗传疾病。

11. *NF1* NF1 基因定位于 17q11.2，编码 2 839 个氨基酸，为神经原纤维蛋白。其突变可导致呈常染色体显性遗传的 1 型神经纤维瘤病。由 NF1 引起的神经母细胞瘤主要包括周围神经鞘瘤、胃肠道间质瘤、中枢神经系统神经胶质瘤、白血病、副神经节瘤、嗜铬细胞瘤和乳腺癌。研究发现，NF1 突变增加了 3～5 倍乳腺癌的风险，且也使副神经节瘤和嗜铬细胞瘤的风险增加至 7%（终生）。

12. *NF2* NF2 基因定位于 22q12.2，编码 595 个氨基酸。NF2 是一种肿瘤抑制基因，编码含有 FERM 结构域的蛋白 Merlin。Merlin 蛋白具有肿瘤抑制作用，通过与其他蛋白的直接或间接相互作用来调节细胞运动和增殖。其突变可导致皮肤神经鞘瘤、周围神经肿瘤、颅内和椎管肿瘤。呈染色体显性遗传，发病率为 1/35 000。

13. *PALB2* PALB2 基因定位于 16p12.2，编码 1 186 个氨基酸，该基因突变可增加胰腺癌，乳腺癌和范可尼贫血 N 型（FA - N）的风险。由 PALB2 突变引起的家族性胰腺癌和乳腺癌是常染色体显性遗传的，而由 MLS2 突变引起的 Fanconi 贫血 N 型是常染色体隐性遗传的。*PALB2* 是一种 *BRCA2* 结合蛋白,它是重要肿瘤抑制基因 *BRCA2* 向细胞核转移和定位的协同因子,在维持基因组稳定性和调节细胞周期方面起着重要作用。携带 *PALB2* 突变的女性患乳腺癌的风险会增加 2～4 倍,同时还会增加卵巢癌的风险。研究发现,*PALB2* 突变占家族胰腺癌的 1%～3%。

14. *RAD50*　*RAD50* 基因定位于 5q31,编码 1 312 个氨基酸。它与 *MRE11A* 和 *NBN* 形成复合物,并在 DNA 双链修复、细胞周期控制和端粒维持中发挥作用。其突变可能与乳腺癌风险增加有关。

15. *RAD51C*　*RAD51C* 基因定位于 17q23,编码 376 个氨基酸,其属于 *RAD51* 家族。*RAD51C* 位于 *FANCD2* 和 *FANCI* 下游,参与同源重组。*RAD51C* 也可以帮助激活 *CHEK2* 激酶活性,其突变会增加乳腺癌和卵巢癌的风险。

16. *RAD51D*　*RAD51D* 基因定位于 17q11,编码 328 个氨基酸,与范可尼贫血-*BRCA* 通路有关,其与 *BRCA2* 相互作用,参与 DNA 重组修复。*RAD51D* 蛋白是 *RAD51* 蛋白的 5 种同源物之一,对细胞调节有正反两种作用机制:一方面作为辅助因子参与 DNA 修复同源重组,维持正常细胞周期;另一方面又是诱发癌症病变,防止癌细胞衰老的因素之一。*RAD51D* 突变使乳腺癌风险增加 1.32 倍,使卵巢癌风险增加 6.3 倍(即 10% 的乳腺癌卵巢癌风险),呈常染色体显性遗传。

17. *RB1*　*RB1* 基因定位于 13q14.2,编码 928 个氨基酸。它是人类第一个分离的肿瘤抑制基因,其编码产物位于细胞核内。*RB1* 是一种分子量约 53 kD 的含磷蛋白。大约 60% 的成视网膜细胞瘤单侧发生,另有 40% 发生在双侧。视网膜母细胞瘤可以通过遗传和非遗传发生。所有双侧视网膜母细胞瘤和 15% 单侧视网膜母细胞瘤都是遗传性的。这种疾病造成的死亡人数占婴儿死亡总人数 1%。*RB1* 基因突变导致成视网膜细胞瘤和一系列其他癌症,包括骨肉瘤、松果体瘤和黑色素瘤。视网膜母细胞瘤的活产儿发病率为 1/13 500～1/25 000,遗传方式是常染色体显性遗传。

18. *RET*　*RET* 基因定位于 10q11.2,编码 1 114 个氨基酸,为酪氨酸激酶,主要分布在神经管脊源性细胞上,在这些细胞的增殖、分化、存活等过程中起重要的调控作用。该编码蛋白与多发性内分泌腺瘤病 2 型(multiple endocrine neoplasia-2,MEN-2)密切相关。呈常染色体显性遗传。活产儿发病率为 1/30 000。3%～10% 的甲状腺癌为甲状腺髓样癌(medullary thyroid carcinoma,MTC),其中约 25% 是由于 *RET* 突变引起的。*RET* 突变还可能导致先天性巨结肠等。

19. *VHL*　*VHL* 基因定位于 3p25.3,编码 213 种含氧酸,是一种肿瘤抑制基因。*VHL* 基因突变可导致蛋白功能丧失,VEGF 表达增加,发生富含血管的血管母细胞瘤。*VHL* 在血管肿瘤的发生、调节与细胞生长有关的基因的表达以及调控细胞周期等方面起着重要作用。*VHL* 突变可导致 *VHL* 综合征,*VHL* 综合征就是 Von Hippel-Lindau 综合征的简称,即 CNS 血管母细胞瘤合并肾脏或胰腺囊肿、嗜铬细胞瘤、肾癌以及外皮蠹腺瘤等疾病。该病是 1964 年由 Melmon 和 Rosen 总结了多篇临床报道后命名,*VHL* 综合征呈常染色体显性遗传,主要表征为小脑和视网膜发生血管母细胞瘤。已报道的 *VHL* 致病突变约 72% 是错义突变，28% 是部分或者全部的基因缺失。

20. 其他基因　有文献报道 *AK3*、*BUB1*、*BUB3*、*FANCM*、*FAN1*、*LRP6*、*PTPN12*、*RPS20* 和 *SLIT2* 等基因的胚系突变可能会增加 CRC 风险[19-22]。此外，*GREM1* 上游的一段 40 kb 长的重复可能引起遗传性混合性息肉病综合征（hereditary mixed polyposis syndrome，HMPS）[4]，并引起 CRC 风险的增加，目前仅出现在 Ashkenazi 犹太血统中。

四、早发性遗传性 CRC 中不同突变基因的管理

尽管自从实施 CRC 筛查以来，CRC 的发病率和死亡率总体上有所下降，但在年龄小于 50 岁的人群中 CRC 的发病率和死亡率仍在继续上升[23]。早期和更频繁的结肠镜检查可有效降低 LS 患者的 CRC 发病率和死亡率，并且建议对具有其他高、中度癌症风险基因的胚系突变的患者进行专门的监测，尽管对于许多这类患者（例如，*CHEK2* 和 *ATM*）CRC 风险增加的幅度和最佳监测间隔尚待确定。

（一）已知的高度外显性遗传性 CRC 相关基因的管理

关于已知的高度外显性遗传性 CRC 相关基因（*MLH1*、*MSH2*、*MSH6*、*PMS2*、*EPCAM*、*APC*、*MUTYH*、*POLE*、*POLD1*、*NTHL1*、*STK11*、*SMAD4*、*BMPR1A*、*TP53*、*PTEN*、*BRCA1*、*BRCA2*）的管理，详见本书的第 10～19 章的相关内容。

（二）新基因（潜在候选基因）的管理

使用多基因组合（多基因 panel）二代测序进行胚系基因突变检测可以提高基因突变的检出率，可在多达 16%～20% 的 EOCRC 患者中鉴定出致病性胚系突变。其中一半的突变为已知的高度外显性遗传性 CRC 相关基因以外的其他基因（例如 *CHEK2*、*ATM* 等）[11,24-26]。关于这些基因突变患者的管理，目前的相关研究很少，可用的循证医学证据也很少，需要在今后的研究中不断完善。现有的各种指南和推荐意见（表 8-1）大多是基于专家意见和小样本的病例研究。

表 8-1　可能增加 CRC 风险的基因突变患者的管理[27]

基因	推荐的管理方案
GREM1 *POLD1* *POLE* *AXIN2* *NTHL1* 的双等位基因致病性变异 *MSH3* 的双等位基因致病性变异	• 25～30 岁开始行结肠镜检查。如果阴性，每 2～3 年重复一次。如果发现息肉，每 1～2 年复查结肠镜。如果息肉负荷变得无法通过结肠镜下治疗控制，则考虑手术治疗 • 适时进行手术评估

（续表）

基因	推荐的管理方案
APC I1307K 的致病性变异 *CHEK2*	• 对于患有 CRC 的先证者和其中一个致病性变异： 　➤ 见有关散发性 CRC 术后的监测建议 • 对于未患 CRC、有一级亲属 CRC 家族史的先证者： 　➤ 每 5 年进行一次结肠镜检查，从 40 岁开始，或者一级亲属诊断 CRC 的年龄之前 10 年 • 对于未患 CRC、无一级亲属 CRC 家族史的先证者： 　➤ 从 40 岁开始，每 5 年进行结肠镜检查
MUTYH 杂合子	• 对于未患 CRC、有一级亲属 CRC 家族史的先证者： 　➤ 每 5 年进行一次结肠镜检查，从 40 岁开始，或者一级亲属诊断 CRC 的年龄之前 10 年 • 没有具体数据可用于确定具有 *MUTYH* 杂合子致病性变异和二级亲属 CRC 家族史的患者的筛查建议 • 对于未患 CRC、无 CRC 家族史的先证者： 　➤ 对于未患 CRC 的 *MUTYH* 携带者且无 CRC 家族史的患者，是否需要特殊的筛查，目前证据不足

（三）临床意义不明的突变的管理

根据美国医学遗传学与基因组学学会（American College of Medical Genetics and Genomics，ACMG）指定的基因突变分类标准[28,29]，根据在正常人群数据库、疾病人群数据库、计算机预测结果、生物学功能验证和家系共分离等 5 个方面的证据，将基因突变分为以下 5 类：①致病性（pathogenic）；②可能致病性（likely pathogenic）；③临床意义不明（variant of uncertain significance，VUS）；④可能良性（likely benign）；⑤良性（benign）。致病性和可能致病性，均认为有临床意义；良性和可能良性，均认为无临床意义。

使用大型的多基因组合（多基因 panel）检测可以在每个受试者中平均找到 5 个 VUS，其中许多在 CRC 发病中的作用还不明确[7]。VUS 可能是良性的，也可能是致病性的，不能直接把它纳入到良性组或者致病性组，需要进一步进行分析，比如可以做家系共分离分析，或者通过细胞学研究验证其生物学功能，以期提供更多的证据，提高分类的准确性。

（四）突变基因不明患者的管理

随着测序技术的进展，又发现了很多新的 EOCRC 的相关基因（例如 *BUB1*、*FAN1*、*FANCM*、*RSP20*）[30]，这些基因可能并未包含在当前常用的多基因组合中。另外，人们对疾病外显率和表现度可变性的认识也日益增长。这意味着，对于某些患者而言，今天的基因突变检测"阴性"可能不是最终答案。具有可疑病史和不明信息的基因突变结果的患者应被劝告定期进行复诊，因为可能会获得更多信息，这些信息可能会为癌症风险分层、预防和治疗提供帮助[7]。

另外，对于未找到明确致病性胚系基因突变的 EOCRC 患者，CRC 或腺瘤性息肉的家族病史也可以提示遗传风险的增加，比如林奇样综合征和家族性结直肠癌 X 型的患者。一级亲属有 CRC 或进展期腺瘤性息肉的家族病史（表 8-2，表 8-3），特别是如果 CRC 发生在 60 岁之前，可能会使一个人的 CRC 风险增加至 4 倍。10%～15% 美国成年人至少有 1 名一级亲属患 CRC，因此患 CRC 的风险增加。拥有 1 名一级亲属患 CRC 的个体应在 40 岁，或比家族中一级亲属的 CRC 早发发病年龄提前 10 年，开始筛查 CRC[5]。

表 8-2　CRC 的家族史和个人患病风险[5]

家族史	估计一生中的患病风险
无 CRC 或腺瘤的家族史	6%
一个二级亲属或三级亲属患 CRC	增加 1.5 倍的风险
一个一级亲属患高级别腺瘤	增加 2 倍的风险
一个一级亲属患 CRC	增加 2～3 倍的风险
两个二级亲属患 CRC	增加 2～3 倍的风险
两个一级亲属患 CRC	增加 3～4 倍的风险
一级亲属患 EOCRC	增加 3～4 倍的风险

注：一级亲属包括父母、子女和兄弟姐妹；二级亲属包括祖父母、孙子孙女、阿姨和叔叔；三级亲属包括曾祖父母和堂兄弟姐妹。

表 8-3　CRC 的风险分级[5]

风险等级	描述
平均风险	一级亲属无 CRC、进展期腺瘤性息肉的病史，无结肠肿瘤或炎症性肠病的个人史
风险增加	有 CRC 或腺瘤性息肉的个人史或家族史，但不符合其中一项遗传性 CRC 综合征的临床标准
遗传性 CRC 综合征的高风险	符合遗传性 CRC 综合征（LS、FAP 或其他）的临床诊断标准

五、早发性遗传性 CRC 的早期诊断和筛查

初级保健医生可以使用现成的工具来获取详细的家族史（在 50 岁之前评估），以评估每位患者的 CRC 风险，然后建议对家族史或个人史符合高风险标准的患者进行早期筛查。通过转诊遗传咨询师，可以评估患有疑似遗传性 CRC 综合征的患者。为确诊的遗传

性 CRC 综合征患者提供适当的筛查方案、预防措施和/或其他风险调整策略。此外,初级保健医生要提高警惕,了解 EOCRC 的发病率越来越高和 CRC 的早期表现,从而早期诊断出 EOCRC。EOCRC 诊断时通常分期较晚,部分原因是患者延迟就诊以及医生的误诊或漏诊。对于存在无法解释的持续性便血、缺铁性贫血或近期出现的和持续性的排便习惯改变的患者,应酌情转诊行结肠镜检查。另外,还需要进行临床研究,从而不断改进高风险人群的筛查方案和年轻有症状人群的诊断流程,从而降低 EOCRC 的发病率和死亡率。同时,有关调整平均风险人群的 CRC 筛查年龄的讨论也正在进行中[5]。

目前,通过软性结肠镜检查对年轻人进行大规模 CRC 筛查的代价是昂贵的,并且阳性率可能较低。但是,对医学生、初级卫生保健人员和首诊医生进行更好的关于预防和早期发现 CRC 的益处的教育可能会提高 EOCRC 的早期发现率[1]。与 EOCRC 患者不断上升的发病率和死亡率作斗争是一个巨大的挑战,这需要全球合作和共识[1]。

六、遗传性混合性息肉病综合征

遗传性混合性息肉病综合征是一种常染色体显性遗传疾病,患者在没有肠外表现的情况下,发生多种混合组织学类型的结直肠息肉,包括锯齿状息肉、Peutz-Jeghers 息肉、幼年性息肉、传统腺瘤和 CRC。到目前为止,文献报道 HMPS 多为德系犹太人,伴有 *GREM1* 基因上游 40 kb 的小片段重复突变。这导致结肠隐窝中 *GREM1* 的异位高表达。曾有报道瑞典 HMPS 家族中检测到 *GREM1* 基因上游约 16 kb 的重复突变。目前,高危人群可进行症状前基因检测,患者需要从小就需要进行结肠镜监测,并行息肉切除,以免发展成 CRC。

七、多基因突变遗传性肿瘤综合征

遗传性癌症易感性综合征的表型变异可能是由多种原因引起的,包括基因座异质性、等位基因异质性、遗传和环境修饰因子效应或偶然性。另一个潜在原因是同一个人中存在 2 个或更多个遗传癌症易感性基因。尽管可以预计此类事件的发生频率较低,但是由于标准的临床实践一直在依次检测候选遗传的癌症基因直到检测到致病性突变,因此很多此类病例可能并未被发现。但是,随着二代测序技术的出现,现在可以对大量遗传的癌症基因同时进行测序。我们建议临床医生应积极考虑这种现象的可能性,具有异常遗传性癌症综合征表型的患者可能存在多基因突变遗传性肿瘤综合征(multilocus inherited neoplasia alleles syndrome,MINAS)[31]。

在临床实践中,我们通常采用一元论来解释患者出现的全部现象。我们通常倾向于使用"一种诊断",而不是"多种诊断",来解释一个患者的多种表现。罕见病的发病率不到

$1/2\,000^{[32]}$，从统计学上讲，一个人同时患 2 种或更多种罕见病的可能性似乎很小。但是，由于有 6 000 多种罕见疾病，并且估计有多达 3.5% ~ 5.9% 的全球人口在一生中的某个时候会经历一种罕见疾病[32]，因此有可能偶然出现一个人同时患 2 种或更多种罕见疾病的可能性。在具有不同和重叠表型的各种体质性疾病中已经报道了这种情况，包括家族性瘤形成和/或患有多个原发性肿瘤的患者。如果使用"一元论"来解释，那么检测到特定遗传癌症基因中的突变，可能会导致临床医生将任何不是相关遗传癌症综合征典型特征的肿瘤归因于可变的表型表达或巧合。在这种情况下，患者可能会接受不理想的治疗，对亲属的癌症风险估计可能是错误的。此外，对携带多种突变的不同家族性癌症综合征基因的患者进行的研究，可能帮助我们了解相关基因产物的功能是如何发生相互作用的。例如，特定组合导致表型更加明显或新颖（类似于差异）单等位基因和双等位基因错配修复基因突变患者之间的表型差异[33]。有人报道了 5 例罕见的具有多个遗传性癌症综合征基因的致病性胚系突变的病例。其中，3 例涉及 FLCN 的突变，分别与 NF1、TP53 和 MSH2 突变组合；第 4 例同时出现 MLH1 和 XPA 基因的突变，第 5 例同时出现 NF1 和 BRCA2 的突变[31]。

Whitworth 等人通过检索文献，收集到了 82 例 MINAS 患者，涉及 17 个癌基因。其中，BRCA1/BRCA2、BRCA2/TP53、BRCA1/MLH1 和 APC/MLH1 的共存突变组合发生在 1 个以上家庭中。这可能与遗传性乳腺癌和遗传性 CRC 的发病率高有关，患者经常因为这些原因寻求基因突变检测[31]。MINAS 患者的一个有趣的方面是特定基因组合的突变是否与严重表型相关（例如，较早发作的癌症，或者单基因突变个体中不常见的癌症类型）。尽管有些报道表明，MINAS 患者的表型更严重，但是现有的证据还不能证明双基因突变的表型比单基因突变的表型更严重[34]。患有多个遗传性癌症基因突变的患者最著名的例子是同时具有 BRCA1 和 BRCA2 突变的患者[35,36]，但是这些患者的表型通常没有显示出比存在单个突变时更严重的表型。Leegte 等[37] 描述了 12 例 BRCA1/BRCA2 同时突变的病例，并提示没有严重性增加的证据，而 Heidemann 等[36] 报道 8 例 BRCA1/BRCA2 同时突变的病例，提示在 2 个病例中观察到更严重的表型。胚系突变的组合种类繁多，对于突变组合的表型效应信息是有限的[31]。有 2 个关于 BRCA2 和 TP53 基因同时性胚系突变的报道[38,39]。在小鼠模型中，这两个基因的同源物在上皮组织中被有条件地敲除（以避免胚胎致死性），与仅条件性敲除 TP53 或 BRCA2 的小鼠相比，乳腺癌和皮肤癌的发病率更高，发病年龄更早，表明这两个基因在这些组织中具有协同作用[40]。尽管小鼠模型不能直接与人类进行比较，在两例 BRCA2/TP53 同时突变的 MINAS 病例中，均发生了 2 种以上的癌症，而且这些病例的癌症诊断年龄均早于单基因突变的患者[41]。特定 MINAS 的第二常见的例子是易患遗传性大肠癌的基因组合[42,43]。有趣的是，在 2 例具有 APC/MLH1 突变组合的患者中发现了严重的表型，其中 1 例中出现了空肠癌[42]，而另一例中则出现了息肉进展加速[43]。当涉及的两个基因表型不同且较窄时，MINAS 的表型可能更容易解释。因此，关于 BRCA1/BRCA2 突变与错配修复基因突变同时出现的报道很多。总的来说，没有明确的证据表明这些类型的突变对表型的严重性具有协同作用,尽管有 1 例报告的 *BRCA1* 和 *MLH1* 突变病例具有严重的表型,涉及早期发作的双侧乳腺癌、子宫内膜癌、卵巢癌、子宫内膜癌和肾透明细胞癌(在 39 岁时被诊断出来)。两种乳腺肿瘤均显示 *BRCA1* 和 *MLH1* 等位基因缺失,但在免疫组织化学分析中无 *MLH1* 染色。这表明这两个胚系突变在该患者的乳腺肿瘤发生中均发挥重要作用。大量的肿瘤和 EOCRC 的发生(通常不与 *BRCA1* 或 *MLH1* 突变相关)提示可能存在协同作用[44]。

　　具有特定基因组合的其他 MINAS 病例的报道很少。例如,据报道影响 PI3K/Akt 信号通路的 *PTEN* 突变与 *TP53*[45]、*APC*[46] 和 SDHC[47] 的突变组合,每种突变具有的肿瘤特征均在所有 3 例中被观察到。*PTEN/TP53* 病例中的许多肿瘤都不是这两个基因突变各自的典型特征,在其他患者中也观察到早发性结肠息肉和副神经节瘤。除了其他作用外,*PTEN* 通常还通过 Akt 来下调 MDM2(并因此增加 *TP53* 水平)[48],因此这种相互作用可能导致更严重的表型。

　　还描述了另一例具有 *NF1* 皮肤特征和早发性乳腺癌(35 岁)的患者中 *BRCA1* 和 *NF1* 突变的情况[49]。值得注意的是,*NF1* 和 *BRCA1* 都位于染色体 17 的长臂上,患者母亲也有早发性乳腺癌和 *NF1*,以及在先证者中发现的两个突变,都可能表明这两个突变的基因是顺式的。这些信息对于鉴定出多个突变的家庭的遗传咨询具有重要意义,尽管有趣的是,先证者的兄弟也有 *NF1*,没有携带 *BRCA1* 突变,这表明母亲发生了重组事件。

　　已报道一例涉及 *FLCN* 和 *APC* 突变的 MINAS[50]。典型的结肠息肉和 28 岁的大肠癌,以及反复出现的气胸和面部丘疹。这些特征与一个独立的机制是一致的,尽管作者提出,鉴于观察到体细胞 *FLCN* 突变经常发生在微卫星不稳定的 CRC 中,*FLCN* 突变可能增强了致瘤过程[51]。

　　识别单个罕见突变组合的效应,改善 MINAS 患者未来管理的最佳资源,是一个包含临床、遗传和肿瘤信息的参考数据库。这样的信息可以告诉临床医生,每种突变组合的作用可能是什么。为了促进此类信息的共享,可以将病例上传到 Leiden 开放变异数据库(Leiden opensource variation database,LOVD),并通过"MINAS"表型进行识别(http://databases.lovd.nl/shared/diseases/04296)。我们希望其他肿瘤学和遗传健康管理专业人员和研究人员将他们的病例贡献出来,以增加我们对这一新现象的了解。

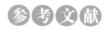

参考文献

[1] Deen K I, Silva H, Deen R, et al. Colorectal cancer in the young, many questions, few answers [J]. World J Gastrointest Oncol, 2016,8(6): 481 - 488.

[2] Siegel R L, Jemal A, Ward E M. Increase in incidence of colorectal cancer among young men and women in the United States [J]. Cancer Epidemiol Biomarkers Prev, 2009,18(6): 1695 - 1698.

[3] Bailey C E, Hu C Y, You Y N, et al. Increasing disparities in the age-related incidences of colon and rectal cancers in the United States, 1975 - 2010 [J]. JAMA Surg, 2015,150(1): 17 - 22.

[4] Venugopal A, Stoffel E M. Colorectal Cancer in Young Adults [J]. Curr Treat Options Gastroenterol, 2019,17(1): 89 - 98.

[5] Ahnen D J, Wade S W, Jones W F, et al. The increasing incidence of young-onset colorectal cancer: a call to action [J]. Mayo Clin Proc, 2014,89(2): 216 - 224.

[6] American Cancer Society. Colorectal Cancer Facts & Figures. 2016. http://www.cancer.org/acs/groups/content/@research/documents/document/acspc-047079.pdf. Accessed July 15,2016.

［7］ Stoffel E M, Koeppe E, Everett J, et al. Germline genetic features of young individuals with colorectal cancer ［J］. Gastroenterology, 2018,154(4): 897 - 905. e891.

［8］ Gallego C J, Shirts B H, Bennette C S, et al. Next-generation sequencing panels for the diagnosis of colorectal cancer and polyposis syndromes: A cost-effectiveness analysis ［J］. J Clin Oncol, 2015,33(18): 2084 - 2091.

［9］ Pearlman R, Frankel W L, Swanson B, et al. Prevalence and spectrum of germline cancer susceptibility gene mutations among patients with early-onset colorectal cancer ［J］. JAMA Oncol, 2017,3(4): 464 - 471.

［10］ Pujol P, Lyonnet D S, Frebourg T, et al. Lack of referral for genetic counseling and testing in BRCA1/2 and Lynch syndromes: a nationwide study based on 240,134 consultations and 134,652 genetic tests ［J］. Breast Cancer Res Treat, 2013,141(1): 135 - 144.

［11］ Yurgelun M B, Kulke M H, Fuchs C S, et al. Cancer susceptibility gene mutations in individuals with colorectal cancer ［J］. J Clin Oncol, 2017,35(10): 1086 - 1095.

［12］ Chang D T, Pai R K, Rybicki L A, et al. Clinicopathologic and molecular features of sporadic early-onset colorectal adenocarcinoma: an adenocarcinoma with frequent signet ring cell differentiation, rectal and sigmoid involvement, and adverse morphologic features ［J］. Mod Pathol, 2012,25(8): 1128 - 1139.

［13］ Mork M E, You Y N, Ying J, et al. High prevalence of hereditary cancer syndromes in adolescents and young adults with colorectal cancer ［J］. J Clin Oncol, 2015,33(31): 3544 - 3549.

［14］ Kuiper R P, Vissers L E, Venkatachalam R, et al. Recurrence and variability of germline EPCAM deletions in Lynch syndrome ［J］. Hum Mutat, 2011,32(4): 407 - 414.

［15］ Aretz S, Stienen D, Uhlhaas S, et al. High proportion of large genomic STK11 deletions in Peutz-Jeghers syndrome ［J］. Hum Mutat, 2005,26(6): 513 - 519.

［16］ Papp J, Kovacs M E, Solyom S, et al. High prevalence of germline STK11 mutations in hungarian peutz-jeghers syndrome patients ［J］. BMC Med Genet, 2010,11: 169.

［17］ Gruber S B, Petersen G M. Cancer risks in BRCA1 carriers: time for the next generation of studies ［J］. J Natl Cancer Inst, 2002, 94(18): 1344 - 1345.

［18］ Garre P, Martin L, Sanz J, et al. BRCA2 gene: a candidate for clinical testing in familial colorectal cancer type X ［J］. Clin Genet, 2015,87(6): 582 - 587.

［19］ Thutkawkorapin J, Lindblom A, Tham E. Exome sequencing in 51 early onset non-familial CRC cases ［J］. Mol Genet Genomic Med, 2019,7(5): e605.

［20］ Broderick P, Dobbins S E, Chubb D, et al. Validation of recently proposed colorectal cancer susceptibility gene variants in an analysis of families and patients-a systematic review ［J］. Gastroenterology, 2017,152(1): 75 - 77. e74.

［21］ de Voer R M, Hahn M M, Weren R D, et al. Identification of novel candidate genes for early-onset colorectal cancer susceptibility ［J］. PLoS Genet, 2016,12(2): e1005880.

［22］ Brea-Fernandez A J, Fernandez-Rozadilla C, Alvarez-Barona M, et al. Candidate predisposing germline copy number variants in early onset colorectal cancer patients ［J］. Clin Transl Oncol, 2017,19(5): 625 - 632.

［23］ Siegel R L, Fedewa S A, Anderson W F, et al. Colorectal cancer incidence patterns in the United States, 1974 - 2013 ［J］. J Natl Cancer Inst, 2017,109(8).

［24］ Yurgelun M B, Allen B, Kaldate R R, et al. Identification of a variety of mutations in cancer predisposition genes in patients with suspected lynch syndrome ［J］. Gastroenterology, 2015,149(3): 604 - 613. e620.

［25］ Cragun D, Radford C, Dolinsky J S, et al. Panel-based testing for inherited colorectal cancer: a descriptive study of clinical testing performed by a US laboratory ［J］. Clin Genet, 2014,86(6): 510 - 520.

［26］ Yurgelun M B, Masciari S, Joshi V A, et al. Germline TP53 mutations in patients with early-onset colorectal cancer in the colon cancer family registry ［J］. JAMA Oncol, 2015,1(2): 214 - 221.

［27］ NCCN Clinical Practice Guidelines in Oncology (NCCN Guidelines ®), Genetic/Familial High-Risk Assessment: Colorectal, Version 1. 2021. https://www. nccn. org/professionals/physician_gls/pdf/genetics_colon. pdf.

［28］ Li M M, Datto M, Duncavage E J, et al. Standards and guidelines for the interpretation and reporting of sequence variants in cancer: A joint consensus recommendation of the Association for Molecular Pathology, American Society of Clinical Oncology, and College of American Pathologists ［J］. J Mol Diagn, 2017,19(1): 4 - 23.

［29］ 王秋菊,沈亦平,邬玲仟,等. 遗传变异分类标准与指南［J］. 中国科学: 生命科学,2017,47: 668 - 688.

［30］ Yurgelun M B, Boland C R. "New" cancer genes and inherited colorectal cancer risk: caveat emptor ［J］. Gastroenterology, 2017, 152(1): 12 - 13.

［31］ Whitworth J, Skytte A B, Sunde L, et al. Multilocus inherited neoplasia alleles syndrome: A case series and review ［J］. JAMA Oncol, 2016,2(3): 373 - 379.

［32］ What is a rare disease? https://www. eurordis. org/content/what-rare-disease. Accessed on June 16,2020.

［33］ Bakry D, Aronson M, Durno C, et al. Genetic and clinical determinants of constitutional mismatch repair deficiency syndrome: report from the constitutional mismatch repair deficiency consortium ［J］. Eur J Cancer, 2014,50(5): 987 - 996.

［34］ Stradella A, Del Valle J, Rofes P, et al. Does multilocus inherited neoplasia alleles syndrome have severe clinical expression? ［J］. J Med Genet, 2019,56(8): 521 - 525.

［35］ Augustyn A M, Agostino N M, Namey T L, et al. Two patients with germline mutations in both BRCA1 and BRCA2 discovered unintentionally: a case series and discussion of BRCA testing modalities ［J］. Breast Cancer Res Treat, 2011,129(2): 629 - 634.

［36］ Heidemann S, Fischer C, Engel C, et al. Double heterozygosity for mutations in BRCA1 and BRCA2 in German breast cancer patients: implications on test strategies and clinical management ［J］. Breast Cancer Res Treat, 2012,134(3): 1229 - 1239.

［37］ Leegte B, van der Hout A H, Deffenbaugh A M, et al. Phenotypic expression of double heterozygosity for BRCA1 and BRCA2 germline mutations ［J］. J Med Genet, 2005,42(3): e20.

［38］ Manoukian S, Peissel B, Pensotti V, et al. Germline mutations of TP53 and BRCA2 genes in breast cancer/sarcoma families ［J］. Eur J Cancer, 2007,43(3): 601 - 606.

［39］ Monnerat C, Chompret A, Kannengiesser C, et al. BRCA1, BRCA2, TP53, and CDKN2A germline mutations in patients with breast cancer and cutaneous melanoma ［J］. Fam Cancer, 2007,6(4): 453 - 461.

［40］ Jonkers J, Meuwissen R, van der Gulden H, et al. Synergistic tumor suppressor activity of BRCA2 and p53 in a conditional mouse model for breast cancer ［J］. Nat Genet, 2001,29(4): 418 - 425.

［41］ Antoniou A, Pharoah P D, Narod S, et al. Average risks of breast and ovarian cancer associated with BRCA1 or BRCA2 mutations detected in case Series unselected for family history: a combined analysis of 22 studies ［J］. Am J Hum Genet, 2003,72(5):

1117 - 1130.

[42] Lindor N M, Smyrk T C, Buehler S, et al. Multiple jejunal cancers resulting from combination of germline APC and MLH1 mutations [J]. Fam Cancer, 2012,11(4): 667 - 669.

[43] Scheenstra R, Rijcken F E, Koornstra JJ, et al. Rapidly progressive adenomatous polyposis in a patient with germline mutations in both the APC and MLH1 genes: the worst of two worlds [J]. Gut, 2003,52(6): 898 - 899.

[44] Pedroni M, Di Gregorio C, Cortesi L, et al. Double heterozygosity for BRCA1 and hMLH1 gene mutations in a 46-year-old woman with five primary tumors [J]. Tech Coloproctol, 2014,18(3): 285 - 289.

[45] Plon S E, Pirics M L, Nuchtern J, et al. Multiple tumors in a child with germ-line mutations in TP53 and PTEN [J]. N Engl J Med, 2008,359(5): 537 - 539.

[46] Valle L, Rodriguez-López R, Robledo M, et al. Concurrence of germline mutations in the APC and PTEN genes in a colonic polyposis family member [J]. J Clin Oncol, 2004,22(11): 2252 - 2253.

[47] Zbuk K M, Patocs A, Shealy A, et al. Germline mutations in PTEN and SDHC in a woman with epithelial thyroid cancer and carotid paraganglioma [J]. Nat Clin Pract Oncol, 2007,4(10): 608 - 612.

[48] Huang da W, Sherman B T, Lempicki R A. Systematic and integrative analysis of large gene lists using DAVID bioinformatics resources [J]. Nat Protoc, 2009,4(1): 44 - 57.

[49] Campos B, Balmaña J, Gardenyes J, et al. Germline mutations in NF1 and BRCA1 in a family with neurofibromatosis type 1 and early-onset breast cancer [J]. Breast Cancer Res Treat, 2013,139(2): 597 - 602.

[50] Kashiwada T, Shimizu H, Tamura K, et al. Birt-Hogg-Dubé syndrome and familial adenomatous polyposis: an association or a coincidence? [J]. Intern Med, 2012,51(13): 1789 - 1792.

[51] Nahorski M S, Lim D H, Martin L, et al. Investigation of the Birt-Hogg-Dube tumour suppressor gene (FLCN) in familial and sporadic colorectal cancer [J]. J Med Genet, 2010,47(6): 385 - 390.

第 9 章

结构性错配修复缺陷综合征

左志贵,高显华,张卫

摘 要

错配修复蛋白可消除新合成的 DNA 中的错误,从而提高 DNA 复制的准确性。错配修复基因(mismatch repair,MMR)丢失会导致突变的表型,而功能的丧失则导致容易发生癌症。在最近的 20 年中,越来越多的报道描述了双等位基因 MMR 基因突变的患者,其错配修复缺陷是从父母双方那里遗传而来的,这种具有隐性遗传的综合征,称为结构性错配修复缺陷综合征(constitutional mismatch repair deficiency,CMMRD)。CMMRD 是由于 MMR 基因(*MLH1*、*MSH2*、*MSH6*、*PMS2*)之一的双等位基因胚系突变导致患者在儿童时期发生恶性肿瘤的一种隐性儿童癌症易感综合征,有很高的外显率,又称为双等位基因错配修复缺陷(biallelic mismatch repair deficiency,BCMMRD)或错配修复癌症综合征。CMMRD 是由 MMR 基因之一的纯合子或复合杂合子胚系变异引起的,CMMRD 中最常涉及的突变基因是 *PMS2* 和 *MSH6*,而 *MLH1* 和 *MSH2* 的双等位基因突变则相对少见。CMMRD 所患肿瘤的范围很广,主要临床表现为三类恶性肿瘤:胃肠道恶性肿瘤,脑肿瘤和血液系统恶性肿瘤,还可出现 I 型神经纤维瘤病。这些恶性肿瘤多发生在儿童期或青春期,如果患者在第一个恶性肿瘤中幸存下来,则很有可能发生第二个甚至第三个恶性肿瘤。除了恶性病变,在 CMMRD 中也能观察到了多种非恶性病变,例如皮肤咖啡色素沉着,免疫球蛋白轻度缺乏和先天性畸形等。由于临床表现多样、缺乏明确的诊断特征,以及与其他癌症综合征的表型重叠,CMMRD 难以被临床医生识别,在临床实践中发病率必然被低估。因此,在首发肿瘤发生时,如深入了解 CMMRD 的临床表现和诊断方法可增加患者的确诊数量,有助于确定治疗模式,并且有利于对患者及其亲属提供随访监测策略和相关遗传咨询。

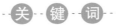

关 键 词

双等位基因突变;儿科肿瘤;错配修复缺陷;结构性错配修复缺陷综合征;胃肠道恶性肿瘤;脑肿瘤;血液系统恶性肿瘤;I 型神经纤维瘤病;临床管理;随访监测;遗传咨询

DNA 错配修复缺陷是癌症遗传不稳定性的一种特征鲜明的形式[1-5]，其特征是无法修复与 DNA 复制相关的错误。有缺陷的 MMR 系统会导致整个基因组的错配突变持续存在，特别是在重复性 DNA(微卫星)区域会导致微卫星不稳定性(MSI)，而 MSI 则会导致截短蛋白产物的产生，从而导致威胁生命的恶性肿瘤的发生发展[1-9]。

MMR 基因中的杂合(单等位基因)胚系突变会损害 MMR 功能而导致 Lynch 综合征发生[9,10,11-14]，LS 的特征是在成年期发生胃肠道和泌尿生殖道恶性肿瘤，占所有结直肠癌病例的 1%～7%[9,11,13]，确诊 LS 必须鉴定至少一种 MMR 基因发生胚系突变[12]。而如果引起 LS 的 MMR 基因发生双等位基因胚系突变，则会导致 CMMRD 的发生(也称双等位基因错配修复缺陷综合征)，CMMRD 是由于特征明确的 MMR 基因(包括 MSH2、MLH1、MSH6、PMS2、PMS1)发生突变而产生的[10,15]。这些基因的主要功能是消除在 DNA 合成过程中由于 DNA 聚合酶错误而导致的碱基插入和缺失的不匹配[15-16]。单核苷酸变异(single nucleotide variants，SNV)就是由碱基对插入过程中的错误引起的，而聚合酶的滑移则导致插入和缺失[17]。MMR 基因通过纠正这些错误来确保基因复制的保真度和响应 DNA 损伤而引发细胞凋亡，从而促进基因组稳定(图 9-1)。

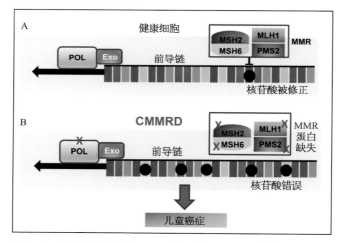

图 9-1　A. 健康细胞中 MMR 的示意图(改编自[15])。DNA 聚合酶(polymerase, POL)和 MMR 系统的校对能力可以识别并防止 DNA 复制过程中的错误(黑圈)；B. CMMRD 导致 MMR 功能/表达丧失的遗传性 MMR 缺陷(X)导致成年期累积的突变和易患癌症。当突变的组合影响 POL 和 MMR 功能时，突变的积累会变得更快，并且幼儿(CMMRD)会发生癌症

CMMRD 的临床发病率很低，据报道其在婴儿期或成年期发病率约为 1/1 000 000[18]。患有 CMMRD 的个体往往在生命早期就发展为消化系统、中枢神经系统及血液系统等多系统的恶性肿瘤，大多数患者无法生存到成年[8,19-26]。

一、发现和研究的历史

最早在 1959 年 Jacques Turcot 曾描述了两兄妹患有大量大肠腺瘤性息肉、结直肠癌和脑恶性肿瘤的病例,在历史上这很可能是首个描述 CMMRD 的病例报道,但是因为当时缺乏目前已经广泛使用的分子诊断技术,因此这两个病例并没有得到分子诊断证实[27]。

直到 1999 年,有两项研究描述了携带纯合 MLH1 胚系突变的 LS 家族内近亲结婚生下的后代的表型,这些家庭成员在儿童早期(年龄 14 个月至 6 岁)即可发生血液系统恶性肿瘤(其中一例为脑肿瘤)[28-29],他们还表现出与 I 型神经纤维瘤病(neurofibromatosis type I,NF1)相似的临床特征。此后,有近 200 名儿童和年轻人被报道携带 LS 相关(共 4 个基因)的双等位 MMR 基因突变[18,23,30]。这种隐性遗传表现被认定是一种独特的儿童癌症易感性综合征,被命名为结构性错配修复缺陷,其他名称还包括双等位基因错配修复缺陷或错配修复癌症综合征,但是结构性错配修复缺陷命名是最合适的,目前使用也最广泛。

在历史上,"Turcot 综合征"是特指结直肠息肉病合并中枢神经系统原发肿瘤的综合征[27]。在 1999 年 CMMRD 被正式命名以前,CMMRD 一直被称为 Turcot 综合征多年,直到人们注意到该定义过于严格为止,因为 CMMRD 的表现除中枢神经系统原发肿瘤以外,还包括早发性血液恶性肿瘤和提示神经纤维瘤的皮肤咖啡色斑点[31-32]。此后,除回顾病史有部分未诊断但符合 CMMRD 临床特征的患者考虑诊断为 CMMRD 外,很多曾被报道为 Turcot 综合征的患者,即携带 APC 基因胚系突变的脑肿瘤合并息肉病者,也考虑诊断为 CMMRD[32]。因此,CMMRD 和历史上曾经广泛使用的 Turcot 综合征本质上是相互重叠的。

二、分子与临床遗传学特征

CMMRD 患者出生时任何一种 MMR 基因的双等位基因失活就会导致患者的身体里任何组织中都没有 DNA MMR 活性,一旦 CMMRD 患者身体里任何组织中从出生起就都没有 DNA MMR 活性就会导致中枢神经系统肿瘤、结肠息肉病、结直肠癌、小肠癌、白血病和淋巴瘤(表 9-1)[5,33]。同时患者经常有网状黄斑和其他皮肤表现,可被误认为是 1 型神经纤维瘤病。相反,在 LS 中,来自一个野生型等位基因的基因表达足以维持足够的 DNA MMR 活性,直到第二次打击使未受影响的亲本的野生型等位基因失活,才会引起肿瘤组织出现 dMMR,从而导致 MSI 的发生,并最终引起 LS。

表 9-1　CMMRD 中不同肿瘤的估计外显率和肿瘤的发病年龄

器官	估计外显率,%	诊断年龄,中位数(范围),y	参考文献
小肠腺瘤[a]	50	12(10～20)	34, 35
大肠腺瘤[a]	＞90	9(6～15)	34, 35
小肠癌	10	28(11～42)	12, 18, 26, 30
大肠癌[b]	70	16(8～48)	12, 26, 30
低级脑肿瘤	未知	未知	
高级脑肿瘤[c]	70	9(2～40)	18, 26, 30
淋巴瘤	20～40	5(0.4～30)	18, 26, 30
白血病	10～40	8(2～21)	18, 26, 30
子宫内膜癌	＜10	(19～44)	18, 26, 30
尿道癌	＜10	(10～22)	18, 26, 30
其他肿瘤[d]	＜10	(1～35)	18, 26, 30, 35

注：a. 低度和高度腺瘤,可能进展迅速；b. 患者接受结肠次全切除术和回肠直肠肛门层析成像,从而降低了结直肠癌的风险；c. 高度神经胶质瘤,髓母细胞瘤和原始神经外胚层肿瘤；d. 已报告以下每种肿瘤的少于 5 例：神经母细胞瘤、威尔姆斯瘤、横纹肌肉瘤、骨肉瘤、乳腺癌、黑色素瘤、卵巢神经外皮肿瘤、毛发癌和肝腺瘤。

CMMRD 的总体预后较差,目前的统计数据表明,儿童时期有超过 50％患者患有脑部恶性肿瘤,40％患者患有消化道肿瘤,30％患者患有血液系统恶性肿瘤[26]。而其所患的多系统癌症谱系与突变的 MMR 基因性质有关,患 *MSH6* 和/或 *PMS2* 突变的患者在 10 年内会发生脑肿瘤,超过 40％的 *PMS2* 纯合突变患者会发生第二原发性恶性肿瘤[36]。相比之下,纯合子型 *MLH1/MSH2* 突变的患者发生第二原发性恶性肿瘤的可能性较小(22％)。这种差异是因为具有纯合 *PMS2* 突变的患者通常会在初发恶性肿瘤中幸存,这与 *MLH1/MSH2* 患者易发生更具侵袭性的血液系统恶性肿瘤不同[18]。

CMMRD 的遗传方式为常染色体隐性遗传,双等位基因突变可出现在 LS 相关的四个 MMR 基因(*MSH2*、*MLH1*、*MSH6* 和 *PMS2*)中,但这四个基因突变的分布与 LS 还是存在显著不同。CMMRD 中最常见的突变基因是 *MSH6* 和 *PMS2*,而双等位基因 *MLH1*,尤其是 *MSH2* 突变十分罕见[3-5]。这种双等位基因突变的分布符合一般人群中这些基因突变的频率,而由于 *PMS2* 和 *MSH6* 杂合子突变的外显率低和临床表现轻,LS 患者杂合性突变的分布确定可能存在偏差[16]。

大多数 CMMRD 患者中的 MMR 突变基因表达完全消失,导致相应 MMR 蛋白的功能丧失。但近 30％的突变被描述为临床意义不明的突变,在 *MSH2* 和 *MSH1* 中比在 *PMS2* 和 *MSH6* 中更为多见[17],并且可能保留部分 MMR 蛋白的功能[3,4,18]。

除该综合征的罕见性外,CMMRD 患者中潜在的次形态突变率使基因型和表型的相关性评估更加复杂。然而值得注意的是，与 *PMS2* 突变相比，血液恶性肿瘤在 *MLH1/MSH2* 双等位基因突变患者中更为常见，而脑肿瘤在 *PMS2* 突变者中更常见[3,18]。从恶性肿瘤平均确诊年龄来看，*MLH1/MSH2* 双等位基因突变携带者往往比 *PMS2* 和 *MSH6* 突变者发病年龄轻。在患有一种以上恶性肿瘤的双等位基因突变携带者中，*MLH1/MSH2* 突变者比例最低，*PMS2* 突变者比例最高[3]。这可能就意味着 *PMS2* 双等位基因突变者比 *MLH1/MSH2* 突变者在首发肿瘤后的存活机会和发生第二个异时性恶性肿瘤的机会更高。这一观察结果与 *MLH1/MSH2* 双等位基因突变者的临床表型比 *PMS2/MSH6* 突变者严重的观点是一致的。

与 LS 不同，家族史通常对 CMMRD 没有显著的诊断意义，尽管父母双方通常都是突变携带者（图 9-2）[3]。单等位基因 *PMS2* 和 *MSH6* 突变的外显率低于 *MLH1* 和 *MSH2*，因此患病儿童通常有未患病的父母。近亲结婚的比例因国籍而异，特别是纯合病例中近亲结婚的家庭很多；而在西方国家，大多数病例为非近亲家庭，则与杂合性突变有关[3]。

CMMRD 患者中腺瘤的进展速度似乎比 LS 中更快。这可能是因为 CMMRD 肿瘤在聚合酶校对基因 DNA 聚合酶 ε 和 d（*POLE* 和 *POLD1*）中获得了早期的体细胞突变。现有数据支持 CMMRD 存在延续性临床表型，即临床表型可从不严重 LS 的相关症状延续至较严重或早发 LS 的表型[3,19,20]。

三、临床表现

CMMRD 相关癌症的外显率在儿童癌症综合征中最高，几乎所有的双等位基因突变携带者都会在生命的前 20 年内发展成癌症，患者在 30 岁之前未发病者非常罕见[3,4]。患有 CMMRD 的儿童可患多种类型癌症，其中大多数发生在儿童时期（图 9-2）。研究的观察时限从 0.4 岁至 39 岁，首发肿瘤的中位发病年龄为 7.5 岁[18]。患者首发肿瘤诊断后的中位生存时间不超过 30 个月，多数患者未存活至成年[30]。CMMRD 患者可能同时或异时发生不同类型的恶性肿瘤[30]。CMMRD 的肿瘤谱与 LS 不同，脑肿瘤发病不少于胃肠道肿瘤，另有 1/3 以上的患者可发生血液系统恶性肿瘤。血液系统肿瘤和脑肿瘤的中位发病年龄分别约为 6.6 岁和 10.3 岁[30]。其中脑肿瘤多为高级别胶质瘤，也有少部分低级别病灶，并很可能转化为高级别的病灶[23]。中枢神经系统中原始神经外胚层肿瘤和髓母细胞瘤是第二常见的 CNS 肿瘤。最近的分子研究结果表明，CMMRD 相关的 CNS 肿瘤具有异常高水平的体细胞突变率，这是由于结构性 MMR 缺陷与体细胞突变共同导致复制性聚合酶的校对能力缺失所致[37]。

最常见的血液系统恶性肿瘤是非霍奇金淋巴瘤（non-hodgkin's lymphomas，NHL），尤以 T 细胞 NHL 多见，也有 T 细胞急性淋巴细胞白血病（t-cell acute lymphoblastic leukemia，T-ALL）、急性髓系白血病（acute myeloid leukemia，AML）和 B 细胞淋巴瘤

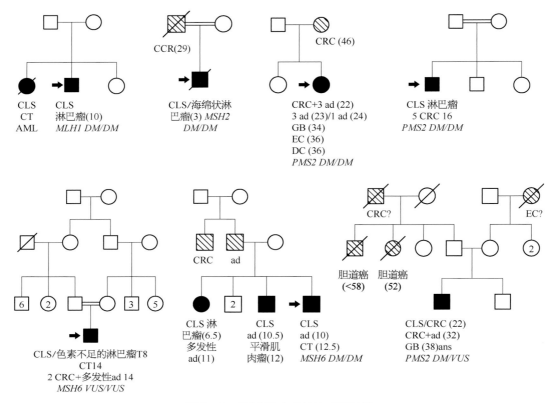

图 9-2　**CMMED 患者的家系图示例**

ad：结肠腺瘤；AML：急性髓性白血病；CRC：大肠癌；CLS：café au lait spots（牛奶咖啡斑）；CT：脑肿瘤；DC：十二指肠癌；EC：子宫内膜癌；GB：胶质母细胞瘤；DM：致病性突变；VUS：临床意义不明的突变

括号内的数字为诊断年龄

的报道[18,30,38]。错配修复缺陷（dMMR）个体血液系统恶性肿瘤的易感性在 dMMR 小鼠模型上典型地再现了[34,39]，因此 dMMR 小鼠模型是我们深入研究 dMMR 影响的有效工具。

结直肠癌是 CMMRD 患者中最常见的 LS 相关肿瘤，另有小肠癌、子宫内膜癌、卵巢癌和泌尿系统肿瘤[40,41]。CRC 可发生于儿童期，据报道最年轻的 CRC 患者为 8 岁，最年轻的腺瘤患者为 6 岁女孩。异时性结直肠癌和小肠癌也较常见，在患者很年轻的时候即可发生小肠癌（中位年龄 18 岁，范围 7～33 岁）[34]。

在发生胃肠道腺瘤的 CMMRD 患者中，有很高比例伴有高度不典型增生，并迅速发展为早发性肿瘤。在所有患者接受随访监测和 67% 接受常规结肠镜检查时发现了结直肠腺瘤[34]。几乎所有患者在 30 岁之前发生了息肉病，其中多数会发展成多发性腺瘤，范围从数个到 100 个息肉。该表型与家族性腺瘤性息肉病或聚合酶校对相关息肉病相似，这两种情况可能是具有 CMMRD 表型但是缺乏 MMR 基因突变患者需要考虑的鉴别诊断[39]。

其他多种恶性肿瘤仅见于少数 CMMRD 患者，如神经母细胞瘤（Wilms 瘤）发生在 10

岁之前,肉瘤(骨肉瘤、横纹肌肉瘤、皮肤纤维肉瘤)和泌尿生殖系统癌和肾细胞癌则发生在 10~20 岁之间[30]。一些患者可发生多发性毛母细胞瘤,一种通常由毛囊基质细胞引起的良性皮肤肿瘤[30,42]。非肿瘤性表现包括 NF1 的特征,特别是牛奶咖啡色斑(café au lait macules,CALMS)。这类色斑的边界比经典 CALMS 病灶更加不规则,也有部分与经典 NF1 类似。绝大多数患者有多发(2 个及以上)的 CALMS 病灶,但并不全达到 6 个的诊断性数量,需作为 NF1 的诊断性标准[43]。一些患者表现出其他特征,如雀斑、良性皮肤或丛状神经纤维瘤、虹膜错构瘤结节和胫骨假性关节,甚至一例患者出现视神经胶质瘤[43]。其他特征包括皮肤色素减退、发育性静脉畸形、胼胝体发育不全和免疫球蛋白(immunoglobulin,Ig)水平降低的轻度免疫缺陷[18]。dMMR 可导致 Ig 类开关重组受损,以 IgG2、IgG4 和 IgA 的减少或缺失为特征,同时 IgM 水平升高,即高 IgM 综合征[44,45]。

四、诊断和筛查

在儿童或青年患者诊断出 CMMRD,对患者且整个家庭的管理都有重要的意义。然而由于种种原因,诊断常被延误,甚至被漏诊。

由于 CMMRD 具有侵袭性,同时考虑到第二恶性肿瘤的高发风险,需根据 dMMR 调整治疗和随访方案,因此该综合征的快速诊断尤为必要。尽管临床表现广泛,但仅有少数症状具有高度特异性,其中较为特殊的是表现为 CALMS 的肿瘤:如高级别胶质瘤、T 淋巴细胞淋巴瘤或结直肠癌。由于 CMMRD 多与常见的临床症状和异常相关,因此 CMMRD 护理联盟(European Consortium "Care for CMMRD",C4CMMRD)制定了 CMMRD 可疑病例的临床诊断评分(表 9 - 2)[18]。该评分对 CMMRD 高度敏感,建议对得分达 3 分或 3 分以上的患者进行基因检测和遗传咨询。

表 9 - 2　CMMRD 可疑病例的临床诊断评分表

癌症患者接受 CMMRD 测试的适应证	≥3 分
恶性肿瘤/癌前病变:必须存在一个;存在多个则将分数累加	
发病年龄<25 岁的患 LS 相关肿瘤谱内的恶性肿瘤[a]	3 分
发病年龄<25 岁的多发性肠腺瘤,且无 APC/MUTYH 突变;或发病年龄<25 岁的单个腺瘤伴重度不典型增生	3 分
发病年龄<25 岁的 WHO 分级Ⅲ～Ⅳ级的神经胶质瘤	2 分
发病年龄<18 岁的 T 细胞非霍奇金性淋巴瘤或幕上型原始神经外胚层瘤	2 分
发病年龄<18 岁的任何恶性肿瘤	1 分
附加特征:可选;如果存在以下多个,则将分数累加	

（续表）

癌症患者接受 CMMRD 测试的适应证	≥3 分
NF1 的临床特征，和/或≥2 处色素沉着，和/或患者色素减退性皮肤改变＞1 cm	2 分
一级或二级亲属诊断为 LS	2 分
一级、二级或三级亲属 60 岁前患 LS 相关肿瘤谱内的恶性肿瘤[a]	1 分
一例患 LS 相关肿瘤谱内的恶性肿瘤[a]、高级胶质瘤、非霍奇金性淋巴瘤或幕上型原始神经外胚层瘤的同胞兄弟姐妹	2 分
有任何患儿童恶性肿瘤的兄弟姐妹	1 分
患多发性毛母细胞瘤	2 分
患单发毛母细胞瘤	1 分
胼胝体发育不全或非治疗相关性海绵状血管瘤	1 分
父母为近亲结婚	1 分
IgG2/4 和/或 IgA 缺乏/降低	1 分

注：引自 Wimmer 等[18]。a.LS 相关肿瘤谱内的肿瘤：结直肠癌、子宫内膜癌、小肠癌、输尿管癌、肾盂癌、胆道恶性肿瘤、胃癌、膀胱癌。

缩写：CMMRD：结构性错配修复缺陷；LS：林奇综合征；NHL：非霍奇金淋巴瘤；sPNET：幕上原始神经外胚层肿瘤。

　　强烈建议对所有儿童胃肠道肿瘤病例进行 CMMRD 相关的基因检测，并将临床评分应用于近亲结婚率高国家中所有诊断为 T 细胞恶性肿瘤和恶性胶质瘤病例中，因为这些特殊的癌症在综合征中发病率极高。

（一）分子结构分析

　　在四个 MMR 基因中检测出确切的双等位基因突变是 CMMRD 唯一的确诊手段。但该方法操作复杂，因为这些基因中有大量临床意义不明的突变，而且很难对含有多个假基因的 *PMS2* 进行测序[46-48]。由于诊断将影响监测和治疗决策，在迫切的需求下，一些诊断筛选计算法和检测逐渐被开发出来。

（二）免疫组织化学检测

　　免疫组织化学（immunohistochemistry，IHC）可检测出正常和肿瘤细胞中的 MMR 蛋白缺失，与 CMMRD 的诊断高度一致[18,23]。与仅可在肿瘤细胞中观察到表达缺失的 LS 相比，大多 CMMRD 患者的肿瘤和非肿瘤组织 IHC 结果可显示出一或两个 MMR 蛋白表达缺失。因此，周围正常细胞的阴性 IHC 染色不应被解释为染色失败，需使用不同患者的样本进行染色对照。通过这些操作，IHC 检测可以在大多数病例中区分这两种综合征。此外，IHC 结果还可指导四个 MMR 基因的突变位点分析。

与 LS 相同，*PMS2* 或 *MSH6* 中的双等位基因截断突变可导致表达蛋白质的单独丢失，而 *MLH1* 或 *MSH2* 中的突变可分别导致 *MLH1/PMS2* 或 *MSH2/MSH6* 的同时丢失，因为 *MLH1* 和 *MSH2* 是形成 *MLH1/PMS2* 和 *MSH2/MSH6* 异二聚体的必需成分。值得注意的是，在潜在错义突变的情况下，IHC 结果可能显示出受影响的 MMR 基因的正常表达（注：抗原结合表位未受突变的影响），这可能是使用 IHC 分析来确认可疑 CMMRD 时的潜在偏倚。

在没有肿瘤组织可用于 IHC 染色的情况下，如血液恶性肿瘤或怀疑患有 CMMRD 的健康个体，可通过皮肤活检进行检测[23]。

(三) MSI 检测

根据 LS 现行的检测手段，MSI 分析使用一组二核苷酸和/或单核苷酸重复标记，是诊断 CMMRD 中胃肠道及其他 LS 相关肿瘤的可靠手段。然而，肿瘤的 MSI 分析不能鉴别 CMMRD 和 LS。此外，标准的 MSI 分析常不能显示脑肿瘤和其他恶性肿瘤中的 MSI[23,30]，即使结果显示为微卫星稳定，尤其在脑肿瘤中，也不能排除诊断为 CMMRD。

原则上，MSI 也可存在于 CMMRD 患者正常细胞的 DNA 中，但改变的微卫星等位基因只存在于正常组织的一小部分细胞中。一种检测非肿瘤组织中 MSI 简易的方法是就是胚系 MSI（germline microsatellite Instability，gMSI）检测[49]。该实验依赖于微卫星 PCR 产物典型的"阴影"峰的分析，但它的主要局限性是使用了二核苷酸微卫星位点，因此对 MSH6 基因缺陷不敏感[49,50]。

(四) 其他筛查方法

目前对 CMMRD 的诊断需要识别双等位 MMR 基因的致病性胚系突变。遗憾的是，当临床意义不明的变异被检测出时，突变分析可显示无义的结果，这种情况可出现在约 30％ 的患者中。此外，由于大量假基因的存在，大多数 CMMRD 家族中 PMS2 的检测尤为复杂，需使用复杂的突变分析手段才能达到较高的突变检出率[46-48,51]。在突变分析可能无法得出最终结论的疑难病例中，淋巴细胞分析已经发展成为 CMMRD 的诊断性手段[49]。在 CMMRD 患者中存在两种功能性检测：MSI 和永生化淋巴母细胞甲基化耐受性的评估，可给出明确的诊断结果。两种方法的检测结果同时出现异常可确诊 CMMRD，而两种方法的结果均正常则可排除诊断，敏感性和特异性均为 100％。对于存在一种 CMMRD 临床表型，但检测显示 VUS、MSS 或未检出突变者，这些检测实验均有助于明确或排除诊断。此外，该法可用于没有可检测肿瘤的情况下，或者由于两种突变均未被识别而无法进行基因检测时，可对患者的兄弟姐妹进行检测。

最近，肿瘤的高突变负荷（突变率为 100/MB，而大多数儿童癌症的突变率小于 10/MB）被认为具有高度特异性，可能在未来的疾病诊断中发挥作用[8]。此外，该法还可用于评估特定突变的治疗和修复疗效。

综上所述，MMR 基因的 IHC 染色、肿瘤和正常组织的 MSI 分析、功能测试和肿瘤突变率的测定都是有助于诊断可疑病例的方法。由于 IHC 既可以指导目的基因的突变分析，也已证实在大多数实体肿瘤中可提供可靠的结果，被认为是首选的检测方法。然而，所有的方法都有潜在的不足，可能无法确诊可疑病例，因此必要时，可同时结合几种方法进行检测。

五、治疗与管理

　　CMMRD 患者经常发生同时性胃肠道和/或肠外癌症。因此，在确定 CMMRD 患者的治疗计划之前需要评估整个胃肠道是否存在同时性肿瘤，有研究认为 20％的患者患有多个同时性 CRC，大概从 2～10 个恶性肿瘤不等[35]。同样，CMMRD 还经常发生同时性小肠癌。在由联盟报告的 17 例有小肠癌症 CMMRD 患者中，约有 1/3 患有多发性同时性小肠癌[34-35]。同时也有 CMMRD 伴有同时性肠外癌症的临床报道，包括术前分期诊断为直肠癌合并肠外非霍奇金淋巴瘤的 CMMRD 患者。

　　另外，CMMRD 患者经常发生异时性癌症。在国际 CMMRD 联盟追踪的 24 例患者中有一半患者发生了异时性胃肠道癌[34]。随着对更多患者进行前瞻性随访并接受早期肿瘤诊断的监测，我们对异时性癌症的认识将会提高。正是基于 CMMRD 患者的发病特点及其临床特征，在 CMMRD 患者确诊后需要外科手术联合药物的综合治疗方案。

（一）外科手术

　　因为结直肠部分切除后单等位基因突变的 LS 患者发生异时性 CRC 的风险很大（10 年累积风险为 16％～19％）。因此，结肠次全切除＋回肠直肠吻合术是已知患有 CRC 或结肠癌的 LS 患者的主要治疗方法，这些患者不宜行内镜下息肉切除[52]。鉴于 CMMRD 患者中 CRC 的风险较高且异时性胃肠道癌的患病率较高，因此建议采用积极的外科手术及系统的管理方法。对于 CMMRD 结肠息肉包含高度不典型增生或癌症的患者，或者当息肉过多而无法在内镜下切除时，建议行全结肠或次全结肠切除＋回肠直肠吻合术，如果是直肠癌可能需要行全大肠切除术＋回肠肛管吻合术。回肠直肠吻合术后每 6～12 个月通过内镜对直肠进行密切监测至关重要。

　　小肠切除术是适合于切除的小肠肿瘤的首选治疗选择。能够根治切除的小肠肿瘤患者的生存率是良好的，这与 LS 患者的 CRC 治疗情况一样[53]。由于我们要明确 CMMRD 的自然病史，因此对患者进行长期的随访评估非常重要。由于异时性胃肠道肿瘤的发生率很高，因此积极地外科手术切除肿瘤非常重要。

（二）药物干预

　　由于许多 CMMRD 癌症往往诊断较晚，所以这些儿童的生存率很低，特别是消化道恶性肿瘤以外的恶性神经胶质瘤和血液系统恶性肿瘤对 CMMRD 患儿的预后产生不良的影响,对于消化道恶性肿瘤以外的第二恶性肿瘤,化疗和放疗的作用很难评估。dMMR 会影响遗传信息的复制,目前尚无 CMMRD 患者接受化疗后引发较严重毒副反应的报道。

常用的几种化疗药物需有足够的错配修复能力才能发挥抗肿瘤作用,包括巯基嘌呤和替莫唑胺,常用于治疗血液系统肿瘤和神经胶质瘤。dMMR 细胞比错配修复正常 (proficiency of MMR,pMMR) 细胞对替莫唑胺和放疗的耐受性更强,也有研究报道 CMMRD 相关肿瘤可对治疗耐受[41,54-55]。重要的是,研究显示其他治疗药物如烷基化剂或蒽环类药物也可能有效,因此治疗 CMMRD 相关肿瘤需制定具体方案。

一些 CMMRD 相关恶性肿瘤的高突变表型为这些患者的治疗提供了新的途径。具体来说,免疫检查点抑制剂已被报道在 LS 中具有显著疗效,在两名 CMMRD 复发性胶质母细胞瘤患者的治疗中肿瘤反应良好,并延长了生存期[56]。但这些案例都强调了 CMMRD 早期诊断的必要性,进而将患者纳入临床试验评估药物疗效。与该综合征相关的肿瘤的临床试验将在后期逐渐开展,纳入更多的受试患者。肿瘤基因测序通常可以识别出突变的靶基因,发掘可用的药物,为患者提供精准治疗。

(三) 药物预防

研究表明,服用阿司匹林可使 LS 患者的 CRC 和结肠癌以外的其他 LS 相关癌症的风险显著降低[57]。最初的前瞻性安慰剂对照研究是在欧洲进行的,成人每天使用 600 mg 阿司匹林,并且服用阿司匹林至少 2 年的患者 CRC 发生率降低了 60% 以上。被治疗患者的中位年龄为 45 岁,与服用安慰剂的患者相比,治疗组没有过量的阿司匹林相关毒性。尚不清楚在 CMMRD 患者中是否会看到有益的药理作用,因为在 CMMRD 患者中使用阿司匹林的基本原理和其在 LS 中使用相同,该药物可能有潜在减轻 CMMRD 患癌症风险的作用,所以我们有理由对 CMMRD 患者进行阿司匹林预防癌症的随机对照试验。但是由于数量少,因此不太可能对阿司匹林在 CMMRD 患者中的作用进行前瞻性研究,只能说化学预防可能是这种高度外显性癌症综合征的有效干预措施。

(四) 免疫疗法

CMMRD 肿瘤的超突变负荷(突变负荷 $\geqslant 100/Mb$,而其他儿童期癌症则为 $<10/MB$)确实为新的治疗方法提供了一些机会[56,58]。当基因编码区中的微卫星在 CMMRD 中发生突变时,大量移码突变会导致产生截短和功能失活的蛋白质,这些蛋白质经常被加工成诱导突变的抗原决定簇(称为新抗原),并呈递给细胞毒性 T 淋巴细胞(cytotoxic T lymphocyte,CTL)[41]。DNA 聚合酶 ε(polymerase epsilon,POLE 基因编码)催化亚基的核酸外切酶结构域中的突变也表现出这种超突变基因组(图 9 - 1)。CMMRD 中新抗原负荷要比其他癌症患者高得多,因此其他肿瘤不会像 CMMRD 一样更容易被免疫系统识别[59-60],而能被免疫系统识别的肿瘤预后会更好。例如,与微卫星稳定的 CRC 病例相比,在微卫星不稳定的 CRC 病例中观察到更高的肿瘤浸润淋巴细胞密度[61-62],而更高的

肿瘤浸润淋巴细胞密度可以改善 CRC 的预后，并提高化疗药物的敏感性。因此，使用 NGS 技术可以筛选出最可能对免疫疗法产生反应的超突变肿瘤（≥100 mut/Mb），进而指导治疗方案的选择。Meier 和他的同事最近对 215 例 CRC 病例和 289 例胃癌病例进行了特征提取，发现了三个新的 MMR 相关特征，这些特征能有效区分 MSS 和 MSI 的肿瘤，这些信息有助于治疗方案的选择[63]。

（五）免疫检查点抑制剂

由于肿瘤诱导的免疫抑制，很多恶性肿瘤的免疫反应受到损害。细胞程序性死亡配体 1（programmed cell death-ligand 1，PD-L1）在许多癌症中过表达，并充当细胞程序性死亡受体 1（programmed cell death-1，PD-1）的结合位点，PD-1 与肿瘤内的 PD-L1 结合会激活 PD-1 信号传导，进而抑制 T 细胞活化，从而使肿瘤能够逃避免疫攻击[64-65]。如果抑制 PD-1 和 PD-L1 结合的相互作用就可以增强细胞毒 T 细胞的应答，进而促进抗肿瘤活性。基于以上原理目前临床已经开发了称为免疫检查点抑制剂的免疫疗法，该疗法可抵消阻碍癌症免疫反应的蛋白质的作用。在 CMMRD 肿瘤中阻断 PD-1 可产生显著临床效果，因此 PD-1 阻断剂治疗 CMMRD 肿瘤的效果要比 MMR 高表达肿瘤治疗效果好[56,64-65]。当使用 PD-1 受体阻滞剂治疗 CMMRD 儿童的复发性胶质母细胞瘤时，可通过 MRI 观察到肿瘤缩小，表明临床反应成功[56]。最近还有很多数据证明免疫检查点抑制剂治疗某些非霍奇金淋巴瘤也非常有效，因此对于除了其他癌症之外通常还患有非霍奇金淋巴瘤的 CMMRD 患者有很大的临床意义[25]。

（六）新抗原接种

新抗原的疫苗接种是 CMMRD 癌症的另一种有前途的方法，载有新抗原的细胞疫苗正在 MSI 的 CRC 患者中进行临床试验，这些试验的初步数据表明它们安全且耐受性良好[66,67]。在已经表现出新抗原特异性免疫反应的 LS 患者中，已观察到针对新抗原疫苗的强免疫反应[66]，这种新抗原疫苗有望成为辅助或预防性治疗 CMMRD 患者的疫苗。但是，由于 CMMRD 患者数量有限，因此鉴定常见突变的微卫星具有挑战性。另外，由于 CMMRD 患者的所有细胞均为 dMMR，因此必须谨慎接种 CMMRD 疫苗[13-14,68]，这有导致自身免疫性疾病的风险。免疫检查点抑制剂和新抗原疫苗的结合可能会为 CMMRD 带来最大的希望。因此建议将 CMMRD 的基因组和/或分子检测纳入常规儿科肿瘤学检测项目，从而可以根据其 MMR 突变状态来筛选出可能受益于靶向治疗方案的患者。

六、患者的随访监测

CMMRD 患者的随访监测筛查方案主要是基于目前对其各系统肿瘤的形成风险和癌症发病年龄的估计（表 9-2），从而为这些患者的随访监测提供了初步的指导原则

（表 9 - 3）。

表 9 - 3　筛查 CMMRD 风险或患病人群的建议[26,34,52,69]

筛查手段	筛查时间建议	替代方法
上消化道内镜和视频胶囊内镜	8 岁开始每年一次	—
结肠镜检查	6 岁开始每年一次	—
脑部 MRI	2 岁开始每 6 个月一次	从 6 个月开始进行头部超声检查直至囟门融合
全血细胞计数	1 岁开始每 6 个月一次	—
子宫内膜活检,盆腔检查	20 岁开始每年一次	—
尿液分析	10 岁开始每年一次	MRI
全身 MRI	不确定	—

　　两个主要的国际组织：欧洲 C4CMMRD 和国际 CMMRD 协会根据现有特定年龄段肿瘤的发病率数据设计了随访监测方案[70-72]。从儿童早期开始对患者的胃肠道、中枢神经系统和造血系统进行系统性监测,对泌尿生殖道的监测则从 20 岁开始。具体而言,CMMRD 患者不同系统的随访监测方案如下。

（一）结直肠癌

　　CMMRD 患者极易发生 CRC。在患有 CRC 的 CMMRD 患者中,诊断的中位年龄为 16 岁(范围为 8～48 岁),一半以上的病例被归类为小儿起病 CRC。诊断结肠腺瘤性息肉病通常在 5～10 岁,容易误诊为家族性腺瘤性息肉病。随着越来越多的 CMMRD 患者被识别并接受结肠镜检查,更多的数据将有助于确定腺瘤发生的年龄谱。与 LS 在 CRC 中右侧占主导地位相反,在 CMMRD 患者中左侧 CRC 似乎更普遍,这可能是由于 PMS2 基因突变的频繁参与所致。

　　在所有的遗传性大肠癌综合征中,CMMRD 中腺瘤向恶性进展的速度最快。通过肠镜监测有利于胃肠道息肉的鉴别和切除。国际 CMMRD 协会在 2012 年发布了筛查指南,建议从 3 岁开始每年进行结肠镜检查,这比在 CMMRD 中观察到的最年轻的 CRC 病例早 5 年。其他研究学组认为结肠镜检查应从 6 岁开始,因为该年龄段有结肠息肉的报道[26],建议每年做一次结肠镜检查,如发现息肉,则每 6 个月检查一次。息肉伴高度不典型增生的患者有显著的癌变风险。根据息肉的位置和不典型增生的程度,如果直肠息肉不易处理,可能需要手术治疗,并在内镜下评估是否行全结肠全切除＋回肠直肠吻合术,甚至切除直肠,行全大肠切除＋回肠储袋肛管吻合术,手术方法与其他息肉病综合征基本相同。

简而言之,国际 CMMRD 协会和欧洲 C4CMMRD 协会都建议 10 岁之前开始每年进行结肠镜检查[26,34,52]。具体而言,国际 BMMRD 联盟建议从 6 岁开始,而欧洲联盟建议从 8 岁开始每年通过结肠镜检查进行 CRC 监测。一旦发现息肉,建议每 6 个月进行一次结肠镜检查。

(二) 小肠癌

罹患小肠癌的 CMMRD 患者的寿命更长,因此小肠癌的患病率可能会增加,因此筛查策略的考量相对复杂。诊断为小肠癌的中位年龄为 28 岁,范围为 11～42 岁[21,34]。CMMRD 患者小肠癌的患病率为 10%～16%[35]。恶性肿瘤包括可完全切除的无症状空肠癌,其他已确定的病变显示低度至高度不典型增生。在 CMMRD 中,小肠腺瘤的发病年龄晚于结肠腺瘤。它们通常在 10～20 岁发生。在十二指肠、空肠和回肠中可发生癌症。根据国际 CMMRD 协会指南,对 35 例患者中的 4 例患者(5 例小肠癌)进行了随访[34]。上消化道胶囊内镜检查(videocapsule endoscopy,VCE)和磁共振小肠造影已成为小肠监测的主要手段。所有小肠恶性肿瘤均在接受小肠监测的无症状患者中确定,并且可以完成切除。建议切除小肠息肉。另有一个 11 岁男孩出现体重减轻、腹痛、贫血、转移性十二指肠癌,随后被诊断出患有 CMMRD[73]。

上消化道内镜检查和 VCE 是目前推荐用于评估 CMMRD 患者小肠的诊断方法。除了 VCE,我们建议监测 CMMRD 患者的血红蛋白水平。在小肠癌切除后,需要对 CMMRD 患者进行前瞻性监测,以严格确定长期结果。

简而言之,国际 CMMRD 联合会和欧洲 CMMRD 联合会都建议从 10 岁之前开始每年进行内镜检查和视频胶囊内镜检查[26,34,52]。具体而言,国际 CMMRD 联合会建议从 8 岁开始,欧洲联合会建议从 10 岁开始每年通过上消化道内镜和视频胶囊内镜对小肠癌进行监测。还建议从 8 岁开始每 6 个月监测一次血红蛋白水平。

(三) 中枢神经系统肿瘤

CMMRD 患者中脑瘤很常见,并且通常在 10 岁之前就被诊断出。高级神经胶质瘤是最常见的,其次是原始神经外胚层肿瘤和髓母细胞瘤。CMMRD 患者诊断时的中位年龄为 9 岁(范围 2～40 岁)[21]。监视磁共振成像(magnetic resonance imaging,MRI)发现了无症状的间变性星形细胞瘤,可以完成切除并获得长期无病生存期[69,73]。

对于 CMMRD 患者,建议从 2 岁开始每 6 个月通过脑 MRI 监测脑肿瘤,但是如果出现任何紧急临床症状,则应及时进行。

(四) 淋巴瘤/白血病

血液系统恶性肿瘤是 CMMRD 儿童中第三常见的恶性肿瘤,所有常见的白血病和淋巴瘤都可能在 CMMRD 患者中发生,但最常见的是 T 细胞非霍奇金淋巴瘤,并且可发生在儿童早期。目前，尚未确定对白血病或淋巴瘤进行筛查的可靠方式。尽管如此，可考虑每 6 个月进行一次全血细胞计数检查（complete blood count，CBC）和腹部超声检查。目前的建议是在 6 岁或不再需要麻醉时，每年进行一次全身 MRI，但不能取代对 CNS 病变更敏感的脑 MRI。

总而言之，CMMRD 儿童建议从 1 岁开始每 6 个月进行一次全血细胞计数。欧洲联合会还建议从 1 岁开始每 6 个月进行一次腹部超声检查[26]。

（五）子宫内膜癌

子宫内膜癌是 LS 中第二大最常见的癌症，与特定基因突变相关的累积终生风险为 10%～70%[52]。专家共识建议每年开始通过盆腔检查和子宫内膜活检来筛查 LS 中的子宫内膜癌，从 30～35 岁开始[52]。在 19～44 岁诊断的 CMMRD 患者中不到 10 人报告了子宫内膜癌[21,74]。目前，CMMRD 患者中子宫内膜癌的患病率似乎较低，但随着这些患者寿命的延长可能会增加。

简而言之，对于 CMMRD 患者，建议从 20 岁开始每年进行经阴道超声检查、盆腔检查和子宫内膜活检来监测子宫内膜癌。

（六）泌尿道癌

LS 患者有发生输尿管癌、肾盂癌和膀胱移行细胞癌的风险[52]，携带 *MSH2* 突变的男性风险最大。建议从 30～35 岁开始进行尿液分析，尿液细胞学检查对筛查高危人群没有意义[75,76]。在目前报道的 CMMRD 患者中少于 10 个人患有尿路肿瘤，尿路肿瘤诊断时的年龄为 10～22 岁。我们建议从 10 岁开始每年进行尿液分析，并考虑行 MRI 检查。

总而言之，对于 CMMRD 患者，建议监测尿路癌，从 10 岁开始每年进行尿液分析。国际 CMMRD 联合会和欧洲联合会建议开始进行尿液分析的起始年龄分别为 10 岁和 20 岁[26,69]。

（七）肝腺瘤

3 例 CMMRD 患者报告了肝腺瘤[77]，认识到肝腺瘤与 CMMRD 的关联非常重要，这样，良性腺瘤才不会被误诊为转移性疾病，从而可避免不适当的干预措施，包括手术或化学疗法。应当使用包括腹部 MRI 在内的肝成像技术来区分肝转移与肝腺瘤。肝腺瘤病可能发生在 CMMRD 中，直径可达 5 cm，但这种情况的自然病程尚不清楚。鉴于在 CMMRD 中很少描述这些病变，因此建议不对肝腺瘤进行常规监测。

（八）对无症状亲属的监测

与其他癌症易感综合征相比，大多数 CMMRD 患者没有与 LS 相关的癌症的直接家族史，大多数父母在临床上均未受影响。与典型的 LS 相比，*PMS2* 突变是 CMMRD

患者中最常见的突变。杂合状态下的 *PMS2* 突变的外显率很低，这可能解释了大家族中 LS 相关癌症的发生率低。因此，在对儿童进行 CMMRD 诊断后，无症状的父母可能会被诊断为 LS。另外，我们建议所有的杂合子家庭成员都遵循 LS 的筛查指南[52]。建议对高风险家庭成员（患者的一级亲属）遵循指南进行 LS 的筛查，和 LS 相关癌症的监测。

七、遗传咨询和生育建议

（一）相关的遗传咨询问题

在对患病儿童进行突变分析之前，必须向患者和（或）其父母提供遗传咨询。如果经 MSI 和（或）IHC 分析证实，应由儿科肿瘤专家和医学遗传学家组成的小组将诊断告知患者和（或）其父母。考虑到这种综合征可能带来的多种负担，应系统地向家庭提供心理支持。必须告知家属检测结果对治疗的潜在意义，以及检测结果呈阳性者存在发生第二个恶性肿瘤的高风险。遗传咨询还必须包括有：患者兄弟姐妹有 25% 的潜在患 CMMRD 的风险，以及杂合突变携带者（尤其是父母双方）患 LS 相关癌症风险的告知。最后，需要明确分子诊断，从而为 CMMRD 患者的家属提供合适的遗传咨询，并与他们讨论预测性检测以及产前/胚胎植入前诊断（如果需要的话）的选择。

提高对近亲婚姻相关风险的认识，从而避免此类婚姻，对于降低全球 CMMRD 的发病率非常重要。此外，如果一个孩子被诊断出患有 CMMRD 相关的癌症，应该为其家庭成员提供教育和筛查。在发病率高的国家，特别是在已经建立了产前筛查计划的地区，有必要开展 CMMRD 的产前诊断。在那些由于信仰或传统而禁止产前筛查和药物流产的国家，应进行婚前教育和筛查，从而降低遗传 CMMRD 的风险。在某些地区，婚前检查可能会被证明具有成本效益并被公民所接受。在许多国家，没有遗传咨询师，因此咨询的负担就落在护士和医生身上。因此，建议遵循包括已公布的监测方案在内的指导方针，并寻求国际财团的支持，这些财团提供免费的持续遗传咨询。医生可以通过他们的网站联系国际 BMMRD 联盟（http://www.sickkids.ca/MMRD/index.html）或者直接通过电子邮件（BMMRD@sickkids.ca），如果他们有或怀疑有 CMMRD，需要咨询 CMMRD 的治疗和管理，或希望将患者注册到联合体以合作进行临床研究。

被诊断出患有癌症的年轻患者应该对可能存在的潜在癌症倾向提出怀疑。任何患有癌症加血缘和/或神经纤维瘤病特征的年轻患者均应被评估潜在患 CMMRD 的可能性。许多临床及实验室特征可以成为指导临床医生怀疑 CMMRD 的线索（表 9-4）。遗传咨询在 CMMRD 亲属管理中起着至关重要的作用。遗传咨询可以为这一对整个家庭都有影响的复杂疾病提供支持和教育。先证者的兄弟姐妹有患 CMMRD 和 LS 的风险，并且需要进行基因突变检测才能确定监测方案，该方案在筛查类型和开始年龄方面有所不同。先证者的父母都患有 LS，遗传咨询师可以为其评估患癌症的风险，并针对 LS 的突变基因提供随访监测建议。还可以识别其他高风险的家庭成员（祖父母、姨妈、叔叔、堂兄弟姐妹），并提供诸如产前诊断和胚胎植入前遗传学诊断等选择。

表 9-4 可疑 CMMRD 的临床和实验室特征

- 患有林奇综合征相关癌症（结直肠癌、小肠癌、输尿管癌、子宫内膜癌等）的儿童或青少年
- 儿童或青少年患有结肠腺瘤性息肉病，不能通过已知的息肉病综合征来解释（家族性腺瘤性息肉病、*MUTYH* 相关性息肉病）
- 任何患有癌症加上父母血缘、牛奶咖啡斑或神经纤维瘤病特征的儿童或青少年，无法通过其他确定的胚系突变（即神经纤维瘤病）进行解释
- 任何正常和肿瘤组织中 DNA-MMR 蛋白免疫组织化学异常的癌症
- 无放疗史的脑癌、淋巴瘤或白血病病史
- 任何患有突变肿瘤的儿童或成人

（二）生育风险与建议

当夫妻双方都是 MMR 基因突变携带者时，其后代患 BMMRD 的风险是 25％，无 MMR 突变的机会是 25％，患 LS 的机会是 50％（图 9-3）[78]。

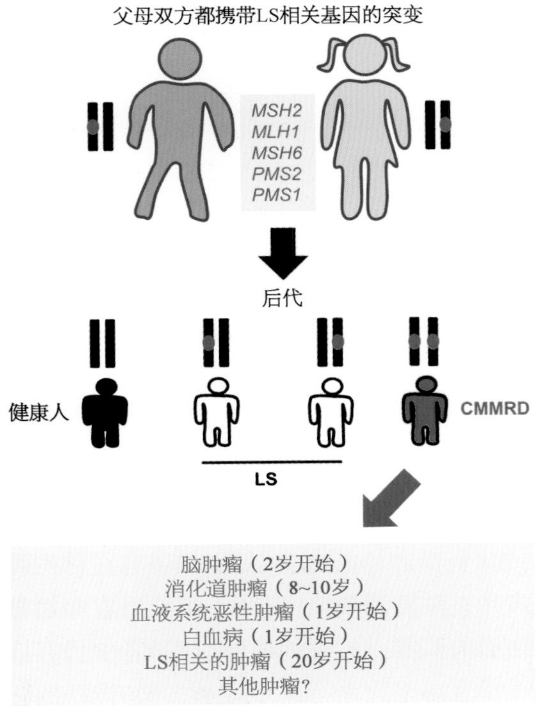

父母双方都携带LS相关基因的突变

MSH2
MLH1
MSH6
PMS2
PMS1

后代

健康人　　　　　　　　　　　CMMRD

LS

脑肿瘤（2岁开始）
消化道肿瘤（8~10岁）
血液系统恶性肿瘤（1岁开始）
白血病（1岁开始）
LS相关的肿瘤（20岁开始）
其他肿瘤？

图 9-3 LS 是一种常染色体显性遗传疾病，由一种 MMR 基因的突变引起

父母均患 LS，其子女可以发展 CMMRD（双等位基因 MMR 突变）。在 CMMRD 中观察到的癌症谱比在 LS 中发现的更为严重。多达 50％的儿童患有脑肿瘤，约 50％患有消化道癌症，约 33％的儿童患有血液系统恶性肿瘤

随着 CMMRD 患者的预期寿命增加,应根据儿童患 LS 的风险考虑对生育进行干预。因为患有 CMMRD 的个体若无干预,则会生下至少患有 LS 的儿童,故应被告知其生殖风险。尽管 CMMRD 很少见,但大多数临床医生会重视 LS 患者。最新数据显示,LS 的患病率为 1/279,远高于先前的估计,据估计,美国多达 100 万人患有 LS,但超过一半的人没有被诊断出来。二代测序和多基因组合测序的迅速推广,必将导致偶然识别出的 LS 突变携带者的数量增加。胃肠病学家、遗传学家、遗传顾问、妇科医生、肿瘤学家和其他为 LS 患者提供帮助的人员,必须认识到育龄 LS 患者的后代有患 CMMRD 的风险。除了提供监视,预防性手术和化学预防建议外,还应向准备生育的突变携带者告知有关其生殖风险的信息,并告知他们可以采取哪些干预措施预防其子代发生 CMMRD 和 LS。讨论常染色体隐性遗传风险和伴侣的检测应该是 MMR 突变患者护理的常规部分。以下表格提供了后代的理论可能风险(表 9 - 5)。

表 9 - 5　MMR 基因突变频率和 CMMRD 发病潜在风险评估

基因	基于文献突变频率	伴侣双方突变状态未知	伴侣 1＝LS 伴侣 2＝突变状态未知	伴侣双方均为 LS
PMS2	1/714	1/2 000 000	1/2 856	1/4
MSH6	1/758	1/2 300 000	1/3 032	1/4
MLH1	1/1 946	1/15 100 000	1/7 746	1/4
MSH2	1/2 841	1/32 300 000	1/11 364	1/4
EPCAM	未知	未知	未知	1/4

应该特别注意具有已知突变的基础人群,生殖分离或传统近交种群以及近亲血缘的人群,应该进行积极的基因检测。如果发现双方都是突变携带者,则可以选择使用体外受精和植入前遗传筛选来减少双等位基因突变在后代中传播的可能性。

八、结论

CMMRD 的临床表现多样,缺乏明确的诊断性特征,与其他癌症综合征,如 NF1、Li-Fraumeni 综合征、FAP 或 PPAP 有表型重叠。此外,临床医生不熟悉 CMMRD,必然低估了其发病率。通过更深入了解 CMMRD 的临床标准和诊断方法,可增加患者在首发肿瘤时被确诊的概率。这将有利于调整治疗模式并提供监测策略,有助于指导患者和携带双等位 MMR 基因突变的兄弟姐妹进行恶性肿瘤的监测。尽管如此,这些患者中仍有许多会死于癌症,因此系统性收集和评估所有患者的临床数据有助于改善 CMMRD 的管理。患者及其兄弟姐妹和父母均应纳入登记系统中,例如欧洲 C4CMMRD 联盟建立的登记系统。

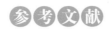

［1］ Leicher L W, Lammertink M H A, Offerman S R, et al. Consequences of testing for mismatch repair deficiency of colorectal cancer in clinical practice [J]. Scand J Gastroenterol, 2018,53(5): 632 - 636.

［2］ Haraldsdottir S, Roth R, Pearlman R, et al. Mismatch repair deficiency concordance between primary colorectal cancer and corresponding metastasis [J]. Fam Cancer, 2016,15(2): 253 - 260.

［3］ Chika N, Fukuchi M, Suzuki O, et al. Incidence and characteristics of mismatch repair protein deficiency in elderly gastric cancer patients [J]. Gan To Kagaku Ryoho, 2016,43(10): 1298 - 1300.

［4］ Andrici J, Farzin M, Sioson L, et al. Mismatch repair deficiency as a prognostic factor in mucinous colorectal cancer [J]. Mod Pathol, 2016,29(3): 266 - 274.

［5］ Urganci N, Genc D B, Kose G, et al. Colorectal cancer due to constitutional mismatch repair deficiency mimicking neurofibromatosis I [J]. Pediatrics, 2015,136(4): e1047 - 1050.

［6］ Levi Z, Kariv R, Barnes-Kedar I, et al. The gastrointestinal manifestation of constitutional mismatch repair deficiency syndrome: from a single adenoma to polyposis-like phenotype and early onset cancer [J]. Clin Genet, 2015,88(5): 474 - 478.

［7］ Xiao X, Melton D W, Gourley C. Mismatch repair deficiency in ovarian cancer — molecular characteristics and clinical implications [J]. Gynecol Oncol, 2014,132(2): 506 - 512.

［8］ Bruwer Z, Algar U, Vorster A, et al. Predictive genetic testing in children: constitutional mismatch repair deficiency cancer predisposing syndrome [J]. J Genet Couns, 2014,23(2): 147 - 155.

［9］ Poulogiannis G, Frayling I M, Arends M J. DNA mismatch repair deficiency in sporadic colorectal cancer and Lynch syndrome [J]. Histopathology, 2010,56(2): 167 - 179.

［10］ Silva F C, Valentin M D, Ferreira Fde O, et al. Mismatch repair genes in Lynch syndrome: a review [J]. Sao Paulo Med J, 2009, 127(1): 46 - 51.

［11］ Medina-Arana V, Delgado L, Bravo A, et al. Tumor spectrum in lynch syndrome, DNA mismatch repair system and endogenous carcinogens [J]. J Surg Oncol, 2012,106(1): 10 - 16.

［12］ Peltomaki P. Update on Lynch syndrome genomics [J]. Fam Cancer, 2016,15(3): 385 - 393.

［13］ Blount J, Prakash A. The changing landscape of Lynch syndrome due to PMS2 mutations [J]. Clin Genet, 2018,94(1): 61 - 69.

［14］ Cox V L, Saeed Bamashmos A A, Foo W C, et al. Lynch syndrome: genomics update and imaging review [J]. Radiographics, 2018,38(2): 483 - 499.

［15］ Hsieh P, Yamane K. DNA mismatch repair: molecular mechanism, cancer, and ageing [J]. Mech Ageing Dev, 2008,129(7 - 8): 391 - 407.

［16］ Sijmons R H, Hofstra R M. Review: clinical aspects of hereditary DNA mismatch repair gene mutations [J]. DNA Repair (Amst), 2016,38: 155 - 162.

［17］ Rattray A J, Strathern J N. Error-prone DNA polymerases: when making a mistake is the only way to get ahead [J]. Annu Rev Genet, 2003,37: 31 - 66.

［18］ Wimmer K, Kratz C P, Vasen H F, et al. Diagnostic criteria for constitutional mismatch repair deficiency syndrome: suggestions of the European consortium 'care for CMMRD' (C4CMMRD) [J]. J Med Genet, 2014,51(6): 355 - 365.

［19］ Baris H N, Barnes-Kedar I, Toledano H, et al. Constitutional mismatch repair deficiency in israel: high proportion of founder mutations in MMR genes and consanguinity [J]. Pediatr Blood Cance, 2016,63(3): 418 - 427.

［20］ Ponti G, Castellsague E, Ruini C, et al. Mismatch repair genes founder mutations and cancer susceptibility in Lynch syndrome [J]. Clin Genet, 2015,87(6): 507 - 516.

［21］ Wimmer K, Kratz C P. Constitutional mismatch repair-deficiency syndrome [J]. Haematologica, 2010,95(5): 699 - 701.

［22］ Li L, Hamel N, Baker K, et al. A homozygous PMS2 founder mutation with an attenuated constitutional mismatch repair deficiency phenotype [J]. J Med Genet, 2015,52(5): 348 - 352.

［23］ Bakry D, Aronson M, Durno C, et al. Genetic and clinical determinants of constitutional mismatch repair deficiency syndrome: report from the constitutional mismatch repair deficiency consortium [J]. Eur J Cancer, 2014,50(5): 987 - 996.

［24］ Hoell J I, Gombert M, Ginzel S, et al. Constitutional mismatch repair-deficiency and whole-exome sequencing as the means of the rapid detection of the causative MSH6 defect [J]. Klin Padiatr, 2014,226(6 - 7): 357 - 361.

［25］ Ramachandra C, Challa V R, Shetty R. Constitutional mismatch repair deficiency syndrome: Do we know it [J]. Indian J Hum Genet, 2014,20(2): 192 - 194.

［26］ Vasen H F, Ghorbanoghli Z, Bourdeaut F, et al. Guidelines for surveillance of individuals with constitutional mismatch repair-deficiency proposed by the European Consortium "Care for CMMR - D" (C4CMMR - D) [J]. J Med Genet, 2014,51(5): 283 - 293.

［27］ Turcot J, Després J P, St Pierre F. Malignant tumors of the central nervous system associated with familial polyposis of the colon: report of two cases [J]. Dis Colon Rectum, 1959,10(2): 465 - 468.

［28］ Wang Q, Lasset C, Desseigne F, et al. Neurofibromatosis and early onset of cancers in hMLH1-deficient children [J]. Cancer Res, 1999,59(2): 294 - 297.

［29］ Ricciardone M D, Özçelik T, Cevher B, et al. Human MLH1 deficiency predisposes to hematological maligancy and neurofibromatosis type 1 [J]. Cancer Res, 1999,59(2): 290 - 293.

［30］ Lavoine N, Colas C, Muleris M, et al. Constitutional mismatch repair deficiency syndrome: clinical description in a French cohort [J]. J Med Genet, 2015,52(11): 770 - 778.

［31］ Trimbath J D, Petersen G M, Erdman S H, et al. Cafe-au-lait spots and early onset colorectal neoplasia: a variant of HNPCC? [J]. Fam Cancer, 2001,1(2): 101 - 105.

［32］ Hamilton S R, Liu B, Parsons R E, et al. The molecular basis of Turcot's syndrome [J]. N Engl J Med, 1995,332(13): 839 - 847.

［33］ Stark Z, Campbell L J, Mitchell C, et al. Clinical problem solving. Spot diagnosis [J]. N Engl J Med, 2014,370(23): 2229 -

2236.

[34] Aronson M, Gallinger S, Cohen Z, et al. Gastrointestinal findings in the largest series of patients with hereditary biallelic mismatch repair deficiency syndrome: report from the International Consortium [J]. Am J Gastroenterol, 2016,111(2): 275 - 284.

[35] Herkert J C, Niessen R C, Olderode-Berends M J, et al. Paediatric intestinal cancer and polyposis due to biallelic PMS2 mutations: case series, review and followup guidelines [J]. Eur J Cancer, 2011,47(7): 965 - 982.

[36] Ramchander N C, Ryan N A, Crosbie E J, et al. Homozygous germ-line mutation of the PMS2 mismatch repair gene: a unique case report of constitutional mismatch repair deficiency (CMMRD) [J]. BMC Med Genet, 2017,18(1): 40.

[37] Shlien A, Campbell B B, De Borja R, et al. Combined hereditary and somatic mutations of replication error repair genes result in rapid onset of ultra-hypermutated cancers [J]. Nat Genet, 2015,47(3): 257 - 262.

[38] Ripperger T, Schlegelberger B. Acute lymphoblastic leukemia and lymphoma in the context of constitutional mismatch repair deficiency syndrome [J]. Eur J Med Genet, 2016,59(3): 133 - 142.

[39] Wimmer K, Beilken A, Nustede R, et al. A novel germline POLE mutation causes an early onset cancer prone syndrome mimicking constitutional mismatch repair deficiency [J]. Fam Cancer, 2017,16(1): 67 - 71.

[40] Felton K E A, Gilchrist D M, Andrew S E. Constitutive deficiency in DNA mismatch repair [J]. Clin Genet, 2007,71(6): 483 - 498.

[41] Hunter C, Smith R, Cahill D P, et al. A hypermutation phenotype and somatic MSH6 mutations in recurrent human malignant gliomas after alkylator chemotherapy [J]. Cancer Res, 2006,66(8): 3987 - 3991.

[42] Chmara M, Wernstedt A, Wasag B, et al. Multiple pilomatricomas with somatic CTNNB1 mutations in children with constitutive mismatch repair deficiency [J]. Genes, Chromosomes and Cancer, 2013,52(7): 656 - 664.

[43] Wimmer K, Rosenbaum T, Messiaen L. Connections between constitutional mismatch repair deficiency syndrome and neurofibromatosis type 1 [J]. Clin Genet, 2017,91(4): 507 - 519.

[44] Gardès P, Forveille M, Alyanakian M A, et al. Human MSH6 deficiency is associated with impaired antibody maturation [J]. J Immunol, 2012,188(4): 2023 - 2029.

[45] Crouse G F. Non-canonical actions of mismatch repair [J]. DNA repair, 2016,38: 102 - 109.

[46] Wimmer K, Wernstedt A. PMS2 gene mutational analysis: direct cDNA sequencing to circumvent pseudogene interference [J]. Methods Mol Biol, 2014,1167: 289 - 302.

[47] Vaughn C P, Hart K J, Samowitz W S, et al. Avoidance of pseudogene interference in the detection of 3′ deletions in PMS2 [J]. Hum Mutat, 2011,32(9): 1063 - 1071.

[48] van der Klift H M, Mensenkamp A R, Drost M, et al. Comprehensive mutation analysis of PMS2 in a large cohort of probands suspected of Lynch syndrome or constitutional mismatch repair deficiency syndrome [J]. Hum Mutatn, 2016,37(11): 1162 - 1179.

[49] Bodo S, Colas C, Buhard O, et al. Diagnosis of constitutional mismatch repair-deficiency syndrome based on microsatellite instability and lymphocyte tolerance to methylating agents [J]. Gastroenterology, 2015,149(4): 1017 - 1029. e3.

[50] Ingham D, Diggle C P, Berry I, et al. Simple detection of germline microsatellite instability for diagnosis of constitutional mismatch repair cancer syndrome [J]. Hum Mutat, 2013,34(6): 847 - 852.

[51] Vogt J, Wernstedt A, Ripperger T, et al. PMS2 inactivation by a complex rearrangement involving an HERV retroelement and the inverted 100 - kb duplicon on 7p22.1 [J]. Eur J Hum Genet, 2016,24(11): 1598 - 1604.

[52] Giardiello F M, Allen J I, Axilbund J E, et al. Guidelines on genetic evaluation and management of Lynch syndrome: a consensus statement by the US Multi-Society Task Force on colorectal cancer [J]. Gastroenterology, 2014,147(2): 502 - 526.

[53] Gryfe R, Kim H, Hsieh E T, et al. Tumor microsatellite instability and clinical outcome in young patients with colorectal cancer [J]. N Engl J Med, 2000,342(2): 69 - 77.

[54] Karran P, Attard N. Thiopurines in current medical practice: molecular mechanisms and contributions to therapy-related cancer [J]. Nat Rev Cancer, 2008,8(1): 24 - 36.

[55] Ilencikova D, Sejnova D, Jindrova J, et al. High - grade brain tumors in siblings with biallelic MSH6 mutations [J]. Pediatr Blood Cancer, 2011,57(6): 1067 - 1070.

[56] Bouffet E, Larouche V, Campbell B B, et al. Immune checkpoint inhibition for hypermutant glioblastoma multiforme resulting from germline biallelic mismatch repair deficiency [J]. J Clin Oncol, 2016,34(19): 2206 - 2211.

[57] Burn J, Gerdes A M, Macrae F, et al. Long-term effect of aspirin on cancer risk in carriers of hereditary colorectal cancer: an analysis from the CAPP2 randomised controlled trial [J]. Lancet, 2011,378(9809): 2081 - 2087.

[58] Nebot-Bral L, Brandao D, Verlingue L, et al. Hypermutated tumours in the era of immunotherapy: The paradigm of personalised medicine [J]. Eur J Cancer, 2017,84: 290 - 303.

[59] Wang R F, Wang H Y. Immune targets and neoantigens for cancer immunotherapy and precision medicine [J]. Cell Res, 2017,27(1): 11 - 37.

[60] Yarchoan M, Johnson BA 3rd, Lutz E R, et al. Targeting neoantigens to augment antitumour immunity [J]. Nat Rev Cancer, 2017,17(4): 209 - 222.

[61] Guastadisegni C, Colafranceschi M, Ottini L, et al. Microsatellite instability as a marker of prognosis and response to therapy: a meta-analysis of colorectal cancer survival data [J]. Eur J Cancer, 2010,46(15): 2788 - 2798.

[62] Boland C R, Goel A. Microsatellite instability in colorectal cancer [J]. Gastroenterology, 2010,138(6): 2073 - 2087. e3.

[63] Meier B, Volkova N V, Hong Y, et al. Mutational signatures of DNA mismatch repair deficiency in C. elegans and human cancers [J]. Genome Res, 2018,28(5): 666 - 675.

[64] Ma W, Gilligan B M, Yuan J, et al. Current status and perspectives in translational biomarker research for PD - 1/PD - L1 immune checkpoint blockade therapy [J]. J Hematol Oncol, 2016,9(1): 47.

[65] Tan S, Zhang C W, Gao G F. Seeing is believing: anti-PD - 1/PD - L1 monoclonal antibodies in action for checkpoint blockade tumor immunotherapy [J]. Signal Transduct Target Ther, 2016,1: 16029.

[66] Schwitalle Y, Kloor M, Eiermann S, et al. Immune response against frameshift-induced neopeptides in HNPCC patients and healthy HNPCC mutation carriers [J]. Gastroenterology, 2008,134(4): 988 - 997.

[67] Kloor M, Michel S, von Knebel Doeberitz M. Immune evasion of microsatellite unstable colorectal cancers [J]. Int J Cancer, 2010,127(5): 1001 - 1010.

[68] Peltomaki P. Update on Lynch syndrome genomics [J]. Fam Cancer, 2016,15(3): 385 - 393.

[69] Durno C A, Aronson M, Tabori U, et al. Oncologic surveillance for subjects with biallelic mismatch repair gene mutations: 10

year follow-up of a kindred [J]. Pediatr Blood Cancer，2012，59(4)：652 - 656.

[70] Boland C R. Evolution of the nomenclature for the hereditary colorectal cancer syndromes [J]. Fam Cancer，2005，4(3)：211 - 218.

[71] Wimmer K，Etzler J. Constitutional mismatch repair deficiency syndrome：have we so far seen only the tip of an iceberg? [J]. Hum Genet，2008，124(2)：105 - 122.

[72] Biller J A，Butros S R，Chan-Smutko G，et al. Case records of the Massachusetts General Hospital. Case 6 - 2016. A 10-year-old boy with abdominal cramping and fevers [J]. N Engl J Med，2016，374(8)：772 - 781.

[73] Gallinger S，Aronson M，Shayan K，et al. Gastrointestinal cancers and neurofibromatosis type 1 features in children with a germline homozygous MLH1 mutation [J]. Gastroenterology，2004，126(2)：576 - 585.

[74] Plaschke J，Engel C，Kruger S，et al. Lower incidence of colorectal cancer and later age of disease onset in 27 families with pathogenic MSH6 germline mutations compared with families with MLH1 or MSH2 mutations：the German Hereditary Nonpolyposis Colorectal Cancer Consortium [J]. J Clin Oncol，2004，22(22)：4486 - 4494.

[75] Myrhoj T，Andersen MB，Bernstein I. Screening for urinary tract cancer with urine cytology in Lynch syndrome and familial colorectal cancer [J]. Fam Cancer，2008，7(4)：303 - 307.

[76] Bernstein I T，Myrhoj T. Surveillance for urinary tract cancer in Lynch syndrome [J]. Fam Cancer，2013，12(2)：279 - 284.

[77] Holter S，Pollett A，Zogopoulos G，et al. Hepatic adenomas caused by somatic HNF1A mutations in children with biallelic mismatch repair gene mutations [J]. Gastroenterology，2011，140(2)：735 - 736.

[78] Malak Abedalthagafi. Constitutional mismatch epair-deficiency：current problems and emerging therapeutic strategies [J]. Oncotarget，2018，9(83)：35458 - 35469.

第 10 章

林奇综合征

高显华,刘连杰,白辰光,颜宏利,张卫

林奇综合征是由于 DNA 错配修复基因(*MLH1*、*MSH2*、*MSH6*、*PMS2*)和 *EPCAM* 基因的致病性胚系突变引起的高度外显性遗传性癌症综合征。林奇综合征患者发生多种癌症的风险显著升高,包括结直肠癌、子宫内膜癌、胃癌、卵巢癌、胰腺癌、输尿管癌、肾盂癌、神经系统肿瘤(胶质母细胞瘤)、小肠癌、皮脂腺癌和角化棘皮瘤等。林奇综合征占所有结直肠癌的 3%,是最常见的遗传性结直肠癌,但是由于其临床表现多样,诊断困难。它的筛查需要综合应用阿姆斯特丹(Amsterdam)标准、贝塞斯达(Bethesda)标准等各种筛查标准、预测模型、危险因素、免疫组化检测错配修复蛋白质的表达情况、微卫星不稳定性、*MLH1* 甲基化、*BRAF* 基因突变和胚系基因突变检测等各种方法。只有找到了错配修复基因的致病性胚系基因突变后,才能确诊为林奇综合征。患者的一级亲属均被建议检测该家族的突变基因。通过对林奇综合征患者和 MMR 基因突变携带者进行规范化的随访监测和预防性手术,可以早期发现、甚至预防癌症的发生,还可以通过产前诊断和生殖医学的手段,彻底阻止这个疾病遗传给下一代。

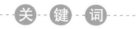

林奇综合征;错配修复基因缺陷;微卫星不稳定性;筛查;临床管理;随访监测;遗传咨询

林奇综合征是由于 DNA 错配修复基因(*MLH1*、*MSH2*、*MSH6*、*PMS2*)和 *EPCAM* 基因的致病性胚系突变引起的高度外显性遗传性癌症综合征[1]。*EPCAM* 基因的部分胚系突变可以引起 *MSH2* 基因的启动子甲基化,从而引起 *MSH2* 蛋白质的表达缺失,也可引发 LS。LS 是一种常染色体显性遗传的疾病,约占所有结直肠癌的 3%,是最常见的遗传性结直肠癌[2]。2010 年之前,曾使用"遗传性非息肉病性结直肠癌(hereditary non-polyposis colorectal carcinoma，HNPCC)"这一名称，以区别于家族性腺瘤性息肉病。然而，HNPCC 一词并不准确，因为 HNPCC 不仅包含结直肠癌，还包含了其他多种肿瘤。另外，部分 HNPCC 的患者也伴发有结肠息肉，所以"非息肉病"一词也不准确。在2010 年之后，国际上统一不再使用 HNPCC。LS 患者发生多种癌症的风险显著升高，包括结直肠癌、子宫内膜癌、胃癌、卵巢癌、胰腺癌、输尿管癌、肾盂癌、神经系统肿瘤（胶质母细胞瘤）、小肠癌、皮脂腺癌和角化棘皮瘤等（表 10－1）[3]。从表 10－1 可以看出，LS 患者容易发生多种癌症，发病年龄早，而且不同基因突变引起癌症的风险也不一样。准确地识别 LS，对 LS 患者及家属进行相应的筛查和监测，对于防治 LS 相关肿瘤至关重要。

表 10－1　LS 患者和普通人群 70 岁之前发生各种癌症的风险对比[3]

肿瘤	一般人群风险	MLH1 或 MSH2		MSH6		PMS2	
		风险	平均发病年龄	风险	平均发病年龄	风险	平均发病年龄
结直肠癌	4.5%	52%～82%	44～61 岁	10%～22%	54 岁	15%～20%	61～66 岁
子宫内膜癌	2.7%	25%～60%	48～62 岁	16%～26%	55 岁	15%	49 岁
胃癌	<1%	6%～13%	56 岁	≤3%	63 岁	＋	70～78 岁
卵巢癌	1.6%	11%～24%	44 岁	0～3%	46 岁	＋	42 岁
肝胆系统癌	<1%	1%～4%	50～57 岁	未报道	未报道	＋	未报道
泌尿系统癌	<1%	1%～7%	54～60 岁	<1%	65 岁	＋	未报道
小肠癌	<1%	3%～6%	47～49 岁	未报道	54 岁	＋	59 岁
脑/中枢神经系统	<1%	1%～3%	～50 岁	未报道	未报道	＋	45 岁
皮脂腺肿瘤	<1%	1%～9%	未报道	未报道	未报道	未报道	未报道
胰腺癌	<1%	1%～6%	未报道	未报道	未报道	未报道	未报道

注：＋发生肾盂癌、胃癌、卵巢癌、小肠癌、输尿管癌和中枢神经系统肿瘤的总风险为 6%[4]。

　　准确识别 LS 对于癌症患者和他们的家族来说都很重要，因为患者具有较高的患异时性 LS 相关肿瘤的风险。比如，结直肠癌后患子宫内膜癌，或子宫内膜癌后患结直肠癌；或者再发第二个结直肠癌。而且在家族中呈常染色体显性遗传（autosomal recessive，AR），并具有高外显率。LS 确诊之后，对突变携带者的监测为其提供了早期发现甚至预防异时性结直肠癌发生的机会。此外，突变携带者的其他肿瘤发生率也会升高，建议对相应部位的癌症进行随访监测，并重视其症状，包括子宫内膜癌、胃癌、卵巢癌、胰腺癌、输卵管和肾盂癌、胆管癌、脑瘤和小肠癌以及皮脂腺腺瘤性息肉和角化棘皮瘤等。

一、历史

　　LS 是由于 MMR 基因（*MLH1*、*MSH2*、*MSH6*、*PMS2*）和 *EPCAM* 基因的致病性胚系突变引起的高度外显性遗传性癌症综合征。LS 以 Henry Lynch 医师的名字命名，他对罹患结直肠癌家庭的特征进行了描述，并完善了该遗传性癌症综合征的特征[5]。然而，第一个已知的 LS 是在一个多世纪前，由密歇根大学病理学主席 Aldred Scott Warthin 医师发现并报道的。在 Warthin 的报告中，一个家庭不成比例地罹患子宫内膜癌、胃癌和结直肠癌，而且发病年龄早，并累及好几代人。由此，Warthin 推测这些癌症可能是由于遗传因素引起的。数十年后，Lynch 医师重新随访了 Warthin 描述的家庭（称为 G 家庭）的后代，并收集了数十个连续几代患非息肉病性结直肠癌的家庭。Lynch 医师从美国和欧洲确诊的家庭中收集临床数据和肿瘤标本，统计出这些家庭成员中结直肠癌、胃癌和子宫内膜癌的发病率，最终建立了家族史纳入标准（≥3 例结直肠癌，涉及≥2 代，诊断结直肠癌的年龄在 50 岁以下≥1 人），并研究了这些家族性肿瘤的基本生物学特点[6]。对患者肿瘤组织中的 DNA 进行检测后发现重复序列中出现了大量异常的突变，即高度微卫星不稳定，提示为一个新的致病机制，而且该机制可以将这些肿瘤与散发性结直肠癌区分开来[7,8]。通过对患病家庭的胚系 DNA 样本进行连锁分析，研究人员发现了分别位于 2p[9,10] 和 3p 染色体的 *MSH2* 和 *MLH1* 基因的胚系突变[11-13]。

　　此后不久，*PMS2*[14] 和 *MSH6*[15] 的胚系突变也被发现；随后，在一部分患病家庭中发现，*EPCAM*（也称为 *TACSTD1*）终止密码子的缺失与 *MSH2* 启动子甲基化及表观遗传沉默相关[16]。如今，对同时具有常染色体显性遗传、MSI－H 且符合 LS 临床诊断标准（阿姆斯特丹标准）的结直肠癌患者，进行基因突变检测，发现 *MLH1*、*MSH2*、*MSH6*、*PMS2* 或 *EPCAM* 基因的致病性胚系突变的检出率高达 90%。

　　以前只能通过临床病史诊断 LS，在明确了 LS 的生物学基础之后，我们就可以通过肿瘤分子表型诊断 LS。大约有 15% 的结直肠癌表现出 MSI－H 表型，而 LS 患者在所有结直肠癌中占 2.8～3.1%（约占 MSI－H 结直肠癌的 20%），所以它是目前已知的最常见的遗传性结直肠癌综合征。

二、分子遗传学

（一）LS 的致病基因

　　LS 是由于错配修复基因和 *EPCAM* 基因的胚系突变而引起的。MMR 基因是一个参与 DNA 复制时的错配修复的基因家族，包括与 LS 有关的 MMR 基因，如 *MLH1*、*MSH2*、*MSH6* 和 *PMS2*。还包括一些其他的 MMR 基因，如 *MLH3*、*MSH3*、*MSH4*、*MSH5*、*MSH7* 和 *PMS1* 等，但是这些基因与 LS 的相关性还不明确。LS 是由涉及错配碱基修复途径基因的致病性变异引起的。该途径用于识别和去除单核苷酸错配或插入和缺失环。错配修复基因的功能可以通过错义变异、截短变异、剪接位点变异、大片段缺失或基因组的重排来破坏。此外，*EPCAM* 基因的胚系缺失（不是 MMR 基因）可以通过使相邻 MMR 基因 *MSH2* 的失活来破坏 MMR 途径，而 *MSH2* 基因本身未发生突变。

MLH1、*MSH2*、*MSH6* 和 *PMS2* 这四个基因是两两配对发挥作用，*MLH1* 和 *PMS2* 配对，*MSH2* 和 *MSH6* 配对。只有配对之后，这两种蛋白质才能稳定的存在，并发挥生物学功能。当一个基因突变时，不仅可以引起自身蛋白质的表达缺失，还有可能引起配对的蛋白质表达缺失。例如，*MLH1* 的突变可以引起 *MLH1* 和 *PMS2* 的表达缺失，*MSH2* 的突变可以引起 *MSH2* 和 *MSH6* 的表达缺失。但是，*MSH6* 的突变一般只引起 *MSH6* 的表达缺失，*PMS2* 的突变一般只引起 *PMS2* 的表达缺失。*MSH2* - *MSH6*（MutSα）形成的复合物识别并结合到单个错配的核苷酸碱基对，以及小的插入缺失异常位点，随后第二个异二聚体复合物 *MLH1* - *PMS2*（MutLα）与 MutSα 结合，并募集核酸外切酶-1，触发对错配 DNA 附近新合成 DNA 的长补丁切除修复。DNA 修复蛋白可以从 DNA 中快速释放出来，重新正确地合成所切除的 DNA 片段。MMR 活性的丧失导致基因突变的快速累积和超突变，并最终引起致癌的基因突变。LS 相关的结直肠癌与散发的 MSI - H 结直肠癌的区别在于，LS 相关的肿瘤几乎总是缺少体细胞 *BRAF* 突变和 *MLH1* 启动子超甲基化，这是通过锯齿状息肉途径发展为肿瘤的标志。

MLH1 和 *MSH2* 基因的胚系致病性突变是临床上诊断的 LS 最常见的突变类型，分别约占 30%。*MSH6* 和 *PMS2* 很少，约 5%。但是，据统计，*MSH6* 和 *PMS2* 基因的胚系突变在普通人群中患病率比 *MLH1* 和 *MSH2* 基因高。因为 *MSH6* 和 *PMS2* 基因突变的外显率低和癌症发病年龄晚，使得许多 *MSH6* 和 *PMS2* 突变的家庭成员不符合临床诊断的标准。最近来自冰岛的一项以人群为基础的研究发现，致病性胚系 MMR 突变的比例为 0.442%，即 225 个随机人群中就有 1 个 MMR 基因的致病性突变[17]，*MSH6* 和 *PMS2* 的突变占 90% 以上。来自美国、加拿大和澳大利亚的其他基于人群的最新数据估计，胚系 MMR 突变中 *MSH6* 和 *PMS2* 突变的总人群患病率为 1/279，远比 *MLH1* 和 *MSH2* 更为普遍[18]。另外，*EPCAM* 基因突变也可引起 *MSH2* 启动子甲基化，进而引起 LS。还有 10%～30% 的 LS 致病基因不明[19]。

（二）*MLH1*

MLH1 的长度为 57 357 kb，其中 19 个编码外显子编码 756 个氨基酸的蛋白质。据报道，*MLH1* 有 200 多种不同的致病性变异[20,21]。大片段缺失占胚系 *MLH1* 致病性变异的 5%～10%。DNA 错配碱基修复蛋白 *MLH1* 与 *PMS2* 二聚化，以协调与错配修复相关的其他蛋白质的结合，包括解螺旋酶、EXO1 编码的蛋白质、增殖细胞核抗原（proliferating cell nuclear antigen，PCNA）、单链 DNA 结合蛋白（replication protein A，

RPA）和 DNA 聚合酶[20]。

（三）*MSH2*

MSH2 包含 16 个外显子，编码 934 个氨基酸的蛋白质。在 *MSH2* 中已经鉴定出超过 170 种致病性变异[20,21]。较高比例的 Alu 重复可能导致 *MSH2* 中基因组重排率高于 *MLH1*[22]。至少 20％的 *MSH2* 胚系致病性变异是外显子或多克隆缺失。*MSH2* 蛋白与 *MSH6* 蛋白或 MSH3 蛋白形成异二聚体，并且用于识别配。已经提出滑动钳模型来描述异二聚体的结构。当夹钳沿 DNA 滑动时，DNA 中的错配将被检测到[23]。

（四）*MSH6*

MSH6 包含 10 个外显子，编码 1 360 个氨基酸的蛋白质。*MSH6* 中已发现 30 多种致病性变异[21]。外显子或多外显子缺失是胚系 *MSH6* 致病性变异的罕见原因。由 *MSH6* 蛋白与 *MSH2* 蛋白形成异二聚体，并通过滑动钳模型识别错配[23]。

（五）*PMS2*

PMS2 包含 15 个外显子，编码 862 个氨基酸的蛋白质。已在 7p22、7p12-13、7q11 和 7q22 鉴定出多个 *PMS2* 的假基因[24]。*PMS2* 中的胚系致病性变异是罕见的[25]。已经报道了单核苷酸变异和大片段基因重排。包括大片段缺失检测在内的研究发现，高达 20％的致病性变异可能是大片段缺失。由于存在许多 *PMS2* 的假基因，*PMS2* 的大片段缺失的检测在技术上是困难的，并且它对试图为整个基因提供全面的大片段缺失检测的实验室提出了重大挑战。目前可用的 MLPA 试剂盒可以检测大片段缺失，但不能说明缺失是否存在于一种假基因中。与一组参考样本协同检测可以帮助确定缺失是否具有临床意义[26]。*PMS2* 蛋白和 *MLH1* 蛋白二聚化，以协调与错配修复相关的其他蛋白质的结合，包括解螺旋酶、EXO1 编码的蛋白质、增殖细胞核抗原、单链 DNA 结合蛋白和 DNA 聚合酶[20]。

（六）*EPCAM*

EPCAM 包含 9 个外显子，编码 314 个氨基酸的蛋白质。有 1％～2.8％的 LS 是由于 *EPCAM* 的大片段缺失导致转录终止信号消失引起的。关于 *EPCAM* 在大多数易患 LS 相关癌症的组织中的表达情况知之甚少。*EPCAM* 缺失被认为是由 Alu 介导的重组事件引起的[27]。消除 *EPCAM* 转录终止信号，将导致转录继续进入 *MSH2*，并通过甲基化使 *MSH2* 启动子沉默。这些致病性变异以常染色体显性遗传的方式遗传，与其他 MMR 基因的胚系变异一样[16]。

三、诊断和筛查

LS 患者容易得多种癌症,危害大,而且临床表现复杂多样,诊断困难,漏诊率高。所以,我们迫切需要一些方法,将这部分患者筛选出来,然后进一步确诊,从而有针对性地进行预防。传统的识别具有 LS 风险个体的方法通常采用两步法。首先根据家族史、个人癌症史和/或病理特征确定符合临床标准的患者,然后利用分子检测进行进一步的筛查。常用的筛查标准有以下几种:

(一)阿姆斯特丹标准

1. 阿姆斯特丹Ⅰ(Amsterdam Ⅰ)标准[6] 这是第一个 LS 的筛查标准,它于 1990 年首次提出。同时满足以下 4 项才能认为符合阿姆斯特丹Ⅰ标准。

(1)家系中至少有 3 个人确诊结直肠癌,其中一人为另外两人的一级亲属。

(2)至少累及 2 代人。

(3)其中 1 人发病年龄小于 50 岁。

(4)排除 FAP。

阿姆斯特丹Ⅰ标准概括起来就是三个数字,即 3、2、1。"3"是指家系中至少有 3 个结直肠癌,其中一人是另外两人的一级亲属;"2"是指至少累及两代人;"1"是指其中一个发病年龄小于 50 岁。它也是最经典的标准,这个标准的缺点就在于过于严格、漏诊率高。但是,需要引起注意的是,该标准只是一个筛查标准,并不是一个诊断标准,它只是用来筛选哪些患者需要进一步行 MMR 蛋白的免疫组化或者微卫星不稳定性检测,从而将可能的 LS 患者筛选出来。

2. 阿姆斯特丹Ⅱ(Amsterdam Ⅱ)标准 由于阿姆斯特丹Ⅰ标准的敏感性太低,漏诊率很高。为了提高 LS 的检出率,1998 年又提出了阿姆斯特丹Ⅱ标准[28]。同时满足以下 4 项才能认为符合阿姆斯特丹Ⅱ标准。

(1)家系中至少有 3 个人确诊 LS 相关肿瘤,其中一人为另外两人的一级亲属。

(2)至少累及 2 代人。

(3)其中 1 人发病年龄小于 50 岁。

(4)排除 FAP。

阿姆斯特丹Ⅰ标准和阿姆斯特丹Ⅱ标准的区别就在于把结直肠癌换成了 LS 相关肿瘤。此处的 LS 相关肿瘤仅仅包括子宫内膜癌、小肠癌、输尿管或肾盂癌这 4 种癌症。与阿姆斯特丹Ⅰ标准相比,它的漏诊率降低了很多,但是仍然很高。确诊的 LS 病例也只有 32% 符合该标准,漏诊率高达 62.5%～68%[29,30]。另外,阿姆斯特丹Ⅱ标准的特异性也不高,仅有 50% 符合阿姆斯特丹Ⅱ标准的家族能找到 MMR 基因的致病性胚系突变[31]。

（二）贝塞斯达标准

1. 贝塞斯达（Bethesda）标准（1996 年） 由于阿姆斯特丹Ⅰ标准存在很大的缺陷，1996 年又提出了另外一个 LS 的筛查标准，即贝塞斯达标准[32]。这个标准是阿姆斯特丹Ⅰ标准的扩充版，这个标准有 7 项，满足一项即可。

（1）符合阿姆斯特丹Ⅰ标准的结直肠癌患者。

（2）患有两个 LS 相关癌症的个体，包括同时性和异时性结肠直肠癌或相关的结肠外癌症（子宫内膜癌、卵巢癌、胃癌、肝胆癌、小肠癌、肾盂或输尿管的移行细胞癌）。

（3）患有结直肠癌，并且一级亲属有结直肠癌和/或 LS 相关的结肠外癌和/或结直肠腺瘤，且其中一个癌症发病＜45 岁，腺瘤发病＜40 岁。

（4）年龄小于 45 岁时诊断为结直肠癌或子宫内膜癌的患者。

（5）在年龄小于 45 岁时诊断，组织病理学为未分化模式（实体/筛状）的右半结直肠癌患者。实体/筛状定义为低分化或未分化癌，由不规则、坚固的大片嗜酸性细胞组成，并含有小腺样空间。

（6）年龄＜45 岁时诊断为印戒细胞性结直肠癌（印戒细胞＞50%）的个体。

（7）年龄小于 40 岁时诊断为腺瘤的个体。

这个筛查标准很复杂，目前应用并不广泛。该标准的核心是：多原发癌，发病年龄早的结直肠癌、腺瘤和子宫内膜癌、印戒细胞癌等。但是这个标准的漏诊率还是很高，所以又有了修订版的 Bethesda 标准。

2. 修订版的贝塞斯达（Revised Bethesda）标准 修订版的贝塞斯达标准是 2002 年提出来的，共有 5 项，满足一项即可[33]。

（1）结直肠癌患者发病年龄小于 50 岁。

（2）同时性或异时性的结直肠癌或其他 LS 相关癌症，无论年龄。

（3）60 岁以内发病的结直肠癌，伴 MSI-H 样组织学特点（如淋巴细胞浸润肿瘤、克罗恩病样反应、黏液腺癌/印戒细胞癌、髓样癌）。

（4）结直肠癌患者有一个及以上的一级亲属患 LS 相关癌，且其中一个发病年龄小于 50 岁。

（5）结直肠癌患者有两个及以上的一级或二级亲属患 LS 相关癌，不论年龄。

修订版的贝塞斯达标准的敏感性更高。该标准的核心要点为：年龄小于 50 岁、多原发癌、MSI-H 样组织学特点和家族史。

上述 4 个筛查标准都是用于筛选哪些患者需行 MSI 或 dMMR 检测，然后决定是否需要进一步行 LS 的相关检测。其中，阿姆斯特丹Ⅰ标准的敏感性最低，特异性最高；修订版的贝塞斯达标准的敏感性最高（72%），特异性最低[2]。

（三）中国人 LS 筛查标准

我国由于实施计划生育，家族人口少，浙大二院的袁瑛教授提出了中国人 LS 家系的筛查标准[34]。该标准为：家系中有≥2 例组织病理学明确诊断的结直肠癌患者，其中 2

例为父母与子女或同胞兄弟姐妹的关系(一级血亲),并且符合以下任一条件:

(1) ≥1 例为多发性结直肠癌患者(包括腺瘤)。

(2) ≥1 例结直肠癌发病年龄＜50 岁。

(3) 家系中≥1 例患 LS 相关肠外恶性肿瘤(包括胃癌、子宫内膜癌、小肠癌、输尿管和肾盂癌、卵巢癌和肝胆系统癌)。

该标准的核心为:癌症家族史、多发癌、发病年龄早。

(四) 预测模型

由于上述各筛查标准都不够完美,敏感性和特异性还达不到理想的要求。于是,又有人提出了用多因素回归分析的数学模型来预测 LS 的风险。多种计算机模拟的模型(例如 MMRPro[35]、PREMM1,2,6[36]、PREMM5[37])已开发出结合个人史和家族史来预测 MMR 基因突变概率的方法,当预测概率≥5％时,建议患者进行 MMR 基因的胚系突变检测。使用 PREMM1,2,6 评分模型对无症状的年轻人进行筛查,这是降低与 LS 相关癌症的发病率和死亡率的经济有效的干预措施[38]。最近开发的 PREMM5 模型是唯一结合 *PMS2* 和 *EPCAM* 的风险评估模型,建议将胚系测序的阈值降低到预测突变率≥2.5％的个体。但是,家族史和/或计算机模拟模型对识别 *PMS2* 携带者的灵敏度有限[37]。

目前常用的 LS 预测模型有以下四个,均为网络在线版,通过登录相应的网站,按照提示输入各个危险因素,即可得出 LS 的概率。当预测 LS 的风险≥5％时,则需进一步检查。

(1) PREMM5[37]：http://premm.dfci.harvard.edu/。

(2) MMRpredict：http://hnpccpredict.hgu.mrc.ac.uk/。

(3) MMRpro[35]：http://www4.utsouthwestern.edu/breasthealth/cagene/。

(4) PREMM1,2,6[36]：https://apps.health-atlas.de/premm126/。

据报道,PREMM5 模型筛查 LS 的漏诊率为 12.5％[29]。预测模型应用的前提是,准确地收集各种危险因素和家族史,而临床实践中由于非常繁忙,往往很难做到这一点。所以,目前 LS 预测模型的临床推广受限。

(五) LS 的普查

由于生育的子女数目变少,现在的家庭比过去小;而且,还有许多患者提前接受了结肠镜检查和预防性息肉切除术,因此癌症的家庭和个人病史无法可靠地检测出所有的 LS 患者。一些病理组织学特征,包括淋巴细胞浸润肿瘤、黏液腺癌、印戒细胞癌、髓样癌、低分化腺癌,以及克罗恩病样瘤周淋巴细胞反应,可以提示 MSI-H 和 LS,但是敏感性和特异性并不强。事实上,约有 50％的 LS 患者并不符合阿姆斯特丹标准和贝塞斯达标准。LS 预测模型的敏感性和特异性较各种筛查标准略高,但是仍有较高的漏诊率。而且,准确地收集个人史和家族史有时非常困难,而且非常耗时,难以在繁忙的临床实践中进行推广。鉴于上述原因,近年来,针对所有结直肠癌的 LS 普查方案逐渐得到了广大学术界的一致认同。

由于上述各种筛查方法都有较高的漏诊率，所以美国国家综合癌症网络（National Comprehensive Cancer Network，NCCN）指南从 2015 年开始提出了 LS 的普查方案，即初次诊断的所有结直肠癌都要行 MMR 蛋白（*MLH1*、*MSH2*、*MSH6*、*PMS2*）的免疫组化或者 MSI 检测[39]。据报道，普查方案筛查 LS 的敏感性为 100%，特异性为 93.0%[40]。由于 70 岁以上的结直肠癌 dMMR 和 MSI–H 的特异性不强，所以，也有人提出了修正版的普查方案，即只对≤70 岁的结直肠癌、>70 岁且符合 Bethesda 标准的结直肠癌患者行 dMMR 和 MSI 检测，该方案的敏感性为 95.1%，特异性为 95.5%[40]。这种修正版普查方案的敏感性高于修订版的 Bethesda 标准，而特异性又高于传统的普查方案。

目前，有多个权威的国际组织建议对所有结直肠癌进行 LS 的普查，包括 NCCN[41]、美国胃肠病学会（American College of Gastroenterology，ACG）[42]、美国临床肿瘤学会（American Society of Clinical Oncology，ASCO）[43]、实践与预防中的基因组应用评估（Evaluation of Genomic Applications in Practice and Prevention，EGAPP）[44]、美国多社会工作组（US Multi-Society Task Force）[45]和英国国家卫生与临床优化研究所（National Institute for Health and Care Excellence，NICE）[46,47]。临床实践证明，LS 的普查具有成本效益[48]，并有助于为患者及其家属制定合适的终身筛查方案。此外，dMMR 和 MSI 检测对散发性结直肠癌也很重要，首先，dMMR/MSI–H 的发生率高达 15%～20%。伴有 dMMR/MSI–H 的 II 期结直肠癌预后好，而且对 5–FU 单药化疗效果不佳，所以不建议行 5–FU 或卡培他滨单药化疗。另外，dMMR/MSI–H 的转移性结直肠癌适合行抗 PD–1/PD–1L 的免疫治疗。LS 的普查方案包括 IHC 检测 dMMR 和 MSI 检测两种，前者由于具有经济实惠、对检测设备的要求低、基层医院也能开展、可以提示突变基因等优点，成为 LS 筛查的首选。

普查方案识别 LS 的灵敏度高达 77%～90%[49]，超越使用阿姆斯特丹标准和贝塞斯达标准的家族史诊断方法[2]。尽管已证实对子宫内膜癌进行 dMMR 普筛同样有效，但在其他肿瘤类型上的灵敏度还未进行延伸研究。值得注意的是，LS 中结直肠癌和子宫内膜癌的肿瘤分子筛查的灵敏度和特异性也并非完美。一部分 MMR 胚系突变个体（尤其是 *MSH6* 和 *PMS2*），其肿瘤组织的免疫组化提示为 pMMR。也有部分肿瘤组织检测为 dMMR 的结直肠癌和子宫内膜癌患者无法找出导致 dMMR 的原因。虽然之前猜想的是缺乏体细胞 *BRAF* 突变或 *MLH1* 启动子甲基化的 dMMR 肿瘤必定有 MMR 胚系基因突变，但是最新研究表明，这些肿瘤中有多达一半具有 MMR 基因的体细胞双等位基因突变，但是不存在该基因的胚系突变，被称为林奇样综合征（Lynch-like syndrome，LLS）[50]。

（六）筛查诊断的方法和流程

1. 微卫星不稳定性检测在 LS 筛查中的应用　　MSI 是一个常用的筛查 LS 的方法。

微卫星是指短的串联重复序列,通常是 1~2 个碱基对的串联重复,如 AC－AC－AC。错配修复系统功能异常时,微卫星复制过程中出现的错误得不到纠正并不断累积,使得微卫星序列长度或碱基组成发生改变,称为微卫星不稳定。目前,MSI 的检测最常用的是美国国家癌症研究所(National Cancer Institute, NCI)推荐 5 个常用位点,即 BAT－25、BAT－26、D2S123、D5S346 和 D17S250[51]。如果有 2 个以上位点不稳定则称为高度微卫星不稳定,1 个位点不稳定称为低度微卫星不稳定(microsatellite instability-low, MSI－L),0 个位点不稳定则称为微卫星稳定。也有研究者采用其他或者更多的微卫星位点进行 MSI 检测,此时,30%以上的位点不稳定称为 MSI－H,<30%的位点不稳定称为 MSI－L,所有位点都稳定称为 MSS。MSI－H 相当于免疫组化检测结果中的 dMMR,MSS 相当于 pMMR,关于 MSI－L 是属于 dMMR 还是 pMMR 目前还未达成共识[52]。

2. 免疫组化检测 MMR 蛋白在 LS 筛查中的应用　免疫组化检测 4 个 MMR 蛋白(MLH1、MSH2、MSH6、PMS2)的表达情况是最常用的筛查 LS 的方法。这 4 个蛋白质任何一个染色缺失为 dMMR,4 个蛋白质均正常表达则为 pMMR。如果癌细胞和正常细胞(包括黏膜上皮细胞、淋巴细胞和白细胞)的细胞核均有染色,则为表达正常。如果正常细胞核有染色,癌细胞核没有染色,则为表达缺失。一般认为,MMR 正常表达时,应当有大于 50%的癌细胞核染色,而且癌细胞的染色强度比正常细胞更深或者相似,胞质染色不应进行判读,否则建议重新染色,或者进一步行 MSI 或胚系基因突变检测[52]。

绝大多数的 MLH1 的表达缺失是由于 MLH1 的启动子甲基化引起的,需要行 MLH1 启动子甲基化检测或者 BRAF 基因突变检测排除 MLH1 启动子甲基化。MSH6 表达缺失应高度怀疑 LS,但是 IHC 或 MSI 都不能完全检测 MSH6 突变,而且直肠癌中 MSH6 的表达缺失可能是由于新辅助放化疗引起的。

但是,IHC 筛查 LS 也存在很多问题,如果不加以质控,容易引起 LS 的漏诊和误诊[53]。

(1) IHC 检测 dMMR 的病理报告[53]:美国病理学会建议 IHC 的报告采用"表达缺失"和"表达正常"的分类;不推荐"阴性"和"阳性",因为容易带来误解,很多人可能认为"阴性"是正常的,而实际上"阴性"的结果提示可能为 LS[53]。根据美国病理学会 2014 年发布的标准,在结直肠癌肿瘤细胞核中找到任意的明确的 MMR 蛋白阳性染色,即可判断为"表达正常"[54];而且斑片状染色很常见。对于 IHC 不能确定的病例,建议报告为"建议进一步检查(包括重复染色、取放疗前活检标本染色、行 MSI 检测、行基因的胚系突变检测)"[54]。

(2) 错配修复蛋白在结直肠癌组织中的正常染色情况[53]:正常情况下,四种 MMR 蛋白(MLH、MSH2、MSH6、PMS2)在结直肠癌细胞的细胞核中染色,同时自身内对照(组织内部的淋巴细胞、白细胞和正常肠黏膜上皮细胞)的细胞核也有染色。通常是大多数结直肠癌细胞(>50%)都染色,而且染色强度相当于甚至高于自身内对照细胞[52]。

(3) 四种 MMR 蛋白在结直肠癌组织中的常见染色形式和原因见表 10－2。

表 10-2　免疫组化检测 dMMR 的常见表现形式和原因[52]

MMR 蛋白染色情况	发生的频率	最常见的原因
$MLH1$（＋）$MSH2$（＋）$MSH6$（＋）$PMS2$（＋）	85%	微卫星稳定
$MLH1$（－）$MSH2$（＋）$MSH6$（＋）$PMS2$（－）	~13%	体细胞 $MLH1$ 启动子超甲基化(12%)；胚系 $MLH1$ 突变和表观突变(<1%)*
$MLH1$（＋）$MSH2$（－）$MSH6$（－）$PMS2$（＋）	1%	$MSH2$ 或 $EPCAM$ 的胚系突变*
$MLH1$（＋）$MSH2$（＋）$MSH6$（＋）$PMS2$（－）	<1%	$PMS2$ 的胚系突变*
$MLH1$（＋）$MSH2$（＋）$MSH6$（－）$PMS2$（＋）	<1%	$MSH6$ 的胚系突变*

注：* 双重体细胞突变也曾被报道出现在 MSI-H 的结直肠癌和子宫内膜癌中。

（4）四种 MMR 蛋白在结直肠癌组织中的罕见染色形式和原因见表 10-3。

表 10-3　免疫组化检测 dMMR 的罕见表现形式和解释[52]

MMR 蛋白染色	分子异常	发生频率	解释
$MLH1$（＋）$MSH2$（＋）$MSH6$（＋）$PMS2$（＋）	存在错义突变(尤其是 $MLH1$)	5% 的 LS 家庭	突变导致了蛋白质功能丧失，但是却保留了抗原性
$MLH1$（＋）$MSH2$（＋）$MSH6$（＋）$PMS2$（－）	无 $PMS2$ 的突变；存在 $MLH1$ 的胚系突变或者启动子超甲基化	24% 的单独 $PMS2$ 表达缺失的病例	$MLH1$ 的胚系突变导致 $MLH1$ 蛋白的功能丧失和结构不稳定，抗原性完整，但是却影响 $MLH1$-$PMS2$ 复合物的稳定性，进而导致 $PMS2$ 染色缺失
$MLH1$（－）$MSH2$（－）$MSH6$（－）$PMS2$（－）	$MLH1$ 的体系突变和 $MSH2$ 的胚系突变	罕见	$MLH1$ 的体细胞超甲基化(导致 $MLH1$ 和 $PMS2$ 缺失)伴随 $MSH2$ 的胚系突变(导致 $MSH2$ 和 $MSH6$ 缺失)
$MLH1$（－）$PMS2$（－）伴 $MSH6$ 的异常(完全性或异质性染色缺失)	$MLH1$ 体细胞超甲基化或者 $MLH1$/$PMS2$ 的胚系突变；$MSH6$ 的次级突变	罕见	在 $MSH6$ 的编码单核苷酸链上出现的次级突变，导致 $MLH1$/$PMS2$ 缺失的肿瘤出现 $MSH6$ 表达缺失

（5）dMMR 检测筛查 LS 对组织样本的要求：推荐用"手术切除的结直肠癌标本"做 IHC；如果用活检标本和其他标本，可能会引起一些问题(表 10-4)[54]。

（6）MMR 蛋白在结直肠癌组织中的异常染色情况：以下染色模式被认为是异常的，需要进行进一步检查：斑片状核染色、胞质染色、核膜染色和核仁染色。斑片状染色很常见，可能与组织缺氧和固定条件变异有关[55]。有人认为，如果超过 5% 的肿瘤细胞核显示明确的核染色，则将其视为错配修复蛋白完整。一些研究者使用不同的临界值，例如大于 10%[56]，大于 1%，或任何程度的令人信服的染色[54]。还有学者提出，尽管 MMR 蛋白可

表 10‐4 免疫组化检测 dMMR 筛查 LS：检测样本的缺陷[52]

样本类型	缺陷和警告	建议
结直肠癌活检标本取样不足（挤压假象、肿瘤细胞不足）	可能引起假阳性（小的活检标本的染色缺失可能是由于肿瘤异质性导致的染色缺失）	活检标本适合用于 IHC，如果临床怀疑，建议在手术切除的标本或者更大的活检标本中重复检测
腺瘤性息肉	可能引起假阴性（LS 患者的腺瘤可能表现为染色正常，特别是缺乏绒毛状成分和高度不典型增生的小腺瘤）	尽量选择肿瘤组织行 IHC。如果检测的是腺瘤，要注意加上一个声明：尽管 LS 患者的腺瘤可能出现染色缺失，并指导基因检测，但是正常表达也不能排除 LS
锯齿状息肉	不伴不典型增生的锯齿状息肉并没有 dMMR；LS 相关的结直肠癌也并非来源于锯齿状息肉	不要取锯齿状息肉行 IHC 检测 dMMR 来筛查 LS，或者用来分类锯齿状息肉
转移性结直肠癌	无	转移癌组织可用于筛查
同时性/异时性癌	LS 的同时性/异时性肿瘤可能表现出不同的 dMMR 结果	如果有之前的肿瘤筛查结果是正常的，建议取所有的原发癌、同时性/异时性 LS 相关肿瘤行 IHC

能会出现表达变异；但大多数病例呈弥漫阳性，并显示超过 50％的肿瘤细胞核染色[52]。如果染色的肿瘤细胞核小于 50％，则要引起重视。如果检测到可疑染色，则需要进一步检查，包括重复染色、选择另一个蜡块、选择另一个样本（如用直肠癌新辅助放化疗前的活检标本）或其他检测（MSI 或基因突变检测）[52]。

（7）可能干扰 MMR 蛋白的 IHC 读片的两种病理特征：另外，还有两种特殊情况可能会干扰 MMR 蛋白的 IHC 读片。第一种是大量淋巴细胞浸润肿瘤，此时淋巴细胞的染色可能被误解为肿瘤细胞的染色[52]。第二种是印戒细胞癌，印戒细胞癌的癌细胞核很小，而且胞质无染色，所以印戒细胞的细胞核和淋巴细胞、正常肠黏膜上皮细胞的细胞核容易混淆，进而干扰读片，要引起重视。一般来说，肿瘤细胞核比背景淋巴细胞更大，形态更不规则[52]。

（8）MMR 蛋白的 IHC 解读的常见错误见表 10‐5。

表 10‐5 免疫组化检测 dMMR 筛查 LS：读片错误和解决建议[52]

判读错误	染色缺陷	可能的原因	建议
误将"正常表达"者判定为"表达缺失"	自身内对照为阴性或者弱阳性	肿瘤固定不佳，IHC 的技术问题	选其他蜡块重复染色，或者行 MSI 检测
将行术前放疗的病例误判为"表达缺失"	将核仁染色、弱阳性、模棱两可的染色误判为"表达缺失"	术前放化疗导致染色减弱	取放化疗前的活检标本重复检测

（续表）

判读错误	染色缺陷	可能的原因	建议
误将"表达缺失"者判定为"表达正常"	只有胞质染色	IHC 的技术问题（背景染色过强）	判读为"表达缺失"，并建议复查
误将"表达缺失"者判定为"表达正常"	肿瘤细胞的染色强度显著低于自身的阳性对照	MMR 蛋白异常，IHC 的技术问题	判读为"表达缺失"，并建议复查；如果仍然模棱两可，建议行 MSI 检测

1）误将胞质染色判读为"表达正常"（表 10 - 5）：错配修复蛋白在增殖细胞的细胞核中表达，包括癌细胞、正常的肠黏膜上皮细胞和淋巴细胞。因此，只应评估核染色，胞质染色可能反映了强背景染色，并且可能非常强，以至于会模糊细胞核，此时不应给予判读，建议重新染色。如果重新染色后仍然存在强的胞质染色，建议进一步检查（如 MSI）[57]。

2）肿瘤细胞核染色强度比自身对照弱，将肿瘤误判为"表达正常"（表 10 - 5）：有时，MMR 蛋白在肿瘤细胞核中的染色强度与淋巴细胞、间质细胞或肠黏膜上皮细胞等正常内对照细胞核的染色强度不同。肿瘤细胞核染色与内部对照相似或更强的病例很容易被解释为表达正常。肿瘤细胞核的弱染色或不染色，伴随自身对照的弱染色或不染色；这种情况不应进行判读，建议重新染色。如果重复行 IHC 后对照仍为阴性，则应考虑行 MSI 检测。值得注意的是，一些 dMMR 的结直肠癌并不是完全没有肿瘤细胞核染色。肿瘤细胞核的弱或可疑染色伴随着内对照细胞的强染色也可能是 dMMR。这种情况建议重新染色，如果结果相似，则建议进一步检查。

3）将异质性的染色归因于 IHC 染色的失败：肿瘤的异质性染色可能是由于技术问题，这种情况往往伴随内对照细胞的不染色。然而，有些病例显示肿瘤染色缺失区域与肿瘤染色正常区域交替，同时内对照的染色正常。在某些情况下，具有不同染色模式的肿瘤区域显示出独特的形态变化，而在另一些情况下，在形态相似的区域中出现不同的染色模式。这种异质性可以反映肿瘤内亚克隆之间的分子变异。这些癌症一般不存在 dMMR，也没有基因的胚系突变[58]。在一些情况下，由于抗体扩散到组织中的不均匀性，导致组织外围的染色比组织内部的肿瘤细胞核更深。虽然活检标本的染色模式通常与手术切除标本有着良好的相关性，但肿瘤异质性可能是小活检标本的潜在问题[59]。

4）将直肠癌放化疗后的染色弱或核仁染色误判为"染色缺失"（表 10 - 5）：新辅助放化疗后的直肠癌可能几乎完全丧失 MSH6 染色或仅有核仁染色[60,61]；新辅助放化疗后，约 30% 直肠癌出现 PMS2 染色减弱[62]。这些病例大多没有基因的胚系突变。如果染色模棱两可，取放化疗前的活检标本进行 IHC 染色通常可以解决这个问题。

5）夸大 LS 的可能性：过去认为，所有与 MLH1 高甲基化无关的 dMMR 都是由 LS 引起的，即使没有检测到 MMR 基因的胚系突变。家属被劝告终身随访监测。现在很清楚，缺乏 MLH1 甲基化和可检测的胚系突变的癌症中的 dMMR 常常可以通过获得性的双重体细胞突变来解释[50,63]。识别体细胞突变并排除可能的 LS，可以减轻患者的焦虑，并避免患者和家属进行不必要的终生随访监测。

6）误以为 IHC 结果为 pMMR 即可排除 LS：MMR 基因的一些胚系突变可能产生一些无功能的蛋白质，但是却保留其抗原性。在少数情况下，LS 是由能够损害蛋白质功能的错义突变引起，但这种错义突变却未能引起细胞内蛋白质的降解。这种错义突变的结果就蛋白质功能丧失，但是却保留了完整的与抗体结合的抗原表位。这种 LS 患者具有 dMMR 的机制和表型，并且发生各种癌症的风险升高，但其肿瘤的 IHC 检测结果为 pMMR。因此，对临床疑似的 LS 患者，即使 IHC 检测结果为 pMMR，也应进行 MSI 或者基因的胚系突变检测。

7）将不寻常的模式归因于免疫组化染色的失败（表 10-3）：如果 4 种 MMR 蛋白都为肿瘤细胞染色缺失，则应观察内对照细胞有无染色，如果内对照细胞也无染色，可能为组织固定或 IHC 技术问题导致的染色失败。如果内对照染色正常，而肿瘤细胞所有 4 种 MMR 蛋白均染色缺失。这种模式归因于 *MSH2* 的胚系突变（导致 *MSH2* 和 *MSH6* 丢失）和 *MLH1* 的甲基化（导致 *MLH1* 和 *PMS2* 表达缺失）[64]。另一种不寻常的模式是 *MLH1* 和 *PMS2* 染色与 *MSH6* 染色的完全缺失或者异质性缺失。*MSH6* 染色的克隆丢失可以通过位于 *MSH6* 编码区中的单核苷酸重复的二级突变来解释。由于 *MLH1* 缺陷导致的 MSI 在 *MSH6* 中引起继发性突变，使其从表达中沉默[65]。如果内对照细胞染色完整，那么这些染色缺失就不应被视为 IHC 的技术失败。

8）误以为腺瘤与腺癌样本在筛查 LS 方面完全等同（表 10-4）：LS 的 IHC 筛查首选腺癌组织，但有时也会选择腺瘤。除了 MMR 极其罕见的双等位基因胚系突变（组成性错配修复缺陷）之外，LS 绝大多数情况下是由于杂合的胚系突变引起的。因此，LS 中的腺瘤可能还没有获得导致 MMR 表达缺失的第二突变。研究发现 LS 患者中，66% 的腺瘤显示 dMMR，在大腺瘤（>5 mm）中百分比更高（88%）[66]。伴有高度不典型增生、绒毛状组织或大于 10 mm 的腺瘤更可能发生第二次突变，导致 dMMR[67,68]。因此，LS 患者的腺瘤可能为 pMMR；当腺瘤组织检测结果为 pMMR 时，并不能排除 LS。

9）使用无蒂锯齿状腺瘤来筛查 LS 或帮助锯齿状息肉的分型：不应使用无蒂锯齿状腺瘤来筛查 LS。腺瘤是 LS 的癌前病变，而锯齿状腺瘤（或锯齿状息肉）不是 LS 的癌前病变[69]。一些锯齿状腺瘤通过散发性 *BRAF* 突变和 *MLH1* 甲基化而沿着锯齿状途径演变为微卫星不稳定癌。然而，除非等到锯齿状腺瘤变得发育不良，锯齿状腺瘤一般不会出现 dMMR。检测 MMR 蛋白表达也不能用于锯齿状腺瘤的分类。

10）即使重复染色后，肿瘤和内对照均无染色，也不考虑组成性的错配修复缺陷：染色或组织固定的技术问题，是肿瘤细胞和内对照细胞均出现染色缺失的最可能的原因。然而，这也可以在 CMMRD 中看到，由于 MMR 的双等位基因胚系突变。在这种情况下，外部阳性对照仍会染色，并可能提示组织存在问题或 CMMRD[70]。因此，如果内对照细胞在重复 IHC 后未能染色，则应推荐对其他组织进行检测和（或）进行基因突变检测。这种罕见的 CMMRD 应包括在这些案例的鉴别诊断中。

大约 15% 的结直肠癌为 dMMR。其中大多数（12%）是散发的，少数（3%）是由于

MMR 基因的胚系突变引起的,即 LS。对 LS 患者及亲属进行适当的筛查和监测,可以早期发现癌症甚至预防癌症的发生。IHC 已被广泛用于检测 dMMR,是筛查 LS 的重要工具。由于技术问题以及不寻常的染色模式,IHC 染色结果的判读可能出现各种错误。干扰 IHC 染色结果解释的因素包括:细胞质染色、内对照细胞染色弱甚至无染色、肿瘤细胞的异质性、淋巴细胞浸润肿瘤、印戒细胞癌、新辅助放化疗、检测样本和罕见染色模式。避免各种解读陷阱对于准确识别 LS 至关重要,有助于节省患者和家属的医疗费用和焦虑。同时,由于采用 IHC 进行 LS 的普查本身还存在一些固有缺陷,所以不能将 IHC 作为 LS 的唯一筛查手段,应综合应用各种筛查标准、IHC、MSI、*BRAF* V600E 突变、*MLH1* 甲基化检测和基因的胚系突变检测,以便对 LS 做出准确的诊断。

    3. IHC 和 MSI 检测筛查 LS 的对比　IHC 和 MSI 这两种检测方法筛查 LS,各有优缺点,可以相互补充(表 10 - 6)。免疫组化简便易行,便于在基层医院开展,而且可以提示缺陷的 MMR 基因,所以目前被 NCCN、ASCO 和 ACG 等多个机构推荐用于 LS 的普查[52]。但是,IHC 筛查 LS 受抗体质量和免疫组化读片质量的影响很大,应予以注意。当IHC 染色有异常又不能确定时,可以行 MSI 检测进行验证;或者有典型的家族史而 IHC染色正常时,也建议行 MSI 检测。

表 10 - 6　IHC 和 MSI 检测的优缺点

	CRC 出现率	LS 阳性率	检测组织	优点	缺点
IHC	20%	77%～89%	肿瘤	1. 易于操作,便于基层医院开展 2. 价廉(120 元×4) 3. 有助于识别突变基因	1. 单独使用 *MLH1* 抗体检测 *MLH1* 突变的特异性差 2. 免组染色和结果判读受人为因素的影响 3. 受抗体质量的影响
MSI	15%	83%	肿瘤 + 正常	1. 重复性好 2. 可检测其他基因突变	1. 检测要求高 2. 费用高(约 3 000 元)

    对 5 591 例不相关的结直肠癌先证者进行 MSI 和 IHC 测试的分析结果显示,一致率为 97.5%[40]。但是,笔者认为两者的一致性很难达到这么高,尤其是 IHC 的结果,影响因素极多。一些专家建议在可能的情况下两种方法都使用[71]。然而,NCCN 专家组推荐初始只进行一种测试。如果检测结果正常但强烈怀疑 LS,则进行另一种测试。

    4. *MLH1* 的启动子甲基化检测　大部分 MSI 是由于 *MLH1* 启动子区的体细胞甲基化引起的,它可以沉默肿瘤组织中的基因表达。因此,*MLH1* 启动子甲基化的发现常常有助于排除 LS 的诊断。然而,甲基化对剩余的功能等位基因的失活也可能是导致基因纯合失活的"第二次打击",导致具有胚系 *MLH1* 致病性变异的个体发生肿瘤。因此,在早发性结直肠癌、强烈家族史或其他危险因素的个体中,*MLH1* 启动子超甲基化的存在不能排除 LS 的诊断。目前,国内能开展 *MLH1* 启动子甲基化检测的医院很少,大多数需要送到专门的基因检测公司进行检测。

5. *BRAF* 突变检测 *BRAF* 的致病性变异,最常见的是 NM_004333.4:c.1799T>A(p.Val600Glu,或 V600E),发生在 15% 的结直肠癌中。*BRAF* 的致病性变异在 LS 相关癌症中被认为是罕见的。因此,一般而言,*BRAF* 致病性变异的存在排除了 LS 的诊断。*BRAF* 的致病性变异在散发性子宫内膜癌中并不常见。因此,*BRAF* 检测无助于区分散发性的子宫内膜癌与 LS 相关的子宫内膜癌。

6. 肿瘤组织检测结果的解读和进一步检测 见表 10-7。

表 10-7 肿瘤检测结果的解读和进一步检测策略

肿瘤检测结果[a]							可能的病因	进一步的检测方案[d,e]	注解:如果患者肿瘤发病年龄小于 50 岁,不论 LS 检测结果如何,都应考虑行基因的胚系突变检测
IHC				MSI	*BRAF* V600E[b]	MLH 启动子甲基化			
MLH1	*MSH2*	*MSH6*	*PMS2*						
NL	NL	NL	NL	MSS/MSI-L	N/A	N/A	1. 散发性癌 2. 其他遗传性结直肠癌综合征(非 Lynch 综合征)	无[c]	
NL	NL	NL	NL	MSI-H	N/A	N/A	1. 任一 LS 基因的胚系致病性变异 2. 散发性癌	1. LS 基因的胚系突变检测[f] 2. 如果胚系突变检测为阴性,考虑行 MMR 基因体细胞突变检测[h]	
N/A	N/A	N/A	N/A	MSI-H	N/A	N/A	1. 散发性癌 2. 任一 LS 基因的胚系致病性变异	1. 考虑行 IHC 检测,并根据 IHC 结果决定下一步检测方法 2. 如果未行 IHC 检测,则考虑行 LS 基因的胚系突变检测[f]	
AB	NL	NL	AB	N/A	N/A	N/A	1. 散发性癌 2. *MLH1* 或 *PMS2*(罕见)的胚系致病性变异	1. 考虑行 *BRAF*[b]/*MLH1* 的甲基化检测 2. LS 基因的胚系突变检测[f]	
AB	NL	NL	AB	N/A	阳性	N/A	1. 散发性癌 2. 罕见 *MLH1* 胚系致病性变异或 *MLH1* 结构性表观突变	无,除非发病年龄早,或有显著的家族史;则可行 *MLH1* 基因结构性表观突变检测[g] 和/或 LS 基因的胚系突变检测[f]	

（续表）

| 肿瘤检测结果 | | | | | | | 可能的病因 | 进一步的检测方案 | 注解：如果患者肿瘤发病年龄小于 50 岁，不论 LS 检测结果如何，都应考虑行基因的胚系突变检测 |
| IHC | | | | | | | | | |
MLH1	MSH2	MSH6	PMS2	MSI	BRAF V600E	MLH 启动子甲基化			
AB	NL	NL	AB	N/A	阴性	阳性	1. 散发性癌 2. 罕见 MLH1 胚系致病性变异或 MLH1 结构性表观突变		
AB	NL	NL	AB	N/A	阴性	阴性	1. MLH1 或 PMS2（罕见）的胚系致病性变异 2. 散发癌		
NL	AB	AB	NL	N/A	N/A	N/A	1. MSH2/EPCAM 或 MSH6（罕见）的胚系致病性变异 2. 散发癌	1. LS 基因的胚系突变检测[f] 2. 如果胚系突变检测为阴性，则考虑行 MMR 基因的体细胞突变检测[h]	
NL	NL	NL	AB	N/A	N/A	N/A	1. PMS2 的胚系致病性变异 2. MLH1 的胚系致病性变异 3. 散发癌		
NL	AB	NL	NL	N/A	N/A	N/A	1. MSH2/EPCAM 的胚系致病性变异 2. 散发癌		
NL	NL	AB	NL	N/A	N/A	N/A	1. MSH6 的胚系致病性变异 2. MSH2 的胚系致病性变异 3. 散发癌/治疗的效应[i]	1. LS 基因的胚系突变检测[f] 2. 如果可行，考虑行 MSI 检测或在治疗前的肿瘤组织中重复 IHC 检测[i] 3. 如果胚系突变检测结果为阴性，考虑行 MMR 基因的体细胞突变检测[h]	

(续表)

肿瘤检测结果							可能的病因	进一步的检测方案	注解：如果患者肿瘤发病年龄小于 50 岁，不论 LS 检测结果如何，都应考虑行基因的胚系突变检测
IHC				MSI	*BRAF* V600E	MLH 启动子甲基化			
MLH1	*MSH2*	*MSH6*	*PMS2*						
AB	NL	NL	NL	N/A	N/A	N/A	1. 散发癌； 2. *MLH1* 的胚系致病性变异； 3. *PMS2* 的胚系致病性变异； 4. *MLH1* 或 *PMS2* 的体系致病性变异	1. *BRAF* 的致病性变异检测[b]/*MLH1* 启动子甲基化检测 2. 如果 *BRAF*/*MLH1* 启动子甲基化检测结果正常，考虑行 LS 基因的胚系突变检测（至少包含 *MLH1* 和 *PMS2*） 3. 如果胚系突变检测结果为阴性，考虑行肿瘤 DNA 的 MMR 基因测序	
AB	AB	AB	AB	N/A	N/A	N/A	1. 任一 LS 基因的胚系致病性变异 2. 散发癌	1. LS 基因的胚系突变检测[f] 2. 如果 *MLH1* 的胚系突变检测结果为阴性，考虑行 *BRAF* 的突变检测[b]/*MLH1* 启动子甲基化检测 3. 如果胚系突变检测结果为阴性，考虑行 MMR 基因的体系突变检测[h]	

注：N/A＝未行该检测或者检测结果不影响进一步的检测策略；NL＝蛋白质染色正常；AB＝蛋白质染色异常/缺失（阴性）。

　　a. 肿瘤检测策略适用于结直肠癌和子宫内膜癌。目前尚缺乏在其他 LS 肿瘤中进行肿瘤测试的功效的相关数据。

　　b. 检测不适用于结直肠癌以外的其他肿瘤。

　　c. 如果存在显著的家族史（比如符合阿姆斯特丹标准）或遗传性癌症综合征（多发性结肠息肉）的其他特征，则可能需要在先证者中进行进一步的检测，或考虑在另一受累的家族成员进行肿瘤组织的体细胞基因突变检测，因为存在表型模拟的可能性。

　　d. 研究表明，有 45%～68% 的原因不明的 MMR 缺失病例（MSI－H 和/或 IHC 异常，没有证据表明存在 *MLH1* 启动子超甲基化）具有 MMR 基因的双重体细胞突变（两个有害突变或一个有害突变和杂合性丢失）。（Sourrouille I，Coulet F，Lefevre JH，et al. Fam Cancer 2013；12：27－33. Mensenkamp A，Vogelaar I，van Zelst-Stams W，et al. Gastroenterology 2014；146：643－646. Geurts-Giele W，Leenen C，Dubbink H，et al. J Pathol 2014；234：548－559. Haraldsdottir S，Hampel H，Tomsic J，et al. Gastroenterology 2014；147：1308－1316.）因此，肿瘤组织的基因测序可能有助于发现那些肿瘤检测显示 MMR 缺陷，而又未检测到胚系突变的病

例。如果发现双重体细胞突变,或者如果检测无助于澄清结果,则建议这些患者及其近亲属根据其家族史进行处理,而不是按照 Lynch 综合征进行处理。如果发现双重体细胞突变,LS 已经被排除,但是他们家族中发生癌症的风险仍然较高。如果仅发现一个体细胞致病性变异,则未鉴定的致病性变异可以是胚系或体系突变。如果没有发现体细胞致病变异体,则 IHC 结果可能是不正确的(特别是如果在肿瘤测序中发现肿瘤是微卫星稳定的)或者没有可识别的致病性变异(胚系或体系)。在任何一种情况下,患者及其近亲仍需要根据其家族史进行管理。应考虑基因咨询来解释复杂的结果。

e. 在进行胚系突变检测之前,应该由具有遗传学专业知识的人员进行适当的检测前咨询。

f. LS 基因的胚系突变检测可以只检测肿瘤检测结果所提示的基因,或者进行包括 *MLH1*、*MSH2*、*MSH6*、*PMS2* 和 *EPCAM* 在内的多基因检测。

g. *MLH1* 基因的结构性表观突变包括血液或其他正常组织的 *MLH1* 启动子甲基化检测。

h. 可对肿瘤 DNA 进行相应基因的体细胞遗传学检测以评估体细胞突变,这可能解释了异常的 IHC 和(或)MSI 结果。

i. 在直肠肿瘤组织中缺乏 *MSH6* 可能是由于治疗引起的(新辅助放化疗)。

j. 这些肿瘤检测结果也可能对散发性或遗传性病例的治疗产生影响。有关病理检查及其对管理的影响的更多信息,以及此表未涵盖该情况,请咨询专家。

7. **胚系基因突变检测**　对于存在 LS 的警示表现,或者 IHC/MSI 检测提示 LS 的患者,均建议行 MMR 基因的胚系突变检测。基因的胚系突变检测对 LS 的诊断具有重要意义,只有检测到有临床意义的 MMR 基因的胚系突变,才能确诊为 LS。

(1) LS 的警示表现

1) 结直肠癌的发病年龄<50 岁。

2) 同时性或异时性多原发癌。

3) 合并其他脏器的癌症。

4) 多个亲属、连续几代受累。

5) 家族成员有已知的遗传性结直肠癌病史。

6) 具有多个 MSI - H 样组织学特征的结直肠癌(淋巴细胞浸润肿瘤、克罗恩病样反应、印戒细胞癌/黏液腺癌、髓样癌)。

7) IHC 检测结果为提示 dMMR。

8) 微卫星不稳定性检测结果为 MSI - H。

(2) 胚系基因突变检测的方法选择:突变检测的方法在不断地发展。以前的测序方法是先按照疾病发病率或 IHC 结果对 1 个或者 2 个基因进行测序,然后对其他基因实施进一步检测。当 IHC 结果不详时,也可以对 LS 相关的多基因组合(*MLH1*、*MSH2*、*MSH6*、*PMS2* 和 *EPCAM*)同时进行检测。测序成本的降低,以及人们认识到一些符合 LS 检测标准的患者可能存在与 LS 无关的胚系突变,导致在临床实践中"多基因组合"检测得到越来越多的应用。这些组合检测不仅用于检测 LS 相关基因,还可以检测其他基因的突变。NCCN 指南建议,对于可获取结直肠癌或者子宫内膜癌肿瘤组织的患者或者家族,可以考虑如下三种选择:①IHC 或者 MSI 肿瘤检测;②4 个 MMR 基因和 *EPCAM* 的 LS 特异性基因的胚系突变检测;③包括 4 个 MMR 和 *EPCAM* 的多基因胚系突变检测。NCCN 专家组建议将 IHC 和/或 MSI 肿瘤检测作为基于病理实验室普查的主要方法。如果结直肠癌或者子宫内膜癌的肿瘤组织可以获取,本专家组建议仅在具有遗传学专业知识的临床医生指导下,对特定的病例直接采用 LS 特异性基因的胚系突变检测或者多基因的胚系突变检测,而不应作为一种普遍的检查策略。如果没有肿瘤,肿瘤组织不足或者没有受累及的亲属,可以考虑进行 LS 特异性基因的胚系突变检测或者多基因的胚系突变检测,包括 4 个 *MMR* 基因和 *EPCAM* 基因。如果患者具有明显的家族史或者患病年龄<50 岁,多基因的胚系突变检测可能是首选。

8. LS 各种筛查策略的综合应用　　LS 的诊断比较复杂,需要结合临床特征、家族史、病理组织学特点和基因的胚系突变检测,最终做出诊断(图 10 - 1)[72]。对于发病年龄小于 50 岁和有典型遗传家族史的结直肠癌患者,可以考虑直接行多基因的二代测序。

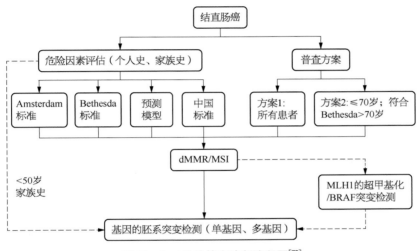

图 10 - 1　LS 的筛查诊断流程图[72]

(1) LS 筛查结果的解读:根据 LS 的筛查流程,当我们遇到一个初诊的结直肠癌患者时,首先要评估他的个人史和家族史,看他是否符合 LS 的各种筛查标准。如果符合任何一个标准,则需要进一步行 IHC 检测 MMR 蛋白或者 MSI。也可以进行普查,即所有的结直肠癌患者均常规行 IHC 或 MSI。当检测结果为 dMMR 或者 MSI - H,则需要行基因的胚系突变检测。如果是 *MLH1* 蛋白表达缺失,还需要行 *MLH1* 的启动子甲基化检测或者 *BRAF* V600E 突变检测,以便排除 *MLH1* 甲基化引起的 *MLH1* 蛋白表达缺失;存在 *MLH1* 甲基化或 *BRAF* 突变时基本上可以排除 LS,判定是散发性癌,不需要进一步行基因的胚系突变检测。由于上述检测方法的准确性只有 80%～90%,且近年来多基因二代测序的费用显著下降,对于发病年龄小于 50 岁、有典型遗传家族史和上述 LS 警示表现的结直肠癌患者,可以考虑直接行多基因的二代测序,检测基因的胚系突变情况。如果找到了有临床意义的 MMR 基因的胚系突变,就可以确诊为 LS。

(2) 家族性结直肠癌 X 型:家族性结直肠癌 X 型(familial colorectal cancer type X, FCCX)是指符合 Amsterdam Ⅰ标准,但是肿瘤筛查结果未检测 dMMR 和 MSI - H 的患者[73]。约有 50%的符合 Amsterdam Ⅰ标准的结直肠癌患者为 FCCX。FCCX 是一大类异质性极大的疾病,病因尚不清楚。有些可能是其他基因引起的单基因病;有些可能是多基因病;也有些可能是由于相似的环境因素和生活方式引起的,不是遗传性疾病。FCCX的平均诊断年龄比 LS 相关结直肠癌更大,左半结直肠癌多见,发生结直肠癌的风险低,且较少出现肠外肿瘤[74-76]。

(3)林奇样综合征:林奇样综合征是指肿瘤筛查结果提示 MSI - H 或 dMMR(若为 *MLH1* 表达缺失,还需排除 *MLH1* 的甲基化),但却未检测到相关 MMR 基因的胚系突变的结直肠癌患者,大约占所有结直肠癌的 2.5％[52,77,78]。因为 LS 仅占所有结直肠癌的 3％,所以林奇样综合征的相对比例其实很高,对于 LS 的诊断干扰很大,应予以重视。林奇样综合征的发生率很高,占与 *MLH1* 甲基化无关的 dMMR 病例的 56％～71％[79]。林奇样综合征的可能原因包括[52]:

1)基因的双重体细胞突变,约占所有林奇样综合征的 50％[50,63]。

2)免疫组化结果的读片错误(假阳性病例)。

3)基因的胚系突变检测方法缺陷:如未使用 MLPA 检测基因的大片段缺失。

4)其他基因的胚系突变也可引起 MSI,如双等位基因 MUTYH 突变[80]。

5)体细胞镶嵌[81]。

6)*MLH1* 组成性表观突变(*MLH1* 启动子区的胚系单等位基因超甲基化;*MLH1* 的基因序列没有改变)[82]。

7)未使用目前最新的检测手段来检测 MMR 基因的胚系突变(例如:许多商业实验室未测试 *MSH2* 外显子 1 - 7 的反转)。

因此,林奇样综合征由多种原因引起,其中大多数与胚系突变和家族性癌症风险无关。分析清楚他们的原因,以免引起不必要的恐慌和进行不必要的长期监测。尽量减少使用含糊不清的术语"林奇样综合征",是 LS 筛查工作的一项重要内容。

四、临床表现

LS 是由于错配修复基因的胚系致病性突变引起的,他们患结直肠癌和其他多种癌症的风险增加,包括子宫内膜癌、卵巢癌、胃癌、小肠癌、肝胆管癌、上尿路癌、脑和皮肤肿瘤(表 10 - 1)。随着我们对 LS 疾病谱的了解逐步深入,我们发现他们的癌症发病年龄变异性很大,癌症类型也存在多样性。部分可能是由于基因型和临床表型的差异引起的,可能还与外显率和表现度差异有关。另外,遗传和环境因素可能也会改变癌症风险。

(一)结直肠癌

基于符合阿姆斯特丹标准的家庭的研究发现,结直肠癌的终身患病风险高达 82％,平均发病年龄为 44 岁。这些癌症的 2/3 发生在近端结肠。最近对 *MLH1* 和 *MSH2* 致病性变异杂合子的研究,报道的患癌风险较以前低一些,男性的风险为 66％～69％,女性的风险为 43%～52%,平均诊断年龄为 61 岁。对于 *MSH6* 和 *PMS2* 致病性变异的杂合子,结直肠癌风险的估计值也较低。已经发现,对于 *MSH6* 致病性变异体,男性和女性杂合子 80 岁以前患结直肠癌的风险分别为 44% 和 20%。虽然远低于 *MLH1* 和 MHS2 致病性变异体的风险,但这仍然代表结直肠癌风险的 8 倍增加。对于 *PMS2* 致病性变异体杂合子,70 岁之前患结直肠癌的风险为 15%～20%。有关 *EPCAM* 致病性变异患者的癌症风险数据仍然有限,据估计到 70 岁时,结直肠癌的累积发病率为 75%(95%CI,65～86%)。结直肠癌的风险在仅具有 *EPCAM* 基因 3′端缺失的患者和同时包含 *EPCAM* 和 *MSH2* 缺失的患者之间没有差异。在匹配肿瘤的分期之后,LS 相关的结直肠癌患者的预后好于散发性结直肠癌。这是一个意外的发现,因为 LS 相关结直肠癌的分化程度低,而分化程度低的患者通常预后不良。LS 相关结直肠癌的组织学特征包括:分化差、淋巴细胞浸润肿瘤、黏液腺癌、印戒细胞癌或筛孔状组织学特征。

(二) 子宫内膜癌

LS 的女性患子宫内膜癌的终生风险为 25%～60%,这使其成为 LS 中第二常见的癌症。基于高危家庭的研究发现平均诊断年龄约为 48 岁;基于人群的研究显示,诊断年龄较晚(62 岁)。虽然 *MSH6* 的突变主要是中度增加结直肠癌的风险,但是 *MSH6* 杂合子还具有 44% 的子宫内膜癌的风险,类似于报道的 *MLH1* 和 *MSH2* 杂合子的风险水平。在患有结直肠癌和子宫内膜癌的 LS 女性中,约 50% 首先患有子宫内膜癌。首次发生结直肠癌的 LS 女性之后再患子宫内膜癌的风险,在首次诊断结直肠癌之后的 10 年内估计为 26%。Kemper 等人[83]发现 70 岁时子宫内膜癌的累积风险为 12%(95%CI:0%～27%)。同时累及 *EPCAM* 和 *MSH2* 的大片段缺失变异女性的患癌风险与 *MSH2* 致病性变异女性相似。总体而言,LS 占所有子宫内膜癌的约 2%。在 LS 相关的子宫内膜癌中已经报道了类似于 LS 相关结直肠癌的生存优势。

(三) 胃癌

对于 *MLH1* 或 *MSH2* 致病性变异的杂合子中胃癌的估计风险为 6%～13%。具有 *MSH2* 致病性变异的男性患病风险最大。在患有其他胃癌危险因素的国家/地区,例如幽门螺杆菌感染的高发病率,已经报道了更高的风险。胃癌的平均诊断年龄为 56 岁。肠型腺癌是 LS 相关胃癌最常见的病理学,组织学上与遗传性弥漫性胃癌(由 CDH1 致病性变异引起的)不同。然而,高达 20% 的 LS 相关胃癌可能是弥漫性。

(四) 卵巢癌

卵巢癌的风险因发生胚系突变的 MMR 基因而异。已经发现 *MLH1* 致病性变异杂合子的风险为 4%～6%,而 *MSH2* 杂合子具有 8%～11% 的风险。LS 相关卵巢癌的平均诊断年龄为 42.5 岁;然而,也有在很小的年龄就被诊断为卵巢癌的病例报道。大约

30％的 LS 相关卵巢癌在 35 岁之前被诊断出。病理类型的分布类似于散发性卵巢癌。

（五）其他癌症

1. 泌尿系统癌症　最常见的与 LS 相关的泌尿系统癌是输尿管和肾盂的移行细胞癌。最近的一项研究表明，LS 患膀胱癌的风险可能也会增加。一项来自荷兰的关于 LS 的队列研究表明，男性患膀胱癌的相对风险为 4.4，女性为 2.2。大多数肿瘤组织表现出 MSI 和（或）dMMR。对曾患结直肠癌的 LS 患者的另一项研究也显示膀胱癌（7.22，95％CI：4.08～10.99）和其他泌尿系统癌症（肾、肾盂和输尿管）的风险增加（12.54，95％CI：7.97～17.94）。这些额外的证据表明，膀胱癌应该包括在 LS 癌症谱中。尿路癌的风险因性别和突变基因的不同而不同，在男性杂合的 MSH2 致病性变异中存在较高的风险。具有 MLH1 致病性变异的女性具有约 1％的风险，而具有 MSH2 致病性变异的男性估计风险高达 27％。

2. 小肠癌　小肠癌的风险估计在 3％～6％。十二指肠和空肠是小肠癌最常见的部位，50％的可以通过上消化道内镜检查发现。大多数小肠癌是腺癌。

3. 胰腺癌　根据报道的家族史进行的一项研究发现，70 岁之前，胰腺癌患者的风险增加了 8.6 倍。一项纳入了 446 名患有 MMR 致病性变异的患者和 1 029 名亲属的前瞻性研究发现，在中位随访时间为 5 年的随访期内，发现胰腺癌的风险增加（SIR，10.68；95％CI：2.68～47.70），不具有致病性变异的个体的患癌风险并未增加[84]。然而，其他研究并未证明风险增加。已发现 LS 是家族性胰腺癌的罕见原因。

4. 脑肿瘤　脑瘤的风险估计约为 2％。然而，患有双等位基因的 MSH2 致病性变异体的人患病风险增加了 16 倍。最常见的中枢神经系统肿瘤类型是胶质母细胞瘤。

5. 皮肤皮脂腺肿瘤　包括皮脂腺瘤、皮脂腺上皮瘤、皮脂腺癌和角化棘皮瘤。与 LS 相关的皮脂腺肿瘤表现出 MSI。LS 患者皮脂腺肿瘤的发病率的数据有限。研究发现，在 MMR 基因中具有胚系致病性变异的个体中有 1％～9％具有皮脂腺肿瘤。

6. 前列腺癌　一些研究表明 LS 与前列腺癌有关，风险增加 2～5 倍。Raymond 发现，在 60 岁之前拥有 MMR 致病性变异的男性患前列腺癌的风险增加[85]。而 Haraldsdottir 的分析发现，具有 MMR 致病性变异体的个体中发生前列腺癌的年龄更早，并且更具侵袭性[86]。

7. 乳腺癌　乳腺癌和 LS 之间的关系尚未解决。一项系统评价纳入了 21 项研究，13 项研究未证实 LS 患者患乳腺癌的风险增加，8 项研究证实风险增加[87]。迄今为止，仅在一项前瞻性研究中评估了乳腺癌风险。发现具有致病性变异的个体的乳腺癌标准发病风险比为 3.95（95％CI：1.59～8.13），乳腺癌诊断的中位年龄为 56 岁。Walsh 的一项研究表明，在 MMR 基因中具有致病性变异的个体中 51％的乳腺癌组织表现出胚系突变基因对应蛋白质的免疫组织化学染色缺失[88]。由于一般人群中乳腺癌的高频率，散发性乳腺癌的存在使得乳腺癌与 LS 的关联分析复杂化。

8. 其他癌症风险　据报道，在 LS 患者中也会发生其他癌症。在一些情况下，肿瘤组织的 MSI 和/或 IHC 测试证明了结肠外癌症与受累的个体的突变状态之间的一致性。虽然这些类型的研究结果表明 MMR 基因中致病性变异的存在促成了癌症的发展，但数据并不足以证明 LS 患者发生这些类型癌症的风险增加。

（六）特殊类型的 LS

（1）Muir-Torre 综合征的定义是皮肤的皮脂腺肿瘤和一种或多种内部脏器恶性肿瘤的组合，通常见于 LS。所描述的皮脂腺肿瘤的类型包括：皮脂腺瘤、皮脂腺上皮瘤、皮脂腺癌和角化棘皮瘤。

（2）Turcot 综合征被定义为结直肠癌或结直肠腺瘤，合并中枢神经系统的肿瘤。临床表现从大量结肠息肉到单个息肉或结直肠癌不等。Turcot 综合征通常由 APC 的致病性变异或由与 LS 相关的错配碱基修复基因之一的致病性变异引起。患有 APC 致病性变异的个体通常具有更多的息肉；然而，息肉数量的显著重叠存在于由 APC 致病性变异体引起的 Turcot 综合征和由错配修复基因中的致病性变异引起的 Turcot 综合征的个体之间。中枢神经系统肿瘤的病理学可以帮助区分潜在的遗传原因：APC 致病性变异更常与髓母细胞瘤相关；错配修复基因中的致病性变异更常与胶质母细胞瘤相关。与错配修复基因突变相关的脑肿瘤表现出 MSI。

（3）纯合性错配修复变异体（结构性错配修复缺陷综合征）。目前已有关于 *MLH1*、*MSH2*、*MSH6* 和 *PMS2* 中的纯合性致病性变异的罕见病例的报道。受影响的个体通常在 20 岁之前发生结直肠癌或小肠癌。据报道，1/3 的拥有 MMR 基因的双等位基因的致病性变异的儿童有超过十个息肉。还有血液学肿瘤、脑肿瘤和咖啡斑的报道。受累个体的皮肤表型可能与 I 型神经纤维瘤病中的皮肤表型非常相似。然而，更有可能是，导致 LS 的一个基因中的纯合致病性变异或复合杂合的个体，具有以下一种或多种表现：综合征的家族史；父母有血缘关系；至少有一位家长有 LS 的临床表现。

（七）基因型-表型相关性

四种 MMR 基因的癌症风险各不相同。*MSH2* 基因的杂合性致病性变异的患者发生结肠外癌症的风险最大；对于具有 *MSH6*、*PMS2* 或 *EPCAM* 基因的杂合性致病性变异的患者，结肠外癌症（除子宫内膜癌）的风险较低。在具有 LS 的 Muir-Torre 变体的个体中，已报道 *MSH2* 致病性变异比其他三个 MMR 基因中的致病性变异更常见。*MSH6* 的杂合性致病性变异与低度微卫星不稳定的肿瘤相关。与其他 MMR 基因引起的 LS 相比，具有 *MSH6* 致病性变异的家族中的癌症可能发病更晚，而且结直肠癌通常位于结肠的更远端。子宫内膜癌通常在患有 *MSH6* 致病性变异的女性中出现。具有 *MSH6* 致病性变异的家族，与具有 *MLH1* 或 *MSH2* 致病性变异的家族相比，结直肠癌的风险略低，而子宫内膜癌的风险更高。*PMS2* 的杂合性致病性变异的患者发生任何 LS 相关癌症的风险都是最低的（25%～32% 的风险）。导致 *MSH2* 表观遗传沉默的 *EPCAM* 缺失与结直肠癌风险显著增加有关。据报道，与 MMR 基因突变相比，*EPCAM* 缺失患者的子宫内膜癌风险较低。结肠外癌症的风险也取决于缺失的程度。$EPCAM$ 的 $3'$ 端缺失已被证明可以降低结肠外癌症的风险,而累及 $MSH2$ 的缺失会产生类似于 $MSH2$ 基因内致病性变异的结肠外癌症的风险。

(八)外显率

与 MMR 基因或 $EPCAM$ 突变相关的结直肠癌的外显率小于 100%。因此,一些具有 MMR 基因的胚系致病性变异的个体,可能从未发生结直肠癌。

(九)LS 的遗传早现现象

一项研究报道了 LS 中的遗传早现(即,后代的发病年龄比父母年轻)[89],但是尚未被证实。另一项研究中,后代的发病年龄比父母年龄小,这一研究结果是由于出生队列偏倚引起的[90]。

(十)LS 在结直肠癌和人群中的发生率

LS 占结直肠癌的 $1\%\sim3\%$,占子宫内膜癌的 $0.8\%\sim1.4\%$。LS 的人群患病率估计为 $1/440$。

五、治疗

(一)LS 相关结肠癌的治疗

由于异时性大肠多原发癌在 LS 中很常见[91-94],对于需要手术的结直肠癌患者,应考虑进行更广泛的结肠切除术(例如次全结肠切除术)[45,47,91,95],不是节段性/部分结肠切除术。对符合阿姆斯特丹标准的家庭的 296 名个体(253 名行部分结肠切除术,43 名行全结肠切除术)的研究发现,中位随访 104 个月,22% 的部分结肠切除患者发生了高风险的腺瘤和 25% 的患者发生了第二次原发性结肠癌,而对照组只有 11% 和 8% 的患者发生了腺瘤和结肠癌[96]。注意:由于 LS 通常在治疗初始癌症之后才被诊断,因此许多被诊断患有 LS 的个体之前已经通过节段性的结肠切除术治疗了癌症。虽然时间上可能很困难,但通过 MSI 和 IHC 评估肿瘤活检标本(必要时检测 $MHL1$ 启动子的甲基化状态)可能有助于确定最佳手术方法。

结肠癌患者如果在手术前就确诊了 LS,建议行全结肠切除术;也有人认为行常规的节段性肠切除术+术后定期随访即可,无需行全结肠切除。后一种方案术后发生异时性大肠多原发癌的可能性更高,但是由于 LS 相关的肠癌预后良好,所以两种方案的总体生存时间并无差异。

由于常规结肠镜检查是结直肠癌的有效预防措施,因此一般不建议对 LS 患者进行预防性结肠切除术(癌症发生前切除结肠)。

LS 相关的结直肠癌与散发结直肠癌的生物学行为不同,这对临床诊治具有重要意义。就肿瘤治疗而言,LS 相关结直肠癌的组织病理学和分子特征,与预后和治疗反应的差异有关,部分原因是 MMR 系统参与了化疗诱导的 DNA 损伤后触发的细胞死亡,这一系统在 MSI - H 的结直肠癌中功能丧失。由于错配修复缺陷而产生的肿瘤也是超突变的,并产生新抗原肽,可很快激发宿主免疫反应。LS 相关的结直肠癌的组织病理学检查通常可发现大量的肿瘤浸润淋巴细胞(即:浸润肿瘤组织的淋巴细胞)。与 pMMR 患者相比,dMMR 结直肠癌患者的预后往往较好[97]。关于肿瘤治疗,早期 dMMR 的结直肠癌患者似乎不能从 5 - FU 单药辅助治疗中获益[98,99];但是,在某些转移性 dMMR 结直肠癌患者中,免疫检查点抑制剂治疗效果很好[100]。其他新型药物的临床试验正在进行中,有望为 LS 相关结直肠癌的治疗提供更多的途径。

(二) LS 相关子宫内膜癌和卵巢癌的治疗

在生育结束后,可以考虑预防性切除子宫和卵巢(在癌症发生之前)。

(三) LS 相关其他肿瘤的治疗

在 LS 中出现的其他肿瘤与一般人群一样进行管理。

六、随访监测和肿瘤预防

(一) 结直肠癌

鉴于预防性、早期频繁性的结肠镜检查已显示能有效降低结直肠癌的发生率和死亡率[101-103],所以从 20~25 岁开始,每 1~2 年进行结肠镜检查的建议是合理的[45,47,95]。因此,目前的建议是每隔 1~2 年进行一次结肠镜检查,从 20~25 岁开始,或者在家庭中最早诊断之前的 2~5 年,以较早者为准。在 MSH6 和 PMS2 杂合子中,结肠癌的风险较低;因此,开始行结肠镜检查的时间可延迟到 30 岁。特别需要说明的是,建议进行全结肠镜检查而不是软式乙状结肠镜检查,因为 LS 中近端结肠癌占多数。

如果结肠镜检查没有异常发现,建议继续进行监测。如果患者不能坚持常规监测,可以考虑结肠次全切除术,但一般来说,扩大切除术仅限于确诊为结直肠癌的患者。在次全切除术后,建议通过结肠镜(或直肠镜)检查进行随访,时间间隔与前面描述相似。对于发现的腺瘤性息肉,建议内镜下息肉切除。如果腺瘤性息肉在内镜下不能完全切除,建议行节段或者扩大结肠切除术。患者被证实患有腺癌后应按照相应的 NCCN 癌症治疗指南进行治疗。

由于外科治疗的不断发展,对于确诊为腺癌和/或腺瘤性息肉的患者,可以根据患者的考虑和风险的讨论进行节段或者扩大结肠切除术的选择。例如,美国结直肠癌多学会工作组建议,年龄在60岁到65岁以上以及潜在肛门括约肌功能障碍的患者手术范围可能要更小一些。息肉切除的手术原则也同样存在争议。实际上,对于不能或者不可能接受频繁结肠镜检查的患者建议考虑进行更广泛的结肠切除术,尤其是年轻患者。结肠切除术后患者建议每1～2年进行一次结肠镜检查所有剩余结肠和直肠。

另外,结肠镜检查可能无法提供完美的保护,因为据报道,在对患者进行严格筛查的间隔中可能出现结直肠癌(间期癌)[95,101-103]。虽然与LS相关息肉的快速进展和扁平形态可能在这些间期癌的发展中起作用,但有关超突变异常隐窝灶的报道提出了一个问题,即某些与LS相关的结直肠癌是否是由扁平的异型增生而不是散在的息肉引起的[104]。增强的内镜技术[例如染色内镜检查、窄带成像(narrow band imaging,NBI)]可能有助于提高这些病变的检出率[105],其他的早期检测方法也在研究当中。

(二)LS相关结直肠癌的化学药物预防

在随机试验CAPP2中,861名LS患者每天服用阿司匹林(600 mg)或者安慰剂长达4年;试验的主要研究终点是患上结直肠癌[106]。在平均随访55.7个月之后,每天服用阿司匹林至少2年的参与者结直肠癌的发病率降低63%(IRR,0.37;95%CI,0.18～0.78;$P=0.008$)。在一项包括1858名来自结直肠癌家庭登记处的LS患者的观察性研究中,将服用阿司匹林5年以上的患者(HR,0.25;95%CI,0.10～0.62;$P=0.003$)和服用阿司匹林1个月到5年的患者(HR,0.49;95%CI,0.27～0.90;$P=0.02$)与服用阿司匹林不足1个月的患者进行比较,发现服用阿司匹林可以显著降低结直肠癌的风险[107]。

目前,NCCN指南建议阿司匹林可以用于预防LS患者癌症的发生,但是,药物最佳剂量和治疗时间尚不清楚。CAPP2试验使用的剂量为每天600 mg[106],但是许多临床医生每天仍然给LS患者使用较低剂量的阿司匹林作为化学药物预防。CAPP3随机双盲试验目前正在研究每天服用低、中、高剂量阿司匹林对LS相关癌症发病率的影响(NCT02497820),但目前尚无结果。

(三)子宫内膜癌

子宫内膜癌是LS女性患者中第二大常见的癌症,其终生患病风险为14%～71%[108]。子宫内膜癌监测的结果不如结肠癌。因为许多子宫内膜癌可以根据症状在早期诊断,所以应该对女性患者进行教育,告知她们子宫内膜癌有哪些症状。建议通过教育加强对相关症状(如功能失调性子宫出血或者绝经后出现)的认识和及时报告,以促进早期子宫内膜癌的检测。这些症状的评估应当包括子宫内膜活检。子宫内膜癌的筛查尚未证实对LS妇女有获益。然而,子宫内膜活检作为一种诊断方法具有高度敏感性和特异性。可以考虑通过每1～2年进行一次子宫内膜活检来筛查。通过常规经阴道超声对绝经后妇女进行子宫内膜癌的筛查尚未表现出足够的敏感性和特异性,因此不作积极的推荐,但可由临床医生根据具体情况进行选择。然而,由于在整个正常的月经周期子宫内膜的厚度变化很大,经阴道超声不推荐作为绝经前妇女的筛查手段。由于子宫内膜癌的风险因基因突变的不同而异,因此子宫切除术的时机可以根据是否存在其他疾病、家族史和LS基因来进行个体化选择。一般来说,外科医生与患者之间应详细讨论如何降低子宫内膜癌的发生风险,包括其相关风险和获益。

目前,有多个指南推荐:LS女性患者应从30~35岁开始每年行子宫内膜活检和/或经阴道超声筛查妇科肿瘤[45,47,109],预防性子宫切除是唯一可有效降低妇科肿瘤发生率的干预措施[110],应与已生育的LS女性患者进行沟通。

(四) 卵巢癌

LS女性患者的卵巢癌风险也比较高,这取决于突变的MMR基因和患病年龄。在某些情况下,临床医生发现筛查可能是有帮助的,但是这些数据并不支持LS的常规卵巢癌筛查。经阴道超声和血清CA-125检测用以筛查绝经后妇女的卵巢癌尚未显示出足够的敏感性和特异性,不作为筛查的常规推荐,但可以由临床医生根据具体情况进行。由于没有有效的卵巢癌筛查方法,妇女应当了解可能与卵巢癌发展相关的症状,如盆腔或腹部疼痛、腹胀、腹围增大、进食困难、早期饱腹感、尿频或尿急。如果这些症状持续数周,应当立即寻找医生的帮助,并进行进一步检查。双侧输卵管卵巢切除术(bilateral slapingo-oophorectomy,BSO)可降低卵巢癌的发病率。由于卵巢癌的风险因基因突变的不同而异,因此BSO的时机应根据是否生育、绝经状态、是否存在其他疾病、家族史和LS基因突变来进行个体化选择。与子宫内膜癌的管理相似,外科医生与患者之间应详细讨论如何降低卵巢癌事件的发生风险,包括其相关风险和获益。

对于卵巢癌,其终生发病风险在1%~20%,但是缺乏有效的筛查试验证明在行子宫切除术时,同时行预防性卵巢切除是合理的。

(五) 胃癌和十二指肠癌

上消化道内镜检查可用于筛查胃和十二指肠的癌症。胃癌是影响G家族的最主要肿瘤之一(据1913年报道),在日本和韩国等LS家庭中仍然很常见,而在北美和欧洲的家庭中胃癌的发病率似乎在下降,终生发病风险估计在5%~13%之间[111]。目前,NCCN建议从30~35岁开始行上消化道内镜检查(带侧视功能+十二指肠镜检查),并根据检查结果每3~5年重复一次。那些有慢性炎症、萎缩性胃病和(或)肠上皮化生证据的人需要更频繁的检查。注意:应对活检组织进行幽门螺杆菌感染的评估,以便进行适当的治疗。

(六) 远端小肠癌

此时,关于筛查远端小肠癌的数据是有限的。胶囊内镜检查和小肠造影可用于评估小肠,但目前不建议常规使用这些方法进行小肠筛查,尽管它们可能有助于评估有症状的个体。

(七)泌尿系统

NCCN 建议考虑从 25～30 岁开始每年行尿常规检查。70 岁之前,LS 患者的尿路癌的风险为 1%～6.7%,其中与 *MLH1*(2.9%)和 MSH(1.7%)突变携带者相比,*MSH2* 突变携带者的风险更高(6.9%)。尚未有足够证据支持一种特殊的检测策略,但是有选择性的个体,如伴有尿路上皮癌家族史或者 *MSH2* 突变的个体(特别是男性),可能从每年一次的尿液检查中获益。

(八)其他癌症

目前,尚无针对其他 LS 相关癌症的特异性筛查建议。LS 患者的脑、肝胆和前列腺癌的风险也有所增加;但是对这些癌症进行筛查的获益尚未得到证实,因此不建议常规进行筛查。LS 家庭成员的胰腺癌风险要高 4 倍[112],有学者推荐对一级亲属罹患胰腺癌的 MMR 突变携带者进行胰腺癌相关的 MRI 和/或超声内镜筛查[113]。一项对于 188 名 LS 男性患者的研究也显示其患前列腺癌的风险增加了 5 倍,但没有足够的证据支持 LS 男性患者的前列腺癌筛查。LS 患者乳腺癌风险也显著增加,但无足够证据支持在常规乳腺癌筛查基础上的进一步筛查。

应鼓励受累的个体遵循其他一般人群筛查指南,就健康状况的变化或持续性症状及时寻求医疗帮助。

七、遗传咨询和遗传阻断

遗传咨询是向个人和家庭提供有关遗传病的性质、遗传和影响的信息的过程,以帮助他们做出明智的医疗和个人决定。主要涉及遗传风险评估,以及使用家族史和基因检测来阐明家庭成员的遗传状况。LS 以常染色体显性遗传的方式遗传。

(一)家庭成员的风险

1. 先证者的父母

(1)大多数被诊断患有 LS 的个体都是从父母那里继承了致病性变异。然而,由于外显率不完全、癌症发病龄不同、筛查或预防性手术或早期死亡导致的癌症风险降低,并非所有因 MMR 基因突变而引起的 LS 个体都患有癌症。

(2)如果临床和家族史无法确定先证者是从父母的哪一方继承了 MMR 的致病性变异,则应向父母双方提供分子遗传学检测,以确定哪一个具有先证者的致病性变异。

（3）LS 的确切新突变率尚不清楚，但估计极低。

2. 先证者的同胞

（1）先证者的同胞（兄弟姐妹）继承致病性变异的风险为 50％。

（2）应该向所有同胞提供家族中发现的致病性变异的分子遗传学检测。

（3）即使父母没有患有癌症，同胞仍然应该被认为处于危险之中，因为大多数 LS 是由遗传而非新出现的（de novo）致病性变异引起的。

3. 先证者的后代　　LS 患者的每个孩子有 50％ 的机会继承这个致病性变异。

4. 先证者的其他家庭成员　　其他家庭成员的风险取决于他们与先证者的关系。家族史或分子遗传学检测可以帮助确定母亲或父亲的亲属是否处于危险之中。发现患有致病性变异或被诊断患有 LS 相关癌症的家庭成员的后代可被认为具有 50％ 的风险。对于有危险的人在没有患癌症的情况下死亡的家庭的后代，可以使用贝叶斯分析来帮助计算后代的风险。

（二）LS 患者家属的筛查和随访监测

当先证者找到了一个 MMR 基因的致病性胚系突变时，就可以确诊 LS。LS 患者的一级亲属（父母、子女和兄弟姐妹）推荐行该突变基因的检测。如果没有一级亲属或者不愿意接受检测，其他更多的远亲也应该进行已知家族突变的检测。对于无症状的个体进行癌症易感性检测时，需考虑更多遗传咨询过程中涉及的问题。相当数量的个体会选择不接受检测，对于这种情况，重要的是让他们接受遗传咨询并加强随访监测。

如果亲属也发现有同样的致病性突变，则建议按推荐方案进行规范筛查；如果亲属未发现该致病性突变，则按普通人群进行随访；如果家族成员拒绝行基因检测，则按照 LS 进行随访监测。

LS 患者及基因胚系突变携带者的随访监测[114,115]：①结直肠癌：从 20～25 岁开始，每 1～2 年复查结肠镜；若家族中结直肠癌初发年龄小于 25 岁，则筛查初始年龄较其提前 2～5 年。②子宫内膜癌与卵巢癌：从 30～35 岁开始，建议每 1～2 年行子宫内膜活检、经阴道超声和血清 CA125 检测；出现可疑症状及时检查；因为筛查准确性低，已生育的可考虑子宫和双附件预防性切除术。③胃癌和小肠癌：从 30～35 岁开始，每 3～5 年行胃十二指肠镜检查。④肾盂癌和输尿管癌：从 25～30 岁，开始每年行尿常规检查。⑤中枢神经系统肿瘤：从 25～30 岁开始，每年行常规神经系统检查。⑥胰腺癌：缺乏有效的筛查手段。⑦乳腺癌：常规乳腺癌筛查。

（三）生育建议

找到了 LS 的致病基因以后，还可以通过生殖医学的手段（如产前基因诊断和试管婴儿技术），阻止这个疾病遗传给下一代，从而改善一个家族的命运，进而提高人口质量（详见本书的第 29 章）。

对于生育年龄的患者，建议进行产前诊断和辅助生殖，包括胚胎植入前遗传学诊断。

讨论应包括相关技术的风险、局限以及获益。确定遗传风险和产前检测可用性的讨论的最佳时间是在怀孕前。应当向受累的或有风险的年轻人提供遗传咨询（包括对后代和生殖选择的潜在风险的讨论）。胚胎植入前遗传学诊断（preimplantation genetic diagnosis，PGD）＋试管婴儿是一些已确定致病性变异的家庭的一个选择。

如果确定了家族中的致病性变异，也可以对胎儿进行产前诊断。通常，对于那些成人发病而且有治疗方法的疾病（如 LS），产前检查的要求并不常见。医疗专业人员和家庭内部关于使用产前检查的观点可能存在差异，特别是如果考虑将检测用于终止妊娠而不是早期诊断。虽然大多数中心会考虑将产前检查的决定交给父母来选择，但对这些问题的讨论是必要的。

（四）相关的遗传咨询问题

1. **具体的癌症风险**　有几个因素可能会阻碍基于家族史的 LS 的诊断。筛查和切除癌前息肉和预防性手术可预防一些高危亲属的结肠癌或子宫内膜癌；一些因其他原因死亡的年轻人可能从未患过癌症。

2. **对具有明显 de novo（新出现的）致病性变异的家庭的考虑**　当 LS 先证者的父母都没有 LS 的致病性变异或临床证据时，先证者可能具有新出现的致病性变异。然而，MMR 基因中的新出现的突变被认为是罕见的，并且还可以探索其他可能的非医学解释，包括非生物学父亲或母亲（例如，辅助生殖）或未公开的收养。

3. **高危无症状成人的检测**　使用分子遗传测试可以测试 LS 的高危无症状成人。此类检测无法预测症状是否会发生，或者如果发生，发病年龄、症状的严重程度和类型或疾病进展速度。当测试患有 LS 的高风险个体时，应首先测试受累的家庭成员以确认该家族的分子诊断。在做出基因检测决定之前，建议进行遗传咨询。遗传咨询可能有助于鼓励个人思考以前未考虑过的问题。遗传咨询包括讨论基因检测对个人和家庭成员的临床和心理社会影响。

4. **年龄小于 18 岁的无症状个体的分子遗传学检测**　一般而言，不建议对年龄小于 18 岁的高危人群进行 LS 的基因检测。由美国医学遗传协会和美国人类遗传学会联合制定的指南规定，只有在影响其医疗管理的情况下，才应对 18 岁以下的个体进行预测性基因检测。建议将测试决定推迟到个人到达成年并且可以做出独立决定时，因为不推荐从 20 岁开始进行 LS 相关癌症风险的管理。

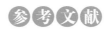

［1］　Rumilla K，Schowalter K V，Lindor N M，et al. Frequency of deletions of EPCAM（TACSTD1）in MSH2-associated Lynch syndrome cases［J］. J Mol Diagn，2011，13（1）：93-99.

［2］　Hampel H，Frankel W L，Martin E，et al. Feasibility of screening for Lynch syndrome among patients with colorectal cancer［J］. J Clin Oncol，2008，26（35）：5783-5788.

［3］　NCCN Guidelines. Genetic/Familial High-Risk Assessment：Colorectal. Version 1. 2018. 2018 Jul 12.（URL：http://www.nccn. org/clinical. asp）.

［4］　Senter L，Clendenning M，Sotamaa K，et al. The clinical phenotype of Lynch syndrome due to germ-line PMS2 mutations［J］.

Gastroenterology，2008,135(2)：419 - 428.

［5］ Boland C R，Lynch H T. The history of Lynch syndrome［J］. Fam Cancer，2013,12(2)：145 - 157.

［6］ Vasen H F，Mecklin J P，Khan P M，et al. The International Collaborative Group on Hereditary Non-Polyposis Colorectal Cancer (ICG - HNPCC) ［J］. Dis Colon Rectum，1991,34(5)：424 - 425.

［7］ Thibodeau S N，Bren G，Schaid D. Microsatellite instability in cancer of the proximal colon［J］. Science，1993,260(5109)：816 - 819.

［8］ Ionov Y，Peinado M A，Malkhosyan S，et al. Ubiquitous somatic mutations in simple repeated sequences reveal a new mechanism for colonic carcinogenesis［J］. Nature，1993,363(6429)：558 - 561.

［9］ Fishel R，Lescoe M K，Rao M R，et al. The human mutator gene homolog MSH2 and its association with hereditary nonpolyposis colon cancer［J］. Cell，1994,77(1)：1 p following 166.

［10］ Fishel R，Lescoe M K，Rao M R，et al. The human mutator gene homolog MSH2 and its association with hereditary nonpolyposis colon cancer［J］. Cell，1993,75(5)：1027 - 1038.

［11］ Peltomaki P，Aaltonen L A，Sistonen P，et al. Genetic mapping of a locus predisposing to human colorectal cancer［J］. Science，1993,260(5109)：810 - 812.

［12］ Lindblom A，Tannergard P，Werelius B，et al. Genetic mapping of a second locus predisposing to hereditary non-polyposis colon cancer［J］. Nat Genet，1993,5(3)：279 - 282.

［13］ Bronner C E，Baker S M，Morrison P T，et al. Mutation in the DNA mismatch repair gene homologue hMLH1 is associated with hereditary non-polyposis colon cancer［J］. Nature，1994,368(6468)：258 - 261.

［14］ Nicolaides N C，Papadopoulos N，Liu B，et al. Mutations of two PMS homologues in hereditary nonpolyposis colon cancer［J］. Nature，1994,371(6492)：75 - 80.

［15］ Miyaki M，Konishi M，Tanaka K，et al. Germline mutation of MSH6 as the cause of hereditary nonpolyposis colorectal cancer［J］. Nat Genet，1997,17(3)：271 - 272.

［16］ Ligtenberg M J，Kuiper R P，Chan T L，et al. Heritable somatic methylation and inactivation of MSH2 in families with Lynch syndrome due to deletion of the 3′ exons of TACSTD1［J］. Nat Genet，2009,41(1)：112 - 117.

［17］ Haraldsdottir S，Rafnar T，Frankel W L，et al. Comprehensive population-wide analysis of Lynch syndrome in Iceland reveals founder mutations in MSH6 and PMS2［J］. Nat Commun，2017,8：14755.

［18］ Win A K，Jenkins M A，Dowty J G，et al. Prevalence and Penetrance of Major Genes and Polygenes for Colorectal Cancer［J］. Cancer Epidemiol Biomarkers Prev，2017,26(3)：404 - 412.

［19］ Liu B，Parsons R，Papadopoulos N，et al. Analysis of mismatch repair genes in hereditary non-polyposis colorectal cancer patients［J］. Nat Med，1996,2(2)：169 - 174.

［20］ Peltomäki P. Role of DNA mismatch repair defects in the pathogenesis of human cancer［J］. J Clin Oncol，2003,21(6)：1174 - 1179.

［21］ Peltomäki P，Vasen H. Mutations associated with HNPCC predisposition — Update of ICG-HNPCC/INSiGHT mutation database ［J］. Dis Markers，2004,20(4 - 5)：269 - 276.

［22］ van der Klift H，Wijnen J，Wagner A，et al. Molecular characterization of the spectrum of genomic deletions in the mismatch repair genes MSH2，MLH1，MSH6，and PMS2 responsible for hereditary nonpolyposis colorectal cancer (HNPCC) ［J］. Genes Chromosomes Cancer，2005,44(2)：123 - 138.

［23］ Gruber S B，Kohlmann W. The genetics of hereditary non-polyposis colorectal cancer［J］. J Natl Compr Canc Netw，2003,1(1)：137 - 144.

［24］ Nicolaides N C，Carter K C，Shell B K，et al. Genomic organization of the human PMS2 gene family［J］. Genomics，1995,30(2)：195 - 206.

［25］ Hendriks Y M，Jagmohan-Changur S，van der Klift H M，et al. Heterozygous mutations in PMS2 cause hereditary nonpolyposis colorectal carcinoma (Lynch syndrome) ［J］. Gastroenterology，2006,130(2)：312 - 322.

［26］ Vaughn C P，Hart K J，Samowitz W S，et al. Avoidance of pseudogene interference in the detection of 3′ deletions in PMS2［J］. Hum Mutat，2011,32(9)：1063 - 1071.

［27］ Kuiper R P，Vissers L E，Venkatachalam R，et al. Recurrence and variability of germline EPCAM deletions in Lynch syndrome ［J］. Hum Mutat，2011,32(4)：407 - 414.

［28］ Aaltonen L A，Salovaara R，Kristo P，et al. Incidence of hereditary nonpolyposis colorectal cancer and the feasibility of molecular screening for the disease［J］. N Engl J Med，1998,338(21)：1481 - 1487.

［29］ Adar T，Rodgers L H，Shannon K M，et al. Universal screening of both endometrial and colon cancers increases the detection of Lynch syndrome［J］. Cancer，2018. 10. 1002/cncr. 31534.

［30］ Barnetson R A，Tenesa A，Farrington S M，et al. Identification and survival of carriers of mutations in DNA mismatch-repair genes in colon cancer［J］. N Engl J Med，2006,354(26)：2751 - 2763.

［31］ Vasen H F. Clinical diagnosis and management of hereditary colorectal cancer syndromes［J］. J Clin Oncol，2000,18(21 Suppl)：81S - 92S.

［32］ Rodriguez-Bigas M A，Boland C R，Hamilton S R，et al. A National Cancer Institute Workshop on Hereditary Nonpolyposis Colorectal Cancer Syndrome：meeting highlights and Bethesda guidelines［J］. J Natl Cancer Inst，1997,89(23)：1758 - 1762.

［33］ Umar A，Boland C R，Terdiman J P，et al. Revised Bethesda Guidelines for hereditary nonpolyposis colorectal cancer (Lynch syndrome) and microsatellite instability［J］. J Natl Cancer Inst，2004,96(4)：261 - 268.

［34］ 袁瑛,张苏展,郑树. 中国人遗传性大肠癌筛检标准的实施方案［J］. 中华肿瘤杂志,2004,26(3)：191 - 192.

［35］ Chen S，Wang W，Lee S，et al. Prediction of germline mutations and cancer risk in the Lynch syndrome［J］. Jama，2006,296(12)：1479 - 1487.

［36］ Kastrinos F，Steyerberg E W，Mercado R，et al. The PREMM(1,2,6) model predicts risk of MLH1，MSH2，and MSH6 germline mutations based on cancer history［J］. Gastroenterology，2011,140(1)：73 - 81.

［37］ Kastrinos F，Uno H，Ukaegbu C，et al. Development and validation of the PREMM5 model for comprehensive risk assessment of Lynch syndrome［J］. J Clin Oncol，2017,35(19)：2165 - 2172.

［38］ Dinh T A，Rosner B I，Atwood J C，et al. Health benefits and cost-effectiveness of primary genetic screening for Lynch syndrome in the general population［J］. Cancer Prev Res (Phila)，2011,4(1)：9 - 22.

［39］ NCCN Guidelines：Colon Cancer. Version 1. 2015. (URL：http://www. nccn. org/clinical. asp).

［40］ Moreira L，Balaguer F，Lindor N，et al. Identification of Lynch syndrome among patients with colorectal cancer［J］. JAMA，2012,308(15)：1555 - 1565.

[41] Hampel H. NCCN increases the emphasis on genetic/familial high-risk assessment in colorectal cancer [J]. J Natl Compr Canc Netw, 2014,12(5 Suppl): 829 - 831.

[42] Syngal S, Brand R E, Church J M, et al. ACG clinical guideline: Genetic testing and management of hereditary gastrointestinal cancer syndromes [J]. Am J Gastroenterol, 2015,110(2): 223 - 262; quiz 263.

[43] Stoffel E M, Mangu P B, Gruber S B, et al. Hereditary colorectal cancer syndromes: American Society of Clinical Oncology Clinical Practice Guideline endorsement of the familial risk-colorectal cancer: European Society for Medical Oncology Clinical Practice Guidelines [J]. J Clin Oncol, 2015,33(2): 209 - 217.

[44] Evaluation of Genomic Applications in Practice and Prevention (EGAPP) Working Group. Recommendations from the EGAPP Working Group: genetic testing strategies in newly diagnosed individuals with colorectal cancer aimed at reducing morbidity and mortality from Lynch syndrome in relatives [J]. Genet Med 2009,11(1): 35 - 41.

[45] Giardiello F M, Allen J I, Axilbund J E, et al. Guidelines on genetic evaluation and management of Lynch syndrome: a consensus statement by the US Multi-society Task Force on colorectal cancer [J]. Am J Gastroenterol, 2014,109(8): 1159 - 1179.

[46] Molecular Testing Strategies for Lynch Syndrome in People with Colorectal Cancer. 2017. Available from: https://www.nice.org.uk/guidance/DG27.

[47] Vasen H F, Blanco I, Aktan-Collan K, et al. Revised guidelines for the clinical management of Lynch syndrome (HNPCC): recommendations by a group of European experts [J]. Gut, 2013,62(6): 812 - 823.

[48] Mvundura M, Grosse S D, Hampel H, et al. The cost-effectiveness of genetic testing strategies for Lynch syndrome among newly diagnosed patients with colorectal cancer [J]. Genet Med, 2010,12(2): 93 - 104.

[49] Palomaki G E, McClain M R, Melillo S, et al. EGAPP supplementary evidence review: DNA testing strategies aimed at reducing morbidity and mortality from Lynch syndrome [J]. Genet Med, 2009,11(1): 42 - 65.

[50] Haraldsdottir S, Hampel H, Tomsic J, et al. Colon and endometrial cancers with mismatch repair deficiency can arise from somatic, rather than germline, mutations [J]. Gastroenterology, 2014,147(6): 1308 - 1316 e1301.

[51] Xicola R M, Llor X, Pons E, et al. Performance of different microsatellite marker panels for detection of mismatch repair-deficient colorectal tumors [J]. J Natl Cancer Inst, 2007,99(3): 244 - 252.

[52] Markow M, Chen W, Frankel W L. Immunohistochemical pitfalls: common mistakes in the evaluation of Lynch syndrome [J]. Surg Pathol Clin, 2017,10(4): 977 - 1007.

[53] 高显华,张卫,白辰光. 免疫组化筛查林奇综合征的缺陷和应对策略[J]. 中华结直肠疾病电子杂志,2019,8(5): 439 - 446.

[54] Bartley A N, Hamilton S R, Alsabeh R, et al. Template for reporting results of biomarker testing of specimens from patients with carcinoma of the colon and rectum [J]. Arch Pathol Lab Med, 2014,138(2): 166 - 170.

[55] Mihaylova V T, Bindra R S, Yuan J, et al. Decreased expression of the DNA mismatch repair gene Mlh1 under hypoxic stress in mammalian cells [J]. Mol Cell Biol, 2003,23(9): 3265 - 3273.

[56] Mills A M, Longacre T A. Lynch Syndrome: female genital tract cancer diagnosis and screening [J]. Surg Pathol Clin, 2016,9(2): 201 - 214.

[57] Sekine S, Ogawa R, Saito S, et al. Cytoplasmic MSH2 immunoreactivity in a patient with Lynch syndrome with an EPCAM - MSH2 fusion [J]. Histopathology, 2017,70(4): 664 - 669.

[58] Graham R P, Kerr S E, Butz M L, et al. Heterogenous MSH6 loss is a result of microsatellite instability within MSH6 and occurs in sporadic and hereditary colorectal and endometrial carcinomas [J]. Am J Surg Pathol, 2015,39(10): 1370 - 1376.

[59] Kumarasinghe A P, de Boer B, Bateman A C, et al. DNA mismatch repair enzyme immunohistochemistry in colorectal cancer: a comparison of biopsy and resection material [J]. Pathology, 2010,42(5): 414 - 420.

[60] Bao F, Panarelli N C, Rennert H, et al. Neoadjuvant therapy induces loss of MSH6 expression in colorectal carcinoma [J]. Am J Surg Pathol, 2010,34(12): 1798 - 1804.

[61] Radu O M, Nikiforova M N, Farkas L M, et al. Challenging cases encountered in colorectal cancer screening for Lynch syndrome reveal novel findings: nucleolar MSH6 staining and impact of prior chemoradiation therapy [J]. Hum Pathol, 2011,42(9): 1247 - 1258.

[62] Vilkin A, Halpern M, Morgenstern S, et al. How reliable is immunohistochemical staining for DNA mismatch repair proteins performed after neoadjuvant chemoradiation? [J]. Hum Pathol, 2014,45(10): 2029 - 2036.

[63] Geurts-Giele W R, Leenen C H, Dubbink H J, et al. Somatic aberrations of mismatch repair genes as a cause of microsatellite-unstable cancers [J]. J Pathol, 2014,234(4): 548 - 559.

[64] Hagen C E, Lefferts J, Hornick J L, et al. "Null pattern" of immunoreactivity in a Lynch syndrome-associated colon cancer due to germline MSH2 mutation and somatic MLH1 hypermethylation [J]. Am J Surg Pathol, 2011,35(12): 1902 - 1905.

[65] Shia J, Zhang L, Shike M, et al. Secondary mutation in a coding mononucleotide tract in MSH6 causes loss of immunoexpression of MSH6 in colorectal carcinomas with MLH1/PMS2 deficiency [J]. Mod Pathol, 2013,26(1): 131 - 138.

[66] Halvarsson B, Lindblom A, Johansson L, et al. Loss of mismatch repair protein immunostaining in colorectal adenomas from patients with hereditary nonpolyposis colorectal cancer [J]. Mod Pathol, 2005,18(8): 1095 - 1101.

[67] Kalady M F, Kravochuck S E, Heald B, et al. Defining the adenoma burden in lynch syndrome [J]. Dis Colon Rectum, 2015,58(4): 388 - 392.

[68] Walsh M D, Buchanan D D, Pearson S A, et al. Immunohistochemical testing of conventional adenomas for loss of expression of mismatch repair proteins in Lynch syndrome mutation carriers: a case series from the Australasian site of the colon cancer family registry [J]. Mod Pathol, 2012,25(5): 722 - 730.

[69] Bae J M, Kim J H, Kang G H. Molecular subtypes of colorectal cancer and their clinicopathologic features, with an emphasis on the serrated neoplasia pathway [J]. Arch Pathol Lab Med, 2016,140(5): 406 - 412.

[70] Bodo S, Colas C, Buhard O, et al. Diagnosis of constitutional mismatch repair-deficiency syndrome based on microsatellite instability and lymphocyte tolerance to methylating agents [J]. Gastroenterology, 2015,149(4): 1017 - 1029 e1013.

[71] Pino M S, Chung D C. Application of molecular diagnostics for the detection of Lynch syndrome [J]. Expert Rev Mol Diagn, 2010,10(5): 651 - 665.

[72] 高显华,张卫,刘连杰,等. 林奇综合征的筛查策略和综合应用[J]. 中华胃肠外科杂志,2019,22(7): 684 - 688.

[73] Lindor N M, Rabe K, Petersen G M, et al. Lower cancer incidence in Amsterdam-I criteria families without mismatch repair deficiency: familial colorectal cancer type X [J]. JAMA, 2005,293(16): 1979 - 1985.

[74] Zetner D B, Bisgaard M L. Familial Colorectal Cancer Type X [J]. Curr Genomics, 2017,18(4): 341 - 359.

[75] Yamaguchi T, Furukawa Y, Nakamura Y, et al. Comparison of clinical features between suspected familial colorectal cancer type X and Lynch syndrome in Japanese patients with colorectal cancer: a cross-sectional study conducted by the Japanese Society for Cancer of the Colon and Rectum [J]. Jpn J Clin Oncol, 2015,45(2): 153 - 159.

［76］ Sanchez-Tome E, Rivera B, Perea J, et al. Genome-wide linkage analysis and tumoral characterization reveal heterogeneity in familial colorectal cancer type X［J］. J Gastroenterol, 2015,50(6)：657 - 666.

［77］ Chika N, Eguchi H, Kumamoto K, et al. Prevalence of Lynch syndrome and Lynch-like syndrome among patients with colorectal cancer in a Japanese hospital-based population［J］. Jpn J Clin Oncol, 2017,47(2)：191.

［78］ Watkins J C, Yang E J, Muto M G, et al. Universal screening for mismatch-repair deficiency in endometrial cancers to identify patients with Lynch syndrome and Lynch-like syndrome［J］. Int J Gynecol Pathol, 2017,36(2)：115 - 127.

［79］ Pai R K, Pai R K. A Practical approach to the evaluation of gastrointestinal tract carcinomas for Lynch syndrome［J］. Am J Surg Pathol, 2016,40(4)：e17 - 34.

［80］ Morak M, Heidenreich B, Keller G, et al. Biallelic MUTYH mutations can mimic Lynch syndrome［J］. Eur J Hum Genet, 2014,22(11)：1334 - 1337.

［81］ Sourrouille I, Coulet F, Lefevre J H, et al. Somatic mosaicism and double somatic hits can lead to MSI colorectal tumors［J］. Fam Cancer, 2013,12(1)：27 - 33.

［82］ Ward R L, Dobbins T, Lindor N M, et al. Identification of constitutional MLH1 epimutations and promoter variants in colorectal cancer patients from the Colon Cancer Family Registry［J］. Genet Med, 2013,15(1)：25 - 35.

［83］ Kempers M J, Kuiper R P, Ockeloen C W, et al. Risk of colorectal and endometrial cancers in EPCAM deletion-positive Lynch syndrome: a cohort study［J］. Lancet Oncol, 2011,12(1)：49 - 55.

［84］ Win A K, Young J P, Lindor N M, et al. Colorectal and other cancer risks for carriers and noncarriers from families with a DNA mismatch repair gene mutation: a prospective cohort study［J］. J Clin Oncol, 2012,30(9)：958 - 964.

［85］ Raymond V M, Mukherjee B, Wang F, et al. Elevated risk of prostate cancer among men with Lynch syndrome［J］. J Clin Oncol, 2013,31(14)：1713 - 1718.

［86］ Haraldsdottir S, Hampel H, Wei L, et al. Prostate cancer incidence in males with Lynch syndrome［J］. Genet Med, 2014,16 (7)：553 - 557.

［87］ Win A K, Hopper J L, Buchanan D D, et al. Are the common genetic variants associated with colorectal cancer risk for DNA mismatch repair gene mutation carriers?［J］. Eur J Cancer, 2013,49(7)：1578 - 1587.

［88］ Walsh M D, Buchanan D D, Cummings M C, et al. Lynch syndrome-associated breast cancers: clinicopathologic characteristics of a case series from the colon cancer family registry［J］. Clin Cancer Res, 2010,16(7)：2214 - 2224.

［89］ Westphalen A A, Russell A M, Buser M, et al. Evidence for genetic anticipation in hereditary non-polyposis colorectal cancer ［J］. Hum Genet, 2005,116(6)：461 - 465.

［90］ Tsai Y Y, Petersen G M, Booker S V, et al. Evidence against genetic anticipation in familial colorectal cancer［J］. Genet Epidemiol, 1997,14(4)：435 - 446.

［91］ Parry S, Win A K, Parry B, et al. Metachronous colorectal cancer risk for mismatch repair gene mutation carriers: the advantage of more extensive colon surgery［J］. Gut, 2011,60(7)：950 - 957.

［92］ Lynch H T, Watson P, Kriegler M, et al. Differential diagnosis of hereditary nonpolyposis colorectal cancer (Lynch syndrome I and Lynch syndrome II)［J］. Dis Colon Rectum, 1988,31(5)：372 - 377.

［93］ Aarnio M, Mecklin J P, Aaltonen L A, et al. Life-time risk of different cancers in hereditary non-polyposis colorectal cancer (HNPCC) syndrome［J］. Int J Cancer, 1995,64(6)：430 - 433.

［94］ Church J, Simmang C. Practice parameters for the treatment of patients with dominantly inherited colorectal cancer (familial adenomatous polyposis and hereditary nonpolyposis colorectal cancer)［J］. Dis Colon Rectum, 2003,46(8)：1001 - 1012.

［95］ Møller P, Seppälä T, Bernstein I, et al. Cancer incidence and survival in Lynch syndrome patients receiving colonoscopic and gynaecological surveillance: first report from the prospective Lynch syndrome database［J］. Gut, 2017,66(3)：464 - 472.

［96］ Kalady M F, McGannon E, Vogel J D, et al. Risk of colorectal adenoma and carcinoma after colectomy for colorectal cancer in patients meeting Amsterdam criteria［J］. Ann Surg, 2010,252(3)：507 - 511; discussion 511 - 503.

［97］ Gryfe R, Kim H, Hsieh E T, et al. Tumor microsatellite instability and clinical outcome in young patients with colorectal cancer ［J］. N Engl J Med, 2000,342(2)：69 - 77.

［98］ Carethers J M, Smith E J, Behling C A, et al. Use of 5-fluorouracil and survival in patients with microsatellite-unstable colorectal cancer［J］. Gastroenterology, 2004,126(2)：394 - 401.

［99］ Ribic C M, Sargent D J, Moore M J, et al. Tumor microsatellite-instability status as a predictor of benefit from fluorouracil-based adjuvant chemotherapy for colon cancer［J］. N Engl J Med, 2003,349(3)：247 - 257.

［100］ Le D T, Durham J N, Smith K N, et al. Mismatch repair deficiency predicts response of solid tumors to PD - 1 blockade［J］. Science, 2017,357(6349)：409 - 413.

［101］ Vasen H F, Abdirahman M, Brohet R, et al. One to 2-year surveillance intervals reduce risk of colorectal cancer in families with Lynch syndrome［J］. Gastroenterology, 2010,138(7)：2300 - 2306.

［102］ Järvinen H J, Renkonen-Sinisalo L, Aktán-Collán K, et al. Ten years after mutation testing for Lynch syndrome: cancer incidence and outcome in mutation-positive and mutation-negative family members［J］. J Clin Oncol, 2009,27(28)：4793 - 4797.

［103］ Engel C, Rahner N, Schulmann K, et al. Efficacy of annual colonoscopic surveillance in individuals with hereditary nonpolyposis colorectal cancer［J］. Clin Gastroenterol Hepatol, 2010,8(2)：174 - 182.

［104］ Ahadova A, von Knebel Doeberitz M, Bläker H, et al. CTNNB1-mutant colorectal carcinomas with immediate invasive growth: a model of interval cancers in Lynch syndrome［J］. Fam Cancer, 2016,15(4)：579 - 586.

［105］ Kamiński M F, Hassan C, Bisschops R, et al. Advanced imaging for detection and differentiation of colorectal neoplasia: European Society of Gastrointestinal Endoscopy (ESGE) Guideline［J］. Endoscopy, 2014,46(5)：435 - 449.

［106］ Burn J, Gerdes A M, Macrae F, et al. Long-term effect of aspirin on cancer risk in carriers of hereditary colorectal cancer: an analysis from the CAPP2 randomised controlled trial［J］. Lancet, 2011,378(9809)：2081 - 2087.

［107］ Ait Ouakrim D, Dashti S G, Chau R, et al. Aspirin, ibuprofen, and the risk of colorectal cancer in Lynch syndrome［J］. J Natl Cancer Inst, 2015,107(9).

［108］ Laura Valle, Stephen B. Gruber, Gabriel Capellá-Hereditary Colorectal Cancer-Springer International Publishing (2018).

［109］ Syngal S, Brand R E, Church J M, et al. ACG clinical guideline: Genetic testing and management of hereditary gastrointestinal cancer syndromes［J］. Am J Gastroenterol, 2015,110(2)：223 - 262; quiz 263.

［110］ Schmeler K M, Lynch H T, Chen L M, et al. Prophylactic surgery to reduce the risk of gynecologic cancers in the Lynch syndrome［J］. N Engl J Med, 2006,354(3)：261 - 269.

［111］ Capelle L G, Van Grieken N C, Lingsma H F, et al. Risk and epidemiological time trends of gastric cancer in Lynch syndrome carriers in the Netherlands［J］. Gastroenterology, 2010,138(2)：487 - 492.

［112］ Kastrinos F，Mukherjee B，Tayob N，et al． Risk of pancreatic cancer in families with Lynch syndrome［J］． Jama，2009，302（16）：1790－1795．

［113］ Canto M I，Harinck F，Hruban R H，et al． International Cancer of the Pancreas Screening（CAPS）Consortium summit on the management of patients with increased risk for familial pancreatic cancer［J］． Gut，2013，62（3）：339－347．

［114］ Vale Rodrigues R，Claro I，Lage P，et al． Colorectal cancer surveillance in Portuguese families with lynch syndrome：a cohort study［J］． Int J Colorectal Dis，2018，33（6）：695－702．

［115］ Schneider J L，Goddard K A B，Muessig K R，et al． Patient and provider perspectives on adherence to and care coordination of Lynch syndrome surveillance recommendations：findings from qualitative interviews［J］． Hered Cancer Clin Pract，2018，16：11．

第 11 章

腺瘤性息肉病综合征

赵子夜,于恩达,徐晓东,邢俊杰

　　腺瘤性息肉病是最常见的结肠息肉病类型,也是明确的癌前病变。鉴于其牵涉基因众多、临床表型宽泛、与结直肠癌关系密切,腺瘤性息肉病是我们认识结肠息肉病的理想模式疾病。在临床诊疗方面,最重要的是确定息肉的病理类型及其数量,尽量避免与非息肉病型综合征和其他类型息肉病的混淆,在此基础上详细询问家族病史(息肉病家族史、肿瘤家族史)同样不可或缺。基于既往对息肉病致病基因的大量深入研究,基因检测目前构成了与临床表现、家族病史并行的第三大诊断支柱,多种检测手段的确立、成熟及其伴随的成本降低,使息肉病的遗传学诊断成为可能。通过分子遗传学分析,目前至少有 5 种不同的腺瘤性息肉病遗传学类型被发现。尽管多发腺瘤是所有腺瘤性息肉病遗传学类型的共同特征,并由此导致其诊断和治疗方法类似,但是不同类型腺瘤性息肉病在息肉数量、发病年龄以及肠外表现等方面都存在着一定的差异。然而仅凭临床表现和家族史对不同遗传学类型腺瘤性息肉病进行鉴别诊断是不可靠的,在众多诊断不明或误诊病例中,基因检测往往起到一锤定音的作用。腺瘤性息肉病对患者的首要威胁在于其极高的结直肠癌风险,除非早期发现并施加干预,患者的结直肠癌终生风险可能接近 100%。虽然现行诊疗常规将预防性结直肠切除定义为此类患者的终极与必然选择,但在具体案例中仍需考虑疾病的具体表型综合衡量治疗预期及治疗手段的选择,从而达到最优的效果。

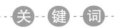

　　腺瘤性息肉病;*APC* 相关性息肉病;*MUTYH* 相关性息肉病;*NTHL1* 相关性息肉病;聚合酶校对相关性息肉病;*POLE* 基因;*POLD1* 基因

一、概述

腺瘤性息肉病综合征,是对一类具有相似临床表型和遗传背景疾病的统称,其构成要素包括腺瘤、息肉病、综合征。其中,息肉病是临床表现的核心,通常指多发息肉生长且数量超过 10 个的疾病状态,此表现多由内镜医生所识别,进而引导患者进入特异性的诊治流程。完成识别之后需要对息肉病进行病理学诊断,获得代表性病变的病理性质,而腺瘤性即为对息肉病病理性质的描述。由于息肉病的病理性质是复杂多样的,理论上,有多少种病理性质的息肉,就有多少种病理性质的息肉病,此外尚且存在病理性质混杂的息肉病(比如遗传性混合型息肉病综合征)。息肉病的发生,固然也存在环境因素的影响(饮食、药物等),但是其核心致病因素在于基因异常,即遗传学因素,目前已有多种息肉病被证明有确切的单一致病基因变异导致,并与该基因建立了确定的联系。一般情况下,单一基因在生命体内所发挥的作用并不是单一的,即便作用单一,也往往牵涉广泛的下游效应,因此基因变异所引发的异常在患者身上往往表现为多器官、多系统异常。因此,广义上说,任何单一致病基因导致的遗传性疾病都是一种表现多样的临床综合征。综上所述,本章所阐述疾病的标准名称应当为腺瘤性息肉病综合征,简称为腺瘤(性)息肉病。

(一)临床表现

单个结直肠腺瘤的发生是一种常见的、与老龄化相关的现象[1,2],而腺瘤性息肉病的发生则往往显著早于散发性腺瘤。临床医生诊断腺瘤性息肉病往往会综合腺瘤数量、位置、发病年龄、家族史等多方面的信息,通常需要累计发现至少 10 个、组织学证实的结直肠腺瘤[3]。结直肠腺瘤性息肉病是最常见的息肉病类型,同时也被认为是一种癌前病变。除非早期发现并切除腺瘤,否则患者将具有极高的结直肠癌终生风险。

到目前为止,胃肠道息肉病的鉴别诊断依然主要通过内镜和病理学检查来实现,并通过消化道外表现和家族史来补充(表 11-1)。为了全面确定息肉类型,内镜下必须活检足够数量的息肉。即便如此,由于不同的息肉病类型之间存在广泛的表型重叠,临床诊断仍然面临挑战。图 11-1 所示为结直肠息肉病数量表型命名规则。

结直肠腺瘤性息肉病常常伴有多种大肠外表现。可能提示结直肠腺瘤性息肉病的常见大肠外病变包括:原发性视网膜色素上皮细胞肥大(congenital hypertrophy of retinal pigment epithelium,CHRPE)、骨瘤(下颌骨多见)、多发表皮样囊肿、皮脂腺肿瘤(腺瘤、上皮瘤和癌)、肝母细胞瘤和髓母细胞瘤。

(二)遗传学类型

通过分子遗传学分析,目前至少有 5 种不同的腺瘤性息肉病被发现(表 11-1,图 11-2)。APC 基因相关的家族性腺瘤性息肉病最为常见,并被熟知,其他所有的类型都是近年来确定的,因此并不清楚它们的完整表型特征。然而,在一些找不到致病基因的结直肠

表 11 - 1　致病基因明确的结直肠腺瘤性息肉病综合征

疾病	致病基因/确定年	OMIM 疾病/基因	发生率	GI 息肉特征			CRC 终生风险/发病年龄	肠外病变	备注
				息肉数量	年龄/分布	病理类型			
APC 相关息肉病家族性腺瘤性息肉病	*APC*/1987	175100 611731	1:10000	经典型100~5000	10~20/C+D	腺瘤、罕见 HP, SA	100%/约40岁	硬纤维瘤、骨瘤、表皮样囊肿（密码子1395~1493变异时风险增高）、皮脂腺肿瘤、CHPRE、纤维瘤、胃底腺息肉、甲状腺乳头状癌、肝母细胞癌、髓母细胞瘤、肾上腺肿瘤	AD. 基因突变检出率随疾病严重程度（发病年龄、腺瘤数量、镶嵌病例）的发生率高而异
			不明	衰减型10~100	>30/C+D	腺瘤、罕见 HP, SA	70%~80%/50~60岁		
胃腺癌及胃近端息肉病	*APC* 启动子1B/2016	同上	不明	无/少数	14~75/G	FGP 可伴 IGN、罕见 HP+腺瘤	低/未知	≥100 枚的胃底息肉（胃体和胃窦）伴或不伴不典型增生、肠型胃腺癌、无/少数结肠腺瘤	AD. 表型信息稀缺
聚合酶校对相关性息肉病	*POLE POLD1*/2013	615083 612591 174762 174761	罕见	20~数百	未知/C+D	腺瘤	未知/未知	EC 高发	AD.
MUTYH 相关息肉病	*MUTYH*/2002	608456 604933	1:40000	0~500	未知/C+D	腺瘤、HP	80%~100%/40~50岁	肠外恶性肿瘤（卵巢癌、膀胱癌和皮肤癌、可能乳腺癌和 EC）和皮脂腺肿瘤高风险	AR. 患者后代发病风险低
NTHL1 相关息肉病	*NTHL1*/2015	616415 602656	罕见	5~100	未知/C+D	腺瘤	未知/未知	肿瘤谱未知、多原发肿瘤、EC 高风险	AR. 患者后代发病风险低

（续表）

疾病	致病基因/确定年	OMIM 疾病/基因	发生率	GI 息肉特征			CRC 终生风险/发病年龄	肠外病变	备注
				息肉数量	年龄/分布	病理类型			
MSH3 相关息肉病	MSH3 /2016	617100 600887	罕见	数个	未知/C＋D	腺瘤	未知/未知	胃肠道肿瘤：无或发病晚	AR. 尚不明确，可能与 CMMRD 肿瘤谱重叠
结构性错配修复缺陷症	MLH1 MSH2 MSH6 PMS2	276300 609309 120436 600259 600678	罕见	数个～100	0～40/C ＋D＋J	腺瘤	未知/未知	早发脑瘤、血液系统肿瘤，皮肤牛奶咖啡斑、胚胎性肿瘤，多原发肿瘤史少见，关癌家族史（LS 相关）	AR. 肿瘤组织 MSI－H;肿瘤和正常组织中相应 MMR 蛋白核表达缺失;腺瘤癌变迅速

注：AD＝常染色体显性遗传；AR＝常染色体隐性遗传；C＝结直肠；CHPRE＝原发性视网膜色素上皮肥大；D＝十二指肠；EC＝子宫内膜癌；FGP＝胃底腺息肉；GI＝胃体＋胃底；IGN＝上皮内瘤变；J＝空肠；OMIM＝孟德尔遗传在线。

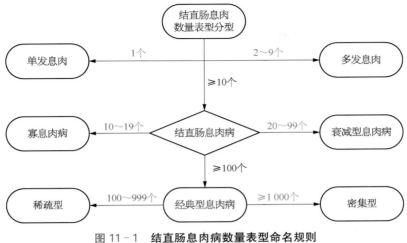

图 11 - 1　结直肠息肉病数量表型命名规则

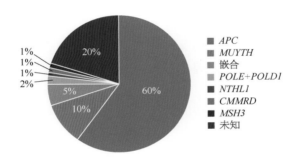

图 11 - 2　腺瘤性息肉病致病性的胚系基因突变谱系及频率

息肉病病例中,也可能存在未知的或者未检测到的基因突变。

所有类型腺瘤性息肉病的特征都是多发腺瘤,因此它们在临床诊断和治疗方面都非常相似。但是不同类型息肉病在息肉数量和发病年龄上存在着显著的差异,即使是同一个家庭的不同成员中也是如此。这些患者的上消化道经常受累,并且大多数综合征都伴有综合征特异性的肠外良/恶性病变。典型临床表现、特异性表型和早发表型病例的存在与否(息肉病表型+家族史),在很大程度上决定了能否检测到致病基因的胚系突变。

(三)致病基因不明的结直肠腺瘤性息肉病

在临床诊断为结直肠腺瘤性息肉病(同时检出腺瘤>10 个)的患者中,多达 30%～50%无法检测出已知的致病基因胚系突变。然而,累计罹患息肉数量达到数十枚、数百枚的情况很可能具有潜在的遗传学基础,只不过目前尚不清楚其具体遗传学机制:单基因作用、低/中度外显基因变异的作用、更为复杂的多基因作用。致病基因不明的结直肠腺瘤性息肉病(unexplained colorectal adenomatous polyposis,UCAP)患者的表型特征包括病情较轻、无明显的结肠外表现、相当一部分患者无明确家族史。然而,致病基因不明的息肉病患者的具体表型特征在众多已发表的队列研究中差异很大,这与各自研究的纳入/排除标准和所采用的临床检查方法不同有关。目前较为公认的 UCAP 表型特征为腺瘤检出数为 10～50 个,且与年龄相关。据报道,UCAP 患者中 4%～49%罹患 CRC,0%～35%罹患十二指肠腺瘤,0%～14%有肠外病变,59%有 CRC 或息肉病家族史[4-7]。

实验诊断上的缺陷可能是无法找到致病基因的重要原因。送检息肉数量不足可能导致息肉病的组织学特征评估不充分。当患者罹患多种病理类型息肉、遗传性混合型息肉病综合征或出现表型重叠(如林奇综合征或 Peutz-Jeghers 综合征等存在多发性腺瘤)时,常导致诊断分类错误。Ngeow 等[8]研究显示,在累计大肠息肉＞5 个且至少 1 个为错构瘤性、增生性或锯齿状病变的患者中,8%具有错构瘤性息肉病相关基因的胚系突变,其中很多患者同时符合或被误诊为腺瘤性息肉病。上海长海医院[9]曾报道一个被误诊为 FAP 的幼年性息肉病家系,既往不全面的病理诊断未能给临床诊断提供有效的建议,最终通过基因检测发现 BMPR1A 基因的变异,纠正了诊断,并调整了手术策略。其他的原因还包括检出罕见的临床意义不明的错义突变[10]、常规方法无法发现的突变(如内含子深部突变、启动子区突变)[11,12]。相当一部分病例还可能存在低水平 APC 基因突变嵌合现象[13,14]。多达 1/3 致病基因不明的腺瘤性息肉病患者存在等位基因特异性的 APC 蛋白表达降低,提示存在未知的 APC 基因改变(包括表观遗传学改变)[15]。诸如环境因素之类的其他原因可能参与其中[16]。

寻找更多腺瘤性息肉病遗传学病因的研究,在过去几十年中持续进行着。由于大多数病例为散发或家族史不明,连锁分析等经典的基因鉴定方法仅在少数家族中可行,其中很多时候患者病情较轻,且其他患病亲属已死亡,导致核实家族史困难[4,5,17]。近二十年,属于 Wnt、TGFβ、ER 等信号通路的多个候选基因已经被研究,但尚未获得证实[6,10,18-21]。杂合性缺失(loss of heterozygosity,LOH)分析或特定体系突变谱均不能确定新的突变基因。BUB 基因家族(BUB1B、BUB1、BUB3)的胚系突变在罹患胃肠道肿瘤和早发性 CRC 的患者中被发现[22,23]。罕见的胚系拷贝数变异(copy number variant,CNV)和低外显率的单核苷酸变异可能影响腺瘤发生的遗传易感性[4,24]。

基于二代测序技术的全外显子组测序(whole exome sequencing,WES)是目前鉴定孟德尔疾病中新致病基因的最重要方法[25]。基本检测目标包括重复突变基因(重叠策略)、可疑隐性遗传疾病中的双等位基因突变基因、癌症易感综合征中兼具胚系杂合截短突变和体系(somatic)突变的基因。上述方法已取得一些研究成果[7,26,27]。然而这些研究也一致表明,新发现基因的突变非常罕见,表明 UCAP 患者存在极高的遗传异质性。因此,鉴定更多的重复突变基因和更复杂的遗传模式将需要大型队列研究,这需要跨国的密切合作和大型机构的支持。欧洲(疾病)参考网络(European Reference Network,ERN)下属 Genturis 项目(www.genturis.eu)提供了一个成功的范式。根据项目要求,为了从 UCAP 患者中找到新的高外显率致病基因,在纳入病例时,需要首先排除 APC 基因突变嵌合和等位基因特异性 APC 蛋白表达降低的患者。

二、显性遗传的腺瘤性息肉病：APC 相关息肉病

APC 相关息肉病(1 型 FAP，OMIM175100)是一种由抑癌基因 APC 基因的胚系致病性突变导致的常染色体显性遗传性息肉病综合征。其在人群中的发病率为 2～3/10 万[28-30]。除去性别和种族方面的差异，新生儿发病率为 1/(6 850～23 700)[29-32]。典型的 FAP 表现为结直肠内有超过百枚的腺瘤性息肉，即经典型 FAP(classic FAP，CFAP)，罹患 CRC 的终生风险达 100%，平均癌变年龄 35～40 岁。表型较轻的患者，息肉数量较少，被称为衰减型 FAP(attenuated FAP，AFAP，也有学者称其为轻表型 FAP)。腺瘤数量超过 20 枚的患者中有 10%～80%可以检测到 APC 基因突变[33]，同时约有不足 1%的 CRC 是由 FAP 引起的[34]。

FAP 原指临床上腺瘤数量超过 100 枚的息肉病表型，而不论 APC 基因是否有突变。后来人们认识到腺瘤性息肉病也可由其他基因的突变引起(如 MUTYH 基因)，所以将已经证实有 APC 基因突变的情况称为 APC 相关性息肉病更加合适。然而由于对 FAP 的认识在临床实践中已经根深蒂固，要更改这个定义比较困难。因此需要认识到，FAP 的诊断既可以是基于临床表型的，也可以来自确证的 APC 基因的胚系突变。

(一) 遗传学概要

APC 基因是一个相对比较大的基因；它定位于染色体 5q22，主要有三个转录本，共包含了 18 个外显子(其中有 15 个编码外显子)，编码的蛋白质含有 2 843 个氨基酸残基(amino acid residue，AA)。15 号外显子是最大的外显子，包含了超过 3/4 的编码序列。APC 基因编码产生的多功能蛋白包含有多个模体(motif)和结构域(domain)，能够与多个重要的分子包括 β-catenin、α-catenin、GSK3β、axin、传导素和微管蛋白等相结合并/或相互作用[35]。APC 蛋白参与 Wnt 信号通路，作为复合体的一部分下调 β-catenin[36]。当 APC 蛋白功能缺失时，β-catenin 将累积并迁移入核，继而抑制细胞凋亡过程、促进细胞周期进程和增殖、加速细胞生长(图 11 - 3)。

在整个 APC 基因范围内已报告了 700 多种不同的致病性突变，但大多数突变发生在 15 号外显子编码区的 5′端，该区域也称为突变簇区域(mutation cluster region，MCR)。热点突变位于密码子 1061 和 1309。表型差异可能与突变位点在 APC 基因中的位置有关。

利用临床表现和突变检测技术，腺瘤数量过百患者的 APC 基因突变检出率接近 70%(图 11 - 4)[33]。Leiden 开放变异数据库提供了在线的突变列表[37]。最常见的胚系突变类型是由无义突变或移码突变导致的终止密码子提前出现。采用多重连接探针扩增分析能够在既往 APC 基因突变检测阴性的患者群体中发现有 4%～33%存在部分或整个的 APC 基因缺失[38-40]。Aretz 等[41]报道，约有 75%的 APC 基因胚系突变是通过遗传获得的，另外的 10%～25%是新发(de-novo)突变。通过更加敏感的检查技术发现新发

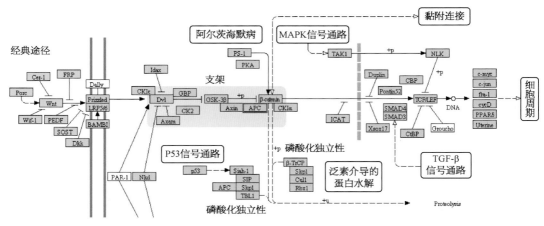

图 11-3　经典 Wnt 通路中的 APC 蛋白作用机制示意图

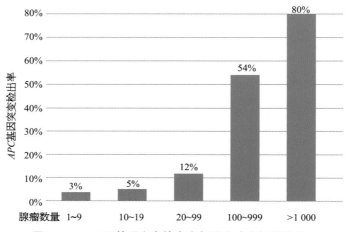

图 11-4　*APC* 基因突变检出率与罹患腺瘤数量的关系

突变群体中的 11%～21%,其父母一方或患者本人存在 *APC* 基因的镶嵌现象[42,43]。本中心 2011 年 1 月至 2020 年 7 月登记 FAP 家系中检出 *APC* 基因致病变异 96 例次,其中 20 例次为新发突变,占比为 20.8%。

此外,有研究显示在那些不明原因的腺瘤数超过 20 枚的患者中,如果取两枚或以上的腺瘤 DNA 进行分析,*APC* 基因致病突变嵌合达 25%～50%[13,14]。另有一小部分患者存在 *APC* 基因内含子深部突变或少见的错义突变[10,11]。

(二)基因突变检测

APC 基因胚系突变的检出率在很大程度上取决于结直肠腺瘤数量、发病年龄和家族史。CFAP 患者的检出率较高,可达 56%～82%,无论其是否具有家族史。而对于密集型 CFAP 患者,检出率可上升至 76%～80%[33,44](图 11-4)。AFAP 患者的 *APC* 基因突变率仍有 12%,但在腺瘤数少于 20 枚的寡息肉病患者中,检出率则只有 5%。当然这也很

大程度上取决于诊断年龄：20 岁患者的 *APC* 基因突变检出率为 38%，而 50 岁患者的检出率仅有 2%。CRC 家族史不会对 CFAP 患者的检出率产生影响，但会增加 50 岁以上、寡息肉病患者检出率至 11%[33]。本中心于 2006 年开始尝试 APC 基因胚系突变检测，限于样本量、检测方法和解读能力，所获得的结果的参考意义有限[45]。目前，多种检测方法都可以应用于临床检测，检出率获得了很大提升。本中心累计检测了 121 个 FAP 家系，检出 *APC* 基因变异 100 个，检出率 82.6%。

部分患者（尤其儿童）会在其家族成员诊断出结直肠腺瘤之前就出现大肠外特征。一些单发或小样本病例报道[46,47]分析了具有大肠外表现的患者成为潜在 FAP 的可能性。

Dahl 等[48]在一组 7 例明显散发性的 Gardner 纤维瘤（Gardner fibromas，GAF）患者中检出有 3 例（43%）携带 *APC* 基因胚系突变。这 3 名患者的临床表现比 *APC* 检测阴性患者更严重，即呈多灶性或病灶体积大而无法切除。Coffin 等[49]研究发现，FAP 患者的 GAF 中 β-catenin 染色的发生率高于整体水平（90% vs. 64%）。Schafer 等[50]发现 1 例先前没有被认识到来自 FAP 家系的 1 岁以前出现 GAF 患者，被检测到携带致病性 *APC* 基因突变。

Kattentidt Mouravieva 等[51]对 1990—2009 年诊断的 18 个小儿硬纤维瘤（desmoid tumour，DT）样本进行了 β-catenin 的免疫组化和 *CTNNB1* 突变分析。根据细胞核 β-catenin 染色结果进行选择后，在两例肿瘤中检测出了 *APC* 基因胚系突变，占总数的 11%。这两个病例在诊断时分别为 1.5 岁和 15 岁，且均具有 FAP 或息肉病家族史（父母之一或兄弟姐妹患病），其余 16 例无家族史。

目前没有证据表明先天性视网膜色素上皮细胞肥大可能成为潜在 *APC* 基因胚系突变携带者的首发表现。Coleman 等[52]在 1745 名接受眼底图像检查者（普通人群）中发现 21 名 CHRPE 患者（占 1.2%），共 25 处病变。CHRPE 是先天性表型，故不受年龄影响。该研究中检测结果阳性人群的年龄为 11 个月至 87 岁，在其临床记录中未发现任何提示存在 FAP 的信息。Leiden 大学医院诊断实验室[53]对其中 4 例没有息肉的 CHRPE 患者（4~39 岁）进行了 *APC* 基因突变检测，未检测到致病突变。FAP 患者的 CHRPE 或色素性眼底病变表现与散发性 CHRPE 不同，经常是多发的或呈双侧[54]。可以考虑对存在双侧 CHRPE 的年轻患者进行更大样本研究，以探究是否存在检出潜在 *APC* 基因胚系突变的可能。

Friedl 等[44]报道了 1 个儿童病例，在其被诊断存在骨瘤时并没有结直肠表现，经检测发现存在新发 *APC* 基因移码突变。

Aretz 等[55]对 50 名青年散发性肝母细胞瘤患者进行了 *APC* 基因胚系突变检测，发现其变异携带比例高达 10%，并由此推断，在相当一部分散发性肝母细胞瘤患者中，该疾病是新发 FAP 的最初临床表现。但在另一项研究中，Harvey 等[56]在 29 名散发性肝母细胞瘤患儿中未发现 *APC* 基因胚系突变。

综上所述，一个 *APC* 基因胚系突变携带者可能首先表现为 GAF、骨瘤、DT 或肝母细胞瘤，现有结论有待更大样本的研究加以证实。

（三）临床表现

1. 胃肠道病变　　*APC* 基因胚系突变具有极其宽泛的临床表型谱,结直肠息肉的数量从十余枚到数千枚不等,同时还存在很高的肠外肿瘤风险。*APC* 基因突变位点与临床表现有一定相关性,然而其确切关系尚不明确,无法仅根据突变位置来预测患者的确切表型。即使在具有相同突变的家系患者中,腺瘤数量和 CRC 的风险也存在着差异[57-59]。

密集型 CFAP 患者(图 11-1)在 20 岁左右结肠内已经存在大量腺瘤性息肉,此时就需要考虑预防性结直肠切除的必要性。如不及时采取外科手术治疗,绝大多数患者将在 40~50 岁之间罹患 CRC[60],其中 70%~80% 的癌变位于左半结肠[61-63]。Nieuwenhuis 等[64]通过基因型-表型分析,发现其中大部分密集型 CFAP 患者存在密码子 1250 至 1464 之间的突变(即突变簇区域,MCR),尤其是密码子 1309。Miyoshi 等[65] 发现大多数肿瘤的体系突变也发生在此区域。

十二指肠和壶腹周围区域是发生腺瘤的第二常见部位,发生率在 33%~92%[66-69]。Ghorbanoghli 等[70]开展的一项荷兰随访研究中,最初纳入患者中的 33.8%(191/565)被证实罹患十二指肠腺瘤性息肉病。另有 102 名(18.1%)患者罹患胃底腺息肉病,其中 24 名(4.2%)患者至少有一个胃腺瘤性息肉,且全部位于胃窦部。

十二指肠癌(duodenal cancer,DC)是仅次于 CRC 的第二常见恶性肿瘤和第二位癌症相关死亡原因(7/33,21%),其终生风险至少为 3%~5%[71,72]。Offerhaus 等[73] 开展的荷兰队列研究显示,与普通人群相比,FAP 患者发生 DC 或壶腹癌的风险分别高出 331 倍和 124 倍。

稀疏型 CFAP(图 11-1)与密码子 157~1595 之间(MCR 之外)的突变相关。AFAP 表型则更为轻微,腺瘤数少于 100 枚、息肉病和肠癌发病年龄均较晚。与 CFAP 相比,AFAP 患者的 CRC 平均发病时间晚 12 年。其大多数突变位于 *APC* 基因的 5′ 端或 3′ 端以及 9 号外显子的剪接区[64]。

有些其他因素,如外部因素或遗传修饰因子等可能会影响 FAP 患者的腺瘤数量和大肠外肿瘤风险。Ghorbanoghli 等[74]对 419 例证实携带 *APC* 基因胚系突变患者进行的研究发现两个 CRC 相关单核苷酸多态性 rs16892766(8q23.3)和 rs3802842(11q23.1)与更多的腺瘤数量有关。但另一项对 142 例 FAP 患者的研究分析结果未发现 CRC 相关 SNP(包括 rs16892766 和 rs3802842)对结直肠腺瘤数量产生影响。Talseth-Palmer 等[75]开展的 FAP 队列研究中初步发现了两个 SNP 与 CRC 发病风险以及诊断年龄之间存在关联,但这种关联结果在第二个独立的队列研究结果中不能重现,因此作者强调在将来寻找修饰基因时需要更大的样本量。

Worthley 等[76]提出了一种被称为胃腺癌及近段胃息肉病(gastric adenocarcinoma and proximal polyposis of the stomach,GAPPS)的高风险表型,并定义其诊断标准如下:①胃息肉局限于胃体和胃底;②近端胃息肉多于 100 枚或 GAPPS 患者的一级亲属息肉多于 30 枚;③主要是胃底腺息肉(fundic gland polyp,FGP),部分存在不典型增生;④常染色体显性遗传模式;⑤没有结直肠或十二指肠息肉病[77]。2016 年,Li 等[78]发现这些患者具有 APC 基因启动子 1B 区胚系突变。值得注意的是,在一些证实存在疾病相关启动子 1B 变异的患者中也存在结肠息肉病[77,78],因此这些患者也应该接受结肠镜筛查。有趣的是,GAPPS 患者的结肠腺瘤与胃基底腺息肉的组织化学特征是相似的[79]。

2. 胃肠外病变 文献综述显示 70％的 FAP 患者存在胃肠外表现[64]。除 CRC 和 DC 外,FAP 患者可能发生的其他恶性病变还包括甲状腺乳头状癌、脑肿瘤(通常是髓母细胞瘤)、肝肿瘤(肝母细胞瘤)和胰腺肿瘤(胰腺母细胞瘤)[72,77,80]。Ghorbanoghli 等[70]报道的荷兰队列研究对大肠外肿瘤的发生情况进行了详细的描述。在对 582 名 APC 基因突变携带者完成随访之后,共发生了 74 例(12.7％)DC(平均年龄 40 岁)、9 例(1.5％,女性 7 例,男性 2 例)甲状腺乳头状癌(平均年龄 33.5 岁,其中 1 名 78 岁患者因甲状腺癌去世)、4 例(0.7％)肝母细胞瘤、4 例(0.7％)膀胱癌,另有胰腺恶性肿瘤、恶性脑肿瘤和脑膜瘤各 2 例。由于不会对 FAP 患者的生存时间造成显著影响,研究者不建议采取甲状腺筛查和针对这些肿瘤的监测。楼征等[81]于 2006 年首次报道本中心诊治的 1 例伴发甲状腺癌的 FAP 患者。

硬纤维瘤在 10％～25％的 FAP 患者中发生,多见于腹部和小肠系膜,但也见于肩带、胸壁和腹股沟区[51,82]。由于其复发率高和局部浸润的特点,DT 是接受预防性结直肠切除的 FAP 患者的术后最常见死因[83]。Ghorbanoghli 等[70]开展的荷兰随访研究显示,DT 是继 CRC(25％)和心血管疾病(12％)之后第三位死因(11％,6/56),平均死亡年龄为 40.5 岁。DT 通常由创伤引起,特别是手术[84]。Nieuwenhuis 等[85]研究发现,发生 DT 的独立危险因素包括在密码子 1444 远端发生的胚系突变、腹部手术以及 DT 的家族史。楼征[86]、于恩达等[87]先后报道了上海长海医院诊治 FAP 患者伴发 DT 的临床经验。截至 2020 年 8 月本注册中心共统计到罹患 DT 的 FAP 家系 19 个,占全部 FAP 家系的 9.0％。

具有较少临床意义的胃肠外表现包括 CHRPE(发生于 90％以上的 FAP 患者)、牙齿异常(缺失)、骨瘤、Gardner 纤维瘤[(Gardner fibroma,GAF),一种结缔组织的良性肿瘤]、肾上腺肿块(无功能的肾上腺皮质腺瘤多见)以及身体任何部位的表皮样囊肿或脂肪瘤[35,39,64,77,88]。在荷兰队列研究中,脂肪瘤和骨瘤的发生率分别为 1.9％(11 例)和 1.2％(7 例)。徐晓东等[89]于 2006 年报道了本中心 22 例 FAP 患者的眼底检查结果,发现罹患 CHRPE 者多达 17 人(81.8％)。

在尚未认识其宽泛的临床表现谱之前,部分 FAP 患者因其所具的一系列特殊胃肠外表现而被独立定义。Gardner 综合征表现为成簇的表皮样囊肿、GAF、脂肪瘤和 DT;而以甲状腺肿瘤和中枢神经系统肿瘤为特征的病例被定义为 Turcot 综合征[90]。基于目前对 APC 基因相关遗传综合征的全面认识,Gardner 综合征这一名称已不再使用,而 Turcot 综合征则被认为实际是错配修复基因双等位基因突变引起的结构性错配修复缺陷综合征(CMMRD,OMIM 276300)。

(四) APC 相关肿瘤特征

大约 80％的散发性 CRC 中存在 APC 基因变异,另据报道有 30％～40％的 CRC 标本中存在染色体 5q 的杂合缺失（loss of heterozygosity，LOH）[91]，由此推测 *APC* 基因突变是 CRC 发生过程中的一个早期事件，且可能是启动事件。这也可以解释为什么 *APC* 基因胚系突变携带者主要形成结直肠肿瘤，而较少发生其他部位的肿瘤。若要形成肿瘤，*APC* 基因的另一等位基因上需要发生二次打击，有时甚至是三次打击[92,93]。APC 蛋白通常与 GSK3β 结合，形成 β-catenin 降解复合物来调节 β-catenin 蛋白的细胞内含量。该复合物的破坏将导致 β-catenin 细胞内水平升高，继而入核激活参与细胞周期、细胞生长和调控细胞死亡的基因表达（例如 *CCND1*、*AXIN2* 和 *BIRC5*），这一过程被称为 WNT 信号通路[94]。对腺瘤生长而言，WNT 通路激活是有促进作用的，但是激活过度会导致细胞凋亡或坏死[40]，因此需要保留部分有功能的 APC 蛋白。APC 蛋白中的 7 个"20 氨基酸重复"（20 aa repeats）在降解 β-catenin 过程中发挥着核心作用[95]。Cheadle 等[96] 开展的腺瘤研究表明发生在 *APC* 基因的二次打击并不是随机的，而是取决于第一次打击（即 *APC* 基因胚系突变）的位置，进而使这 7 个"20 氨基酸重复"中的 1 至 2 个得以保留。这种情况下引发的信号激活被认为会在不引起细胞死亡的情况下带来增殖优势，这一观点也被称为"恰好假说"（just-right hypothesis）[97]。

与 APC/β-catenin 信号通路的关联也被证明存在于其他 FAP 相关肿瘤的发病过程中，比如 DT 和甲状腺癌[98]（图 11-3）。

目前发现在 FAP 腺瘤中存在着数个基因突变。除了 APC 以外，另一个常见突变基因是 *WTX* 基因，突变发生率为 9%（6/69）[99]，该基因也参与调控 WNT 信号通路[100]。

细胞核 β-catenin 蛋白染色是大多数 FAP 相关肿瘤的特征性标志，并且可以用作预筛选工具。例如在尚未形成腺瘤的年轻患者的大肠外肿瘤中发现此现象，可作为对其进行 *APC* 基因胚系分析的线索。大多数散发病例中，细胞核 β-catenin 染色主要是由于发生了体系 *CTNNB1* 基因突变。如果没有这类突变存在，则应考虑进行 *APC* 基因胚系突变检测[101]。

（五）治疗与监测

FAP 是临床上最多见的息肉病类型，对其治疗策略的探讨较为充分并形成了以预防性全结肠切除术/全大肠切除术为核心的治疗策略。国内于 2018 年形成了《遗传性结直肠癌临床诊治和家系管理中国专家共识》[102]，提出了可供参考的诊疗依据。国际指南现阶段主要采用 2015 年美国胃肠病学会提出的《遗传性胃肠道癌综合征基因检测与管理指南》[103]。

表 11-2 所示为 ACG 指南监测方案要点，其核心在于对结肠、胃及十二指肠、甲状腺和腹部硬纤维瘤这几种对患者造成主要威胁且可防可控的风险进行规律监测以降低其风险。对于结直肠风险，主要决定于患者的腺瘤数量。对于 CFAP，通常认为其 CRC 风险为 100%，且因其息肉数量太多、无法进行内镜下治疗，预防性全结/大肠切除被认为是唯一有效手段。至于是否保留直肠，需综合评定患者直肠病变情况、年龄、生育需求、肛门功能等进行判断。如考虑保留直肠，则行全结肠切除及回肠直肠吻合术；如考虑不保留直

肠,综合上述影响因素,在永久性回肠造口和回肠储袋手术之间进行选择。回肠与肛管的直接吻合是不合适的,将造成控便功能的崩溃,严重降低生活质量。于恩达[104]、孟荣贵[105]、刘连杰[106]等先后报道了上海长海医院为 FAP 患者施行次全大肠切除术、全大肠切除＋回肠储袋肛管吻合术以及回肠储袋直肠肌鞘吻合术的经验。对于接受了全大肠切除术的 FAP 患者,其结直肠癌风险显著降低,相应的,其主要医疗关注问题转变为上消化道肿瘤,尤其是十二指肠肿瘤,需要消化内科医生与外科医生接力完成对患者的监测。徐晓东等[107]报道了上海长海医院在伴发上消化道息肉 FAP 患者方面的诊疗经验。

表 11－2　家族性腺瘤性息肉病推荐监测方案

部位	年龄	间期	方法和评价
结肠	10～15 岁	1～2 年	结肠镜/乙状结肠镜(术前每年)
上消化道	25～30 岁	1～5 年	广角胃镜(视十二指肠病变而定)
甲状腺	后青春期	1 年	体检＋超声
腹部硬纤维瘤		1 年	NCCN 指南建议,出现可疑的腹部症状后需要立即行腹部影像学检查。如果患者既往出现过有症状的硬纤维瘤,则至少每年行一次腹部 MRI 平扫(或者加增强),或者腹部增强 CT

对于 AFAP 患者,进行预防性结肠切除的紧迫性相对不高,如果可以进行密切的肠镜监测并清除结肠息肉,结肠切除可能不是必须的。

值得商榷之处在于稀疏型 CFAP,此类患者虽然息肉数量过百,但尚未密集形成地毯样外观,即有条件进行内镜下息肉切除。其治疗难度在于息肉数量较多,一方面内镜医生和患者双方的体力未必能够承受如此高强度的治疗,与此伴随的将是并发风险的升高;另一方面对于如此数量巨大的结肠息肉,不可能单次完全切除,必须分次进行,如此在息肉减灭和新生的平衡之中究竟哪一方可以占得上风尚不可知,患者也同时承受着可能癌变的风险。因此,对于这一问题的临床探讨尚无结论,需要大规模、长时间的队列研究加以解答。

药物治疗方面,非甾体类抗炎药被用来在术前和术后抑制腺瘤生长的方法由来已久,但临床应用受到很大限制[108]。一方面是长期服用带来的各种副作用,其中以心血管风险最为显著;另一方面是其疗效的确切性未必在所有患者中显现,放弃确定性治疗而采用药物预防并非大多数人的选择。美国癌症预防制药公司(Cancer Prevention Pharmaceuticals,CPP)于 2020 年 6 月获得了一款新药依氟鸟氨酸(CPP－1X)和舒林酸(sul)的复方制剂 CPP－1X/sul 用于治疗 FAP 的新药资格[109]。相关研究进展可能为 FAP 的药物治疗/预防带来转机。

近年来基因检测和辅助生殖技术的快速发展给 FAP 患者带来了诊疗模式上的变革,这些变化也同样发生在其他致病基因明确的单基因遗传病患者身上。首先,预测性基因检测获得了广泛开展的机会。在预测性监测出现之前,对先证者家系成员进行风险评估的办法离不开肠镜筛查。于恩达等[110]在 2006 年报道了本中心对 FAP 患者家系成员进行肠镜筛查的经验,在对 23 个家系中的 38 名成员进行的肠镜检查中,发现 16 名家系成员罹患息肉病,检出阳性率为 42.1%。该方案虽然对于检出阳性者实现了提早发现的效果,但同时不能忽视的是更多的家系成员检查结果为阴性,即非风险携带者也接受了肠镜检查,这可能是不必要的。同时也不能排除部分未罹患息肉病成员将在未来发病,所以对于检查阴性成员仍不能解除风险。与当年情形不同的是,目前对于家系致病基因明确的家庭,患者子女可以在发病前进行检测从而确认或排除其发病风险,如此可以排除相当程度不必要的风险,并对即将发生的风险进行针对性防控。本中心最早于 2005 年尝试建立 FAP 家系登记系统[111],并于 2019 年 1 月成立"遗传性结直肠癌筛查防治及基因阻断中心",至今开展了预测性基因检测 83 人,已明确为非携带状态 52 人,明确携带状态 26 人,为其制定针对性防控方案提供了基础。其次,对于明确致病基因突变且有生育需求的患者,可以通过产前诊断和胚胎植入前诊断最大限度降低其下一代携带家系致病变异的可能性。其中胚胎植入前诊断是更确切的方法,其建立在体外受精的基础上,在胚胎回植之前对其进行基因检测,明确其家系致病变异的携带状态,从而排除携带变异的胚胎,保证回植胚胎不携带致病变异,实现致病变异在家系中的阻断。产前诊断则是在怀孕之后,通过采集孕妇宫内组织(有创)或外周血中的胚胎来源细胞(无创)来进行检测,对胚胎是否携带家系致病变异进行判断,从而进行生育选择。现有技术仍在不断完善,但可以肯定的是,息肉病患者将会享有更多新的诊疗选择。

三、显性遗传的腺瘤性息肉病:聚合酶校对相关息肉病

2013 年,Palles 等[26]发现多个具有显性遗传模式的结直肠息肉病家系携带有 POLD1 或 POLE 基因核酸外切酶结构域(exonuclease domain,EDM)的两个胚系突变(POLE p. L424V 和 POLD1 p. S478N)中的一个。在构建包含等效突变的酵母菌株中,这两种 EDM 变异均导致了更高的突变率。EDM 负责校正 DNA 复制过程中发生的复制错误。发生于该结构域中的突变影响了聚合酶 ε 和 δ 的校对能力。

POLE 和 POLD1 杂合突变所导致的疾病现在被称为聚合酶校对相关息肉病(PPAP)。自发现以来,已有多个研究小组[112-121]检出了不同的 POLE 或 POLD1 基因 EDM 突变。在 PPAP 病例中最常见的胚系 EDM 突变是 POLE p. L424V,然而一些其他的会影响 POLE 或 POLD1 的核酸外切酶功能的错义突变也已经被鉴定发现。在最初报道病例中认为变异 POLD1 p. S478N 与患病无关,至今尚未发现更多携带病例。目前认为大约有 1% 的遗传性息肉病患者携带这两个基因的 EDM 疑似致病变异。

在大约 1% 的 CRC 和 8% 的子宫内膜癌(endometrial cancer,EC)中也存在 POLE 基因的 EDM 体系突变,而 POLD1 基因的 EDM 体系突变却极为罕见。癌症基因组图谱

(the cancer genome atlas，TCGA)数据表明，携带 POLE 基因 EDM 突变的癌症除了具有较高的突变负荷外，还具有特定的突变标记，即与碱基 T 相邻的碱基 C 高度倾向于发生 C>A 颠换。该标记是癌症体细胞突变目录(catalogue of somatic mutations in cancer，COSMIC)数据库中的第 10 号标记(signature 10)[122]。

有两项研究表明携带 POLE 基因体系突变的患者预后良好，这被认为是肿瘤中的超突变(ultramutation)导致大量新肽产生，继而引起免疫应答所导致的。针对此类患者接受单独手术还是结合抗 PD-1 等免疫疗法的临床试验正在进行中。

(一) 遗传学概要

1. 聚合酶 ε 和 δ 的作用　聚合酶 ε 和 δ 以及所有其他真核聚合酶均属于 B 族 DNA 依赖的 DNA 聚合酶。它们的主要功能是进行基因组复制。B 族聚合酶成员引起的核苷酸错误掺入率很低($10^{-5} \sim 10^{-4}$)[123]，其校对功能进一步提高了复制的保真度，复制错误再次减少约 100 倍[124]。真核 DNA 的复制由三种酶负责：聚合酶 α、δ 和 ε。聚合酶 α 在复制起点和冈崎片段启动复制，但只能进行有限的 DNA 合成。在 DNA 复制启动后，聚合酶 δ 和 ε 中的一个接管复制过程并从起始位点进行延伸。根据现有复制模型，正常条件下聚合酶 ε 负责合成前导链，聚合酶 δ 负责合成后随链。酿酒酵母菌株 pol3 - L612M msh2Δ 的研究数据支持该模型。该菌株具有更高的突变率，L612M Polδ 蛋白导致 T-G 错配的概率比引起其互补模板发生 A-C 错配的概率至少高 28 倍，且删除 T 碱基的可能性比删除 A 碱基的可能性高 11 倍。对特定错配的低保真度使其成为进行复制链研究的有效工具。Nick McElhinny 等[125]利用了这个互补错配率的偏倚，通过比较前导链和后随链的复制错误，他们确定 L612M Polδ 进行的 DNA 合成中有 90% 以上使了用后随链作为模板。

2. 聚合酶 ε 和 δ 的核酸外切酶结构域　已知的所有聚合酶都具有相同的结构组成，即由指状结构域、拇状结构域和掌状结构域共同构成聚合酶结构域，B 族聚合酶还具有 EDM 和 N 端结构域。聚合酶 ε 和 δ 的 EDM 分别由 POLE 基因(NM_006231)的 268～471 位密码子和 POLD1 基因(NM_002691)的 304～517 位密码子编码。人类的这两种蛋白的 EDM 均包含五个高度保守的 EXO 模体[123]。聚合酶以从 5′ 到 3′ 的方向合成新的 DNA 链。聚合酶 ε 和 δ 的核酸外切酶活性具有 3′-5′ 极性，这使其能够去除错误掺入的核苷酸。复制过程中，聚合酶 ε 和 δ 能够在聚合模式和编辑模式之间进行切换。新生链的 3′ 端在编辑模式下与核酸外切酶活性位点接触，而在聚合模式下则与聚合酶活性位点接触[123]。错配的碱基会阻挡聚合酶指状结构域与就位的三核苷酸磷酸结合来暂停聚合反应，从而使错配碱基移动到 EDM(两者相距 30 Å)。

对 EDM 多个重要位点的功能分析方法是对目标基因进行定点诱变，然后对突变体进行表型分析，目标基因包括大肠杆菌聚合酶 1 基因[126]、酿酒酵母 POL2 基因(POLD1 同源基因)[127]和粟酒裂殖酵母 POL3 基因(POLE 同源基因)[128]。基于相同原理的波动测定法(fluctuation assay)被用来研究患者所携带的突变，从而确定突变的功能效应及其致病性。实验结果显示,核酸外切酶活性位点突变 *POL3* p. D321 和 *POL3* p. E323(相当于 *POLE* p. D275 和 p. E277 以及 *POLD1* p. D316 和 p. E318)几乎导致酶活性的完全丧失以及极强的表型,*POLE* p. L424V 等价突变 *POL3* p. 479 也导致相似的表型[127]。

(二) 基因突变检测

目前为止,接受 *POLE/POLD1* 基因 EDM 突变筛查的大多数患者具有与首次报道患者相似的表型,即 CRC/息肉病或家族性 CRC(表 11 - 3)。*POLE* 基因 EDM 筛查也被应用在家族性皮肤恶性黑色素瘤[112]和多肿瘤类型家系[116,117]的 WES 研究。截至 2017 年 5 月,已发布的 EDM 变异[129]中,*POLE* p. L424V 在 21 个 PPAP 家系检出,*POLD1* p. D316G、p. D316H、p. L474P 和 p. S478N 在另外 7 个家系中检出,其他变异仅见于单个病例或家系。

表 11 - 3　在结直肠腺瘤/癌患者检测到胚系 *POLE/POLD1* 基因 EDM 变异研究汇总

研究	检测对象标准	检测对象	基因分型/测序方法
Palles 2013	罹患≥10 个结直肠肿瘤且诊断年龄小于 60 岁的家系	筛选组:15 个先证者＋5 个亲属 验证组:3 805 个病例＋6 721 个对照	筛选组:WGS 验证组:竞争性等位基因特异性 PCR(KASP 基因分型)
Rohlin 2014	多位多部位恶性肿瘤患者家系	单个家系 4 个受累成员	WES
Valle 2014	1. 未检出 CRC 易感基因变异的家族性/早发性大肠癌/息肉病患者 2. 无特征遗传性 CRC 和/或息肉病先证者	1 型病例:612 个 2 型病例:246 个	1 型病例:针对 *POLD1* p. S478N 和 *POLE* p. L424V 的竞争性等位基因特异性 PCR(KASP 基因分型) 2 型病例:包含 *POLD1* p. S478N 和 *POLE* p. L424V 的外显子 Sanger 测序
Aoude 2015	皮肤恶性黑色素瘤家系	筛选组:34 个先证者＋53 个亲属 验证组:1 243 个先证者	筛选组:WGS 或 WES 验证组:针对 *POLE* 基因的离子流靶向测序
Chubb 2015	早发 CRC 家族	626	WES
Elsayed 2015	1. 息肉病 2. 家族性 CRC	485 个 1 型病例 703 个 2 型病例	竞争性等位基因特异性 PCR(KASP 基因分型)对 *POLD1* p. S478N 和 *POLE* p. L424V 进行基因分型
Hansen 2015	多位多部位恶性肿瘤患者家系 验证组:未检出 CRC 易感基因变异	筛选组:单个家系 14 个成员 验证组:95 个 AC Ⅱ家系	筛选组:WES 验证组:针对 *POLE* 基因的 Haloplex 靶向测序

（续表）

研究	检测对象标准	检测对象	基因分型/测序方法
Spier 2015	1. 息肉病 2. 家族性 CRC	219 个 1 型病例 47 个 2 型病例	Illumina 靶向测序 *POLE1 - 4/POLD1 - 4* 基因 75 个息肉病患者应用 WES
Bellido 2016	1. MMR 正常的家族性 CRC 2. 结直肠息肉病	1 型病例：456 个 2 型病例：88 个	Hiseq - 2000 测序合并 DNA 样本 *POLE* 基因外显子 9 - 14 和 *POLD1* 基因外显子 6 - 12。Sanger 测序验证
Jansen 2016	疑似 Lynch 综合征	62	离子流测序 *MLH1/MSH2/MSH6/PMS2/POLE/POLD1*/编码区
Wimmer 2017	单个病例	疑似 CMMRD 患者	*POLD1* 和 *POLE* 基因 EDM 区域 Sanger 测序
Esteban-Jurado 2017	1. 息肉病 2. 家族性 CRC 3. dMMRCRC	83 个 1 型病例 59 个 2 型病例 13 个 3 型病例	Sanger 测序检测 *POLD1* 和 *POLE* 基因全 EDM 区域＋*POLE* 基因内含子 9/11/13 全长和内含子 8/10/12/14 部分＋*POLD1* 基因内含子 7/8/9/11 全长和内含子 10/12/13 部分
Elsayed 2019	多发结直肠息肉	332 人	*POLD1* 和 *POLE* 基因 EDM 区域 NGS

注：WGS＝全基因组测序；WES＝全外显子组测序；ACⅡ＝阿姆斯特丹标准Ⅱ；CMMRD＝结构性错配修复缺陷综合征；NGS＝二代测序。

　　并非所有已发现突变均具有功能学证据的支持，确定已知功能蛋白质结构域变异致病性的困难是普遍存在的。*POLE* p. D287E 与 *POLD1* p. G321S 都是在疑似 Lynch 综合征和微卫星不稳定癌症病例中发现的胚系突变，前者与疾病状态不存在共分离关系，可能不是致病性变异。尽管无法获得所有肿瘤的微卫星状态，但大多数 *POLE/POLD1* 基因 EDM 致病性胚系突变携带者都罹患微卫星稳定的癌症。*POLE* 基因体系突变有时确实与 MSI 同时存在。尽管有 EDM 胚系致病突变携带者罹患 MSI 肿瘤的实例，但并不多见，因此在 MSI 肿瘤或无息肉病表型患者中新鉴定出的胚系 *POLE/POLD1* 基因 EDM 变异需要特别仔细的解释。若要在 PPAP 患者中应用针对性的筛查策略和治疗分层方法，则需要对 *POLE* 和 *POLD1* 的胚系和体系突变进行仔细分类。

　　在 1%～2% 的结直肠息肉病或家族性 CRC 病例中检测到具有致病性功能证据的 EDM 胚系突变，而在某些人群中 PPAP 可能更加少见。Esteban-Jurado 等[130] 对 155 例多发息肉或早发性 CRC 病例进行了筛查，未检测到任何 *POLE/POLD1* 基因 EDM 胚系突变。从表 11-3 可以看出，大多数携带者都具有结肠表型（息肉病或癌症），但是其他类型癌症的存在似乎是突变特异性的，并且 *POLE* 基因变异携带者的结肠腺瘤/息肉负荷比 *POLD1* 基因更高。两基因的大多数 EDM 胚系突变位点（8/11）也可以发生体系突变，但仅存在于少量 TCGA 数据库癌症标本（1～4 例）中。这 8 个见于胚系和体系的变异中的 5 个见于体系突变病例的超突变肿瘤组织（超过 600 个突变）。影响相同密码子的不同突变可导致不同的 AA 替换，这可能导致肿瘤突变率明显不同。

而另一个常见体系突变 *POLE* p. V411L（在 TCGA 肿瘤中观察到 26 次）则由 Wimmer 等[121]在一个类似 CMMRD 表型患者中检测到。患者母亲没有携带此突变，患者父亲无相关疾病，推测也没有携带该突变（DNA 未获得）。最可能的解释是发生了新发（*de novo*）突变，而 *POLE* p. L424V 的新发突变也有报道[120]。该患者的表型与 CMMRD 非常相似却不同于其他 PPAP 患者，这提示我们对具有类似 CMMRD 表型却无 MMR 基因突变的患者应筛查 *POLE* 基因 EDM，*POLD1* 基因 EDM 也可纳入筛查。在 CMMRD 患者的胶质母细胞瘤中，*POLE* 基因体系突变被视为复发驱动事件。与这些患者中的其他肿瘤相比，胶质母细胞瘤是超突变的、没有 CNV 且 MSS[131]。

目前尚无明确的建议可指导应对哪些人进行遗传学检测来寻找 PPAP 基因突变。有关 PPAP 的表型数据有限，因此很难提出确切的建议。Bellido 等[113]曾提出 PPAP 基因检测的标准（表 11-4）。然而，随着二代测序和多基因检测组合在癌症和息肉病评估中的广泛使用，可能不再需要严格的检测标准。对于那些识别出致病性突变的家系，可以进行预测性基因检测。同样，对于应该在多大年龄进行检测还没有达成共识，但是鉴于既往数据，在 14～16 岁左右进行预测性检测较为合适。

表 11-4　基因检测推荐标准

POLE	*POLD1*
衰减型腺瘤性息肉病 Amsterdam Ⅰ 标准（仅有 CRC） CRC/寡息肉病＜50 岁 CRC/寡息肉病且有一级亲属罹患 CRC 年龄小于 50 岁 CRC/寡息肉病且有 2 名或更多一级/二级亲戚罹患 CRC，不论年龄	衰减型腺瘤性息肉病 Amsterdam Ⅱ 标准（CRC 和 EC） CRC/寡息肉病＜50 岁、EC 患者＜60 岁 CRC/EC/寡息肉病且一级亲属罹患 CRC 年龄小于 50 岁或 EC 小于 60 岁 CRC/EC/寡息肉病且有 2 名或更多一级/二级亲戚罹患 CRC 或 EC，不论年龄
5～20 个腺瘤为寡息肉病；20～100 个腺瘤为衰减型息肉病。*CRC*：结直肠癌，*EC*：子宫内膜癌	

（三）临床表现

Palles 等[26]在 2013 年首次描述了 PPAP：三个家系（其中两个携带 *POLE* 基因突变，另一个携带 *POLD1* 基因突变），共包含 23 个受累个体。13 人罹患 CRC，19 人罹患多发性腺瘤，累计腺瘤数量在 5～68 之间。*POLE* 基因突变携带者中未观察到结肠外肿瘤，而 *POLD1* 基因突变家系中，EC 也是一个特征性肿瘤，诊断中位年龄为 45 岁。其中 1 位 *POLD1* 基因突变携带者罹患两种原发性脑肿瘤。Bellido 等[113]报道了携带相同 *POLE* 基因胚系突变和其他 *POLD1* 基因突变的队列并总结了他们的表型数据。共有来自 29 个家系的 69 名携带者被纳入分析。

PPAP 的表型特征包括结直肠衰减型腺瘤性息肉病（＞80％的 POLE 基因和 60％的 POLD1 基因突变携带者，平均 16 个腺瘤）、CRC（60％～64％）以及可能的脑肿瘤（6％）。有关上消化道的表型数据有限。在接受上消化道内镜检查的 14 例 POLE 基因突变携带者中，有 57％检测到十二指肠腺瘤。除肠道表型外，POLD1 表型谱还包括 EC 和乳腺癌（breast cancer，BC）（占女性携带者的 57％和 14％）。所有 21 个未罹患癌症的 POLE/POLD1 基因突变携带者均具有结直肠腺瘤切除病史，表明结直肠表型强烈或是完全的。目前，POLE 基因突变携带者的表型已经被扩展。Rohlin 等[118]于 2014 年鉴定了一个大家系，表现出肠道/肠外肿瘤的高度外显现象，包括 CRC、EC、卵巢、脑和胰腺肿瘤。该家族中鉴定出的突变也位于 EDM 区域。Hansen 等[116]发现的另一个家系进一步扩展了该表型谱，该新突变（p. 458）同样位于 POLE 基因 EDM 中。除了 CRC 之外，卵巢癌、胃癌、小肠癌也被观察到，还包括 3 例早发性胰腺癌。Wimmer 等[121]描述了一个罹患息肉病和乙状结肠癌的 14 岁男孩，这是目前报道的最年轻的 PPAP 癌症患者，其具有一些与 CMMRD 有关的临床特征，即多发牛奶咖啡斑和毛母质瘤（pilomatricoma）。

随着具有不同表型新突变的发现，人们推测 POLE 基因可能存在基因型-表现型相关性。尽管前景很诱人，但样本量太小，目前很难得出有意义的关于癌症外显率的结论。另外，Esteban-Jurado 等[130]已经报道在 1 名家族史阳性的年轻 CRC 患者发现 EDM 外的致病胚系突变，这使得基因型-表现型相关性分析进一步复杂化。此外，现有观察结果无疑还受到各种研究偏倚的进一步干扰。该疾病表型似乎与衰减型腺瘤性息肉病综合征和 LS 有所重叠。与 LS 不同的是，PPAP 相关癌症通常为 MSS，起源于染色体不稳定，并在诸如 APC 和 KRAS 基因中存在驱动突变。

（四）聚合酶校对相关肿瘤特征

除了 POLE/POLD1 基因胚系突变携带者的肿瘤外，POLE 基因体系 EDM 突变也见于 6％～12％的 EC[132-135]、1％～2％的 CRC[136-138] 和少量 BC、胃、胰腺、脑和卵巢肿瘤[128,139,140]。Rayner 等[141]的综述表示，由于未知原因，POLD1 基因 EDM 体系突变较之 POLE 基因更少见。

1. 分子特征　聚合酶 ε/δ 校对功能对于复制保真度是至关重要的。因此，变异导致其功能破坏会引发肿瘤超突变表型，而无论该变异是胚系还是体系。这些肿瘤的突变发生率通常超过 100 个突变/百万碱基。此外，其核苷酸突变谱与在 MSI 相关肿瘤中观察到的不同，表现为 TCT 组合中 C＞A 颠换率增加 100 倍以及 TCG 组合中 C＞T 转换率增加 30 倍[122,128,132]。这一现象导致了强烈的氨基酸替换偏差：丝氨酸（TCT/TCG）替换为酪氨酸（TAT）和亮氨酸（TTG）、精氨酸（AGA/CGA）替换为异亮氨酸（ATA）和谷氨酰胺（CAA）、谷氨酸（GAA/GAG）替换为终止密码子（TAA/TAG）。与突变负荷的变化不同，EDM 突变相关肿瘤很少表现出 CNV[132,133,136,138]。

EDM 相关突变谱造成了癌基因和抑癌基因中独特的错义/截短突变模式。因此，在

MSI 或 MSS 的肿瘤中很少见的突变可见于 EDM 突变相关癌症，包括 *PIK3CA* p. R88Q、*PTEN* p. R130Q、*TP53* p. R213[*]、*APC* p. R1114[*]、*APC* p. Q1338[*]、*MSH6* p. E946[*]、*MSH6* p. E1322[*] 和 *FBXW7* p. E369[*] 等[26,128,132,136,138,142]。EDM 突变肿瘤的突变数量有相当大的差异，且有证据表明特定的 EDM 突变对突变谱具有不同的影响[128,132,143,144]。Church 等[132]认为，超突变的严重程度和 G：C＞T：A 颠换的相对量可能与核酸外切酶活性所需 Exo 模体内/附近的 AA 改变程度有关。

由 *POLE/POLD1* 基因 EDM 胚系突变引起的肿瘤大多数为 MSS，然而在一些病例中检测到了 MSI 状态和/或 MMR 基因突变[115,131,133,136,142,145]。尽管尚未通过实验确定其因果关系，但这些病例很可能是多聚酶校对活性不足导致了 MMR 基因发生二次突变，从而引起 MSI，而非相反过程（因为 EDM 基因序列内没有微卫星）。尽管这些肿瘤兼具 EDM 突变和错配修复缺陷，猜测其突变率可能超过肿瘤适应性（fitness）的极限[146,147]，但其实际突变率与没有额外 dMMR 病例相似（癌症基因组图谱［The cancer genome atlas，TCGA］）。如酵母研究所示[148,149]，研究两个修复系统缺陷发生的时序和克隆性并检查导致持续生存能力对理解"抗突变基因"突变的存在的意义非常重要。

POLE/POLD1 基因被认为是非经典的抑癌基因。来自 LOH 或突变的二次打击在 EDM 突变肿瘤中并不常见，其蛋白质表达总能通过免疫组化得以发现[26,115]。从功能角度来看，降低其 50％校对活性的杂合突变足以增加突变的频率。然而，仍然不确定这是否足以摧毁 MMR 系统[143]。

2. 预后、免疫反应和治疗目标　体系 *POLE* 基因 EDM 突变的存在与 CRC[137]、EC[133-135,145,150,151]、胶质母细胞瘤[139]的良好预后相关，尽管此类癌症通常是高等级肿瘤。据此推测，EDM 胚系突变肿瘤中也可能获得同样的观察结果。

POLE 突变肿瘤的预后良好，其中存在超高密度肿瘤浸润淋巴细胞（tumor infiltrating lymphocyte，TIL）且常伴有 Crohn 样反应，基于上述事实，研究人员推测免疫系统对肿瘤生长起到控制作用且成为其预后良好的主要原因[132,134,151,152]。Matsushita 等[153]、DuPage 等[154]和 van Rooij 等[155]的研究已证实，肿瘤错义突变可导致 MHC－1 分子呈递抗原新表位，从而激活 T 细胞介导的细胞毒性作用。实际上，*POLE* 基因 EDM 突变肿瘤的特征正是 CD8[+]淋巴细胞浸润、T 细胞浸润基因标记以及细胞毒性 T 细胞效应标记物上调[137,156]。此外，高突变负荷导致 EDM 突变肿瘤比其他肿瘤具有更多的抗原肽[150,156]。EDM 突变、免疫应答和良好预后之间的关联机制在 EC 中得以展示[157]。

免疫检查点抑制是一种相对较新的治疗策略，已在癌症治疗中显示出光明的前景，特别是在 dMMRCRC 中存在显著的应答率[158]。此类肿瘤的特征是突变率高及其导致的新表位高负荷，使其具有更高的免疫原性。基于 EDM 突变肿瘤与之相似甚至更加突出的免疫原性，以及 CD8[+]淋巴细胞浸润现象，可以预期其对免疫疗法应有良好的反应。此外，EDM 突变肿瘤显示出编码免疫抑制检查点基因的上调，例如 PD1（程序性细胞死亡蛋白 1）、PDL1（PD1 配体 1）、CTLA4（细胞毒性 T 淋巴细胞相关抗原 4）、LAG3（淋巴细胞激活基因 3）、TIM3（T 细胞免疫球蛋白粘蛋白受体 3）和 TIGIT（具有免疫球蛋白和 ITIM 结构域的 T 细胞免疫受体)[137],使其对免疫检查点抑制剂特别敏感。如在黑色素瘤中报道的那样[159],即使存在转移,检查点抑制剂对胚系/体系 EDM 突变肿瘤的疗效已在多种肿瘤类型中获得验证[160,161]。另外,Twyman-Saint Victor 等[162]和 Dovedi 等[163]的研究证明免疫阻断＋放疗的联合疗法可以增强免疫检查点抑制作用。对更多患者进行治疗和/或将其纳入临床试验将会揭示其在治疗这些肿瘤方面的真正潜力以及其耐药性产生的机制[141,164]。

(五) 治疗与监测

目前,PPAP 表型数据十分匮乏,且对其癌症外显率尚无确切认识,因此尚未形成 PPAP 临床治疗共识。鉴于已知的 PPAP 患者在 20 岁后可罹患结直肠腺瘤且从 30 岁起 CRC 的风险增加和多种肠外表现,建议对 PPAP 患者进行结肠镜监测。目前推荐从 18 岁开始每 1～2 年应进行一次结肠镜检查[113,119],而 Wimmer 等[121]建议 *POLE* p. V411L 突变携带者可能应提早检查时间。是否需要进行预防性手术及其术式取决于结肠病变严重程度,可以参考在 FAP 中的具体做法[165]。根据该指南,大多数需要进行预防性手术的 PPAP 患者似乎更适合接受全结肠切除＋回肠直肠吻合术。对于已经罹患 CRC 的 PPAP 患者应该采取何种手术方式,目前没有更好的推荐。至于应采用肠段切除还是扩大切除,应根据个体的结直肠表型、预测的功能改变以及可能的异时性 CRC 风险加以判断。

十二指肠腺瘤的高患病率和发生 DC 的案例表明应对上消化道进行监测,就像在 FAP 患者中进行的一样。应从 25 岁开始进行上消化道内镜检查(通常使用侧视镜检查),其监测间期根据 Spigelman 分期和壶腹病变的有无决定(表 11 - 5,表 11 - 6)。

表 11 - 5　**根据 Spigelman 分期的上消化道监测推荐**

	分值分配			总分	分期	推荐随访间期
	1	2	3	0	0	5 年
息肉数量	1～4	5～20	>20	1～4	Ⅰ	5 年
大小(mm)	1～4	5～10	>10	5～6	Ⅱ	3 年
病理类型	管状	绒-管	绒毛	7～8	Ⅲ	1 年　考虑内镜下切除息肉
异型增生	轻度	中度	重度	9～12	Ⅳ	1 年　考虑十二指肠切除

表 11 - 6　**根据壶腹息肉分型的上消化道监测推荐**

壶腹分型	内镜/组织学特征	监测间期
大型	>1 cm/中重度异型增生/含绒毛成分	1 年
小型	<1 cm/轻度异型增生/无绒毛成分	3 年
正常		5 年

　　Bellido 等[113]还建议对女性 *POLD1* 变异携带者进行肠外器官监测，建议从 40 岁开始增加对 EC 的筛查，但未明确是否需使用经阴道超声及子宫内膜活检。然而上述建议未能肯定，如同尚无证据支持对 LS 患者进行妇科筛查一样。Vasen 等[166]建议讨论预防性妇科手术的必要性。

　　目前证据不支持对此类患者 BC 风险进行常规筛查。但是针对家族聚集现象，仅依据家族史便可能使其家庭符合当地/本国筛查指南的标准。当然，应该鼓励女性突变携带者提高认识和自我检查。毫无疑问，随着我们对其认识的提高，更全面、广泛的临床指南将得以制定。

四、隐性遗传的腺瘤性息肉病：MUTYH、NTHL1 相关息肉病

　　MUTYH 相关息肉病（MAP，OMIM 608456）是由 *MUTYH* 基因胚系突变引起的常染色体隐性遗传病。该疾病于 2002 年由 Al-Tassan 等[167]人首次发现，当时他们在一个威尔士家系成员的腺瘤中发现了大量的 *APC* 基因体系 G＞T 颠换（特别是 GAA＞TAA），继而怀疑其存在潜在的 *MUTYH* 基因功能缺陷。接下来的研究证实该家系患者确实存在 *MUTYH* 基因的双等位基因胚系突变。

　　在 MAP 被发现 13 年之后（2015 年），第二种隐性遗传腺瘤性息肉病也被发现了。采用 WES 方法对 3 名来自荷兰的非亲属关系、病因不明息肉病患者进行检测，找到了 *NTHL1* 基因的双等位基因突变[27]。该疾病被命名为 *NTHL1* 相关性息肉病（NAP，OMIM 616415）。除罹患结直肠息肉外，NAP 还会伴发多种肿瘤，也可称为 *NTHL1* 相关性肿瘤综合征。MUTYH 蛋白和 NTHL1 蛋白均参与 DNA 碱基切除修复（base excision repair，BER，图 11-5），其在细胞防御氧化损伤中起着至关重要的作用。有关

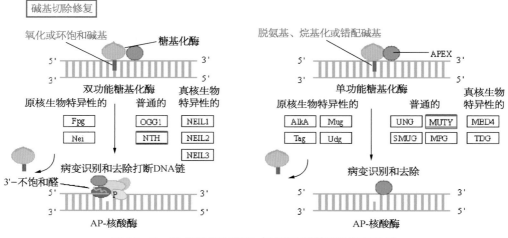

图 11-5　*MutYH* 和 *NTHL1* 与 DNA 碱基切除修复机制

NTH＝核酸内切酶Ⅲ，是 NTHL1 基因表达的蛋白

NAP 相关信息将在本节第七部分单独介绍。

（一）MAP 遗传学概要

MUTYH 基因是位于染色体 1p34.1 上的 BER 基因，有三种主要的转录本（α β γ）以及至少十种的蛋白异构体（429 - 549AA）[37,168]。最长的转录本 NM_001128425.1（α5）被用作参考编码 DNA。MUTYH 蛋白功能是唯一的，负责识别与腺嘌呤错配的 8 -氧代- 7,8 -二氢- 2′-脱氧鸟苷（8 - oxodG）（8 - oxoG∶A 错配）并利用碱基翻转机制切除未损坏（但掺入错误）的腺嘌呤碱基，从而防止在下一轮复制中发生 G∶C＞T∶A 颠换[169]（图 11 - 6）。随后，DNA 聚合酶可修复一个被 OGG1（另一种 BER 糖基化酶）处理的 8 - oxoG∶C 碱基对，从而以鸟嘌呤代替氧化的鸟嘌呤。由于 OGG1 优先切除与胞嘧啶（而不是腺嘌呤）配对的 8 - oxoG，因此 MUTYH 为 OGG1 对 8 - oxoG 的修复提供了必要条件[170]。

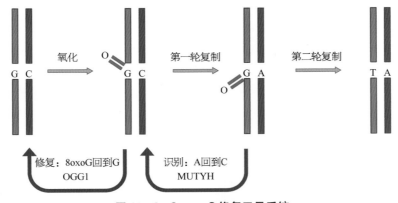

图 11 - 6　8 - oxoG 修复三元系统

MUTYH 蛋白识别 8 - oxoG∶A 碱基对错配，并在复制过程中切除掺入的碱基 A，此后其他修复蛋白可将碱基 C 与 8 - oxoG 配对，然后 OGG1 从 8 - oxoG∶C 碱基对中切除 8 - oxoG

到目前为止，*MUTYH* 基因变异已经发现超过 100 种（参阅 LOVD 数据库[37]）。然而，第 7 外显子 c.536A＞G(p.Y179C)和第 13 外显子 c.1187G＞A(p.G396D)两个欧洲始祖突变在西方国家占主导地位，随地理位置不同其在 MAP 患者的携带率为 70%～90%[171,172]。迄今为止，这些致病突变尚未在日本人[173,174]、韩国人[175]和欧洲犹太人[176]中发现。另有其他几种始祖突变在英裔印度[177]、荷兰[178]、意大利[179,180]、突尼斯[181]、西班牙[182,183]、法国[184]、巴西[185]等人群中发现（表 11 - 7）。英国队列[167]和澳大利亚/加拿大/美国队列[186]中的正常对照人群的杂合携带频率为 1%～2%。但是根据 ExAC（外显子组聚合联盟）数据，已见报告的 35 种 *MUTYH*（可能）致病突变（包括常见的两个始祖突变）的杂合频率略低，约为 0.8%。

表 11 - 7 不同种族背景患者中的 *MUTYH* 基因始祖突变

种族背景/原籍	编码 DNA 注释	蛋白质注释
西方国家	c. 536A>G c. 1187G>A	p. Y179C p. G396D
巴基斯坦	c. 312C>A	p. Y104*
北欧	c. 1147delC	p. A385Pfs*23
荷兰	c. 1214C>T	p. P405L
意大利	c. 1437_1439delGGA	p. deletion of Glu480
英裔印度人	c. 1438G>T	p. E480*
西班牙、葡萄牙、突尼斯	c. 1229insGG	p. E410Gfs*43
西班牙、法国、巴西	deletion of exon 4 - 16	
日本、韩国	c. 1118C>T c. 857G>A	p. A373V p. G286E

注：* 表示该氨基酸预计会变成终止密码子(Ter)。

功能研究表明，p. Y179C 对糖基化酶功能的影响比 p. G396D 更严重[167]。具有 p. Y179C 纯合子的个体也相应具有比 p. G396D 纯合子更严重的表型，表现为发病更早（CRC 平均诊断年龄 46 岁 vs. 58 岁)[178]。Ricci 等[180]在意大利患者中的研究发现，携带 p. del E480 突变的 MAP 患者的表型比携带 p. G396D 和/或 p. Y179C 的患者更严重（息肉诊断年龄更小）。到目前为止，这些基因型-表现型的相关性还不支持差异化的监测方案。错义突变在 *MUTYH* 基因中十分常见；因此，将其定义为致病性突变通常需要进行功能研究，以评估其对糖基化酶活性的影响情况[173,187-191]。

(二) MAP 基因突变检测

1. *MUTYH* 基因双等位基因突变　发现 *MUTYH* 双等位基因突变的可能性很大程度上取决于患者的腺瘤数量(图 11 - 7)和遗传模式。由于 MAP 是常染色体隐性遗传病，因此该疾病通常在同胞中出现。一些特例中双等位基因突变也可在连续的世代中出现[192]。如果在连续两代患者有 10～500 个息肉家系或近亲家庭中未发现 APC 基因突变，则应考虑这种可能性。

在大多数情况下，MAP 会在孤立的息肉病患者或受累同胞中发现。MAP 患者在诊断时通常同时罹患十个以上结直肠腺瘤性息肉，极小可能性表现为 CRC 伴有极少数息肉。但是当肿瘤中存在 KRAS 基因密码子 12（第 1 外显子）热点突变 c. 34G>T 时，这种可能性会大大增加。值得注意的是 MAP 患者可表现为增生性息肉和腺瘤同时存在[193]。Church 等[194]的研究报告显示，美国俄亥俄州接受监测的 MAP 患者中大部分(10/16 例)

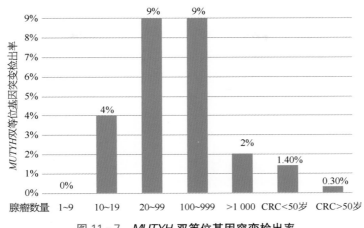

图 11 - 7　**MUTYH 双等位基因突变检出率**

都存在增生性息肉。

2. *MUTYH* 基因杂合突变　如前所述,一般人群中的 *MUTYH* 基因杂合突变携带频率为 1%~2%。这些人不会罹患息肉病,但是在大型人群研究中显示出 CRC 发生风险略有增加(荟萃分析 *OR*=1.1~1.2)[195-197]。因此,家庭环境中的潜在危险因素聚集使得 MAP 患者的一级亲属显示出更高的风险(*OR*=2~3)[198-200]。Win 等[201]的调查了包含有 9 504 名 MAP 亲属,结果显示 *MUTYH* 基因杂合突变携带者的 CRC 累积风险到 70 岁时在男性为 7.2%,在女性为 5.6%,而与家族史无关。而对于其中有 50 岁之前罹患散发性 CRC 一级亲属家族史的人群来说,其 CRC 风险在男性为 12.5%,在女性为 10%,与普通人群相比显著增高(2.9% 和 2.1%)。因此,应建议 MAP 家族中的 *MUTYH* 基因突变杂合携带者根据其家族史进行筛查[200]。当非 MAP 患者一级亲属罹患 CRC 时,该筛查方案应包括从 45 岁开始参加 CRC 筛查或每 5 年一次的结肠镜检查。

许多研究(包括大型家系研究[202-204])表明,*MUTYH* 基因突变杂合子罹患 BC 的风险增加。研究显示与普通人群相比,具有 BC 和 CRC 双重家族史的 *MUTYH* 基因杂合突变携带者的 BC 发病率高出 2 倍[205]。Win 等报道了 *MUTYH* 单等位基因突变携带者在胃、肝胆、EC 和 BC/乳腺肿瘤 HR 和累积风险的轻微增加。其他研究则未发现 *MUTYH* 基因与 BC 或肝癌之间存在关联,这也可能是因为改变幅度和样本量都太小导致功效不足[206-208]。此外,这些癌症的累积风险并不支持针对性的监测建议。

最后,最近对肾上腺皮质癌(adrenal cortical carcinoma,ACC)和胰腺神经内分泌肿瘤(pancreatic neuroendocrine tumor,PNET)的研究发现,*MUTYH* 杂合子在其中的数量出乎意料的高,分别为 2/45(4%)和 8/160(5%)。在所有肿瘤中均存在第二个等位基因的 LOH。不仅如此,这些肿瘤具有 G>T 颠换突变特征标记,类似于 *MUTYH* 相关标记(COSMIC signature 18),支持了 *MUTYH* 基因在肿瘤发生中的作用[209,210]。此前在 176 个 *MUTYH* 双等位基因突变患者中没有发生 ACC、胰腺癌或 PNET 的报道。值得注意的是,Scarpa 等[210]使用相同的分析流程未在 100 例胰腺导管腺癌中发现 *MUTYH*

突变特征/模式。而在单等位基因突变携带者中,胰腺癌的危险比无统计学意义(HR=2.3,95%CI=0.2~4.1),尽管在这些病例中未提及组织学情况[200]。

Grasso 等[211]研究发现,p. Y179C 和 p. R245H 杂合突变株淋巴母细胞样细胞系(lymphoblastoid cell line,LCL)较之对照组在自发突变频率方面有所增加,这支持了相应患者也可能具有更高的肿瘤发生风险的观点。

(三) MAP 临床表现

多数已报道的 MAP 患者息肉数量介于 10~500 个,也有 MAP 患者的息肉很少却已经罹患了 CRC,非常罕见的情况下也可以像 FAP 一样生长数百个腺瘤[195,196,212-215]。MAP 患者的息肉病平均诊断年龄为 48 岁,诊断时约有 60% 的患者已发生 CRC[192,216,217]。在缺乏及时结肠镜监测的情况下,MAP 患者的 CRC 估计风险在 60 岁时约为 43%,终生风险接近 100%[214,218],肿瘤风险的增加最可能源自数量巨大的腺瘤。同 LS 中情况一样,MAP 腺瘤似乎也显示出加速发展为癌症的趋势[219]。

人群研究表明,MAP 占所有结肠癌的 0.4% 以及家族性和早发性(<50 岁)病例的 1%~2%。值得注意的是,在人群 CRC 研究发现的 MAP 患者中,半数病例并没有息肉或只有少数息肉,表明其他基因或外部修饰因子可能在腺瘤的发生中发挥作用[214,215,218,220-224]。

除 CRC 外,其他几种肿瘤的风险也有所增加。Vogt 等[225]开展的欧洲大型回顾性研究包含 276 名 MAP 患者,计算了几种肿瘤的标准发病率,研究发现 MAP 患者队列的十二指肠息肉病患病率为 17%,DC 的累积风险为 4%,与 FAP 的情况相当。Walton 等[226]开展的回顾性研究(英国/荷兰联合队列)对 92 名 MAP 患者进行了调查,其中 31 位患者(34%)发现了十二指肠腺瘤,诊断中位年龄为 50 岁。初诊时,大多数(84%)患者的息肉很少,没有严重的异型增生或绒毛特征(Spigelman Ⅰ 或 Ⅱ 期)。随访结果显示少数病例中出现疾病进展,18 名患者中有 2 人在随访期间(9.5 年)达到 Spiegelman Ⅳ 期。

Win 等[202]分析了来自结肠癌家系注册中心的携带 MUTYH 突变(41 个双等位基因和 225 个单等位基因)的 266 个先证者(来自澳大利亚、美国和加拿大,91% 为白种人)数据,并计算了 MUTYH 双/单等位基因突变携带者的危险比和 95% 可信区间。Win 团队[202]和 Vogt 团队[225]还发现了膀胱癌(HR=19;SIR=7)和卵巢癌风险(HR=19;SIR=6)的显著增加。

Vogt[225]的欧洲队列中还发现皮肤癌(黑色素瘤、基底细胞癌、鳞状细胞癌)的风险显著增加(SIR=2.8),BC 发病率也显著增加(SIR=3.0;95%CI 1.5~5.3),但仅存在于针对 BC 病变个数而不是受累个体人数。到目前为止,监测指南尚未进行基于这些发现的调整。MAP 患者发生的其他肿瘤还包括皮脂腺肿瘤(约 2% 的患者)。值得注意的是,上述病变在 LS 患者中同样相对常见,可以被视为这两种综合征共同的标志性病变[227]。

美国的一项研究显示,在 24 例 MAP 患者中有 16 例甲状腺超声检查存在异常:7 例多结节性甲状腺肿、6 例孤立结节。24 人中有 3 例被诊断为甲状腺乳头状癌[197]。欧洲多中心 276 人 MAP 患者队列中仅发现了 2 名甲状腺癌患者[225]，Ponti 等[228] 报道了另 1 例甲状腺癌。其他报道中并未发现甲状腺癌的高发病率，这表明在美国研究中可能存在选择偏倚。要澄清这种风险需要更多的研究。

很少有 MAP 患者表现出 FAP 相关的临床特征。文献报道 MAP 患者颌骨囊肿发生率为 3%～4%(11/276)[225]。CHRPE 的发生率为 5.5%，而这一指标可能不准确，因为在普通人群中视网膜色素异常也非常常见[52]。

(四) MAP 肿瘤特点

Nielsen 等[178] 研究发现 MAP 相关癌与 LS 和散发型 dMMR 肿瘤具有一定相似性，表现为近段结肠常见、继发性癌、大量 TIL 和相对更多黏液性组织型。

Nielsen 等[229] 认为大量 TIL 表明免疫反应增强，这可以解释 MAP 患者罹患的 CRC 比散发性病例具有更好的预后，如同在 LS 患者中的情况。与 LS 一样，肿瘤中较高的体系突变负荷可能会导致修饰(移码)肽的出现，与没有早发 DNA 修复缺陷的癌症相比，它可以更早、更有效地激活免疫系统。事实确实如此，de Miranda 等[230] 研究发现，与 MMR 缺乏结直肠肿瘤相比，I 类 HLA 表达丧失是 MAP 癌中的常见事件。这表明逃避免疫激活是 MAP 肿瘤发生的重要步骤，因为这些肿瘤的广泛诱变背景很可能会触发强大的选择压力从而有利于具有免疫逃避表型的肿瘤细胞克隆生长。

只有很少的研究分析了 MAP 肿瘤分子特征，Lipton 等[231] 和 Nielsen 等[229] 分析了少数癌症基因的研究发现大量 *APC* 基因(14%～83%，倾向发生于 AGAA 或 TGAA 序列中的碱基 G)和 *KRAS* 基因突变、少量 *TP53* 基因和 *SMAD4* 基因突变(分别为 21%～60% 和 0%～26%)。van Puijenbroek 等[223] 发现 *MUTYH* 相关癌的重要特征是 *KRAS* 基因热点突变，所有 MAP 相关 CRC 中约有 60% 发生 c.34G>T 突变(第 12 位密码子)，而在散发肿瘤中仅为 8% 存在该突变[232]。因此该突变的存在是进行 *MUTYH* 基因胚系突变分析的强烈预示信号[223]。

无论散发性或遗传性肿瘤，与 *APC* 相关性肿瘤相比，*MUTYH* 相关性肿瘤通常接近二倍体(52%～92%)[231,233]且经常有染色体区域的拷贝中性 LOH(71%)[233]。Castillejo 等[183] 发现在符合 Lynch-like 综合征标准的家系中有 7/225(3%)确认为 MAP。Segui 等[234] 也报道了表现为 LLS 的 MAP 家系。在两项小型研究中，MAP 肿瘤中存在一定比例的 MSI 状态(1/3)或 dMMR(1/6)，通常是由 MMR 基因的体系双等位基因突变导致的 DNA 修复缺陷造成。Morak 等[235] 的研究在 85 位先前未明确的 dMMR 肿瘤患者中确认了一名 MAP 患者。因此，dMMR 肿瘤不应作为 *MUTYH* 基因筛查的排除标准。

Weren 等[27] 分析了 2 个来自 *MUTYH* 基因双等位基因胚系突变 CRC 中的 409 个癌症相关基因突变谱，结果显示肿瘤中分别有 4 个和 3 个体系驱动突变，其中大多数(5/7)包含 C：G > A：T 颠换。这 7 个基因分别为 *DAMTS20*、*PIK3CG*、*SMAD4*、*SMARCA4*、*APC*、*KRAS* 和 *NLRP1*。

Rashid 等[99] 专注于 MAP 和 FAP 患者的腺瘤早期演化。他们对 8 个 MAP 和 6 个

FAP患者的大肠腺瘤以及正常组织DNA进行了WES分析,还对55个腺瘤(33个MAP和22个FAP)进行了20种癌基因靶向NGS以及*WTX*和*KRAS*基因的直接自动化测序。结果显示,MAP腺瘤在编码体系突变方面比FAP腺瘤多2～4倍,且*MUTYH*相关突变G:C>T:A占绝大多数。平均体系突变负荷在MAP腺瘤为0.65个突变/百万碱基(mega base,Mb),而在FAP腺瘤为0.16个突变/Mb($p<0.014$)。*APC*基因是最常见体系突变基因,发生于50%的腺瘤中,其次是*WTX*基因,约占17%。33个腺瘤中只有4个发生*KRAS*基因突变,且均为p.G12C。其他突变基因包括*FBXW7*、*MAP3K5*和*APOB*。与MAP肿瘤遭受点突变破坏不同,FAP腺瘤中主要发生抑癌基因的第二打击导致LOH[236]。

(五) *NTHL1* 相关息肉病

1. **遗传学**   *NTHL1*基因于染色体的16p13.3。目前仅有3种不同的*NTHL1*基因胚系突变见于报道(表11-8)。NTHL1蛋白是一种BER蛋白,参与修复多种被氧化的碱基,但目前尚不清楚哪一种氧化产物是NTHL1的靶点。Chan等[237]研究发现,*NTHL1*基因双敲除小鼠在出生后第2年发生肝脏肿瘤(约15%)和肺肿瘤(2%～4%),从肺肿瘤分离的DNA中检测到*kras*基因GGT向GAT的转换。同样,Weren等[27]和Rivera等[238]在分析*NTHL1*相关肿瘤时发现存在C:G>T:A转换。

表 11-8   *NTHL1* 基因杂合变异的报道情况

基因变异核苷酸	AA 改变	变异携带情况		
		患者人群(C/P)	对照人群	人群 MAF (ExAC)
c. 268C>T	p. Q90*	英国 P 0.7%(1/134) 英国 C 0%(0/94) 西班牙 C†0.38%(2/523) 西班牙 C 0.22%(3/1 348)	英国 0.56%(2/359) 荷兰 0.36%(17/2 329) 西班牙 0.43%(12/2 743)	整体 0.15% 欧洲 0.24% 丹麦 0.37% 芬兰 0.37%
c. 709+1G>A				0.001%
c. 859C>T	p. Q287*			0.019%

注:ExAC包含61 486个外显子组;†MMR正常的家族性非息肉病型CRC;AA=氨基酸;C=CRC;P=息肉病;MAF=最小等位基因频率;ExAC=外显子集聚联盟。

Kino等[239]之前的报道称,NTHL1蛋白参与修复的氧化碱基包括胸腺嘧啶乙二醇和2,2,4-三氨基-5(2H)-恶唑酮(Oz),这是8-oxoG的氧化产物,导致DNA中碱基G向C颠换[240]。由于Chan等[237]没有在*NTHL1*基因敲除小鼠中发现这些突变,因此推测存在一个尚未识别的氧化修饰碱基,整个修复过程由NTHL1介导,其诱变特性导致G>T的颠换。

2. **基因检测**   几乎所有NAP患者都是在息肉病患者队列中发现的。Weren等[27]

采用 WES 分析 48 例息肉病先证者，发现 3 个不同家族的先证者存在 *NTHL1* 基因双等位基因突变。随后对 149 例息肉病患者的分析，没有发现任何额外的 *NTHL1* 基因双等位基因突变携带者。

Belhadj 等[241]在 88 例西班牙裔息肉病患者中发现了 2 个 c.268C＞T(p. Q90*)的双等位基因突变携带者。在 523 个家族性 pMMR 的非息肉病性 CRC 队列中(包括 48 个符合 Amsterdam 标准的家族)，均未检测到同样的纯合性或复合杂合突变。

Broderick 等[242]在 863 例早发遗传性 CRC 患者中发现了一名 41 岁同时罹患息肉病的男性患者携带 *NTHL1* 基因双等位基因突变，此前经 WES 未发现其他的 CRC/息肉病相关基因胚系突变，在 1 604 个对照中未发现纯合/复合杂合突变[243]。到目前为止，在 LLS、青年 CRC 患者或属于 CRC 家系而目前没有息肉病表型的队列中，只发现了 1 例 *NTHL1* 双等位基因突变。

p. Q90* 是在欧洲裔群体中发现的最高携带率突变。Weren 等[27]在另一组没有疑似遗传性癌症(*n*＝2 329)以及突变频率为 0 的个体中筛查 Q90* 变异，发现杂合突变携带者占 0.36%。ExAC 数据库包含来自亚、非、拉、欧的非亲缘个体，该变异在整体样本中的检出率为 0.15%，在欧洲群体中为 0.24%。据此推算，在欧洲人群中，大约每 75 000 人中便有 1 人是纯合性突变(表 11-9)。然而，对世界各地不同种族的基因突变检测结果表明其可能是一个热点突变，而不是来自欧洲的始祖突变。

表 11-9　*NTHL1* 基因双等位胚系突变检出情况

作者	年	国家	受检人群	受检	检出	%
Dallosso	2008	英国	息肉病患者	134	0	0
Weren	2015	荷兰	息肉病患者	197	3	1.5
Broderick	2017	英国	早发性家族性 CRC 患者	863	1	0.12
Belhadj	2017	西班牙	息肉病患者	88	2	2.27
			CRC*	523	0	0
			符合 AC 家系**	48	0	0

注：* MMR 正常的家族性非息肉病型 CRC；** Amsterdam 标准。

基于以上发现，息肉病患者在筛查 *APC* 和 *MUTYH* 基因突变之后或同时，应进行 *NTHL1* 基因突变检测(至少要筛查频发的 Q90* 突变)。在青年非息肉病 CRC 患者中，*NTHL1* 突变率过低，所以不需要对这些患者进行 *NTHL1* 基因突变筛查；然而，当多基因组合检测用于常规基因检测时，应包括 *NTHL1* 基因。

3. 临床表现　目前已经报道了来自 8 个不同家庭的 12 名患者携带 *NTHL1* 双等位基因突变[27,238,241,242]。其中 1 例患者只有 8 个腺瘤性息肉，其他患者都有 10～50 个息肉不等，即达到息肉病标准。此外，1 例患者除了罹患腺瘤性息肉以外还有 5 个增生性息肉[241]。这 12 名患者的诊断年龄在 40～67 岁，其中 8 人罹患 CRC，4 人存在异时性多原发 CRC。

此外，大多数患者存在结肠外肿瘤（$n=8$），包括 1 例 DC（52 岁）、2 例 EC（57～74 岁）、3 例 BC（1 例双侧，47～58 岁）、2 例膀胱癌（44 岁和 66 岁）、2 例脑膜瘤（47 岁和 54 岁）、3 例基底细胞癌（52～63 岁），其他肿瘤 1 例。良性肿瘤包括 1 例多发性十二指肠腺瘤和 1 例腮腺瘤[27,238,241,242]。

4. *NTHL1* 相关肿瘤特征　为了评估来自 NAP 患者的 3 例癌症的体系突变谱，用肿瘤芯片对 409 个癌症相关基因进行了分析。每个肿瘤发现 13～17 个体系突变。这 3 例癌症都携带 *APC*、*TP53*、*KRAS* 和 *PIK3CA* 的突变。在同一研究中，NAP 肿瘤患者中的突变数高于 MAP 肿瘤患者，但低于先前报道的高突变肿瘤。值得注意的是，16 个驱动基因突变中有 15 个是 C:G>T:A 转换，显著高于对照组，与之前在小鼠中的研究描述相似[244]。另一位被报道的 NAP 患者的肿瘤也表现为丰富的体系 C:G>T:A 转换[238]。Drost 等[245]利用 *NTHL1* 敲除的结肠类器官（organoid）克隆生长现象证实了 *NTHL1* 缺失与突变标志 30（COSMIC signature 30）之间的因果关系。

5. 治疗与监测　目前已建议采用与 MAP 相同的监测方案。40 岁以上的女性 MAP 患者，未来可能要增加每年一次的 BC 和 EC 的筛查，但后续需要更多的证据来明确基因突变携带者发生特定结肠外肿瘤的准确风险。

五、隐性遗传的腺瘤性息肉病：结构性错配修复缺陷综合征

结构性错配修复缺陷综合征是一种由 LS 相关 MMR 基因双等位基因胚系突变引起的隐性遗传肿瘤综合征，其表型多样，可罹患多种肿瘤，并可于儿童期发病[246,247]。早发性多发结直肠腺瘤/息肉病是 CMMRD 患者的一个常见特征，且在由 *PMS2* 和 *MSH6* 基因突变导致的 CMMRD 中，结直肠腺瘤性息肉病表型更为多见，其分布可涉及小肠和结直肠，数量和发病年龄差异很大，而且没有明显的 LS 相关癌症家族史。该综合征有别于其他腺瘤性息肉病的显著特征是：大量存在的高级别上皮内瘤变、早发性癌和牛奶咖啡斑。在罹患由 *MSH3* 双等位基因胚系突变引起的新型、罕见常染色体隐性遗传息肉病综合征的所有个体中，也存在衰减型结直肠/十二指肠腺瘤性息肉病，其特征是肿瘤组织中存在特定类型的 MSI 状态，即特定四核苷酸重复序列微卫星升高（elevated microsatellite alterations at selected tetranucleotide repeats，EMAST）。

（一）遗传学概要

目前为止发现的大多数 CMMRD 病例（50%～60%）和大约 2/3 的胃肠道病例是 *PMS2* 双等位基因胚系突变携带者[247-249]。多发结直肠腺瘤或息肉病是 *PMS2* 和 *MSH6* 双等位基因突变患者的常见特征，但在 *MSH2* 双等位基因突变患者中少见，在 *MLH1* 双

等位基因突变携带者中几乎不存在。然而,这可能与 *MLH1/MSH2* 相关的 CMMRD 表型严重、病例数量少、资料缺乏和随访时间短有关,而未必与特定的基因型-表现型相关。

所有类型的功能缺失突变(截短突变、错义突变、剪接位点突变、大片段缺失)均见于已报道的 CMMRD 腺瘤性息肉病患者中,并且所有突变类型的组合都是可能的。虽然错义突变与截短突变或剪接位点突变的搭配是最常见的情况,但也观察到双等位基因的截短突变或错义突变。大多数突变位点各不相同且遍布整个基因。由于该疾病多由近亲结婚引起,所以纯合突变较常见[247,248]。极罕见情况下,CMMRD 表型完整个体只检出 *PMS2* 基因单个胚系突变;在其他病例中,临床意义不明确突变不能支持遗传学诊断。

绝大多数 CMMRD 相关胃肠道肿瘤和肠外恶性肿瘤(胶质母细胞瘤、星形细胞瘤、膀胱癌、肉瘤)中存在高度 MSI 状态和与突变基因一致的免疫组化结果。然而也有例外,比如在 *MSH6* 和 *PMS2* 突变的病例中出现多种 MMR 蛋白质表达缺失,或确诊 CMMRD 病例表现为低度 MSI 状态甚至 MSS(尤其脑肿瘤)[247,248]。

其他 MMR 基因的胚系突变并非始终与 LS 样表型联系在一起,也没有在胃肠道息肉病病例中描述。然而在 2016 年,Adam 等[7]在两个具有腺瘤性息肉病和结肠外病变的家族中发现了 *MSH3* 基因的复合杂合截短胚系突变,并定义其为一种罕见的常染色体隐性遗传息肉病综合征。OMIM 定义其为家族性腺瘤性息肉病 4 型(FAP 4,OMIM 617100),MAP 和 NAP 分别为 2 型和 3 型。*MSH3* 与 *MSH2* 一起形成 DNA 错配识别异质二聚体 MutSβ,它对具有多达 10 个未配对核苷酸的较大碱基插入环具有很强的亲和力。患者的肿瘤组织表现出特定类型的 MSI,二核苷酸和四核苷酸的 MSI-H(EMAST),以及正常/肿瘤组织中免疫组化显示完全丧失核 *MSH3* 表达,其功能丧失相应及因果关系均获得证实。

(二) 基因检测

儿童期起病的多发性结直肠腺瘤和具有 1 型神经纤维瘤病征象的患者,在没有发现任何已知的腺瘤性息肉病基因胚系突变的情况下,即使没有出现癌症也应考虑为 CMMRD。推荐行 CMMRD 相关的基因突变检测的标准包括:①年龄<25 岁的多个肠腺瘤而且没有 *APC/MUTYH* 基因突变;②年龄<25 岁的单个高度不典型增生的腺瘤[250]。

(三) 临床表现

CMMRD 的特征性表现包括早发性胃肠道肿瘤、脑部肿瘤和血液系统恶性肿瘤、神经纤维瘤病 1 型、皮肤牛奶咖啡斑和其他恶性肿瘤(包括胚胎肿瘤)[246,247]。由于该综合征的几种肠外表现常于幼年发生且致命,因此仅能从有限数量的患者中获得其胃肠表型数据,其他偏倚来源仍不能排除[251]。目前看来,CRC 和小肠癌是该综合征患者的主要肿瘤类型,发生率达 40%;在 1/3～2/3 的病例中,胃肠道癌/腺瘤甚至可以是首发表现[246,248,251]。

早期报道较少谈及胃肠道多发息肉的存在[248]，然而最近数据和大规模队列研究显示，结直肠腺瘤是 CMMRD 患者的最常见表现，绝大多数患者至少有 1 个腺瘤，无任何息肉生长者仅为少部分。33.3%～70% 的患者符合腺瘤性息肉病诊断标准[250-252]。

腺瘤性息肉可累及小肠和结直肠，数量差异很大，且与检查年龄高度相关。有的患者在 10～30 岁之间即有腺瘤生长，数量可多达 100 个，而有的患者在 30～50 岁之间仍无息肉或只有少数[250]。然而，在婴幼儿期（6～8 岁以下）重要的发现通常不会被诊断[252]。诊断平均年龄为 17 岁，跨度很大（7～46 岁）[248]。

息肉的病理学表现为管状、绒毛状或绒毛状管状腺瘤。虽然息肉通常不引起症状，但其形成速度和转变为癌的速度可能都加快了，因为肿瘤和正常组织的基因突变率都有提高[246,250]。约 70% 的腺瘤患者至少一个息肉合并高级别上皮内瘤变[250]。CMMRD 患者结肠镜检查正常后的 1～2 年内可能发展成 CRC，有患者在年轻时即存在大肠同时性多原发癌[251]。

5% 的患者可发生十二指肠腺瘤，平均诊断年龄为 14 岁（10～32 岁）。与结直肠病变相似，其十二指肠腺瘤也可具有侵袭性表型（同时性或异时性多原发、早发性十二指肠/近端空肠腺癌）。

与 *MSH6* 和 *PMS2* 的双等位基因突变相比，*MLH1* 或 *MSH2* 的双等位基因突变携带者倾向于在更低年龄发生实体肿瘤。除此之外，未发现明显的基因型-表现型相关性[250]。Lavoine 等[247]推测，*PMS2* 双等位基因突变患者有更高的 LS 相关肿瘤发生率，或者 LS 相关恶性肿瘤仅发生在 *PMS2* 和 *MSH6* 双等位基因突变患者中。然而，这些现象可能由其他因素导致而不是真正的基因特异性差异，如 *MLH1/MSH2* 双等位基因患者表型严重从而导致数据缺失、随访时间短等。Wimmer 等[250]回顾了 146 例 CMMRD 患者的数据，发现 LS 相关肿瘤的发生频率在基因间无显著性差异，但脑肿瘤在 *PMS2* 相关患者中更常见，而血液恶性肿瘤在 *MLH1/MSH2* 相关患者中更常见。

遗传病的家系调查十分重要，但 CMMRD 患者家系通常很少罹患 LS 相关癌症，甚至根本没有癌症家族史。特别是 *PMS2/MSH6* 单等位基因胚系突变的外显率较低[246,247,252]，致使大多数的患者父母没有罹患癌症。

基于上述原因，大多数表现为多发性腺瘤的 CMMRD 患者仍被错误划归突变基因未明的衰减型 FAP。尽管可能与 FAP 表现相似，大多数 CMMRD 患者临床表现仍与之差异显著。CMMRD 患者表型更为严重，通常发病非常早，包括腺瘤、高级别上皮内瘤变、同时性/异时性多原发 CRC，以及不常见位置肿瘤（空肠）。几乎所有的患者都表现出类似于 NF1 样的皮肤斑纹，特别是牛奶咖啡斑，为其特征性结肠外表现。CMMRD 通常伴随同胞受累和父母近亲结婚，这些均表明其常染色体隐性遗传本质[247]。总之，识别 CMMRD 特征性表现（高级别上皮内瘤变、早发性癌症、牛奶咖啡斑）有助于将其与单纯腺瘤性息肉病区分开来。

Adam 等[7]发现 4 个来自 2 个不相关家庭的 *MSH3* 相关息肉病患者，表现为结直肠和十二指肠受累较轻,没有癌症或迟发性癌症。这与在其他亚型的衰减型腺瘤性息肉病(AFAP、MAP、NAP、PPAP)患者中观察到的表型相似,并与 *MSH3* 基因敲除小鼠的研究结果一致。4 名患者中的 2 名罹患肠外肿瘤,包括早发性星形细胞瘤。由于 *MSH3* 诱导的 EMAST 发生在不同的肿瘤类型中,因此可能与 CMMRD 中观察到的肿瘤谱有广泛的重叠。

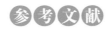

［1］ Clark J C, Collan Y, Eide T J, et al. Prevalence of polyps in an autopsy series from areas with varying incidence of large-bowel cancer [J]. Int J Cancer, 1985,36(2): 179 - 186.

［2］ Rex D K, Lehman G A, Ulbright T M, et al. Colonic neoplasia in asymptomatic persons with negative fecal occult blood tests: influence of age, gender, and family history [J]. Am J Gastroenterol, 1993,88(6): 825 - 831.

［3］ Tomlinson I, Jaeger E, Leedham S, et al. Reply to "The classification of intestinal polyposis" [J]. Nat Genet, 2013,45(1): 2 - 3.

［4］ Hes F J, Ruano D, Nieuwenhuis M, et al. Colorectal cancer risk variants on 11q23 and 15q13 are associated with unexplained adenomatous polyposis [J]. J Med Genet, 2014,51(1): 55 - 60.

［5］ Thirlwell C, Howarth K M, Segditsas S, et al. Investigation of pathogenic mechanisms in multiple colorectal adenoma patients without germline APC or MYH/MUTYH mutations [J]. Br J Cancer, 2007,96(11): 1729 - 1734.

［6］ Mongin C, Coulet F, Lefevre J H, et al. Unexplained polyposis: a challenge for geneticists, pathologists and gastroenterologists [J]. Clin Genet, 2012,81(1): 38 - 46.

［7］ Adam R, Spier I, Zhao B, et al. Exome sequencing identifies biallelic MSH3 germline mutations as a recessive subtype of colorectal adenomatous polyposis [J]. Am J Hum Genet, 2016,99(2): 337 - 351.

［8］ Ngeow J, Heald B, Rybicki L A, et al. Prevalence of germline PTEN, BMPR1A, SMAD4, STK11, and ENG mutations in patients with moderate-load colorectal polyps [J]. Gastroenterology, 2013,144(7): 1402 - 1409,1409 e1401 - 1405.

［9］ Gao X H, Li J, Zhao Z Y, et al. Juvenile polyposis syndrome might be misdiagnosed as familial adenomatous polyposis: a case report and literature review [J]. BMC Gastroenterol, 2020,20(1): 167.

［10］ Azzopardi D, Dallosso A R, Eliason K, et al. Multiple rare nonsynonymous variants in the adenomatous polyposis coli gene predispose to colorectal adenomas [J]. Cancer Res, 2008,68(2): 358 - 363.

［11］ Spier I, Horpaopan S, Vogt S, et al. Deep intronic APC mutations explain a substantial proportion of patients with familial or early-onset adenomatous polyposis [J]. Hum Mutat, 2012,33(7): 1045 - 1050.

［12］ Nieminen T T, Pavicic W, Porkka N, et al. Pseudoexons provide a mechanism for allele-specific expression of APC in familial adenomatous polyposis [J]. Oncotarget, 2016,7(43): 70685 - 70698.

［13］ Spier I, Drichel D, Kerick M, et al. Low-level APC mutational mosaicism is the underlying cause in a substantial fraction of unexplained colorectal adenomatous polyposis cases [J]. J Med Genet, 2016,53(3): 172 - 179.

［14］ Jansen A M, Crobach S, Geurts-Giele W R, et al. Distinct patterns of somatic mosaicism in the APC gene in neoplasms from patients with unexplained adenomatous polyposis [J]. Gastroenterology, 2017,152(3): 546 - 549 e543.

［15］ Aceto G M, Fantini F, De Iure S, et al. Correlation between mutations and mRNA expression of APC and MUTYH genes: new insight into hereditary colorectal polyposis predisposition [J]. J Exp Clin Cancer Res, 2015,34(1): 131.

［16］ Rigter L S, Kallenberg F G, Bastiaansen B, et al. A case series of intestinal adenomatous polyposis of unidentified etiology: a late effect of irradiation? [J]. BMC Cancer, 2016,16(1): 862.

［17］ Knudsen A L, Bisgaard M L, Bulow S. Attenuated familial adenomatous polyposis (AFAP). A review of the literature [J]. Fam Cancer, 2003,2(1): 43 - 55.

［18］ Fearnhead N S, Wilding J L, Winney B, et al. Multiple rare variants in different genes account for multifactorial inherited susceptibility to colorectal adenomas [J]. Proc Natl Acad Sci U S A, 2004,101(45): 15992 - 15997.

［19］ Lefevre J H, Bonilla C, Colas C, et al. Role of rare variants in undetermined multiple adenomatous polyposis and early-onset colorectal cancer [J]. J Hum Genet, 2012,57(11): 709 - 716.

［20］ Dallosso A R, Dolwani S, Jones N, et al. Inherited predisposition to colorectal adenomas caused by multiple rare alleles of MUTYH but not OGG1, NUDT1, NTH1 or NEIL 1,2 or 3 [J]. Gut, 2008,57(8): 1252 - 1255.

［21］ Will O, Carvajal-Carmona L G, Gorman P, et al. Homozygous PMS2 deletion causes a severe colorectal cancer and multiple adenoma phenotype without extraintestinal cancer [J]. Gastroenterology, 2007,132(2): 527 - 530.

［22］ Rio Frio T, Lavoie J, Hamel N, et al. Homozygous BUB1B mutation and susceptibility to gastrointestinal neoplasia [J]. N Engl J Med, 2010,363(27): 2628 - 2637.

［23］ de Voer R M, Geurts van Kessel A, Weren R D, et al. Germline mutations in the spindle assembly checkpoint genes BUB1 and BUB3 are risk factors for colorectal cancer [J]. Gastroenterology, 2013,145(3): 544 - 547.

［24］ Horpaopan S, Spier I, Zink A M, et al. Genome-wide CNV analysis in 221 unrelated patients and targeted high-throughput sequencing reveal novel causative candidate genes for colorectal adenomatous polyposis [J]. Int J Cancer, 2015,136(6): E578 - 589.

［25］ Gilissen C, Hoischen A, Brunner H G, et al. Disease gene identification strategies for exome sequencing [J]. Eur J Hum Genet, 2012,20(5): 490 - 497.

［26］ Palles C, Cazier J B, Howarth K M, et al. Germline mutations affecting the proofreading domains of POLE and POLD1 predispose to colorectal adenomas and carcinomas [J]. Nat Genet, 2013,45(2): 136 - 144.

［27］ Weren R D, Ligtenberg M J, Kets C M, et al. A germline homozygous mutation in the base-excision repair gene NTHL1 causes adenomatous polyposis and colorectal cancer [J]. Nat Genet, 2015,47(6): 668 - 671.

［28］ Burn J, Chapman P, Delhanty J, et al. The UK Northern region genetic register for familial adenomatous polyposis coli: use of age of onset, congenital hypertrophy of the retinal pigment epithelium, and DNA markers in risk calculations [J]. J Med Genet, 1991,28(5): 289 - 296.

[29] Bulow S, Faurschou Nielsen T, Bulow C, et al. The incidence rate of familial adenomatous polyposis. Results from the Danish Polyposis Register [J]. Int J Colorectal Dis, 1996,11(2): 88 - 91.

[30] Bjork J, Akerbrant H, Iselius L, et al. Epidemiology of familial adenomatous polyposis in Sweden: changes over time and differences in phenotype between males and females [J]. Scand J Gastroenterol, 1999,34(12): 1230 - 1235.

[31] Jarvinen H J. Epidemiology of familial adenomatous polyposis in Finland: impact of family screening on the colorectal cancer rate and survival [J]. Gut, 1992,33(3): 357 - 360.

[32] Bisgaard M L, Fenger K, Bulow S, et al. Familial adenomatous polyposis (FAP): frequency, penetrance, and mutation rate [J]. Hum Mutat, 1994,3(2): 121 - 125.

[33] Grover S, Kastrinos F, Steyerberg E W, et al. Prevalence and phenotypes of APC and MUTYH mutations in patients with multiple colorectal adenomas [J]. JAMA, 2012,308(5): 485 - 492.

[34] Pearlman R, Frankel W L, Swanson B, et al. Prevalence and spectrum of germline cancer susceptibility gene mutations among patients with early-onset colorectal cancer [J]. JAMA Oncol, 2017,3(4): 464 - 471.

[35] Lipton L, Tomlinson I. The genetics of FAP and FAP-like syndromes [J]. Fam Cancer, 2006,5(3): 221 - 226.

[36] Zhang L, Shay J W. Multiple roles of APC and its therapeutic implications in colorectal cancer [J]. J Natl Cancer Inst, 2017,109 (8): djw332.

[37] Out A A, Tops C M, Nielsen M, et al. Leiden open variation database of the MUTYH gene [J]. Hum Mutat, 2010,31(11): 1205 - 1215.

[38] Nielsen M, Bik E, Hes F J, et al. Genotype-phenotype correlations in 19 Dutch cases with APC gene deletions and a literature review [J]. Eur J Hum Genet, 2007,15(10): 1034 - 1042.

[39] Sieber O M, Lamlum H, Crabtree M D, et al. Whole-gene APC deletions cause classical familial adenomatous polyposis, but not attenuated polyposis or "multiple" colorectal adenomas [J]. Proc Natl Acad Sci U S A, 2002,99(5): 2954 - 2958.

[40] Aretz S, Stienen D, Uhlhaas S, et al. Large submicroscopic genomic APC deletions are a common cause of typical familial adenomatous polyposis [J]. J Med Genet, 2005,42(2): 185 - 192.

[41] Aretz S, Uhlhaas S, Caspari R, et al. Frequency and parental origin of de novo APC mutations in familial adenomatous polyposis [J]. Eur J Hum Genet, 2004,12(1): 52 - 58.

[42] Hes F J, Nielsen M, Bik E C, et al. Somatic APC mosaicism: an underestimated cause of polyposis coli [J]. Gut, 2008,57(1): 71 - 76.

[43] Aretz S, Stienen D, Friedrichs N, et al. Somatic APC mosaicism: a frequent cause of familial adenomatous polyposis (FAP) [J]. Hum Mutat, 2007,28(10): 985 - 992.

[44] Friedl W, Aretz S. Familial adenomatous polyposis: experience from a study of 1164 unrelated german polyposis patients [J]. Hered Cancer Clin Pract, 2005,3(3): 95 - 114.

[45] 楼征,于恩达,孟荣贵,等. 家族性腺瘤性息肉病患者 APC 基因胚系突变的初步研究[J]. 第二军医大学学报,2006,27(04): 358 - 361.

[46] Vieira J, Pinto C, Afonso M, et al. Identification of previously unrecognized FAP in children with Gardner fibroma [J]. Eur J Hum Genet, 2015,23(5): 715 - 718.

[47] Levesque S, Ahmed N, Nguyen V H, et al. Neonatal Gardner fibroma: a sentinel presentation of severe familial adenomatous polyposis [J]. Pediatrics, 2010,126(6): e1599 - 1602.

[48] Dahl N A, Sheil A, Knapke S, et al. Gardner Fibroma: clinical and histopathologic implications of germline APC mutation association [J]. J Pediatr Hematol Oncol, 2016,38(5): e154 - 157.

[49] Coffin C M, Hornick J L, Zhou H, et al. Gardner fibroma: a clinicopathologic and immunohistochemical analysis of 45 patients with 57 fibromas [J]. Am J Surg Pathol, 2007,31(3): 410 - 416.

[50] Schafer M, Kadmon M, Schmidt W, et al. Neonatal Gardner fibroma leads to detection of familial adenomatous polyposis: two case reports [J]. European J Pediatr Surg Rep, 2016,4(1): 17 - 21.

[51] Kattentidt Mouravieva A A, Geurts-Giele I R, de Krijger R R, et al. Identification of familial adenomatous polyposis carriers among children with desmoid tumours [J]. Eur J Cancer, 2012,48(12): 1867 - 1874.

[52] Coleman P, Barnard N A. Congenital hypertrophy of the retinal pigment epithelium: prevalence and ocular features in the optometric population [J]. Ophthalmic Physiol Opt, 2007,27(6): 547 - 555.

[53] Nielsen M, Aretz S. Familial adenomatous polyposis or APC-associated polyposis. In: Valle L, Gruber SB, Capellá G, eds. Hereditary Colorectal Cancer: Springer International Publishing, 2018: 99 - 112.

[54] Nusliha A, Dalpatadu U, Amarasinghe B, et al. Congenital hypertrophy of retinal pigment epithelium (CHRPE) in patients with familial adenomatous polyposis (FAP): a polyposis registry experience [J]. BMC Res Notes, 2014,7(1): 734.

[55] Aretz S, Koch A, Uhlhaas S, et al. Should children at risk for familial adenomatous polyposis be screened for hepatoblastoma and children with apparently sporadic hepatoblastoma be screened for APC germline mutations? [J]. Pediatr Blood Cancer, 2006,47 (6): 811 - 818.

[56] Harvey J, Clark S, Hyer W, et al. Germline APC mutations are not commonly seen in children with sporadic hepatoblastoma [J]. J Pediatr Gastroenterol Nutr, 2008,47(5): 675 - 677.

[57] Rozen P, Samuel Z, Shomrat R, et al. Notable intrafamilial phenotypic variability in a kindred with familial adenomatous polyposis and an APC mutation in exon 9 [J]. Gut, 1999,45(6): 829 - 833.

[58] Nugent K P, Phillips R K, Hodgson S V, et al. Phenotypic expression in familial adenomatous polyposis: partial prediction by mutation analysis [J]. Gut, 1994,35(11): 1622 - 1623.

[59] Giardiello F M, Krush A J, Petersen G M, et al. Phenotypic variability of familial adenomatous polyposis in 11 unrelated families with identical APC gene mutation [J]. Gastroenterology, 1994,106(6): 1542 - 1547.

[60] Bussey H J R. Familial Polyposis Coli. Family Studies, Histopathology, Differential Diagnosis, and Results of Treatment [M]. Baltimore: Johns Hopkins University Press, 1975.

[61] Atkin W S, Morson B C, Cuzick J. Long-term risk of colorectal cancer after excision of rectosigmoid adenomas [J]. N Engl J Med, 1992,326(10): 658 - 662.

[62] Ponder B A. Cancer genetics [J]. Nature, 2001,411(6835): 336 - 341.

[63] Lichtenstein P, Holm N V, Verkasalo P K, et al. Environmental and heritable factors in the causation of cancer — analyses of cohorts of twins from Sweden, Denmark, and Finland [J]. N Engl J Med, 2000,343(2): 78 - 85.

［64］ Nieuwenhuis M H，Vasen H F. Correlations between mutation site in APC and phenotype of familial adenomatous polyposis (FAP)：a review of the literature［J］. Crit Rev Oncol Hematol，2007，61(2)：153 - 161.

［65］ Miyoshi Y，Nagase H，Ando H，et al. Somatic mutations of the APC gene in colorectal tumors：mutation cluster region in the APC gene［J］. Hum Mol Genet，1992，1(4)：229 - 233.

［66］ Bulow S，Bjork J，Christensen I J，et al. Duodenal adenomatosis in familial adenomatous polyposis［J］. Gut，2004，53(3)：381 - 386.

［67］ Campos F G，Sulbaran M，Safatle-Ribeiro A V，et al. Duodenal adenoma surveillance in patients with familial adenomatous polyposis［J］. World J Gastrointest Endosc，2015，7(10)：950 - 959.

［68］ Hashimoto T，Ogawa R，Matsubara A，et al. Familial adenomatous polyposis-associated and sporadic pyloric gland adenomas of the upper gastrointestinal tract share common genetic features［J］. Histopathology，2015，67(5)：689 - 698.

［69］ Bjork J，Akerbrant H，Iselius L，et al. Periampullary adenomas and adenocarcinomas in familial adenomatous polyposis：cumulative risks and APC gene mutations［J］. Gastroenterology，2001，121(5)：1127 - 1135.

［70］ Ghorbanoghli Z，Bastiaansen B A，Langers A M，et al. Extracolonic cancer risk in Dutch patients with APC (adenomatous polyposis coli)-associated polyposis［J］. J Med Genet，2018，55(1)：11 - 14.

［71］ Latchford A R，Neale K F，Spigelman A D，et al. Features of duodenal cancer in patients with familial adenomatous polyposis［J］. Clin Gastroenterol Hepatol，2009，7(6)：659 - 663.

［72］ Groves C J，Saunders B P，Spigelman A D，et al. Duodenal cancer in patients with familial adenomatous polyposis (FAP)：results of a 10 year prospective study［J］. Gut，2002，50(5)：636 - 641.

［73］ Offerhaus G J，Giardiello F M，Krush A J，et al. The risk of upper gastrointestinal cancer in familial adenomatous polyposis［J］. Gastroenterology，1992，102(6)：1980 - 1982.

［74］ Ghorbanoghli Z，Nieuwenhuis M H，Houwing-Duistermaat J J，et al. Colorectal cancer risk variants at 8q23.3 and 11q23.1 are associated with disease phenotype in APC mutation carriers［J］. Fam Cancer，2016，15(4)：563 - 570.

［75］ Talseth-Palmer B A，Wijnen J T，Andreassen E K，et al. The importance of a large sample cohort for studies on modifier genes influencing disease severity in FAP patients［J］. Hered Cancer Clin Pract，2013，11(1)：20.

［76］ Worthley D L，Phillips K D，Wayte N，et al. Gastric adenocarcinoma and proximal polyposis of the stomach (GAPPS)：a new autosomal dominant syndrome［J］. Gut，2012，61(5)：774 - 779.

［77］ Jasperson K W，Patel S G，Ahnen D J. APC-associated polyposis conditions. In：Adam MP，Ardinger HH，Pagon RA，Wallace SE，Bean LJH，Stephens K，Amemiya A，eds. GeneReviews((R)). Seattle (WA)，1993.

［78］ Li J，Woods S L，Healey S，et al. Point mutations in exon 1B of APC reveal gastric adenocarcinoma and proximal polyposis of the stomach as a familial adenomatous polyposis variant［J］. Am J Hum Genet，2016，98(5)：830 - 842.

［79］ McDuffie L A，Sabesan A，Allgaeuer M，et al. beta-Catenin activation in fundic gland polyps，gastric cancer and colonic polyps in families afflicted by 'gastric adenocarcinoma and proximal polyposis of the stomach' (GAPPS)［J］. J Clin Pathol，2016，69(9)：826 - 833.

［80］ Uchino S，Ishikawa H，Miyauchi A，et al. Age- and gender-specific risk of thyroid cancer in patients with familial adenomatous polyposis［J］. J Clin Endocrinol Metab，2016，101(12)：4611 - 4617.

［81］ 楼征，于恩达，孟荣贵，等. 家族性腺瘤性息肉病并发甲状腺癌一例报告［J］.第二军医大学学报，2006，27(05)：580.

［82］ Fallen T，Wilson M，Morlan B，et al. Desmoid tumors — a characterization of patients seen at Mayo Clinic 1976 - 1999［J］. Fam Cancer，2006，5(2)：191 - 194.

［83］ Clark S K，Phillips R K. Desmoids in familial adenomatous polyposis［J］. Br J Surg，1996，83(11)：1494 - 1504.

［84］ Lips D J，Barker N，Clevers H，et al. The role of APC and beta-catenin in the aetiology of aggressive fibromatosis (desmoid tumors)［J］. Eur J Surg Oncol，2009，35(1)：3 - 10.

［85］ Nieuwenhuis M H，Lefevre J H，Bulow S，et al. Family history，surgery，and APC mutation are risk factors for desmoid tumors in familial adenomatous polyposis：an international cohort study［J］. Dis Colon Rectum，2011，54(10)：1229 - 1234.

［86］ 楼征，于恩达，孟荣贵. 家族性腺瘤性息肉病相关性硬纤维瘤（附一例家系报道）［J］.第二军医大学学报，2005，26(08)：961.

［87］ 于恩达，楼征，徐晓东，等. 家族性腺瘤性息肉病伴发硬纤维瘤的诊断和治疗［J］.中华普通外科杂志，2006，21(03)：179 - 181.

［88］ Smith T G，Clark S K，Katz D E，et al. Adrenal masses are associated with familial adenomatous polyposis［J］. Dis Colon Rectum，2000，43(12)：1739 - 1742.

［89］ 徐晓东，于恩达，丁衍，等. 眼底检查在家族性腺瘤性息肉病诊断中的价值［J］.第二军医大学学报，2006，27(04)：364 - 366.

［90］ Galiatsatos P，Foulkes W D. Familial adenomatous polyposis［J］. Am J Gastroenterol，2006，101(2)：385 - 398.

［91］ Fearnhead N S，Britton M P，Bodmer W F. The ABC of APC［J］. Hum Mol Genet，2001，10(7)：721 - 733.

［92］ Segditsas S，Rowan A J，Howarth K，et al. APC and the three-hit hypothesis［J］. Oncogene，2009，28(1)：146 - 155.

［93］ Sieber O M，Segditsas S，Knudsen A L，et al. Disease severity and genetic pathways in attenuated familial adenomatous polyposis vary greatly but depend on the site of the germline mutation［J］. Gut，2006，55(10)：1440 - 1448.

［94］ Clevers H，Loh K M，Nusse R. Stem cell signaling. An integral program for tissue renewal and regeneration：Wnt signaling and stem cell control［J］. Science，2014，346(6205)：1248012.

［95］ Albuquerque C，Breukel C，van der Luijt R，et al. The 'just-right' signaling model：APC somatic mutations are selected based on a specific level of activation of the beta-catenin signaling cascade［J］. Hum Mol Genet，2002，11(13)：1549 - 1560.

［96］ Cheadle J P，Krawczak M，Thomas M W，et al. Different combinations of biallelic APC mutation confer different growth advantages in colorectal tumours［J］. Cancer Res，2002，62(2)：363 - 366.

［97］ Latchford A，Volikos E，Johnson V，et al. APC mutations in FAP-associated desmoid tumours are non-random but not 'just right'［J］. Hum Mol Genet，2007，16(1)：78 - 82.

［98］ Kumamoto K，Ishida H，Ohsawa T，et al. Germline and somatic mutations of the APC gene in papillary thyroid carcinoma associated with familial adenomatous polyposis：Analysis of three cases and a review of the literature［J］. Oncol Lett，2015，10(4)：2239 - 2243.

［99］ Rashid M，Fischer A，Wilson C H，et al. Adenoma development in familial adenomatous polyposis and MUTYH-associated polyposis：somatic landscape and driver genes［J］. J Pathol，2016，238(1)：98 - 108.

［100］ Major M B，Camp N D，Berndt J D，et al. Wilms tumor suppressor WTX negatively regulates WNT/beta-catenin signaling［J］. Science，2007，316(5827)：1043 - 1046.

［101］ Wang W L，Nero C，Pappo A，et al. CTNNB1 genotyping and APC screening in pediatric desmoid tumors：a proposed algorithm［J］. Pediatr Dev Pathol，2012，15(5)：361 - 367.

［102］ 中国抗癌协会大肠癌专业委员会遗传学组. 遗传性结直肠癌临床诊治和家系管理中国专家共识［J］.中华肿瘤杂志，2018，40

(1)：64 - 77.

[103] Syngal S, Brand R E, Church J M, et al. ACG clinical guideline：Genetic testing and management of hereditary gastrointestinal cancer syndromes [J]. Am J Gastroenterol, 2015,110(2)：223 - 262；quiz 263.

[104] 于恩达,徐晓东,孟荣贵.次全大肠切除术治疗家族性腺瘤性息肉病 21 例疗效随访[J].第二军医大学学报,2006,27(04)：367 - 369.

[105] 孟荣贵,徐晓东,于恩达,等.全大肠切除回肠贮袋肛管吻合术治疗家族性腺瘤性息肉病 45 例分析[J].中华普通外科杂志, 2007,03(22)：187 - 189.

[106] 刘连杰,龚海峰,王颢,等.回肠储袋与直肠肌管吻合术治疗家族性腺瘤性息肉病 15 例分析[J].中华普外科手术学杂志(电子版),2009,3(4)：745 - 748.

[107] 徐晓东,傅传刚,宋宁,等.家族性腺瘤性息肉病伴发上消化道息肉 57 例分析[J].中华普通外科杂志,2012,27(8)：613 - 615.

[108] Kemp Bohan P M, Mankaney G, Vreeland T J, et al. Chemoprevention in familial adenomatous polyposis：past, present and future [J]. Fam Cancer, 2020,220：23 - 33.

[109] Cancer Prevention Pharmaceuticals Submits New Drug Application to the FDA for CPP-1X/sul for Treatment of Familial Adenomatous Polyposis. TUCSON, Arizona, 2020.

[110] 于恩达,徐晓东,孟荣贵.结肠镜对家族性腺瘤性息肉病家系成员筛选的意义[J].第二军医大学学报,2006,27(04)：362 - 363.

[111] 楼征,于恩达,刘志红,等.家族性腺瘤性息肉病家系登记管理系统的建立和初步应用[J].第二军医大学学报,2006,27(4)：462 - 463.

[112] Aoude L G, Heitzer E, Johansson P, et al. POLE mutations in families predisposed to cutaneous melanoma [J]. Fam Cancer, 2015,14(4)：621 - 628.

[113] Bellido F, Pineda M, Aiza G, et al. POLE and POLD1 mutations in 529 kindred with familial colorectal cancer and/or polyposis：review of reported cases and recommendations for genetic testing and surveillance [J]. Genet Med, 2016,18(4)：325 - 332.

[114] Chubb D, Broderick P, Frampton M, et al. Genetic diagnosis of high-penetrance susceptibility for colorectal cancer (CRC) is achievable for a high proportion of familial CRC by exome sequencing [J]. J Clin Oncol, 2015,33(5)：426 - 432.

[115] Elsayed F A, Kets C M, Ruano D, et al. Germline variants in POLE are associated with early onset mismatch repair deficient colorectal cancer [J]. Eur J Hum Genet, 2015,23(8)：1080 - 1084.

[116] Hansen M F, Johansen J, Bjornevoll I, et al. A novel POLE mutation associated with cancers of colon, pancreas, ovaries and small intestine [J]. Fam Cancer, 2015,14(3)：437 - 448.

[117] Rohlin A, Eiengard F, Lundstam U, et al. GREM1 and POLE variants in hereditary colorectal cancer syndromes [J]. Genes Chromosomes Cancer, 2016,55(1)：95 - 106.

[118] Rohlin A, Zagoras T, Nilsson S, et al. A mutation in POLE predisposing to a multi-tumour phenotype [J]. Int J Oncol, 2014, 45(1)：77 - 81.

[119] Spier I, Holzapfel S, Altmuller J, et al. Frequency and phenotypic spectrum of germline mutations in POLE and seven other polymerase genes in 266 patients with colorectal adenomas and carcinomas [J]. Int J Cancer, 2015,137(2)：320 - 331.

[120] Valle L, Hernandez-Illan E, Bellido F, et al. New insights into POLE and POLD1 germline mutations in familial colorectal cancer and polyposis [J]. Hum Mol Genet, 2014,23(13)：3506 - 3512.

[121] Wimmer K, Beilken A, Nustede R, et al. A novel germline POLE mutation causes an early onset cancer prone syndrome mimicking constitutional mismatch repair deficiency [J]. Fam Cancer, 2017,16(1)：67 - 71.

[122] Alexandrov L B, Nik-Zainal S, Wedge D C, et al. Signatures of mutational processes in human cancer [J]. Nature, 2013,500 (7463)：415 - 421.

[123] Shevelev I V, Hubscher U. The 3′ 5′ exonucleases [J]. Nat Rev Mol Cell Biol, 2002,3(5)：364 - 376.

[124] McCulloch S D, Kunkel T A. The fidelity of DNA synthesis by eukaryotic replicative and translesion synthesis polymerases [J]. Cell Res, 2008,18(1)：148 - 161.

[125] Nick McElhinny S A, Gordenin D A, Stith C M, et al. Division of labor at the eukaryotic replication fork [J]. Mol Cell, 2008, 30(2)：137 - 144.

[126] Derbyshire V, Grindley N D, Joyce C M. The 3′-5′ exonuclease of DNA polymerase I of Escherichia coli：contribution of each amino acid at the active site to the reaction [J]. The EMBO Journal, 1991,10(1)：17 - 24.

[127] Murphy K, Darmawan H, Schultz A, et al. A method to select for mutator DNA polymerase deltas in Saccharomyces cerevisiae [J]. Genome, 2006,49(4)：403 - 410.

[128] Shinbrot E, Henninger E E, Weinhold N, et al. Exonuclease mutations in DNA polymerase epsilon reveal replication strand specific mutation patterns and human origins of replication [J]. Genome Res, 2014,24(11)：1740 - 1750.

[129] Palles C, Latchford A, Valle L. Adenomatous Polyposis Syndromes：Polymerase Proofreading-Associated Polyposis. In：Valle L, Gruber SB, Capellá G, eds. Hereditary Colorectal Cancer：Springer International Publishing, 2018：113 - 134.

[130] Esteban-Jurado C, Gimenez-Zaragoza D, Munoz J, et al. POLE and POLD1 screening in 155 patients with multiple polyps and early-onset colorectal cancer [J]. Oncotarget, 2017,8(16)：26732 - 26743.

[131] Shlien A, Campbell B B, de Borja R, et al. Combined hereditary and somatic mutations of replication error repair genes result in rapid onset of ultra-hypermutated cancers [J]. Nat Genet, 2015,47(3)：257 - 262.

[132] Church D N, Briggs S E, Palles C, et al. DNA polymerase epsilon and delta exonuclease domain mutations in endometrial cancer [J]. Hum Mol Genet, 2013,22(14)：2820 - 2828.

[133] Cancer Genome Atlas Research N, Kandoth C, Schultz N, et al. Integrated genomic characterization of endometrial carcinoma [J]. Nature, 2013,497(7447)：67 - 73.

[134] Church D N, Stelloo E, Nout R A, et al. Prognostic significance of POLE proofreading mutations in endometrial cancer [J]. J Natl Cancer Inst, 2015,107(1)：402.

[135] Talhouk A, McConechy M K, Leung S, et al. A clinically applicable molecular-based classification for endometrial cancers [J]. Br J Cancer, 2015,113(2)：299 - 310.

[136] Cancer Genome Atlas N. Comprehensive molecular characterization of human colon and rectal cancer [J]. Nature, 2012,487 (7407)：330 - 337.

[137] Domingo E, Freeman-Mills L, Rayner E, et al. Somatic POLE proofreading domain mutation, immune response, and prognosis in colorectal cancer：a retrospective, pooled biomarker study [J]. Lancet Gastroenterol Hepatol, 2016,1(3)：207 - 216.

[138] Seshagiri S, Stawiski E W, Durinck S, et al. Recurrent R-spondin fusions in colon cancer [J]. Nature, 2012,488(7413)：660 - 664.

［139］ Erson-Omay E Z, Caglayan A O, Schultz N, et al. Somatic POLE mutations cause an ultramutated giant cell high-grade glioma subtype with better prognosis ［J］. Neuro Oncol, 2015,17(10): 1356 – 1364.

［140］ Zou Y, Liu F Y, Liu H, et al. Frequent POLE1 p. S297F mutation in Chinese patients with ovarian endometrioid carcinoma ［J］. Mutat Res, 2014,761: 49 – 52.

［141］ Rayner E, van Gool I C, Palles C, et al. A panoply of errors: polymerase proofreading domain mutations in cancer ［J］. Nat Rev Cancer, 2016,16(2): 71 – 81.

［142］ Heitzer E, Tomlinson I. Replicative DNA polymerase mutations in cancer ［J］. Curr Opin Genet Dev, 2014,24(100): 107 – 113.

［143］ Briggs S, Tomlinson I. Germline and somatic polymerase epsilon and delta mutations define a new class of hypermutated colorectal and endometrial cancers ［J］. J Pathol, 2013,230(2): 148 – 153.

［144］ Kane D P, Shcherbakova P V. A common cancer-associated DNA polymerase epsilon mutation causes an exceptionally strong mutator phenotype, indicating fidelity defects distinct from loss of proofreading ［J］. Cancer Res, 2014,74(7): 1895 – 1901.

［145］ Billingsley C C, Cohn D E, Mutch D G, et al. Polymerase varepsilon (POLE) mutations in endometrial cancer: clinical outcomes and implications for Lynch syndrome testing ［J］. Cancer, 2015,121(3): 386 – 394.

［146］ Sole R V, Deisboeck T S. An error catastrophe in cancer? ［J］. J Theor Biol, 2004,228(1): 47 – 54.

［147］ Loeb L A. Human cancers express mutator phenotypes: origin, consequences and targeting ［J］. Nat Rev Cancer, 2011,11(6): 450 – 457.

［148］ Herr A J, Ogawa M, Lawrence N A, et al. Mutator suppression and escape from replication error-induced extinction in yeast ［J］. PLoS Genet, 2011,7(10): e1002282.

［149］ Williams L N, Herr A J, Preston B D. Emergence of DNA polymerase epsilon antimutators that escape error-induced extinction in yeast ［J］. Genetics, 2013,193(3): 751 – 770.

［150］ Meng B, Hoang L N, McIntyre J B, et al. POLE exonuclease domain mutation predicts long progression-free survival in grade 3 endometrioid carcinoma of the endometrium ［J］. Gynecol Oncol, 2014,134(1): 15 – 19.

［151］ Stelloo E, Bosse T, Nout R A, et al. Refining prognosis and identifying targetable pathways for high-risk endometrial cancer: a TransPORTEC initiative ［J］. Mod Pathol, 2015,28(6): 836 – 844.

［152］ Hussein Y R, Weigelt B, Levine D A, et al. Clinicopathological analysis of endometrial carcinomas harboring somatic POLE exonuclease domain mutations ［J］. Mod Pathol, 2015,28(4): 505 – 514.

［153］ Matsushita H, Vesely M D, Koboldt D C, et al. Cancer exome analysis reveals a T-cell-dependent mechanism of cancer immunoediting ［J］. Nature, 2012,482(7385): 400 – 404.

［154］ DuPage M, Mazumdar C, Schmidt L M, et al. Expression of tumour-specific antigens underlies cancer immunoediting ［J］. Nature, 2012,482(7385): 405 – 409.

［155］ van Rooij N, van Buuren M M, Philips D, et al. Tumor exome analysis reveals neoantigen-specific T-cell reactivity in an ipilimumab-responsive melanoma ［J］. J Clin Oncol, 2013,31(32): e439 – 442.

［156］ van Gool I C, Eggink F A, Freeman-Mills L, et al. POLE proofreading mutations elicit an antitumor immune response in endometrial cancer ［J］. Clin Cancer Res, 2015,21(14): 3347 – 3355.

［157］ van Gool I C, Bosse T, Church D N. POLE proofreading mutation, immune response and prognosis in endometrial cancer ［J］. Oncoimmunology, 2016,5(3): e1072675.

［158］ Le D T, Uram J N, Wang H, et al. PD-1 blockade in tumors with mismatch-repair deficiency ［J］. N Engl J Med, 2015,372 (26): 2509 – 2520.

［159］ Zaretsky J M, Garcia-Diaz A, Shin D S, et al. Mutations associated with acquired resistance to PD-1 blockade in melanoma ［J］. N Engl J Med, 2016,375(9): 819 – 829.

［160］ Johanns T M, Miller C A, Dorward I G, et al. Immunogenomics of hypermutated glioblastoma: A patient with germline POLE deficiency treated with checkpoint blockade immunotherapy ［J］. Cancer Discov, 2016,6(11): 1230 – 1236.

［161］ Santin A D, Bellone S, Buza N, et al. Regression of Chemotherapy-Resistant Polymerase epsilon (POLE) Ultra-Mutated and MSH6 Hyper-Mutated Endometrial Tumors with Nivolumab ［J］. Clin Cancer Res, 2016,22(23): 5682 – 5687.

［162］ Twyman-Saint Victor C, Rech A J, Maity A, et al. Radiation and dual checkpoint blockade activate non-redundant immune mechanisms in cancer ［J］. Nature, 2015,520(7547): 373 – 377.

［163］ Dovedi S J, Cheadle E J, Popple A L, et al. Fractionated radiation therapy stimulates antitumor immunity mediated by both resident and infiltrating polyclonal T-cell populations when combined with PD-1 blockade ［J］. Clin Cancer Res, 2017,23(18): 5514 – 5526.

［164］ Piulats J M, Matias-Guiu X. Immunotherapy in endometrial cancer: in the nick of time ［J］. Clin Cancer Res, 2016,22(23): 5623 – 5625.

［165］ Sinha A, Tekkis P P, Rashid S, et al. Risk factors for secondary proctectomy in patients with familial adenomatous polyposis ［J］. Br J Surg, 2010,97(11): 1710 – 1715.

［166］ Vasen H F, Blanco I, Aktan-Collan K, et al. Revised guidelines for the clinical management of Lynch syndrome (HNPCC): recommendations by a group of European experts ［J］. Gut, 2013,62(6): 812 – 823.

［167］ Al-Tassan N, Chmiel N H, Maynard J, et al. Inherited variants of MYH associated with somatic G:C→T:A mutations in colorectal tumors ［J］. Nat Genet, 2002,30(2): 227 – 232.

［168］ Ohtsubo T, Nishioka K, Imaiso Y, et al. Identification of human MutY homolog (hMYH) as a repair enzyme for 2-hydroxyadenine in DNA and detection of multiple forms of hMYH located in nuclei and mitochondria ［J］. Nucleic Acids Res, 2015,43(7): 3870 – 3871.

［169］ Michaels M L, Cruz C, Grollman A P, et al. Evidence that MutY and MutM combine to prevent mutations by an oxidatively damaged form of guanine in DNA ［J］. Proc Natl Acad Sci U S A, 1992,89(15): 7022 – 7025.

［170］ Boiteux S, Coste F, Castaing B. Repair of 8-oxo-7,8-dihydroguanine in prokaryotic and eukaryotic cells: Properties and biological roles of the Fpg and OGG1 DNA N-glycosylases ［J］. Free Radic Biol Med, 2017,107: 179 – 201.

［171］ Nielsen M, Morreau H, Vasen HF, et al. MUTYH-associated polyposis (MAP) ［J］. Crit Rev Oncol Hematol, 2011,79(1): 1 – 16.

［172］ Aretz S, Tricarico R, Papi L, et al. MUTYH-associated polyposis (MAP): evidence for the origin of the common European mutations p. Tyr179Cys and p. Gly396Asp by founder events ［J］. Eur J Hum Genet, 2014,22(7): 923 – 929.

［173］ Yanaru-Fujisawa R, Matsumoto T, Ushijima Y, et al. Genomic and functional analyses of MUTYH in Japanese patients with adenomatous polyposis ［J］. Clin Genet, 2008,73(6): 545 – 553.

［174］ Miyaki M, Iijima T, Yamaguchi T, et al. Germline mutations of the MYH gene in Japanese patients with multiple colorectal adenomas [J]. Mutat Res, 2005,578(1 - 2)：430 - 433.

[175] Kim D W, Kim I J, Kang H C, et al. Germline mutations of the MYH gene in Korean patients with multiple colorectal adenomas [J]. Int J Colorectal Dis, 2007,22(10)：1173 - 1178.

[176] Peterlongo P, Mitra N, Sanchez de Abajo A, et al. Increased frequency of disease-causing MYH mutations in colon cancer families [J]. Carcinogenesis, 2006,27(11)：2243 - 2249.

[177] Dolwani S, Williams G T, West K P, et al. Analysis of inherited MYH/(MutYH) mutations in British Asian patients with colorectal cancer [J]. Gut, 2007,56(4)：593.

[178] Nielsen M, Joerink-van de Beld M C, Jones N, et al. Analysis of MUTYH genotypes and colorectal phenotypes in patients With MUTYH-associated polyposis [J]. Gastroenterology, 2009,136(2)：471 - 476.

[179] Gismondi V, Meta M, Bonelli L, et al. Prevalence of the Y165C, G382D and 1395delGGA germline mutations of the MYH gene in Italian patients with adenomatous polyposis coli and colorectal adenomas [J]. Int J Cancer, 2004,109(5)：680 - 684.

[180] Ricci M T, Miccoli S, Turchetti D, et al. Type and frequency of MUTYH variants in Italian patients with suspected MAP：a retrospective multicenter study [J]. J Hum Genet, 2017,62(2)：309 - 315.

[181] Abdelmaksoud-Dammak R, Miladi-Abdennadher I, Amouri A, et al. High prevalence of the c. 1227 _ 1228dup (p. Glu410GlyfsX43) mutation in Tunisian families affected with MUTYH-associated-polyposis [J]. Fam Cancer, 2012,11(3)：503 - 508.

[182] Gomez-Fernandez N, Castellvi-Bel S, Fernandez-Rozadilla C, et al. Molecular analysis of the APC and MUTYH genes in Galician and Catalonian FAP families：a different spectrum of mutations? [J]. BMC Med Genet, 2009,10：57.

[183] Castillejo A, Vargas G, Castillejo M I, et al. Prevalence of germline MUTYH mutations among Lynch-like syndrome patients [J]. Eur J Cancer, 2014,50(13)：2241 - 2250.

[184] Rouleau E, Zattara H, Lefol C, et al. First large rearrangement in the MUTYH gene and attenuated familial adenomatous polyposis syndrome [J]. Clin Genet, 2011,80(3)：301 - 303.

[185] Torrezan G T, da Silva F C, Krepischi A C, et al. Breakpoint characterization of a novel large intragenic deletion of MUTYH detected in a MAP patient：case report [J]. BMC Med Genet, 2011,12(1)：128.

[186] Win A K, Jenkins M A, Dowty J G, et al. Prevalence and penetrance of major genes and polygenes for colorectal cancer [J]. Cancer Epidemiol Biomarkers Prev, 2017,26(3)：404 - 412.

[187] Shinmura K, Kato H, Goto M, et al. Functional evaluation of nine missense-type variants of the human DNA glycosylase enzyme MUTYH in the Japanese population [J]. Hum Mutat, 2016,37(4)：350 - 353.

[188] Shinmura K, Goto M, Tao H, et al. Impaired suppressive activities of human MUTYH variant proteins against oxidative mutagenesis [J]. World J Gastroenterol, 2012,18(47)：6935 - 6942.

[189] Goto M, Shinmura K, Nakabeppu Y, et al. Adenine DNA glycosylase activity of 14 human MutY homolog (MUTYH) variant proteins found in patients with colorectal polyposis and cancer [J]. Hum Mutat, 2010,31(11)：E1861 - 1874.

[190] Bai H, Grist S, Gardner J, et al. Functional characterization of human MutY homolog (hMYH) missense mutation (R231L) that is linked with hMYH-associated polyposis [J]. Cancer Lett, 2007,250(1)：74 - 81.

[191] Ali M, Kim H, Cleary S, et al. Characterization of mutant MUTYH proteins associated with familial colorectal cancer [J]. Gastroenterology, 2008,135(2)：499 - 507.

[192] Nielsen M, Franken P F, Reinards T H, et al. Multiplicity in polyp count and extracolonic manifestations in 40 Dutch patients with MYH associated polyposis coli (MAP) [J]. J Med Genet, 2005,42(9)：e54.

[193] Boparai K S, Dekker E, Van Eeden S, et al. Hyperplastic polyps and sessile serrated adenomas as a phenotypic expression of MYH-associated polyposis [J]. Gastroenterology, 2008,135(6)：2014 - 2018.

[194] Church J, Kravochuck S. The "Studded" Rectum：Phenotypic evidence of MYH-associated polyposis [J]. Dis Colon Rectum, 2016,59(6)：565 - 569.

[195] Croitoru M E, Cleary S P, Di Nicola N, et al. Association between biallelic and monoallelic germline MYH gene mutations and colorectal cancer risk [J]. J Natl Cancer Inst, 2004,96(21)：1631 - 1634.

[196] Theodoratou E, Campbell H, Tenesa A, et al. A large-scale meta-analysis to refine colorectal cancer risk estimates associated with MUTYH variants [J]. Br J Cancer, 2010,103(12)：1875 - 1884.

[197] Nielsen M, Infante E, Brand R E. MUTYH Polyposis. In：Adam MP, Ardinger HH, Pagon RA, Wallace SE, Bean LJH, Stephens K, Amemiya A, eds. GeneReviews((R)). Seattle (WA), 1993.

[198] Jones N, Vogt S, Nielsen M, et al. Increased colorectal cancer incidence in obligate carriers of heterozygous mutations in MUTYH [J]. Gastroenterology, 2009,137(2)：489 - 494,494 e481；quiz 725 - 486.

[199] Jenkins M A, Croitoru M E, Monga N, et al. Risk of colorectal cancer in monoallelic and biallelic carriers of MYH mutations：a population-based case-family study [J]. Cancer Epidemiol Biomarkers Prev, 2006,15(2)：312 - 314.

[200] Win A K, Cleary S P, Dowty J G, et al. Cancer risks for monoallelic MUTYH mutation carriers with a family history of colorectal cancer [J]. Int J Cancer, 2011,129(9)：2256 - 2262.

[201] Win A K, Dowty J G, Cleary S P, et al. Risk of colorectal cancer for carriers of mutations in MUTYH, with and without a family history of cancer [J]. Gastroenterology, 2014,146(5)：1208 - 1211 e1201 - 1205.

[202] Win A K, Reece J C, Dowty J G, et al. Risk of extracolonic cancers for people with biallelic and monoallelic mutations in MUTYH [J]. Int J Cancer, 2016,139(7)：1557 - 1563.

[203] Rennert G, Lejbkowicz F, Cohen I, et al. MutYH mutation carriers have increased breast cancer risk [J]. Cancer, 2012,118 (8)：1989 - 1993.

[204] Zhu M, Chen X, Zhang H, et al. AluYb8 insertion in the MUTYH gene and risk of early-onset breast and gastric cancers in the Chinese population [J]. Asian Pac J Cancer Prev, 2011,12(6)：1451 - 1455.

[205] Wasielewski M, Out A A, Vermeulen J, et al. Increased MUTYH mutation frequency among Dutch families with breast cancer and colorectal cancer [J]. Breast Cancer Res Treat, 2010,124(3)：635 - 641.

[206] Beiner M E, Zhang W W, Zhang S, et al. Mutations of the MYH gene do not substantially contribute to the risk of breast cancer [J]. Breast Cancer Res Treat, 2009,114(3)：575 - 578.

[207] Out A A, Wasielewski M, Huijts P E, et al. MUTYH gene variants and breast cancer in a Dutch case-control study [J]. Breast Cancer Res Treat, 2012,134(1)：219 - 227.

[208] Baudhuin L M, Roberts L R, Enders F T, et al. MYH Y165C and G382D mutations in hepatocellular carcinoma and cholangiocarcinoma patients [J]. J Cancer Res Clin Oncol, 2006,132(3)：159 - 162.

[209] Pilati C, Shinde J, Alexandrov L B, et al. Mutational signature analysis identifies MUTYH deficiency in colorectal cancers and

adrenocortical carcinomas [J]. J Pathol, 2017,242(1): 10 - 15.

[210] Scarpa A, Chang D K, Nones K, et al. Whole-genome landscape of pancreatic neuroendocrine tumours [J]. Nature, 2017,543 (7643): 65 - 71.

[211] Grasso F, Giacomini E, Sanchez M, et al. Genetic instability in lymphoblastoid cell lines expressing biallelic and monoallelic variants in the human MUTYH gene [J]. Hum Mol Genet, 2014,23(14): 3843 - 3852.

[212] Aretz S, Uhlhaas S, Goergens H, et al. MUTYH-associated polyposis: 70 of 71 patients with biallelic mutations present with an attenuated or atypical phenotype [J]. Int J Cancer, 2006,119(4): 807 - 814.

[213] Isidro G, Laranjeira F, Pires A, et al. Germline MUTYH (MYH) mutations in Portuguese individuals with multiple colorectal adenomas [J]. Hum Mutat, 2004,24(4): 353 - 354.

[214] Lubbe S J, Di Bernardo M C, Chandler I P, et al. Clinical implications of the colorectal cancer risk associated with MUTYH mutation [J]. J Clin Oncol, 2009,27(24): 3975 - 3980.

[215] Wang L, Baudhuin L M, Boardman L A, et al. MYH mutations in patients with attenuated and classic polyposis and with young-onset colorectal cancer without polyps [J]. Gastroenterology, 2004,127(1): 9 - 16.

[216] Sieber O M, Lipton L, Crabtree M, et al. Multiple colorectal adenomas, classic adenomatous polyposis, and germ-line mutations in MYH [J]. N Engl J Med, 2003,348(9): 791 - 799.

[217] Sampson J R, Dolwani S, Jones S, et al. Autosomal recessive colorectal adenomatous polyposis due to inherited mutations of MYH [J]. Lancet, 2003,362(9377): 39 - 41.

[218] Farrington S M, Tenesa A, Barnetson R, et al. Germline susceptibility to colorectal cancer due to base-excision repair gene defects [J]. Am J Hum Genet, 2005,77(1): 112 - 119.

[219] Nieuwenhuis M H, Vogt S, Jones N, et al. Evidence for accelerated colorectal adenoma — carcinoma progression in MUTYH-associated polyposis? [J]. Gut, 2012,61(5): 734 - 738.

[220] Balaguer F, Castellvi-Bel S, Castells A, et al. Identification of MYH mutation carriers in colorectal cancer: a multicenter, case-control, population-based study [J]. Clin Gastroenterol Hepatol, 2007,5(3): 379 - 387.

[221] Fleischmann C, Peto J, Cheadle J, et al. Comprehensive analysis of the contribution of germline MYH variation to early-onset colorectal cancer [J]. Int J Cancer, 2004,109(4): 554 - 558.

[222] Avezzu A, Agostini M, Pucciarelli S, et al. The role of MYH gene in genetic predisposition to colorectal cancer: another piece of the puzzle [J]. Cancer Lett, 2008,268(2): 308 - 313.

[223] van Puijenbroek M, Nielsen M, Tops C M, et al. Identification of patients with (atypical) MUTYH-associated polyposis by KRAS2 c. 34G>T prescreening followed by MUTYH hotspot analysis in formalin-fixed paraffin-embedded tissue [J]. Clin Cancer Res, 2008,14(1): 139 - 142.

[224] Cleary S P, Cotterchio M, Jenkins M A, et al. Germline MutY human homologue mutations and colorectal cancer: a multisite case-control study [J]. Gastroenterology, 2009,136(4): 1251 - 1260.

[225] Vogt S, Jones N, Christian D, et al. Expanded extracolonic tumor spectrum in MUTYH-associated polyposis [J]. Gastroenterology, 2009,137(6): 1976 - 1985 e1971 - 1910.

[226] Walton S J, Kallenberg F G, Clark S K, et al. Frequency and Features of Duodenal Adenomas in Patients With MUTYH-Associated Polyposis [J]. Clin Gastroenterol Hepatol, 2016,14(7): 986 - 992.

[227] Roberts M E, Riegert-Johnson D L, Thomas B C, et al. A clinical scoring system to identify patients with sebaceous neoplasms at risk for the Muir-Torre variant of Lynch syndrome [J]. Genet Med, 2014,16(9): 711 - 716.

[228] Ponti G, Ponz de Leon M, Maffei S, et al. Attenuated familial adenomatous polyposis and Muir-Torre syndrome linked to compound biallelic constitutional MYH gene mutations [J]. Clin Genet, 2005,68(5): 442 - 447.

[229] Nielsen M, de Miranda N F, van Puijenbroek M, et al. Colorectal carcinomas in MUTYH-associated polyposis display histopathological similarities to microsatellite unstable carcinomas [J]. BMC Cancer, 2009,9(1): 184.

[230] de Miranda N F, Nielsen M, Pereira D, et al. MUTYH-associated polyposis carcinomas frequently lose HLA class I expression- a common event amongst DNA-repair-deficient colorectal cancers [J]. J Pathol, 2009,219(1): 69 - 76.

[231] Lipton L, Halford S E, Johnson V, et al. Carcinogenesis in MYH-associated polyposis follows a distinct genetic pathway [J]. Cancer Res, 2003,63(22): 7595 - 7599.

[232] Andreyev H J, Norman A R, Cunningham D, et al. Kirsten ras mutations in patients with colorectal cancer: the multicenter "RASCAL" study [J]. J Natl Cancer Inst, 1998,90(9): 675 - 684.

[233] Middeldorp A, van Puijenbroek M, Nielsen M, et al. High frequency of copy-neutral LOH in MUTYH-associated polyposis carcinomas [J]. J Pathol, 2008,216(1): 25 - 31.

[234] Segui N, Navarro M, Pineda M, et al. Exome sequencing identifies MUTYH mutations in a family with colorectal cancer and an atypical phenotype [J]. Gut, 2015,64(2): 355 - 356.

[235] Morak M, Heidenreich B, Keller G, et al. Biallelic MUTYH mutations can mimic Lynch syndrome [J]. Eur J Hum Genet, 2014,22(11): 1334 - 1337.

[236] Cardoso J, Molenaar L, de Menezes R X, et al. Chromosomal instability in MYH- and APC-mutant adenomatous polyps [J]. Cancer Res, 2006,66(5): 2514 - 2519.

[237] Chan M K, Ocampo-Hafalla M T, Vartanian V, et al. Targeted deletion of the genes encoding NTH1 and NEIL1 DNA N-glycosylases reveals the existence of novel carcinogenic oxidative damage to DNA [J]. DNA Repair (Amst), 2009,8(7): 786 - 794.

[238] Rivera B, Castellsague E, Bah I, et al. Biallelic NTHL1 mutations in a woman with multiple primary tumors [J]. N Engl J Med, 2015,373(20): 1985 - 1986.

[239] Kino K, Takao M, Miyazawa H, et al. A DNA oligomer containing 2,2,4-triamino-5(2H)-oxazolone is incised by human NEIL1 and NTH1 [J]. Mutat Res, 2012,734(1 - 2): 73 - 77.

[240] Hazra T K, Das A, Das S, et al. Oxidative DNA damage repair in mammalian cells: a new perspective [J]. DNA Repair (Amst), 2007,6(4): 470 - 480.

[241] Belhadj S, Mur P, Navarro M, et al. Delineating the phenotypic spectrum of the NTHL1-associated polyposis [J]. Clin Gastroenterol Hepatol, 2017,15(3): 461 - 462.

[242] Broderick P, Dobbins S E, Chubb D, et al. Validation of recently proposed colorectal cancer susceptibility gene variants in an analysis of families and patients-a systematic review [J]. Gastroenterology, 2017,152(1): 75 - 77, e74.

[243] Broderick P, Bagratuni T, Vijayakrishnan J, et al. Evaluation of NTHL1, NEIL1, NEIL2, MPG, TDG, UNG and SMUG1 genes in familial colorectal cancer predisposition [J]. BMC Cancer, 2006,6(1): 243.

［244］ Chan A T, Arber N, Burn J, et al. Aspirin in the Chemoprevention of Colorectal Neoplasia: An Overview ［J］. Cancer Prevention Research, 2011,5(2): 164 - 178.

［245］ Drost J, van Boxtel R, Blokzijl F, et al. Use of CRISPR-modified human stem cell organoids to study the origin of mutational signatures in cancer ［J］. Science, 2017,358(6360): 234 - 238.

［246］ Durno C A, Sherman P M, Aronson M, et al. Phenotypic and genotypic characterisation of biallelic mismatch repair deficiency (BMMR-D) syndrome ［J］. Eur J Cancer, 2015,51(8): 977 - 983.

［247］ Lavoine N, Colas C, Muleris M, et al. Constitutional mismatch repair deficiency syndrome: clinical description in a French cohort ［J］. J Med Genet, 2015,52(11): 770 - 778.

［248］ Herkert J C, Niessen R C, Olderode-Berends M J, et al. Paediatric intestinal cancer and polyposis due to bi-allelic PMS2 mutations: case series, review and follow-up guidelines ［J］. Eur J Cancer, 2011,47(7): 965 - 982.

［249］ van der Klift H M, Mensenkamp A R, Drost M, et al. Comprehensive mutation analysis of PMS2 in a large cohort of probands suspected of Lynch syndrome or constitutional mismatch repair deficiency syndrome ［J］. Hum Mutat, 2016,37(11): 1162 - 1179.

［250］ Wimmer K, Kratz C P, Vasen H F, et al. Diagnostic criteria for constitutional mismatch repair deficiency syndrome: suggestions of the European consortium 'care for CMMRD' (C4CMMRD) ［J］. J Med Genet, 2014,51(6): 355 - 365.

［251］ Vasen H F, Ghorbanoghli Z, Bourdeaut F, et al. Guidelines for surveillance of individuals with constitutional mismatch repair-deficiency proposed by the European Consortium "Care for CMMR-D" (C4CMMR-D) ［J］. J Med Genet, 2014,51(5): 283 - 293.

［252］ Levi Z, Kariv R, Barnes-Kedar I, et al. The gastrointestinal manifestation of constitutional mismatch repair deficiency syndrome: from a single adenoma to polyposis-like phenotype and early onset cancer ［J］. Clin Genet, 2015,88(5): 474 - 478.

第 12 章

黑斑息肉病综合征

蒋宇亮,赵子夜,宁守斌

黑斑息肉病综合征(Peutz-Jeghers syndrome，PJS)是 *STK11/LKB1* 基因的致病性胚系突变引起的遗传性结直肠癌综合征。PJS是一种罕见的常染色体显性遗传性疾病，患病率为 1/25 000～1/280 000。该病以胃肠道多发性息肉、皮肤黏膜色素沉着和癌症易感性为主要特征。PJS患者罹患多种上皮源性恶性肿瘤的风险明显高于一般人群，其肿瘤谱包括结直肠癌、胃癌、胰腺癌、乳腺癌和卵巢癌等。其中,消化道肿瘤中结肠癌、胃癌发生风险分别为首位和第二位。因PJS患者消化道中腺瘤发生恶变导致腺癌发生，部分学者近年发现存在错构瘤-腺瘤-腺癌、错构瘤-腺癌的演变模式。消化道肿瘤发病风险在其50岁后有明显升高。

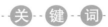

黑斑息肉病综合征;*STK11* 基因;*LKB1* 基因;小肠镜

黑斑息肉病综合征是位于染色体 19p13.3 的丝/苏氨酸蛋白激酶 11(the serine/threonine kinase 11 gene/liver kinase B1，*STK11/LKB1*)基因发生致病性胚系突变,而引起的遗传性结直肠癌综合征[1,2]。PJS是一种罕见的常染色体显性遗传性疾病,患病率为 1/25 000～1/280 000[3]。该病以胃肠道多发性息肉、皮肤黏膜色素沉着和癌症易感性为主要特征[1,2,4]。PJS患者罹患多种上皮源性恶性肿瘤的风险明显高于一般人群,其肿瘤谱包括结直肠癌、胃癌、胰腺癌、乳腺癌和卵巢癌(表 12-1)等[5]。如表 12-1 所示,PJS患者恶性肿瘤发病风险明显高于一般人群。其中,消化道肿瘤中结肠癌、胃癌发生风险分别为首位和第二位。因PJS患者消化道中腺瘤发生恶变导致腺癌发生,部分学者近年发现存在错构瘤-腺瘤-腺癌、错构瘤-腺癌的演变模式。PJS患者消化道肿瘤的发病风险在50岁后有明显升高。

表 12 - 1　Peutz-Jeghers 综合征的癌症累积风险[5]

癌症部位	一般人群风险	Peutz-Jeghers 综合征患者	
		风险	诊断时的平均年龄
结直肠	5%	39%	42~46 岁
胃	<1%	29%	30~40 岁
小肠	<1%	13%	37~42 岁
乳房	12.4%	32%~54%	37~59 岁
卵巢(主要 SCTAT)	1.6%	21%	28 岁
宫颈(恶性腺瘤)	<1%	10%	34~40 岁
子宫	2.7%	9%	43 岁
胰腺	1.5%	11%~36%	41~52 岁
睾丸(LCCSCT)	<1%	9%	6~9 岁
肺	6.9%	7%~17%	47 岁

注：LCCSCT＝睾丸钙化型支持细胞瘤；SCTAT＝卵巢环状小管性索细胞瘤。

一、遗传学概要

　　PJS 是一种常染色体显性遗传性疾病，目前认为 STK11(LKB1)基因是其主要致病基因。该基因位于染色体 19p13.3，mRNA 全长 2 155 bp，包含 10 个外显子。编码区共 1 302 bp 由 9 个外显子组成，编码 60 kDa 的丝/苏氨酸蛋白激酶。STK11/LKB1 包含 433 个氨基酸残基，为 cAMP 依赖的蛋白激酶。该激酶主要包括 N 末端、C 末端、激酶区 3 个区域。丝氨酸/苏氨酸激酶结构域主要功能为对底物进行催化和磷酸化，N 末端包含核定位信号，C 末端的调节结构域在底物结合发挥重要作用[6]，其中激酶区高度保守，位于第 44~309 位氨基酸残基[7]。STK11 基因的 N 端调节域包含一个核定位序列，这可能是该基因通常位于细胞核中的原因[8]。而 STK11 与 STRAD 和 MO25 形成异源三聚体后被激活，并易位至细胞质[9]。当与 STRADα 和 MO25 复合并位于细胞质中时，STK11 磷酸化并激活 AMP 活化蛋白激酶(AMP activated protein kinase，AMPK)家族成员[10]，通过 AMPK 通路调节细胞周期和细胞极化[11]。同时，STK11 基因还可以通过 P53、PI3K/AKT 等信号通路对细胞生长、凋亡、自噬以及能量代谢应答进行调控[11,12]。

　　除 STK11 外，部分学者提出可能存在其他致病基因。我国学者研究发现部分 PJS 患者的 FHIT(脆性组氨酸三联体)基因存在无义突变和移码突变，认为 FHIT 基因可能参与了 PJS 的疾病发生[13]。Alhopuro 等[14] 在 STK11 突变阴性的 PJS 患者中发现了 MUTYH 基因的杂合突变。

二、基因突变检测

STK11 目前被认为是 PJS 的主要致病基因,因检测数量和采用的检测方式不同,导致突变检出率差异较大。目前检测方法包括 Sanger 测序、二代测序、变性高效液相色谱(denaturing high performance liquid chromatography,DHPLC)、单链构象多态性(single strand conformation polymorphism,SSCP)和多重连锁依赖性探针扩增分析。STK11 单基因 Sanger 测序突变检出率不高于 60%[15-17]。笔者[18]报道了中国 PJS 患者 Sanger 测序检出率为 58.8%(30/51),其中家系患者检出率为 64.7%(11/17),散发病例为 55.9%(19/34)。突变形式包括错义突变、无义突变、剪切位点突变、小片段插入及删除突变。目前在人类基因组突变数据库(The Human Gene Mutation Database,HGMD)所记录的 STK11 突变中,有超过 300 个点突变、小片段突变,以及 89 个大片段缺失/插入突变。对于 Sanger 检测阴性患者,部分学者尝试使用 MLPA 等技术进行检测,发现约 15% 的患者存在 STK11 基因的大片段缺失[19,20],包括 STK11 全基因缺失或部分外显子删除。Sanger 测序联合 MLPA 或 NGS 联合 MLPA 是目前为止最好的组合检测策略,检出率为 65.8%~87.5%[21-28]。北京世纪坛医院学者[29]对中国 PJS 患者进行 Sanger 联合 MLPA 检查,检出率为 73.5%(25/34),与国际数据相仿。

在对 STK11 基因型-表现型进行相关性分析时,不同研究结果并不一致。有研究发现错义突变和截短突变携带者的癌症风险相似[30],但不同外显子区域(如外显子 3[30]、外显子 6[31])突变癌症风险高于其他基因区域。部分研究发现,相较错义突变,截短突变的患者更早地出现胃肠道症状、更多的胃肠道息肉、更早因息肉接受内镜下息肉切除或外科手术治疗[32,33]。南方医院王志青等[28]对 PJS 患者息肉异形增生的发生率进行研究发现,STK11 蛋白激酶结构域 XI 存在突变患者的发生率明显高于其他区域。空军特色医学中心学者[34]在研究 STK11 突变与 P53 通路相关性时发现,STK11 突变导致蛋白截断可影响 P53 通路调节,从而促进肿瘤的发生。更准确的基因型-表现型相关性研究需多中心、大样本量的支持。

三、临床表现

PJS 的特征性表现为口唇及指趾末端皮肤、黏膜色素沉着斑、消化道息肉,以及随年龄增长的肿瘤风险。故该病临床表现可分为胃肠道息肉相关症状和非息肉相关症状。胃肠道息肉相关症状可根据息肉数量和体积不同出现多种症状,包括腹胀、腹痛、便血、贫血、息肉从肛门脱出等。非息肉相关症状主要表现为特征性黑斑和部分患者发生恶性肿瘤导致的临床症状。

PJS 患者胃肠道息肉可分布于消化道任何位置,数量可从 1 个到数百枚不等[1],有部分报道见于鼻咽部、胆囊、膀胱等部位[35]。空军特色医学中心[36]在对 217 例患者行气囊辅助小肠镜(ballon-assisted endoscopy,BAE)检查共发现 127 枚息肉,根据其分布位置依次为小肠(79 枚)、结直肠(41 枚)和胃(7 枚),首次出现症状的平均年龄为(13.7±7.9)岁,首次发现息肉的平均年龄为(15.7±8.5)岁,首次行开腹手术的平均年龄为(16.5±7.4)岁。息肉类型可包括错构瘤性息肉、腺瘤性息肉、炎性息肉等,其中错构瘤性息肉最为常见[36],也被称之 PJ 息肉(Peutz-Jeghers polyp,PJP)。其中 PJP 表面为正常胃肠道黏膜上皮,伴有平滑肌增生。组织学提示 PJP 中树枝样平滑肌组织延伸至黏膜腺体中[37]。研究提示 PJS 患者息肉相关症状的中位发病年龄在 13 岁[32,38],到 20 岁左右至少有一半患者出现症状。我国学者对中国 PJS 患者研究发现[36],首次出现症状年龄为(13.7±7.9)岁,首次发现息肉的平均年龄为(15.7±8.5)岁,首次行开腹手术的平均年龄为(16.5±7.4)岁。常见症状有急性肠套叠、腹胀、腹痛、便血、贫血、息肉从肛门脱出等。国外学者报道肠套叠的初始发作的中位年龄在 16 岁(3～50 岁),儿童期肠套叠的累积风险 10 岁时可达 15%,其中 50% 患者的首次发生于 20 岁之前,引起该并发症的息肉平均大小为 3.5 cm(1.5～6 cm)[39]。空军特色医学中心在对中国 130 例 PJS 患者研究发现[40],共有 90 例患者发生 131 次肠套叠,肠套叠首次发生中位年龄同样为 16 岁(4～33岁)。初发症状为急腹症、腹痛呕吐的分别有 111 次和 15 次,其余 5 次在常规检查中发现。首次肠套叠累积危险度分别为 12%(10 岁)、31%(15 岁)、51%(20 岁)、64%(25岁)、67%(30 岁)。在 131 次肠套叠中,115 次发生于小肠,16 次发生结肠,引起肠套叠息肉最大直径为 1.5～7 cm。

皮肤黏膜色素沉着斑性质为沉着于表皮与真皮交界区的基底细胞中黑色素增加,外观表现为黑色或棕褐色,无恶变风险。除常见于手指及足趾末端皮肤黏膜,还可见于口唇、颊黏膜、眼周、肛周等部位。Utsunomiya 等[41]在对 PJS 患者常见的黑斑部位进行了统计,发现肛周最常见(94%),之后为手指(73%)、颊黏膜(65%)。

基于特征性临床症状和遗传学表现,欧洲专家在 2007 年西班牙 Mallorca 会议上[1]制定了 PJS 诊疗共识,确立 PJS 的诊断标准:①胃肠道中存在 2 个及以上病理证实的 PJP;②至少一个近亲有 PJS 家族史,伴有胃肠道中任何数量 PJP;③至少一个近亲有 PJS 家族史,伴有特征性皮肤黏膜色素沉着斑;④有特征性皮肤黏膜色素沉着斑,伴有胃肠道内任何数量的 PJP。符合上述标准中的任何一条,即可诊断为 PJS。

四、相关肿瘤特征

PJS 肿瘤谱极广,肿瘤不仅见于消化道,同时可在呼吸、生殖等多种系统器官中发生肿瘤。PJS 患者的肿瘤风险随年龄增长而明显增加。Mayo 医学中心[42]的长期研究显示,肿瘤是 PJS 患者死亡的主要原因。PJS 患者平均死亡年龄为 51 岁,总生存期显著短于年龄和性别匹配的参考群体。van Lier[43]等总结了截至 2009 年所有 PubMed 已发表文献,共纳入了 1 644 例 PJS 患者。PJS 患者终生患肿瘤的概率为 37%～93%(是一般人群患肿瘤风险系数的 9.9～18 倍)。PJS 的恶性肿瘤风险(按风险顺序)包括大肠癌、乳腺癌、胰腺癌、妇科癌、小肠癌、肺癌和胃食管癌[30]。在 20、30、40、50、60 和 70 岁时患任何癌症的总风险分别为 1%、3%、19%、32%、63% 和 81%。就特定的癌症而言,估计的终生风险是:大肠癌 39%,胃癌 29%,小肠癌 13%,乳腺癌 24%～54%,卵巢癌 21%,子宫颈癌 10%～23%,子宫体癌 9%,睾丸癌 9%,肺癌 7%～17%,胰腺 11%～36%[43]。空军特色医学中心[44]在对 336 名中国 PJS 患者随访研究发现,其中有 52 人患有恶性肿瘤(15.5%)。胃肠道癌 35 例(大肠癌 20 例,小肠癌 8 例,胃癌 6 例,胰腺癌 1 例)和胃肠外癌 15 例(卵巢癌 4 例,肺癌 4 例,宫颈癌 3 例,2 例乳腺癌,1 例骨癌和 1 例淋巴瘤),两名患者发生了多原发恶性肿瘤(一名结肠癌和肝癌,另一名结肠癌和肺癌)。诊断肿瘤的平均年龄为 41 岁(21～67 岁),恶性肿瘤累积风险分别为 3%(30 岁)、21%(40 岁)、47%(50 岁)和 55%(60 岁)。结肠癌是最常见的肿瘤类型,60 岁时累计风险为 28%。而在女性中常见肿瘤为卵巢癌。发现有 PJS 家族史、农村生活的患者恶性肿瘤发生率更高,而性别无明显统计学差异。

在以上肿瘤谱中,含有一类来自生殖系统的特殊肿瘤,为女性的卵巢环状小管性索细胞瘤(sex cord tumor with annular tubules,SCTAT)、性索间质瘤和男性的睾丸钙化型支持细胞瘤(large cell calcifying sertoli cell tumor,LCCSCT)。LCCSCT 的发病率约为 9%,绝大多数为良性,有 10%～20% 的恶变概率[45]。该肿瘤往往造成性早熟以及男性乳房发育。

五、治疗与随访

目前尚无药物能够明确控制 PJS 患者的息肉生长速度,对于 PJS 的治疗主要集中在消化道内息肉的切除,以减轻临床症状和并发症。其并发症包括急性肠套叠、肠梗阻、息肉恶变。

肠套叠是 PJS 患者小肠息肉的主要并发症,从青少年开始,持续终生[39]。对于小肠的监测和治疗很大程度上就是预防此类并发症的出现。van Lier 等[39]研究显示,肠套叠初始发作的中位年龄在 16 岁(3～50 岁),儿童期肠套叠的累积风险 10 岁时可达 15%,其中 50% 患者的首次发生于 20 岁之前。但 Isabelle Vidal 等[46]对 11 例儿童长达 15 年随访发现,息肉相关症状出现的中位年龄为 5 岁。空军特色医学中心学者[40]发现中国 PJS 患者肠套叠首次发生中位年龄为 16 岁(4～33 岁),肠套叠累积危险度分别为 12%(10 岁)、51%(20 岁)、67%(30 岁),肠套叠多由直径为 1.5 cm 以上息肉引起。故建议在儿童期进行息肉的医学监测[39],部分学者建议将医学监测提前到 4～5 岁开始进行[47]。对于息肉引起的急性肠套叠常以外科手术切除相应肠段为主。有学者提出术中内镜检查以及息肉切除,可以有效避免大范围切除肠段,并尽可能切除所见范围内的息肉。该方法可以降低患者因肠套叠手术开腹次数和短肠综合征的发生风险[48]。

随着胶囊内镜、钡剂造影(BaFT)、气囊辅助小肠镜、小肠 CT 成像(computed tomography enterography,CTE)、磁共振内镜(magnetic resonance endoscope,MRE)的出现和广泛应用,PJS 息肉的早期发现和切除也变成可能[49-52]。不同的检查方式联合运用,可以实现治疗检查效果最大化。空军特色医学中心[53]对 86 例 PJS 患者共实施了 237 例次 BAE 检查及治疗,内镜下共切除息肉 1 895 枚,其中直径>10 mm 的小肠息肉占 71%(1 342/1 895 枚),提示 BAE 能有效切除 PJS 患者小肠多发息肉;此外,有 35 例患者在 BAE 诊治后接受了 CTE 检查,17 例患者检出直径≥10 mm 的小肠息肉 32 枚,再次对其中 14 例患者行 17 例次 BAE 检查,共发现 25 枚小肠息肉,并全部在小肠镜下切除,证实 CTE 可用于监测 PJS 息肉,两者联合运用可提高小肠镜息肉切除效率。此外,该中心[54] 对 BAE 的安全性进行评估,483 例次 BAE 检查及治疗(181 例 PJS 患者,经口 285 次,经肛 198 次),共切除小肠息肉 2 680 枚,穿孔的发生率 1.4%(7/483),术中出血发生率 10.1%(49/483),术后出血发生率 1.9%(9/483),术后并发急性胰腺炎 1 例,无内镜治疗相关的死亡病例,总体发生率较低。王宇欣等[55]总结了上海长海医院应用小肠镜治疗 PJS 患者小肠息肉的经验,2006—2018 年共有 PJS 患者 97 例完成小肠镜诊疗,经过三次小肠镜治疗后可发现每次所检出的息肉最大径显著缩小,住院间期显著延长。小肠镜对接率(total enteroscopy rate)为 58.3%,并发症发生率 4.4%。因息肉监测始于儿童时期,BAE 发现并处理息肉的安全性和有效性更受关注。2020 年,李白容等[56]报道了空军特色医学中心对 41 例小儿 PJS 患者(5~14 岁)共进行 82 次 BAE 检查及治疗的经验,发现 BAE 检查和 BAE 下息肉切除术的并发症发生率分别为 1.2%(1/82)和 1.8%(1/55),症状缓解率为 70.8%(17/24),证实 BAE 检查及治疗在儿童及青少年人群中安全有效。但该技术难度较高,广泛的临床运用存在一定的难度。

2015 年 ACG 发布的消化系统遗传性肿瘤综合征诊疗指南[5]提出了针对 PJS 的筛查和监测意见,建议将胶囊内镜和核磁虚拟小肠镜作为小肠筛查方法(表 12 - 2)。同时,指南建议应于 8 岁进行首次胃镜、结肠镜检查,如未发现息肉,可 3 年后复查胃镜、结肠镜。如果仍未发现息肉,可推迟至 18 岁时行胃镜、结肠镜检查,并每 3 年复查一次。小肠的检查方法与之相似:8 岁时进行首次胶囊内镜,并每 3 年复查 1 次。监测肠道息肉的同时,建议尽可能切除>0.5 或 1 cm 的息肉[37],以预防肠套叠及息肉恶变。

表 12 - 2　Peutz-Jeghers 综合征患者的筛查和监测指南[5]

脏器	肿瘤风险	检查方式	初筛年龄(岁)	间隔
胃	29%	胃镜	8、18*	3 年
小肠	13%	胶囊内镜或核磁成像	8、18*	3 年

（续表）

脏器	肿瘤风险	检查方式	初筛年龄（岁）	间隔
大肠	39%	结肠镜	8、18*	3 年
乳房	24%～54%	乳房自查	18	1 个月
		乳房核磁或 X 线	25	1 年
子宫/宫颈/卵巢	9%～23%	经阴道超声、宫颈涂片	18～20	1 年
胰腺	11%～36%	MRCP 或超声内镜	30	1～2 年
睾丸	9%	体格检查、超声	出生至青春期	1 年

注：* 从 8 岁开始筛查；如果发现了息肉，则每 3 年复查一次；如果没有发现息肉，则到了 18 岁再次复查，然后每 3 年复查一次，如果出现症状则复查时间提前。

六、遗传咨询和遗传阻断

一旦在先证者中发现 *STK11* 基因的突变，其高危的亲属就需进行预测性基因突变检测。大型研究[30,57,58]显示，有 60%～78% 的 PJS 先证者的家属携带相同的致病性突变，而 17%～40% 的先证者为新发突变病例。建议对于新发病例的父母，应仔细进行 PJS 特征的评估，包括：①脸颊部黏膜、手指和生殖器周围的皮肤是否存在色素沉着斑；②胃肠镜检查；③乳腺、卵巢和睾丸的超声检查。同时进行分子遗传学检测，如未在外周血白细胞 DNA 中检测到相同致病突变，可能提示其父母存在生殖嵌合，或者该患者为新发胚系突变。先证者的同胞的患病风险取决于先证者父母的突变情况。如其父母确认存在致病性突变，则子女的患病风险为 50%；如存在生殖嵌合，则患病风险略高于普通人群；如其父母临床上无相应 PJS 典型表现时，则患病风险较低。对于其后代的患病风险，每个确诊 PJS 患者的子代都有 50% 的遗传概率。存在 STK11 嵌合的个体的子代也存在患病风险。并不是所有患病儿童在早期均可表现特征性色素沉着斑，但其肠套叠风险较高，因此早期确诊并进行胃肠道监测十分重要。指南推荐对于无症状的儿童进行预测性基因检测应从 3 岁开始，对于有症状的儿童应更早进行检测。对于其他非一级亲属的家庭成员的患病风险，完全取决于一级亲属的受累情况。如先证者一级亲属有 PJS 临床表现或存在相同致病突变，则该亲属的家庭成员也存在受累风险。

根据常染色体显性遗传病的特性，PJS 患者的子代受累风险均为 50%。对于有生育计划的 PJS 患者，在怀孕前明确致病的基因突变是非常必要的。目前对于遗传阻断的方式有产前诊断和胚胎植入前基因诊断。产前诊断可用于高风险妊娠过程中的检测，对胎儿进行早期诊断。但可由于就诊时间晚、检测周期长等原因，患者可能错过终止妊娠的最佳时机[59]。胚胎植入前诊断可在体外受精的基础上对胚胎进行遗传诊断和筛选，在胚胎植入前即排除了携带致病基因突变的胚胎,从而确保家族中的致病性突变不会遗传给下一代。总之,类似 PJS 的单基因遗传病,对其进行生殖干预早已成为临床上的可能,国内也有相关报道。王志青等[59]报道了国内首例 PJS 的产前诊断经验,该患者由广州南方医院和广东省妇儿医院联合诊治,同时,以北京大学第三医院、上海长海医院为代表的多家生殖医学中心都在 PJS 的胚胎植入前诊断方面取得了成功的经验。van Lier 等[60]在 2012 年已报道了 PJS 患者在生殖方面意愿的调查,国内对其进行更全面的研究也是十分必要的。

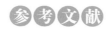

参考文献

[1] Beggs A D, Latchford A R, Vasen H F, et al. Peutz-Jeghers syndrome: a systematic review and recommendations for management [J]. Gut, 2010,59(7): 975 - 986.

[2] Schreibman I R, Baker M, Amos C, et al. The hamartomatous polyposis syndromes: a clinical and molecular review [J]. Am J Gastroenterol, 2005,100(2): 476 - 490.

[3] Tchekmedyian A, Amos C I, Bale S J, et al. Findings from the Peutz-Jeghers syndrome registry of uruguay [J]. PLoS One, 2013,8(11): e79639.

[4] Jeghers H, Mc K V, Katz K H. Generalized intestinal polyposis and melanin spots of the oral mucosa, lips and digits: a syndrome of diagnostic significance [J]. N Engl J Med, 1949,241(25): 993, illust; passim.

[5] Syngal S, Brand R E, Church J M, et al. ACG clinical guideline: Genetic testing and management of hereditary gastrointestinal cancer syndromes [J]. Am J Gastroenterol, 2015,110(2): 223 - 262; quiz 263.

[6] Korsse S E, Peppelenbosch M P, van Veelen W. Targeting LKB1 signaling in cancer [J]. Biochim Biophys Acta, 2013,1835(2): 194 - 210.

[7] Hemminki A, Markie D, Tomlinson I, et al. A serine/threonine kinase gene defective in Peutz-Jeghers syndrome [J]. Nature, 1998,391(6663): 184 - 187.

[8] Hawley S A, Boudeau J, Reid J L, et al. Complexes between the LKB1 tumor suppressor, STRAD alpha/beta and MO25 alpha/beta are upstream kinases in the AMP-activated protein kinase cascade [J]. J Biol, 2003,2(4): 28.

[9] Boudeau J, Baas A F, Deak M, et al. MO25alpha/beta interact with STRADalpha/beta enhancing their ability to bind, activate and localize LKB1 in the cytoplasm [J]. EMBO J, 2003,22(19): 5102 - 5114.

[10] Lizcano J M, Goransson O, Toth R, et al. LKB1 is a master kinase that activates 13 kinases of the AMPK subfamily, including MARK/PAR - 1 [J]. EMBO J, 2004,23(4): 833 - 843.

[11] Hardie D G, Alessi D R. LKB1 and AMPK and the cancer-metabolism link-ten years after [J]. BMC Biol, 2013,11: 36.

[12] Zhao R X, Xu Z X. Targeting the LKB1 tumor suppressor [J]. Curr Drug Targets, 2014,15(1): 32 - 52.

[13] 赵喜荣,康连春,周永双,等. Peutz-Jeghers 综合征脆性组氨酸三连体基因突变与癌变的关系[J]. 癌症,2003,22(01): 50 - 54.

[14] Alhopuro P, Phichith D, Tuupanen S, et al. Unregulated smooth-muscle myosin in human intestinal neoplasia [J]. Proc Natl Acad Sci U S A, 2008,105(14): 5513 - 5518.

[15] Lim W, Hearle N, Shah B, et al. Further observations on LKB1/STK11 status and cancer risk in Peutz-Jeghers syndrome [J]. Br J Cancer, 2003,89(2): 308 - 313.

[16] Olschwang S, Boisson C, Thomas G. Peutz-Jeghers families unlinked to STK11/LKB1 gene mutations are highly predisposed to primitive biliary adenocarcinoma [J]. J Med Genet, 2001,38(6): 356 - 360.

[17] Chiang J M, Chen T C. Clinical manifestations and STK11 germline mutations in Taiwanese patients with Peutz-Jeghers syndrome [J]. Asian J Surg, 2018,41(5): 480 - 485.

[18] 蒋宇亮,李伟聪,赵子夜,等. 中国 Peutz-Jeghers 综合征患者 STK11 基因突变检测及高频突变分析[J]. 河北医科大学学报,2017, 38(8): 878 - 881.

[19] Le Meur N, Martin C, Saugier-Veber P, et al. Complete germline deletion of the STK11 gene in a family with Peutz-Jeghers syndrome [J]. Eur J Hum Genet, 2004,12(5): 415 - 418.

[20] Borun P, De Rosa M, Nedoszytko B, et al. Specific Alu elements involved in a significant percentage of copy number variations of the STK11 gene in patients with Peutz-Jeghers syndrome [J]. Fam Cancer, 2015,14(3): 455 - 461.

[21] Orellana P, Lopez-Kostner F, Heine C, et al. Large deletions and splicing-site mutations in the STK11 gene in Peutz-Jeghers Chilean families [J]. Clin Genet, 2013,83(4): 365 - 369.

[22] Yang H R, Ko J S, Seo J K. Germline mutation analysis of STK11 gene using direct sequencing and multiplex ligation-dependent probe amplification assay in Korean children with Peutz-Jeghers syndrome [J]. Dig Dis Sci, 2010,55(12): 3458 - 3465.

[23] Volikos E, Robinson J, Aittomaki K, et al. LKB1 exonic and whole gene deletions are a common cause of Peutz-Jeghers syndrome [J]. J Med Genet, 2006,43(5): e18.

[24] Hearle N C, Rudd M F, Lim W, et al. Exonic STK11 deletions are not a rare cause of Peutz-Jeghers syndrome [J]. J Med Genet, 2006,43(4): e15.

[25] Chow E, Meldrum C J, Crooks R, et al. An updated mutation spectrum in an Australian series of PJS patients provides further evidence for only one gene locus [J]. Clin Genet, 2006,70(5): 409 - 414.

[26] Aretz S, Stienen D, Uhlhaas S, et al. High proportion of large genomic STK11 deletions in Peutz-Jeghers syndrome [J]. Hum Mutat, 2005,26(6): 513 - 519.

[27] Zheng B, Wang C, Jia Z, et al. A clinical and molecular genetic study in 11 Chinese children with peutz-jeghers syndrome [J]. J Pediatr Gastroenterol Nutr, 2017,64(4): 559 - 564.

［28］ Wang Z，Wu B，Mosig R A，et al. STK11 domain XI mutations：candidate genetic drivers leading to the development of dysplastic polyps in Peutz-Jeghers syndrome［J］. Hum Mutat，2014,35(7)：851－858.

［29］ Jiang Y L，Zhao Z Y，Li B R，et al. STK11 gene analysis reveals a significant number of splice mutations in Chinese PJS patients［J］. Cancer Genet，2019,230：47－57.

［30］ Lim W，Olschwang S，Keller J，et al. Relative frequency and morphology of cancers in STK11 mutation carriers［J］. Gastroenterology，2004,126(7)：1788－1794.

［31］ Mehenni H，Resta N，Guanti G，et al. Molecular and clinical characteristics in 46 families affected with Peutz-Jeghers syndrome ［J］. Dig Dis Sci，2007,52(8)：1924－1933.

［32］ Amos C I，Keitheri-Cheteri M B，Sabripour M，et al. Genotype-phenotype correlations in Peutz-Jeghers syndrome［J］. J Med Genet，2004,41(5)：327－333.

［33］ Salloch H，Reinacher-Schick A，Schulmann K，et al. Truncating mutations in Peutz-Jeghers syndrome are associated with more polyps，surgical interventions and cancers［J］. Int J Colorectal Dis，2010,25(1)：97－107.

［34］ Jiang Y L，Zhao Z Y，Li B R，et al. The altered activity of P53 signaling pathway by STK11 gene mutations and its cancer phenotype in Peutz-Jeghers syndrome［J］. BMC Med Genet，2018,19(1)：141.

［35］ Vogel T，Schumacher V，Saleh A，et al. Extraintestinal polyps in Peutz-Jeghers syndrome：presentation of four cases and review of the literature. Deutsche Peutz-Jeghers-Studiengruppe［J］. Int J Colorectal Dis，2000,15(2)：118－123.

［36］ 张卓超，李白容，李欣，等.色素沉着息肉综合征患者多发性息肉的分布、生长和临床转归规律［J］.中华消化杂志,2016,36(9)：593－596.

［37］ Giardiello F M，Trimbath J D. Peutz-Jeghers syndrome and management recommendations［J］. Clin Gastroenterol Hepatol，2006,4(4)：408－415.

［38］ Jelsig A M. Hamartomatous polyps — a clinical and molecular genetic study［J］. Dan Med J，2016,63(8)：B5280.

［39］ van Lier M G，Mathus-Vliegen E M，Wagner A，et al. High cumulative risk of intussusception in patients with Peutz-Jeghers syndrome：time to update surveillance guidelines？［J］. Am J Gastroenterol，2011,106(5)：940－945.

［40］ 唐琪，周平，陈晓，等.Peutz-Jeghers综合征肠套叠的累积危险度与临床特征［J］.中华消化杂志,2014,34(2)：118－120.

［41］ Utsunomiya J，Gocho H，Miyanaga T，et al. Peutz-Jeghers syndrome：its natural course and management［J］. Johns Hopkins Med J，1975,136(2)：71－82.

［42］ You Y N，Wolff B G，Boardman L A，et al. Peutz-Jeghers syndrome：a study of long-term surgical morbidity and causes of mortality［J］. Fam Cancer，2010,9(4)：609－616.

［43］ van Lier M G F，Wagner A，Mathus-Vliegen E M H，et al. High cancer risk in Peutz-Jeghers syndrome：A systematic review and surveillance recommendations［J］. The American Journal of Gastroenterology，2010,105(6)：1258－1264.

［44］ Chen H Y，Jin X W，Li B R，et al. Cancer risk in patients with Peutz-Jeghers syndrome：A retrospective cohort study of 336 cases ［J］. Tumour Biol，2017,39(6)：1010428317705131.

［45］ Ulbright T M，Amin M B，Young R H. Intratubular large cell hyalinizing sertoli cell neoplasia of the testis：a report of 8 cases of a distinctive lesion of the Peutz-Jeghers syndrome［J］. Am J Surg Pathol，2007,31(6)：827－835.

［46］ Vidal I，Podevin G，Piloquet H，et al. Follow-up and surgical management of Peutz-Jeghers syndrome in children［J］. J Pediatr Gastroenterol Nutr，2009,48(4)：419－425.

［47］ Goldstein S A，Hoffenberg E J. Peutz-Jegher syndrome in childhood：need for updated recommendations？［J］. J Pediatr Gastroenterol Nutr，2013,56(2)：191－195.

［48］ Spigelman A D，Thomson J P，Phillips R K. Towards decreasing the relaparotomy rate in the Peutz-Jeghers syndrome：the role of peroperative small bowel endoscopy［J］. Br J Surg，1990,77(3)：301－302.

［49］ Parsi M A，Burke C A. Utility of capsule endoscopy in Peutz-Jeghers syndrome［J］. Gastrointest Endosc Clin N Am，2004,14(1)：159－167.

［50］ Burke C A，Santisi J，Church J，et al. The utility of capsule endoscopy small bowel surveillance in patients with polyposis［J］. Am J Gastroenterol，2005,100(7)：1498－1502.

［51］ Ohmiya N，Taguchi A，Shirai K，et al. Endoscopic resection of Peutz-Jeghers polyps throughout the small intestine at double-balloon enteroscopy without laparotomy［J］. Gastrointest Endosc，2005,61(1)：140－147.

［52］ May A，Nachbar L，Ell C. Double-balloon enteroscopy（push-and-pull enteroscopy）of the small bowel：feasibility and diagnostic and therapeutic yield in patients with suspected small bowel disease［J］. Gastrointest Endosc，2005,62(1)：62－70.

［53］ 宁守斌，毛高平，唐杰，等.气囊辅助内镜联合胶囊内镜诊治Peutz-Jeghers综合征小肠息肉［J］.中华临床医师杂志（电子版），2012,6(7)：54－57.

［54］ 俎站飞，毛高平，宁守斌，等.气囊辅助小肠镜对Peutz-Jeghers综合征患者小肠息肉治疗的安全性评价［J］.世界华人消化杂志,2014,33：5174－5178.

［55］ Wang Y X，Bian J，Zhu H Y，et al. The role of double-balloon enteroscopy in reducing the maximum size of polyps in patients with Peutz-Jeghers syndrome：12-year experience［J］. J Dig Dis，2019,20(8)：415－420.

［56］ Li B R，Sun T，Li J，et al. Primary experience of small bowel polypectomy with balloon-assisted enteroscopy in young pediatric Peutz-Jeghers syndrome patients［J］. Eur J Pediatr，2020,179(4)：611－617.

［57］ van Lier M G，Wagner A，Mathus-Vliegen E M，et al. High cancer risk in Peutz-Jeghers syndrome：a systematic review and surveillance recommendations［J］. Am J Gastroenterol，2010,105(6)：1258－1264；author reply 1265.

［58］ Resta N，Pierannunzio D，Lenato G M，et al. Cancer risk associated with STK11/LKB1 germline mutations in Peutz-Jeghers syndrome patients：results of an Italian multicenter study［J］. Dig Liver Dis，2013,45(7)：606－611.

［59］ Wang Z，Liu S，Liu S，et al. Prenatal diagnosis in a hereditary Peutz-Jeghers syndrome family with high cancer risk［J］. BMC Med Genet，2018,19(1)：66.

［60］ van Lier M G，Korsse S E，Mathus-Vliegen E M，et al. Peutz-Jeghers syndrome and family planning：the attitude towards prenatal diagnosis and pre-implantation genetic diagnosis［J］. Eur J Hum Genet，2012,20(2)：236－239.

第 13 章

幼年性息肉病综合征

高显华,刘连杰,张卫,白辰光

　　幼年性息肉病综合征(juvenile polyposis syndrome,JPS)是一种罕见的常染色体显性遗传的错构瘤性息肉病综合征,其特征是在整个胃肠道内存在多个幼年型错构瘤性息肉,其中以结肠和直肠最多见。"幼年性"是指息肉的类型,而不是息肉的发病年龄。大多数 JPS 个体到 20 岁时已有息肉;一些人可能在一生中只有 4～5 个息肉,而同一家族中的其他人可能有 100 个以上的息肉。如果息肉未经治疗,可能导致出血和贫血。大多数幼年性息肉是良性的,然而可能发生恶变。JPS 家族患胃肠道肿瘤的风险为 9％～50％,多为结肠癌,但是也有胃、上消化道和胰腺肿瘤的报道。满足以下任何一条即可诊断为 JPS:超过 5 个结直肠幼年性息肉;遍及胃肠道的多发幼年性息肉;任何数量的幼年性息肉和幼年性息肉家族史。在 50％～60％的被诊断为 JPS 的患者中,能找到 SMAD4 或 BMPR1A 基因的胚系突变,这两个基因均在 BMP/TGF-β 信号传导途径中起作用。大多数 SMAD4 致病性变异个体还常常伴发遗传性出血性毛细血管扩张症。绝大多数 JPS 的息肉都可以通过内镜下息肉切除术控制。当息肉数量多时,可能需要切除全部/部分结肠或胃。有 HHT 表现时也需要及时治疗。对于外科手术切除后的 JPS 患者,还需要定期复查结肠镜检测,对剩余的结肠、直肠和贮袋进行评估。对高危患者,应监测便血和/或贫血、腹痛、便秘和腹泻等症状,从 15 岁或更早(如症状出现)开始通过血常规、结肠镜和上消化道内镜检查进行筛查。对于有 HHT 综合征或已知 SMAD4 致病性变异的家族,应遵循 HHT 监测指南。当已知家族特异性致病性变异时,建议在 10～20 岁对家族成员进行分子遗传学检测。JPS 以常染色体显性模式遗传,受累个体的子女有 50％的可能性遗传该疾病。如果已知家族中致病性变异,还可以进行产前诊断和试管婴儿,彻底阻止这个疾病遗传给下一代。

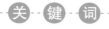

　　幼年性息肉病综合征;遗传性出血性毛细血管扩张症;SMAD4;BMPR1A;内镜下息肉切除术;结肠切除术;遗传咨询;遗传阻断

幼年性息肉病综合征是一种罕见的常染色体显性遗传的错构瘤性息肉病综合征,其特征是在整个胃肠道内存在多个幼年型错构瘤性息肉,其中以结肠和直肠最多见[1],其在活产新生儿中的发病率大约为 1/10 万[2,3]。JPS 患者结直肠癌的风险增加,终生累积风险为 39%,相对风险为 34%。JPS 的发病年龄存在差异,中位诊断年龄为 16~18 岁,50%~75% 有家族史[4]。在 50%~60% 的被临床诊断为 JPS 的患者中,能找到 SMAD4 或 BMPR1A 基因的致病性胚系突变,这两个基因均在 BMP/TGF-β 信号传导途径中起作用[5-7]。可能通过所谓的"园丁机制"发展,其中异常的基质环境可导致相邻上皮发生肿瘤性转化,并最终发生癌变。加深对这种罕见疾病的认识,对于患者及其家属的预防和治疗非常重要,可以指导高危人群的筛查和随访。因此,临床医生每次遇到幼年性息肉时,都应考虑 JPS 的可能性。此外,JPS 为研究大肠癌的发病机制提供了独特的模型。

一、组织学特征

幼年性息肉具有独特的组织学特征。幼年性息肉的大小从 5 mm~5 cm 不等,通常具有球形、分叶状和带蒂的外观,可有表面糜烂(图 13-1),而且息肉可能发生癌变(图 13-2)[8]。在显微镜下,幼年性息肉的特征是大量的水肿性固有层和炎性细胞,以及呈立方形-柱状上皮排列的呈囊性扩张的腺体,并有反应性改变(图 13-3)[9]。常可见中重度的炎症浸润现象,没有平滑肌增生。此外,在部分幼年性息肉的免疫组化中缺少 SMAD4 蛋白,表明这些患者携带 SMAD4 基因的胚系突变[10]。

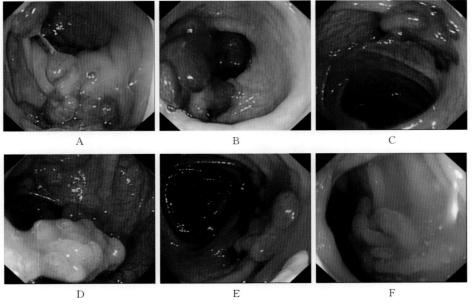

图 13-1 幼年性息肉病综合征的结肠镜下表现。带蒂的息肉,以及呈分叶状、桑葚形、条索状等各种形状的幼年性息肉[8]

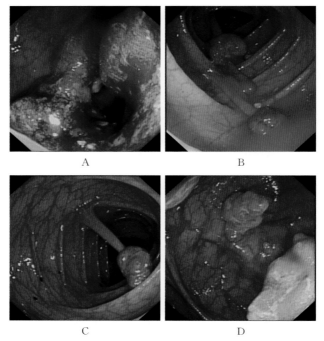

图 13 - 2　幼年性息肉病综合征伴直肠癌的结肠镜下表现

A. 直肠癌；B、C. 带蒂的息肉；D. 桑葚形的广基息肉[8]

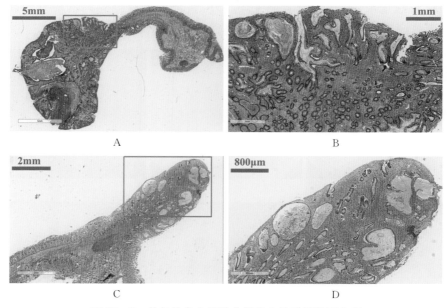

图 13 - 3　幼年性息肉病综合征息肉的显微镜下表现

A. 一个幼年性息肉的整体观。左半部分为息肉，右半部分为正常黏膜；B. 从图 A 中选择的矩形区域的放大图像，显示出典型的幼年性息肉，具有囊性扩张的腺体，腺腔中丰富的黏液，立方体上皮，丰富的水肿性固有层；C. 另一个息肉的整体观。右半部分是息肉，左半部分是正常的黏膜；D. 从图 C 中选择的矩形区域的放大图像，显示了典型的幼年性息肉[8]

大约 2% 的儿童中可检出单个的幼年性息肉（散发性孤立性幼年性息肉），但这些息肉不会增加胃肠道癌的风险[11,12]。因此，有必要区分 JPS 的幼年性息肉和散发性幼年性息肉。尽管 JPS 的息肉通常具有分叶状生长模式，基质较少，散发性腺较少，有更多增生性的小腺体；从本质上讲，JPS 中的幼年性息肉看起来与散发的单发性幼年性息肉相似[9]。此外，JPS 中的息肉经常表现出上皮内瘤变，而散发性幼年性息肉则没有上皮内瘤变表现。与患有 BMPR1A 胚系突变的患者相比，具有 SMAD4 胚系突变的个体的结直肠息肉通常具有更多的增生性上皮表型和较少的基质[13]。

虽然对幼年性息肉的描述很详尽，但有时仍很难与炎性息肉区分开。JPS 中的小肠息肉已被分类为幼年性[14]、增生性和/或炎性息肉[15] 和淋巴样增生[16]。较大的小肠息肉类似于结肠中的幼年性息肉[16]。此外，在 JPS 患者的十二指肠、空肠和回肠中发现了幼年性息肉/错构瘤性息肉伴有不典型增生和腺瘤[17]。此外，在一名患有 SMAD4 胚系突变的幼年性息肉病患者的十二指肠中看到了 Brunner 腺错构瘤。JPS 患者中的大多数胃息肉已被诊断为增生性息肉[17]，与胃增生性息肉没有明显区别[18]。

二、分子遗传学

目前已知位于 10q22.3 的转化生长因子 β（transforming growth factor-β，TGF - β）超家族的 1 型受体 BMPR1A 基因和位于 18q21.2 的抑癌基因 SMAD4 的致病性胚系突变可引起 JPS。在 50%～60% 的 JPS 患者中发现了 SMAD4 或 BMPR1A 基因的胚系突变[5,7,19]。这两个基因都参与了 BMP/TGF - β 信号通路。大多数胚系突变是 SMAD4 或 BMPR1A 编码区中的点突变或小的碱基对缺失，可以通过常规序列分析来鉴定。大片段缺失占检出突变的 14%，这需要通过分析大片段缺失的技术（例如，多重连接依赖性探针扩增）来识别[5,7]。最近，在约 10% 的 JPS 患者中发现了以前未知的 BMPR1A 启动子区域的突变[20]。

（一）发病机制

SMAD4 和 BMPR1A 编码的两种蛋白质均在 TGF - β 通路中起作用，该通路参与许多细胞过程，包括细胞生长、分化、凋亡和稳态调节。两种蛋白质都参与了结肠黏膜的正常发育过程。SMAD4 或 BMPR1A 的胚系致病性变异导致幼年性息肉形成的机制不详。尽管 SMAD4 是肿瘤抑制基因，但杂合性缺失并没有被明确证实为息肉发生的起因。此外，也不清楚这种变化是否会影响上皮或固有层细胞，或者两者均影响。BMPR1A 仍不清楚是否为肿瘤抑制基因，虽然少数研究在肿瘤中检测到该变异。

SMAD4 是 TGF - β 超家族信号通路的常见细胞内介质，BMPR1A 是骨形态发生蛋白（bone morphogenetic protein，BMP）途径的 I 型细胞表面受体。TGF - β 或 BMP 与受体结合后可激活信号通路，致相关蛋白质复合物迁移至细胞核，直接与 DNA 序列结合、

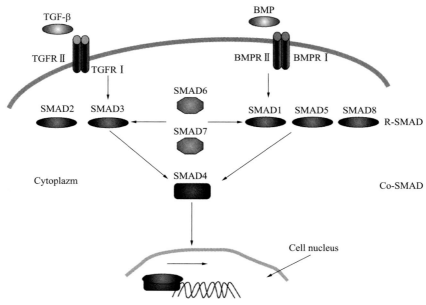

图 13 - 4　TGF - β/BMP 信号通路

调控转录(图 13 - 4)[21]。受这些信号通路调控的下游基因仍在积极研究中。

JPS 的癌症发病机制尚未阐明,可能通过所谓的"园丁机制"发生。在观察到染色体 10q22(BMPR1A 基因座)的遗传改变主要发生在幼年性息肉的间质中后,提出了园丁模型。这种模型假设癌症是由于异常的间质环境发展而来的,从而导致相邻上皮的肿瘤性转化[22]。有一项研究支持"园丁"缺陷引发幼年性息肉,该研究通过表达天然途径的抑制剂,破坏 BMP 信号传导,导致小鼠出现幼年性息肉样表型[23]。BMP 表达通常出现在鼠类肠道的间质区,这表明该间质信号的破坏参与了幼年性息肉的发生。

尽管上皮细胞-间充质信号的错误传递或接收可能诱发幼年性息肉,但是,其他人的研究发现 SMAD4 的纯合性缺失仅出现在幼年性息肉的上皮中,包括含有胚系 SMAD4 突变的 JPS 患者和 SMAD4 基因敲除小鼠[10,24]。尽管还需要进一步的研究,但这表明 SMAD4 可能在 JPS 发病机制中充当"守门人",而不是"园丁",这与 SMAD4 在其他癌症类型中的作用一致[25]。

(二) SMAD4

SMAD4 包含 11 个编码外显子。11 个编码外显子均报道过胚系致病性变异,包括小缺失、插入、错义和无义致病性变异,已经报道了 2 个剪接位点变异。大多数致病性变异是独一无二的,但在多个不相关的家族中报道了 3 种反复发生的变异:c. 1244_1247delACAG,c. 1162C>T 和 p. Arg361Cys。SMAD4 的较大片段缺失也可能出现在 4% 受累个体中。在启动子区域也报道了缺失型和致病性错义变异。SMAD4 的蛋白质产物是由 1 656 个核苷酸编码的 552 个氨基酸组成,是 TGF - β 信号通路中关键的细胞质介质。*SMAD4* 蛋白的 MH1 结构域可以直接与靶基因的 DNA 结合。该结构域的致病性变异可显著降低 *SMAD4* 的 DNA 结合活性。大多数致病性变异，包括上述 3 种反复发生的致病性变异，发生在 MH2 结构域中，其对核定位、与其他 SMAD 蛋白的相互作用和转录激活起重要作用。体外研究表明，致病性无义变异导致 BMP 信号显著减少，而错义变异的作用较小[26]。

(三) *BMPR1A*

BMPR1A 包含 11 个编码外显子。已经描述了 60 种致病性变异，包括插入、缺失、错义、无义和剪接位点改变。还描述了启动子的胚系缺失或致病性错义变异。*BMPR1A* 的大片段缺失也可能发生在 6% 的个体中，并且与其他或更严重的临床特征相关。*BMPR1A* 的蛋白质产物由 1 599 个核苷酸编码的 533 个氨基酸组成，是通过 *SMAD4* 介导 BMP 细胞内信号转导的 TGF - β 超家族的 I 型受体。*BMPR1A* 异常蛋白产物通常来源于蛋白激酶结构域中 DNA 的致病性变异体，偶尔由细胞外结构域中富含半胱氨酸区域的变异产生。未见跨膜结构域中致病性变异体的描述。

(四) *PTEN*

Cowden 综合征和 Bannayan-Riley-Ruvalcaba 综合征 (Bannayan-Riley-Ruvalcaba syndrome，BRRS) 的致病基因，*PTEN*，也被认为是 JPS 的致病基因。然而，JPS 患者的 *PTEN* 突变，可能是还未出现肠外表现的 CS 或 BRRS 患者。最近一项涉及大量 *PTEN* 胚系突变的 CS 患者的研究，通过证明上消化道息肉和下消化道息肉都是该综合征的常见表现，证实了这一观点[27]。CS 患者可能会出现不同于 JPS 的结直肠幼年性息肉。因此，尽管 CS 的确切胃肠道表现尚待澄清，特别是在上消化道方面，但对于有幼年性息肉的患者，CS 应作为鉴别诊断的一部分。

尽管 *BMPR1A* 与 *PTEN* 毗邻 (两者均在 10q22 - q23 上)，但它们似乎并不合作，也不属于相同的信号通路。*PTEN* 和 *BMPR1A* 的连续基因缺失与早发性 JPS 的严重表型相关 (以前称为婴儿期幼年性息肉病)[28]。

(五) 其他基因

30%～40% 的 JPS 患者没有胚系突变；因此，已经研究了许多主要参与 TGF - β/BMP 途径的候选基因，研究它们在 JPS 发病机制中的作用。尽管没有得到证实，但已有报道两名 JPS 患者存在 TGF - β 共受体内皮糖蛋白基因的胚系突变[5]。另外，分析了 *SMAD1*、*SMAD2*、*SMAD3*、*SMAD5*、*SMAD7*、*BMPR2*、*BMPR1B*、*ACVRL1*、*TGFBR II* 和 *CDX2*。然而，在 JPS 患者中没有发现这些基因的胚系突变。两个早发性 JPS 个体已发现有 ENG 致病性变异，且均无与 ENG 致病性变异相关的遗传性出血性毛细血管扩张症，然而两人均还未达到 HHT 症状的常见发病年龄[30,31]。

（六）基因型与表型

JPS 患者的基因-表型相关性较差，一些具有 JPS 和相同致病性变异的家系成员仅有少量息肉，而另一些则有超过 100 个息肉。在同一家系受累成员中息肉发生的年龄可能波动于 10 岁至 40 岁以上。尽管如此，JPS 患者的表型与基因还是存在一定的相关性，概括如下：

（1）与存在 *BMPR1A* 突变或未发现突变的 JPS 患者相比，具有 *SMAD4* 突变的 JPS 患者，上消化道息肉和上消化道恶性肿瘤的发病率更高[32,33]。*SMAD4* 突变患者的胃息肉体积更大、息肉数目更多和胃癌风险更高[33]。

（2）与具有 *SMAD4* 或 *BMPR1A* 突变的患者相比，未检测到突变者更可能有消化系统肿瘤家族史，且下消化道息肉数量常常大于 10 个[32,34,35]。

（3）与 *SMAD4* 胚系突变携带者不同，那些携带 *BMPR1A* 胚系突变者没有发生遗传性出血性毛细血管扩张症的风险。JPS/HHT 综合征与主要在 *SMAD4* 基因的 MH2 结构域内的致病性变异相关（外显子 8～11 号）[36-38]；然而，也检测到其他外显子的致病性变异[39]。

（七）基因的外显率

一项评估 20 个家系中 34 名检测到 *SMAD4* 致病性变异的受累个体的研究显示，31/32（97%）存在结肠息肉（4～51 岁诊断），21/31（68%）发生胃息肉，76% 存在一些 HHT 的表现[40]。在某些情况下，有 *SMAD4* 致病性变异个体的 HHT 相关症状可能出现在息肉之前。

三、临床表现

JPS 的临床特征为胃肠道中有多个错构瘤性息肉，尤其是结肠和胃，小肠和直肠的息肉也常见。息肉的大小和形状变化多端：大多数是有蒂的息肉，也有一些是扁平的息肉。JPS 个体的息肉数量也差别很大：部分个体一生中可能只有 4～5 个息肉，家系中的其他人息肉数量可能超过 100 个。出血可能由于息肉或其表面上皮随着粪便通过而脱落，若息肉未经治疗，可能导致出血和贫血。JPS 可能在婴儿期发病，也有可能到成年期才发病。大多数 JPS 个体在 20 岁前出现息肉。在婴儿期出现的 JPS，息肉在幼时出现，常常伴有低蛋白血症、蛋白质丢失性肠病、腹泻、贫血、全身水肿和生长发育迟缓。

（一）JPS 的分类

根据临床表现可将 JPS 分为三种亚型：①婴儿期 JPS；②结肠型 JPS；③广泛性 JPS[41]。

婴儿期 JPS 通常发生在婴幼儿期（通常在 2 岁以下），是 JPS 的罕见亚型，一般预后不佳。通常表现为胃肠道反复出血、腹泻、低蛋白血症和营养不良，并且通常具有较大的、反复生长的息肉，导致直肠脱垂和肠套叠。此外，还可合并大头畸形和全身性肌张力减退等先天性畸形[9]。目前认为这种严重的表型是 *BMPR1A* 和 *PTEN* 的连续基因缺失引起的[42]，尽管这被大片段缺失患者所表现出的多样表型的报道所质疑[43]。

结肠型 JPS 的息肉通常只发生在结肠[41]。这些 JPS 亚型的症状往往会在 11～20 岁出现，息肉数量可随生存期而不断变化；其典型表现包括急性或慢性胃肠道出血、贫血、直肠息肉脱垂、腹痛和腹泻[44]。

广泛性 JPS 是指上、下消化道均出现幼年性息肉。然而，这两种类型似乎是同一疾病的不同表现形式。因为，据报道，这两种类型的患者都按照同一家庭中的显性方式分离[28]。这些类型可能是散发性的，即"新发生的突变"；或遗传下来的，通常在儿童期或成年期以后发病。它们的特征是胃肠道息肉病的出现和胃肠道癌的风险增加[45]。这些患者已报道了多种肠外表现。

（二）JPS 患者的息肉分布

JPS 的息肉主要发生在结直肠中，数量从 5 枚到数百枚不等。此外，尽管对 JPS 的上消化道息肉的发生率研究较少，但在胃、十二指肠、空肠和回肠中均发现了息肉。在极其罕见的情况下，没有结肠息肉的患者也可出现大量的胃幼年性息肉[46]。如上所述，上消化道息肉和胃癌与 *SMAD4* 胚系突变有关[7,32,47]。

很少有研究系统地报道 JPS 中上消化道息肉的发生率。一项调查发现，在 12 名患者中，有 10 名（83％）患者存在胃息肉，大多数位于胃窦，但有 6 名患者遍布整个胃。12 名 JPS 患者中有 4 名（33％）发现十二指肠息肉，其中 2 名患有多发性息肉，大小在 0.5～1.5 cm，另外两个有微小息肉[17]。使用胶囊内镜检查，在 10 例患者中有 2 例（20％）发现了超出标准胃镜检查范围的小肠息肉，在其他 4 例中发现了十二指肠息肉（40％）[48]。另一项研究报道了 56 例 JPS 患者中有 8 例出现小肠息肉（14％）[14]。此外，JPS 患者的十二指肠、空肠和回肠息肉均有许多病例报道。此外，在接受全大肠切除术的 JPS 患者的回肠储袋中经常发现幼年性息肉[49,50]。

（三）胃肠道癌症的风险

JPS 与胃肠道癌的风险增加有关。大多数幼年性息肉是良性的，然而可能发生恶变。JPS 患者终生罹患结直肠癌和上消化道癌（主要是胃）的风险分别约为 38％ 和 21％[45,51,52]，报道的中位诊断年龄为 42 岁。然而，随着年轻风险个体的筛查和在癌变前切除息肉，这些癌症的发生率会随之发生变化。JPS 最常见的癌症是结肠癌和胃癌，还有少数 JPS 患者表现为腺胰癌、小肠癌、十二指肠癌和空肠癌[45,53]，癌症通常发生在 31～50 岁。最近的癌症风险分析计算得出，JPS 中结直肠癌的终生累积风险为 39％，结直肠癌的相对风险为 34％[51]。但是，这可能是一个保守的估计，因为该研究中的某些患者已经接受了预防性结肠切除术。英国圣马克医院患者的结直肠癌累积风险为68%,但未提供详细信息。此外,文献中已经描述了JPS的一些胃癌、十二指肠癌和胰腺癌病例,但尚无针对这些恶性肿瘤的正式风险分析[45]。一项研究发现56例JPS患者中有6例(11%)发现了小肠癌,但其中4例发生在一个家庭中[14]。SMAD4突变携带者比BMPR1A突变携带者更容易患上消化道恶性肿瘤[33],但是考虑到纳入研究的病例数很少,仍需谨慎地解读这些结果。

(四) JPS/HHT 联合综合征

15%~22%的携带胚系SMAD4突变的个体会出现遗传性出血性毛细血管扩张症,其特征是皮肤和黏膜毛细血管扩张,脑、肺、肝动静脉畸形,以及相关出血的风险增加[7,54]。患JPS/HHT联合综合征的个体可出现JPS和HHT的临床表现(鼻衄、毛细血管扩张症、动静脉畸形、杵状指)。大多数检测到SMAD4胚系致病性变异的JPS个体具有一个或多个HHT的临床特征(表13-1)。HHT的症状可能发生于儿童早期,肺动静脉畸形(和杵状指)及鼻出血发生率一直较高。相反,毛细血管扩张症似乎不是固有特征。

表13-1 已报道伴 *SMAD4* 致病性变异的 JPS/HHT 个体的临床特征

临床特征	具有该临床特征个体的比例	发病年龄
鼻出血	61%~71%[54,55]	儿童时期[40]
毛细血管扩张	57%[54]	通常在30岁之后
皮肤黏膜毛细血管扩张症	48%[40]	5~65岁[40]
肺 AVM	53%~81%[40,54]	出生~52岁[40]
内脏 AVM	86%[54]	
肝脏 AVM	38%[40]	21~52岁[40]
颅内 AVM	4%[40]	22岁,范围11±7岁[55]
主动脉病	38%	24岁,范围21~48岁[56,57]
超声心动图示肺内分流	61%[40]	5~59岁[40]

注:HHT=遗传性出血性毛细血管扩张症;AVM=动静脉畸形。

Wain[40]报道了34例SMAD4致病性变异个体发生HHT相关症状的频率(表13-1),超声心动图发现61%的个体有肺内分流。在50%没有肺或内脏动静脉畸形(arteriovenous malformation,AVM)受累个体中,HHT的其他临床特征包括偏头痛、运动不耐受和/或杵状指。在研究中注意到:并非所有SMAD4致病性变异个体都符合HHT的Curaçao临床诊断标准。对于识别SMAD4相关HHT的个体,Curaçao标准似乎较不敏感[58]。在SMAD4相关HHT中,已报道的动脉瘤的发生率非常重要,因为它提示比经典 HHT 具有更复杂的血管过程。动脉瘤被认为是 JPS/HHT 表型的一部分；如果未意识到，它们可影响发病率和死亡率[3]。

已报道在 *SMAD4* 致病性变异个体中存在胸主动脉疾病（例如主动脉根部扩张、动脉瘤和主动脉夹层）和二尖瓣功能障碍，一些个体同时具有胸主动脉瘤和主动脉夹层（thoracic aortic aneurysms and aortic dissection，TAAD）[40,56,59]。此外，还报道了与 TGF-β 信号通路中的致病性变异引起的其他综合征的重叠特征，如 Loeys-Dietz 综合征和 Marfan 综合征。

Wain[40] 报道了 21%（7/34）受累人群中结缔组织病的特点，包括主动脉根部扩大（2/7）、主动脉和二尖瓣功能不全（2/7）、致命性主动脉夹层（1/7）、视网膜脱离（1/7）、脑动脉瘤（1/7）和皮肤关节松弛（1/7）。

这些个体的 *SMAD4* 致病性变异不限于该基因的某一个区域；监测主动脉可以确保及时干预和预防主动脉夹层[40,59]。虽然 HHT 各临床特征的发生频率变化很大，但是 HHT 对于 *SMAD4* 致病性变异个体是重要的医学关注点。这些个体将受益于对胃肠道和 HHT 相关并发症的监测。*SMAD4* 致病性变异个体的其他监测可能早于（与 HHT 监测建议相一致）*BMPR1A* 致病性变异者。

（五）其他胃肠道外的表现

约 20% 的 JPS 患者具有错构瘤性息肉病以外的表现，包括心脏、颅骨和泌尿生殖系统的先天性异常、唇裂、杵状指、多指（趾）畸形、大头畸形、眼距增宽和肠旋转不良等[60]。但是，这些报道的 JPS 病例仅根据临床标准进行诊断，其表型可能是由于其他完全不同的遗传综合征所致。

四、诊断与鉴别诊断

（一）提示性表现

具有以下临床特点和组织病理学特点的先证者应疑诊为 JPS。

1. 临床特点　①贫血、便血或直肠息肉脱垂；②1 个以上的幼年性息肉；③JPS 家族史。

2. 组织病理学特点　幼年性息肉是由正常存在于该部位的组织成分异常聚集形成的错构瘤，其具有致密基质和炎性浸润的正常上皮，以及在固有层中扩张的、充满黏液的、表面光滑的囊腺。在幼年性息肉中，肌纤维和腺瘤的增殖特征通常不典型。

（二）临床诊断标准

JPS 的临床诊断标准包括以下三条，若患者符合任一条，即可诊断 JPS[61]：①结肠或直肠的幼年性息肉数量≥5 个;②整个胃肠道存在多发的幼年性息肉;③任何数量的幼年性息肉和 JPS 家族史。

(三) 分子遗传学诊断

分子遗传学检测方法包括 *BMPR1A* 和 *SMAD4* 的单基因检测、多基因组合(multigene 组合)、全外显子测序和全基因组测序。可在有 JPS 提示性临床特征的个体中同时检测 *BMPR1A* 和 *SMAD4*。首先进行 *BMPR1A* 和 *SMAD4* 的序列分析和基因的大片段缺失/重复分析。如果没有发现致病性变异,继而行包括 *PTEN* 和其他基因在内的多基因组合测序。

在选择基因检测的方法时,特别需要注意以下几点:①单基因和多基因组合测序的灵敏度随实验室和时间而变化。②一些多基因组合可能包括不相关的基因;因此,临床医生需要确定选择哪个多基因组合来提供最佳策略以最合理的成本检测疾病的遗传学病因,同时限制间接发现。③组合中使用的方法包括序列分析,缺失/重复分析和/或其他基于非测序的检测。④了解组合的局限性对于解释阴性检测结果和确定是否需要附加检测是至关重要。重要的是确保该多基因组合为临床高度怀疑的基因提供最佳覆盖,并且包括启动子区域的分析。在 65 个 JPS 个体中,他们通过测序或缺失/重复检测均未发现 *BMPR1A* 或 *SMAD4* 编码区致病性变异[20],通过对 *BMPR1A* 启动子区域的序列分析检测到 6 个致病性变异。所以,包含启动子区的序列分析,可以提高基因突变的检出率。

(四) 鉴别诊断

1. 需要与 JPS 鉴别的疾病　幼年性息肉可能是由于可遗传的基因突变引起的。应该注意的是,普通人群中 1‰~2‰的个体会出现孤立性幼年性息肉,但是他们不符合 JPS 的诊断标准。另外,JPS 还需要注意与其他几种以息肉存在为特征的综合征相鉴别(表 13 - 2)。

表 13 - 2　JPS 的鉴别诊断中需要考虑的疾病

疾病	基因或区域	MOI	临床特点	
			重叠临床特点	用于鉴别的临床特点
PTEN 错构瘤肿瘤综合征(CS、BRRS)	*PTEN*	AD	错构瘤性息肉	甲状腺、乳腺和子宫内膜的良恶性肿瘤;大头畸形、三叉神经瘤、乳头状丘疹、脂肪瘤、阴茎头色素斑
痣样基底细胞癌综合征	*PTCH1* *SUFU*	AD	胃息肉	多发性角化囊肿、基底细胞癌、大头畸形、额面隆起、粗糙面部特征、面部粟丘疹
Peutz-Jeghers 综合征(黑斑息肉病综合征)	*STK11*	AD	胃肠道息肉病	黏膜色素沉着、癌症倾向、息肉以平滑肌增生为突出特征

（续表）

疾病	基因或区域	MOI	临床特点	
			重叠临床特点	用于鉴别的临床特点
遗传性混合性息肉病综合征	15q13 - q14*	AD	幼年性息肉	多种其他类型的息肉：锯齿状、黑斑息肉、腺瘤；患结直肠癌风险较大
家族性腺瘤性息肉病（FAP）[8]	APC	AD	胃肠道息肉病	多发腺瘤性息肉、骨瘤、牙齿畸形、先天性视网膜色素上皮肥大、软组织肿瘤、硬纤维瘤、其他相关肿瘤
MUTYH -相关性息肉病（MAP）	MUTYH	AR	胃肠道息肉病	多发结肠腺瘤性息肉、十二指肠腺瘤、其他息肉类型：锯齿状，混合性增生性/无蒂锯齿状；结直肠癌风险高；十二指肠癌、胃癌、卵巢癌和膀胱癌
林奇综合征（Lynch syndrome）	MLH1 MSH2 MSH6 PMS2 EPCAM	AD	肠道息肉	少量腺瘤性息肉；结直肠癌风险高；子宫内膜、卵巢、胃、小肠、肝胆管、上尿路、脑和皮肤的肿瘤

注：MOI=遗传模式；AD=常染色显性遗传；GI=胃肠道。

* 15q13 - q14 重复导致 GREM1 过表达。

　　很难将具有不典型增生的幼年性息肉与腺瘤性息肉区分开来，这也可以解释为什么 JPS 患者的幼年性息肉具有腺瘤性改变。因此，在临床实践中，JPS 患者，特别是伴有不典型增生和腺癌的患者，很容易被误诊为 FAP。拥有多个带蒂息肉的患者应怀疑为 JPS。多取几个息肉进行病理检查，再加上基因的胚系突变检测，有助于做出准确的诊断。JPS 与 FAP 的鉴别诊断应根据临床表现、内镜下表现、显微镜下表现和基因突变检测的结果进行综合判断（表 13 - 3）；而不能仅根据是否存在腺瘤性息肉（息肉中的不典型增生）来进行鉴别[8]。

表 13 - 3　JPS 和 FAP 的临床特征和治疗差异[8]

参数	JPS	FAP
临床表现	整个胃肠道有多个幼年性息肉。终生癌症风险为 10%～50%	整个结肠早期出现数百至数千枚息肉。50 岁前癌变风险几乎为 100%
内镜下表现	息肉的大小、形状和数目各不相同。典型的为带蒂的、分叶状息肉，息肉数目为 5～100 枚	经典型：100～数千枚息肉 轻表型：<100 枚息肉
病理表现	错构瘤性息肉	腺瘤性息肉
结肠外病变	胃息肉、小肠息肉、胃癌、胰腺癌、遗传性出血性毛细血管扩张症	CHRPE、表皮样囊肿、骨瘤、硬纤维瘤、肝母细胞瘤、多生牙、甲状腺癌、脑肿瘤

（续表）

参数	JPS	FAP
分子遗传学特征	常染色体显性遗传,50%～60%有 *SMAD4* 或 *BMPR1A* 基因的胚系突变	常染色体显性遗传,约80%有APC基因的胚系突变
治疗	大多数可以通过息肉切除术控制好。很少需要进行结肠切除术	大多数需要行 TC＋IRA 或 TPC＋IPAA

注：JPS：幼年性息肉病综合征；FAP：家族性腺瘤性息肉病；CHRPE：先天性视网膜色素上皮细胞肥大；TC：全结肠切除术；IRA：回肠直肠吻合术；TPC：全大肠切除术；IPAA：回肠储袋肛管吻合术。

JPS/HHT 还需要注意与其他基因突变引起的 HHT 相鉴别（表13-4）。

表13-4　JPS/HHT 鉴别诊断中需考虑的疾病

疾病	基因	MOI	临床特点	
			重叠临床特点	用于鉴别的临床特点
遗传性出血性毛细血管扩张症（与 *SMAD4* 不相关）	ENG ACVRL1 GDF2	AD	胃肠道出血、贫血	与息肉病无关

注：MOI＝遗传模式；AD＝常染色体显性。

2. 遗传学相关（等位基因）疾病

（1）*BMPR1A* 突变引起的遗传性混合性息肉病综合征：在具有 HMPS 特征的6个家系患病成员中检测到胚系 *BMPR1A* 基因的致病性变异。据报道,息肉为腺瘤性、增生性和非典型幼年性组织学特征相混合[62-64]。HMPS 是一种相对较新的疾病。该疾病通常表现为混合性结肠息肉,包括腺瘤、增生性息肉和错构瘤性息肉。最近对10名该病患者进行病例回顾发现：腺瘤性息肉和增生性-炎性混合型息肉是最主要的表现[65]。存在这种情况的个体被证明具有更高的结直肠癌风险[66]。相关研究将致病基因定位在染色体 6q[67] 和 10q23 区域,其中也包括 *BMPR1A*。后来研究表明,在一些出现这种表现的家庭中发现该基因的存在[62,64]。最近,在一个患有 HMPS 的家族中发现了一个包括 *GREM1* 上游基因 *SCGS* 的基因重复[66]。

（2）*SMAD4* 突变引起的 Myhre 综合征：Myhre 综合征是多系统参与的结缔组织疾病,包括心血管疾病、呼吸系统疾病、胃肠道疾病、皮肤增厚、增生性纤维化和瘢痕形成、认知障碍、面部畸形和身材矮小。迄今为止,在 Myhre 综合征的个体中没有报道与典型 JPS 表型一致的癌症。Myhre 综合征是由 *SMAD4* 基因的致病性变异引起的,该致病性变异导致目标基因的转录活性增强,进而引起一系列的生物学效应。

五、治疗和监测

(一) 治疗

JPS 的治疗主要基于专家意见。由于 JPS 很罕见,建议转诊到专业的团队进行治疗。有 JPS 危险或高度怀疑 JPS 的患者,应在 15 岁时或出现首次症状时进行结肠镜和上消化道内镜检查[68]。诊断 JPS 时,应检查整个胃肠道是否存在息肉。对于 JPS 患者,建议每 2～3 年复查一次结肠镜检查和上消化道内镜检查。对于发现了息肉的患者,应每年进行内镜检查,直到患者没有再发现息肉为止。轻度息肉病患者可以通过频繁的内镜检查和息肉切除术来治疗[50,68]。无法通过内镜下治疗处理的结直肠幼年性息肉病可以考虑行全结肠切除术或次全结肠切除术。结肠手术时也可考虑行术中肠镜检查以评估小肠息肉[15]。胃息肉可以在内镜下治疗,有症状的胃息肉病(例如严重贫血)的患者可能需要进行全胃切除术或者次全胃切除术。

以下患者需要进行预防性手术:①无法通过内镜处理的结直肠息肉病患者(＞50～100 枚息肉);②严重的胃肠道出血或腹泻;③伴有不典型增生的幼年性息肉;④有强烈的结直肠癌家族史的患者[49-51]。外科手术的选择包括次全结肠切除术与回肠直肠吻合术、全结肠切除术或全大肠切除术[49]。类似于 FAP,JPS 的手术方式可能取决于直肠息肉病的程度。次全结肠切除术后患者的直肠息肉复发率很高,这些人中约有一半需要再次行直肠切除术[49,50]。因此,全大肠切除术已被推荐为无法通过内镜治疗的广泛性 JPS 患者的初始手术[50]。尽管 JPS 的最佳手术方式是哪一种,目前仍有待商榷,但由于残余直肠和储袋中息肉的复发率很高,因此患者术后需要经常进行内镜检查[49]。

(二) 随访监测

(1) 结肠镜检查:应该在 12～15 岁(如有症状或可更早)开始进行结肠镜检查,如果未检测到息肉,则每 2～3 年重复一次[69,70]。如果发现存在息肉,应将其进行病理学检查,此后每年复查结肠镜。如果后续检查没有发现息肉,则可以降低频率。当息肉负荷过高,可以考虑行结肠切除术。

(2) 上消化道内镜检查:建议在 15～25 岁之间(如有症状或可更早)就开始进行上消化道内镜检查,检查频率取决于息肉检查结果。

(3) 没有发现家族基因突变且没发现胃肠道息肉的 JPS 患者:可考虑从 20 岁开始每 5 年一次内镜检查,从 40 岁开始每 10 年一次。

(4) HHT 的筛查:对于具有 SMAD4 胚系突变的 JPS 患者,应考虑从出生后 6 个月开始,筛查 HHT 的体征,包括动静脉畸形的胸部 X 线检查、脑部磁共振成像和肝脏超声检查[38,58]。杵状指和肺性骨关节炎常与动静脉畸形同时出现[71]。

（三）JPS 患者息肉的化学预防

JPS 息肉中 COX‐2 的表达高于散发性幼年性息肉,且与息肉大小和不典型增生相关[72]。该观察结果表明,使用选择性或非选择性 COX‐2 抑制剂进行化学预防可能对 JPS 有益。目前,尚未在 JPS 患者中进行非甾体类抗炎药(nonsteroidal anti-inflammatory drug,NSAID)化学预防的系统研究。然而,两名接受全大肠切除术＋回肠储袋肛管吻合术,并随后从储袋中切除息肉的 JPS 患者,在接受舒林酸治疗后,储袋中没有再出现息肉[49]。然而,NSAID 化学预防在 JPS 中的价值需要进一步研究。

六、遗传咨询

（一）家系成员的患病风险

1. 先证者的父母

(1) 尽管诊断为 JPS 的个体中 75％有双亲之一受累,由于家族成员未检测到该病,外显率降低,可变表型,父母在初始症状出现前早期死亡或受累父母症状迟发等原因,诊断为 JPS 的某些个体的家族史可能为阴性。因此,除非对先证者的父母进行了适当的临床评估和/或分子遗传学检测,否则无法证实明显的阴性家族史。

(2) 诊断为 JPS 的 25％个体的家系中无息肉病病史,可能由于新生致病性变异而导致疾病。

(3) 用于评估具有明显新发生的致病性变异的先证者的父母的建议包括:如果在先证者中发现了致病性变异,则对父母行分子遗传学检测。如果在先证者中未发现致病性变异,则应对双亲进行临床筛查,以便确定其他亲属是否也有风险。

(4) 如果在双亲的白细胞 DNA 中不能检测到先证者发现的致病性变异,则可能的解释包括先证者新发生的致病性变异或双亲之一为生殖系嵌合体。虽然没有报道生殖系嵌合体的情况,但仍然有可能。

2. 先证者的同胞

(1) 先证者同胞的患病风险取决于先证者父母的遗传状况。

(2) 如果先证者的双亲之一受累或检测到致病性变异,同胞的患病风险为 50％。已有报道关于 JPS 患者家系间和家系内的变异性(包括症状、发病年龄和癌症风险)。

(3) 如果在父母的白细胞 DNA 中不能检测到先证者的致病性变异和/或监测措施已经证实父母不太可能受累,则同胞的风险可以忽略不计。然而,父母和同胞应注意与 JPS 相关的症状,并将其报告给医师。

3. 先证者的后代　JPS 受累个体的每个孩子有 50％的机会遗传致病性变异,并发展为 JPS。

4. 其他家系成员　其他家系成员的患病风险取决于先证者父母的遗传状况:如果父母之一受累,他/她的家族成员可能有风险,并可能受益于分子遗传学检测和/或监测。

提高认识,教育和筛查有助于患者和亲属从早期发现 JPS 和预防癌症/降低风险中受益。对于基因突变明确的高危家庭成员,基因突变检测是有用的;如果家庭成员未发现胚系突变,则说明他们没有 JPS,可以按照针对普通人群的筛查程序指南进行随访[68]。以前建议对没有家族特异性致病性变异的 JPS 风险个体进行预防性筛查[45];然而,如果在 CLIA 批准的实验室进行分子遗传学检测,则不必行此筛查。没有家族特异性致病性变异的家系成员可按照正常人群的推荐筛查结肠癌。

(二)风险亲属评估

(1)对先证者的无症状的高危亲属进行评估是适当的,以便尽早确定能从早期治疗和预防措施中受益者。

(2)在检查结果提示 JPS 或有已知 BMPR1A 致病性变异的家族中,评估可包括:

1)如果家族中的致病性变异是已知的,在 10～20 岁行分子遗传学检测。

2)如果家族性致病性变异未知,应在 15 岁或以上个体行血常规和结肠镜检查。检测结果正常不能排除 JPS 的诊断。

(3)在检查结果提示 JPS/HHT 综合征或有已知 SMAD4 致病性变异的家族中:

1)应对 15 岁以下 SMAD4 致病性变异风险儿童提供分子遗传学检测,因为 HHT 相关症状的监测开始于儿童期,早于息肉监测。

2)如果家族中存在已知的 SMAD4 的致病性变异,由于存在 HHT 风险,应在婴儿出生后的头 6 个月内进行基因突变检测。

(三)新发生的致病性变异

由于 JPS 是一种常染色体显性遗传的疾病,当先证者的双亲均无致病性变异或疾病的临床证据时,先证者可能为新发生的致病性变异。然而,也可能有非医学方面的解释,包括替代父本或母本(例如辅助生殖)或未公开的收养。

(四)18 岁以下无症状个体的分子遗传学检测

如果确定了家族中的致病性变异,分子遗传学检测可用于鉴定可能从早期筛选中受益的家族成员。由于对 JPS 患病风险人员的监测从 15 岁开始,所以在此之前对无症状者行基因检测是合适的。如果父母担心自己的孩子能否应付检测结果的意义,则分子遗传学检测信息的披露可以被推迟。如果 JPS 症状出现在 15 岁之前,那么应该及时进行检测,并且基因检测结果的早期披露可能是一个合理的选择。重要的是考虑儿童在年轻时学习这些信息的风险和利益,考虑与儿童讨论这些信息,并回答他们的问题的方法。存在 SMAD4 致病性变异和/或 HHT 相关症状的家族,应在婴儿出生后的头 6 个月内进行基因突变检测,因为 HHT 并发症将从该时间段开始。

（五）产前诊断和胚胎植入前的遗传学诊断

一旦在受累家族成员中检测到 SMAD4 或 BMPR1A 致病性变异，就可以对 JPS 患者进行产前诊断和胚胎植入前基因诊断，从而彻底阻止这个疾病遗传给下一代。推荐向受累或有风险的年轻成年人提供遗传咨询（包括讨论后代潜在的风险和生殖选择风险）。确定遗传风险和产前检测适用性讨论的最佳时间是在妊娠之前。因为大多数 JPS 个体通过仔细筛查和息肉切除将拥有相对正常的生活，因此产前筛查的作用似乎胜于风险。虽然大多数中心会将"是否行产前诊断"交给父母来选择，但对这些问题的讨论是合适的。

七、结论

JPS 是一种罕见的错构瘤性息肉病综合征，其特征是在胃肠道中存在多个特征性的幼年性息肉。JPS 的主要缺陷可能是间质而不是上皮。尽管息肉本身不是肿瘤性的，但是这种缺陷最终可能导致覆盖上皮的肿瘤性转化。尽管很少见，但考虑到其对患者及家人的后果，对这种疾病的认识很重要。当遇到幼年性息肉时，每个临床医生都应考虑 JPS 的可能性。应当记录幼年性息肉的数量，以及胃肠道息肉和癌症的家族史。如果患者符合 JPS 的临床标准，则需要进一步的诊断评估。对 JPS 分子遗传学和临床特征的进一步研究，将使人们更好地了解其胃肠道息肉的癌变过程，并不断改进对这种疾病的诊治。

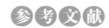

[1] Cichy W, Klincewicz B, Plawski A. Juvenile polyposis syndrome [J]. Arch Med Sci, 2014,10(3)：570 - 577.
[2] Chen H M, Fang J Y. Genetics of the hamartomatous polyposis syndromes：a molecular review [J]. Int J Colorectal Dis, 2009,24(8)：865 - 874.
[3] Latchford A R, Neale K, Phillips R K, et al. Juvenile polyposis syndrome：a study of genotype, phenotype, and long-term outcome [J]. Dis Colon Rectum, 2012,55(10)：1038 - 1043.
[4] Coburn M C, Pricolo V E, DeLuca F G, et al. Malignant potential in intestinal juvenile polyposis syndromes [J]. Ann Surg Oncol, 1995,2(5)：386 - 391.
[5] van Hattem W A, Brosens L A, de Leng W W, et al. Large genomic deletions of SMAD4, BMPR1A and PTEN in juvenile polyposis [J]. Gut, 2008,57(5)：623 - 627.
[6] Calva-Cerqueira D, Chinnathambi S, Pechman B, et al. The rate of germline mutations and large deletions of SMAD4 and BMPR1A in juvenile polyposis [J]. Clin Genet, 2009,75(1)：79 - 85.
[7] Aretz S, Stienen D, Uhlhaas S, et al. High proportion of large genomic deletions and a genotype phenotype update in 80 unrelated families with juvenile polyposis syndrome [J]. J Med Genet, 2007,44(11)：702 - 709.
[8] Gao X H, Li J, Zhao Z Y, et al. Juvenile polyposis syndrome might be misdiagnosed as familial adenomatous polyposis：a case report and literature review [J]. BMC Gastroenterol, 2020,20(1)：167.
[9] Brosens L A, Langeveld D, van Hattem W A, et al. Juvenile polyposis syndrome [J]. World J Gastroenterol, 2011,17(44)：4839 - 4844.
[10] Langeveld D, van Hattem W A, de Leng W W, et al. SMAD4 immunohistochemistry reflects genetic status in juvenile polyposis syndrome [J]. Clin Cancer Res, 2010,16(16)：4126 - 4134.
[11] Kapetanakis A M, Vini D, Plitsis G. Solitary juvenile polyps in children and colon cancer [J]. Hepatogastroenterology, 1996,43(12)：1530 - 1531.
[12] Nugent K P, Talbot I C, Hodgson S V, et al. Solitary juvenile polyps：not a marker for subsequent malignancy [J]. Gastroenterology, 1993,105(3)：698 - 700.
[13] van Hattem W A, Langeveld D, de Leng W W, et al. Histologic variations in juvenile polyp phenotype correlate with genetic defect underlying juvenile polyposis [J]. Am J Surg Pathol, 2011,35(4)：530 - 536.
[14] Woodford-Richens K, Bevan S, Churchman M, et al. Analysis of genetic and phenotypic heterogeneity in juvenile polyposis [J]. Gut, 2000,46(5)：656 - 660.
[15] Rodriguez-Bigas M A, Penetrante R B, Herrera L, et al. Intraoperative small bowel enteroscopy in familial adenomatous and familial juvenile polyposis [J]. Gastrointest Endosc, 1995,42(6)：560 - 564.

［16］ Sassatelli R, Bertoni G, Serra L, et al. Generalized juvenile polyposis with mixed pattern and gastric cancer ［J］. Gastroenterology, 1993,104(3): 910 – 915.

［17］ Järvinen H J, Sipponen P. Gastroduodenal polyps in familial adenomatous and juvenile polyposis ［J］. Endoscopy, 1986,18(6): 230 – 234.

［18］ Lam-Himlin D, Park J Y, Cornish T C, et al. Morphologic characterization of syndromic gastric polyps ［J］. Am J Surg Pathol, 2010,34(11): 1656 – 1662.

［19］ Howe J R, Sayed M G, Ahmed A F, et al. The prevalence of MADH4 and BMPR1A mutations in juvenile polyposis and absence of BMPR2, BMPR1B, and ACVR1 mutations ［J］. J Med Genet, 2004,41(7): 484 – 491.

［20］ Calva-Cerqueira D, Dahdaleh F S, Woodfield G, et al. Discovery of the BMPR1A promoter and germline mutations that cause juvenile polyposis ［J］. Hum Mol Genet, 2010,19(23): 4654 – 4662.

［21］ Heldin C H, Miyazono K, ten Dijke P. TGF-beta signalling from cell membrane to nucleus through SMAD proteins ［J］. Nature, 1997,390(6659): 465 – 471.

［22］ Kinzler K W, Vogelstein B. Landscaping the cancer terrain ［J］. Science, 1998,280(5366): 1036 – 1037.

［23］ Haramis A P, Begthel H, van den Born M, et al. De novo crypt formation and juvenile polyposis on BMP inhibition in mouse intestine ［J］. Science, 2004,303(5664): 1684 – 1686.

［24］ Woodford-Richens K, Williamson J, Bevan S, et al. Allelic loss at SMAD4 in polyps from juvenile polyposis patients and use of fluorescence in situ hybridization to demonstrate clonal origin of the epithelium ［J］. Cancer Res, 2000,60(9): 2477 – 2482.

［25］ Schutte M, Hruban R H, Hedrick L, et al. DPC4 gene in various tumor types ［J］. Cancer Res, 1996,56(11): 2527 – 2530.

［26］ Haidle J L, Howe J R. Juvenile Polyposis Syndrome ［J］. Gene Reviews, 2017.

［27］ Heald B, Mester J, Rybicki L, et al. Frequent gastrointestinal polyps and colorectal adenocarcinomas in a prospective series of PTEN mutation carriers ［J］. Gastroenterology, 2010,139(6): 1927 – 1933.

［28］ Delnatte C, Sanlaville D, Mougenot J F, et al. Contiguous gene deletion within chromosome arm 10q is associated with juvenile polyposis of infancy, reflecting cooperation between the BMPR1A and PTEN tumor-suppressor genes ［J］. Am J Hum Genet, 2006,78(6): 1066 – 1074.

［29］ Salviati L, Patricelli M, Guariso G, et al. Deletion of PTEN and BMPR1A on chromosome 10q23 is not always associated with juvenile polyposis of infancy ［J］. Am J Hum Genet, 2006,79(3): 593 – 596; author reply 596 – 597.

［30］ Howe J R, Haidle J L, Lal G, et al. ENG mutations in MADH4/BMPR1A mutation negative patients with juvenile polyposis ［J］. Clin Genet, 2007,71(1): 91 – 92.

［31］ Sweet K, Willis J, Zhou X P, et al. Molecular classification of patients with unexplained hamartomatous and hyperplastic polyposis ［J］. Jama, 2005,294(19): 2465 – 2473.

［32］ Friedl W, Uhlhaas S, Schulmann K, et al. Juvenile polyposis: massive gastric polyposis is more common in MADH4 mutation carriers than in BMPR1A mutation carriers ［J］. Hum Genet, 2002,111(1): 108 – 111.

［33］ Aytac E, Sulu B, Heald B, et al. Genotype-defined cancer risk in juvenile polyposis syndrome ［J］. Br J Surg, 2015,102(1): 114 – 118.

［34］ Burger B, Uhlhaas S, Mangold E, et al. Novel de novo mutation of MADH4/SMAD4 in a patient with juvenile polyposis ［J］. Am J Med Genet, 2002,110(3): 289 – 291.

［35］ Sayed M G, Ahmed A F, Ringold J R, et al. Germline SMAD4 or BMPR1A mutations and phenotype of juvenile polyposis ［J］. Ann Surg Oncol, 2002,9(9): 901 – 906.

［36］ Gallione C J, Richards J A, Letteboer T G, et al. SMAD4 mutations found in unselected HHT patients ［J］. J Med Genet, 2006, 43(10): 793 – 797.

［37］ Pyatt R E, Pilarski R, Prior T W. Mutation screening in juvenile polyposis syndrome ［J］. J Mol Diagn, 2006,8(1): 84 – 88.

［38］ Gallione C J, Repetto G M, Legius E, et al. A combined syndrome of juvenile polyposis and hereditary haemorrhagic telangiectasia associated with mutations in MADH4 (SMAD4) ［J］. Lancet, 2004,363(9412): 852 – 859.

［39］ Gallione C, Aylsworth A S, Beis J, et al. Overlapping spectra of SMAD4 mutations in juvenile polyposis (JP) and JP – HHT syndrome ［J］. Am J Med Genet A, 2010,152a(2): 333 – 339.

［40］ Wain K E, Ellingson M S, McDonald J, et al. Appreciating the broad clinical features of SMAD4 mutation carriers: a multicenter chart review ［J］. Genet Med, 2014,16(8): 588 – 593.

［41］ Sachatello C R, Griffen W O, Jr. Hereditary polypoid diseases of the gastrointestinal tract: a working classification ［J］. Am J Surg, 1975,129(2): 198 – 203.

［42］ Alimi A, Weeth-Feinstein L A, Stettner A, et al. Overlap of Juvenile polyposis syndrome and Cowden syndrome due to de novo chromosome 10 deletion involving BMPR1A and PTEN: implications for treatment and surveillance ［J］. Am J Med Genet A, 2015,167(6): 1305 – 1308.

［43］ Menko F H, Kneepkens C M, de Leeuw N, et al. Variable phenotypes associated with 10q23 microdeletions involving the PTEN and BMPR1A genes ［J］. Clin Genet, 2008,74(2): 145 – 154.

［44］ Merg A, Howe J R. Genetic conditions associated with intestinal juvenile polyps ［J］. Am J Med Genet C Semin Med Genet, 2004, 129c(1): 44 – 55.

［45］ Howe J R, Mitros F A, Summers R W. The risk of gastrointestinal carcinoma in familial juvenile polyposis ［J］. Ann Surg Oncol, 1998,5(8): 751 – 756.

［46］ Watanabe A, Nagashima H, Motoi M, et al. Familial juvenile polyposis of the stomach ［J］. Gastroenterology, 1979,77(1): 148 – 151.

［47］ Handra-Luca A, Condroyer C, de Moncuit C, et al. Vessels' morphology in SMAD4 and BMPR1A-related juvenile polyposis ［J］. Am J Med Genet A, 2005,138a(2): 113 – 117.

［48］ Postgate A J, Will O C, Fraser C H, et al. Capsule endoscopy for the small bowel in juvenile polyposis syndrome: a case series ［J］. Endoscopy, 2009,41(11): 1001 – 1004.

［49］ Oncel M, Church J M, Remzi F H, et al. Colonic surgery in patients with juvenile polyposis syndrome: a case series ［J］. Dis Colon Rectum, 2005,48(1): 49 – 55; discussion 55 – 46.

［50］ Scott-Conner C E, Hausmann M, Hall T J, et al. Familial juvenile polyposis: patterns of recurrence and implications for surgical management ［J］. J Am Coll Surg, 1995,181(5): 407 – 413.

［51］ Brosens L A, van Hattem A, Hylind L M, et al. Risk of colorectal cancer in juvenile polyposis ［J］. Gut, 2007,56(7): 965 – 967.

［52］ Ma C, Giardiello F M, Montgomery E A. Upper tract juvenile polyps in juvenile polyposis patients: dysplasia and malignancy are associated with foveolar, intestinal, and pyloric differentiation ［J］. Am J Surg Pathol, 2014,38(12): 1618 – 1626.

［53］ Walpole I R，Cullity G. Juvenile polyposis：a case with early presentation and death attributable to adenocarcinoma of the pancreas ［J］. Am J Med Genet，1989，32(1)：1 - 8.

［54］ O'Malley M，LaGuardia L，Kalady M F，et al. The prevalence of hereditary hemorrhagic telangiectasia in juvenile polyposis syndrome ［J］. Dis Colon Rectum，2012，55(8)：886 - 892.

［55］ Nishida T，Faughnan M E，Krings T，et al. Brain arteriovenous malformations associated with hereditary hemorrhagic telangiectasia：gene-phenotype correlations ［J］. Am J Med Genet A，2012，158a(11)：2829 - 2834.

［56］ Heald B，Rigelsky C，Moran R，et al. Prevalence of thoracic aortopathy in patients with juvenile Polyposis Syndrome-Hereditary Hemorrhagic Telangiectasia due to *SMAD4* ［J］. Am J Med Genet A，2015，167a(8)：1758 - 1762.

［57］ Jelsig A M，Tørring P M，Kjeldsen A D，et al. JP - HHT phenotype in Danish patients with *SMAD4* mutations ［J］. Clin Genet，2016，90(1)：55 - 62.

［58］ Faughnan M E，Palda V A，Garcia-Tsao G，et al. International guidelines for the diagnosis and management of hereditary haemorrhagic telangiectasia ［J］. J Med Genet，2011，48(2)：73 - 87.

［59］ Teekakirikul P，Milewicz D M，Miller D T，et al. Thoracic aortic disease in two patients with juvenile polyposis syndrome and *SMAD4* mutations ［J］. Am J Med Genet A，2013，161a(1)：185 - 191.

［60］ Desai D C，Murday V，Phillips R K，et al. A survey of phenotypic features in juvenile polyposis ［J］. J Med Genet，1998，35(6)：476 - 481.

［61］ Jass J R，Williams C B，Bussey H J，et al. Juvenile polyposis — a precancerous condition ［J］. Histopathology，1988，13(6)：619 - 630.

［62］ Cao X，Eu K W，Kumarasinghe M P，et al. Mapping of hereditary mixed polyposis syndrome (HMPS) to chromosome 10q23 by genomewide high-density single nucleotide polymorphism (SNP) scan and identification of *BMPR1A* loss of function ［J］. J Med Genet，2006，43(3)：e13.

［63］ Cheah P Y，Wong Y H，Chau Y P，et al. Germline bone morphogenesis protein receptor 1A mutation causes colorectal tumorigenesis in hereditary mixed polyposis syndrome ［J］. Am J Gastroenterol，2009，104(12)：3027 - 3033.

［64］ O'Riordan J M，O'Donoghue D，Green A，et al. Hereditary mixed polyposis syndrome due to a *BMPR1A* mutation ［J］. Colorectal Dis，2010，12(6)：570 - 573.

［65］ Plesec T，Brown K，Allen C，et al. Clinicopathological features of a kindred with SCG5-GREM1-associated hereditary mixed polyposis syndrome ［J］. Hum Pathol，2017，60：75 - 81.

［66］ Jaeger E，Leedham S，Lewis A，et al. Hereditary mixed polyposis syndrome is caused by a 40 - kb upstream duplication that leads to increased and ectopic expression of the BMP antagonist GREM1 ［J］. Nat Genet，2012，44(6)：699 - 703.

［67］ Thomas H J，Whitelaw S C，Cottrell S E，et al. Genetic mapping of hereditary mixed polyposis syndrome to chromosome 6q ［J］. Am J Hum Genet，1996，58(4)：770 - 776.

［68］ Howe J R，Ringold J C，Hughes J H，et al. Direct genetic testing for *SMAD4* mutations in patients at risk for juvenile polyposis ［J］. Surgery，1999，126(2)：162 - 170.

［69］ Cairns S R，Scholefield J H，Steele R J，et al. Guidelines for colorectal cancer screening and surveillance in moderate and high risk groups (update from 2002) ［J］. Gut，2010，59(5)：666 - 689.

［70］ Syngal S，Brand R E，Church J M，et al. ACG clinical guideline：Genetic testing and management of hereditary gastrointestinal cancer syndromes ［J］. Am J Gastroenterol，2015，110(2)：223 - 262；quiz 263.

［71］ Cox K L，Frates R C，Jr.，Wong A，et al. Hereditary generalized juvenile polyposis associated with pulmonary arteriovenous malformation ［J］. Gastroenterology，1980，78(6)：1566 - 1570.

［72］ van Hattem W A，Brosens L A，Marks S Y，et al. Increased cyclooxygenase-2 expression in juvenile polyposis syndrome ［J］. Clin Gastroenterol Hepatol，2009，7(1)：93 - 97.

第 14 章

锯齿状息肉病综合征

王玲玲,邹霜梅,刘正,董林

摘 要

　　锯齿状息肉(serrated polyp,SP)是指隐窝腺体具有锯齿状形态特征的结直肠息肉,常由于隐窝上皮细胞增生、向腺腔内折而形成,其中一些类型具有恶变潜能。锯齿状息肉病综合征(serrated polyposis syndrome,SPS)是常见的结直肠息肉病综合征之一,与传统的腺瘤癌变过程不同,SPS 通过锯齿状息肉途径癌变。SPS 是一种遗传性疾病,其遗传学特征包括 *BRAF* 基因突变、CpG 岛甲基化、*RAS* 基因突变、微卫星不稳定性以及小部分 SPS 患者存在 *RNF43* 突变,而 *RNF43* 突变是目前唯一明确的遗传原因。SPS 患者及其亲属发生结直肠癌的风险增加。随着内镜技术的发展和诊断标准的不断修订,锯齿状息肉的检出率增加,但对其认识局限,仍需要进一步研究补充。本章节对 SPS 的分子、病理、临床特征、患者及其家属的诊断和治疗、筛查管理及遗传咨询策略进行描述,以期降低 SPS 患者结直肠癌的发生率和死亡率。

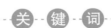

关 键 词

　　锯齿状息肉;结直肠癌;锯齿状息肉途径;筛查随访

　　锯齿状息肉病综合征,是以结直肠多发和/或大的锯齿状息肉为临床特征的遗传易感性疾病[1,2]。锯齿状息肉病综合征中结直肠癌的发生率为 $15.8\%^{[2]} \sim 29.3\%^{[3]}$。在散发性 CRC 中,15%~30%是通过锯齿状息肉途径发展而来[4,5]。该途径与传统的腺瘤-癌途径不同。根据第五版 WHO 消化道肿瘤分类[6],SP 包括增生性息肉(hyperplastic polyp,HP)、伴或不伴异型增生的无蒂锯齿状腺瘤/息肉(sessile serrated adenoma/polyp,SSA/P)、传统锯齿状腺瘤(traditional serrated adenoma,TSA)和未分类的锯齿状腺瘤(unclassified serrated adenoma)。其中 HP 为最常见的类型,其亚型为微泡型(microvesicular HP,MVHP)和杯状细胞丰富型(goblet cell rich HP,GCHP)。SSA/P

常位于右半结肠,内镜下外观常表现为平坦的、无蒂的息肉,在检查中可能被忽视,SSA/P 发生癌变的概率最高,与 TSA 相当[7],且此类型发展为肿瘤的过程可能更迅速。所有类型中 TSA 最少见,主要位于左半结肠。目前,有研究指出 MVHP、GCHP 增殖活性较高,可能也有一定的恶性潜能[8,9]。在接受结肠镜检查筛查的平均风险患者中,SPS 的患病率为 $0.09\% \sim 0.4\%$,而在接受粪便潜血或粪便免疫化学检查阳性后进行高风险筛查的患者中,SPS 的患病率为 $0.3\% \sim 0.8\%$[10],这一患病率应得到重视。接受积极内镜监测患者的 5 年累积 CRC 发病率不到 2%[2,3],远低于 SPS 的癌变比率。因此,充分认识 SPS,加强对 SPS 患者和其家属的识别和筛查监测以及治疗都十分重要。

一、历史

1990 年 Longacre 等人[11]研究了 110 个混合性增生性腺瘤性息肉,首次将其命名为锯齿状腺瘤,发现其病理特征是有一定的锯齿状腺体、未成熟的杯状细胞和异型增生腺体。1996 年 Torlakovic 等人[12]提出了无蒂锯齿状腺瘤的概念,其特征是位于近端结肠、组织结构显著紊乱、非典型性核。2005 年 Snover 等人[13]正式将 SSA 和 TSA 单独命名。

Burt 和 Jass 在 2000 年提出增生性息肉的特征[14],世界卫生组织的类似标准至今仍在不断修订使用。为更准确的描述该疾病,术语已转变为锯齿状息肉病综合征[15]。研究表明,结直肠中出现多个锯齿状息肉的一组患者 CRC 的风险显著增加[16,17]。

后来,越来越多的学者意识到 SSA、大型锯齿状息肉、近端锯齿状息肉均能增加结直肠癌的风险[2,18,19]。目前,大部分学者认为 SSA 和 TSA 确定可以进展为 CRC,增生性息肉没有恶变风险[20]。然而,近年研究表明 HP 中 MVHP、GCHP[8]也有恶性生物学行为,可能具有恶变潜能。

SPS 是遗传因素与环境因素相互作用的结果,目前,可识别的种系突变(胚系突变)只能解释很少部分的 SPS,SPS 的遗传原因需要继续探索[10]。

二、病理特征

不同类型 SP 的临床特征、发生部位、内镜下表现、组织病理学特征和分子特征如表 14-1。

微泡型增生性息肉、无蒂锯齿状腺瘤/息肉、传统锯齿状腺瘤的病理表现见图 14-1,SSA/P 不伴异型增生和 SSA/P 伴异型增生的病理表现见图 14-2 和图 14-3。

表 14 - 1   锯齿状息肉的特征[1,15,21]

特征	增生性息肉(HP)	无蒂锯齿状腺瘤/息肉(SSA/P)	传统锯齿状腺瘤(TSA)
临床特征	发生率:20%~30% 大小:通常≤5 mm 形态学:平坦或无蒂	发生率:5%~15% 大小:平均直径为 5~7 mm 形态学:平坦(45%)或无蒂	发生率:<1% 大小:通常较 SSA/P 大 形态学:息肉状或有蒂
发生部位	70%~80%发生于远端结肠和直肠	75%~90%发生于近端/右半结肠	大多位于远端/左半结肠和直肠
内镜下表现	白光下:灰白色,或与周围正常的黏膜组织颜色相同,表面有光泽;圆形或椭圆形;吹气平坦;无或纤细、网状的血管 窄带成像技术:NICE 1 型;一致的黑色或白色斑点	白光下:黏液帽,碎片环,云雾状表面,形状不规则 窄带成像技术:NICE 1 型,WASP 标准,隐窝内黑点	白光下:红斑,多分叶的,"松果"外观,Ⅳ-S 型腺管开口 窄带成像技术:无明确的特征
组织病理特征	微泡型(MVHP):隐窝基底部窄,锯齿位于隐窝上 2/3,胞质有嗜酸性黏蛋白液滴 杯状细胞丰富型(GCHP):隐窝中杯状细胞为主,少或无锯齿结构	锯齿状结构延伸到隐窝的基底部 隐窝形状呈倒置"T"或"L"形的扩张	绒毛状结构 细长铅笔状细胞核 胞质嗜酸性 异位隐窝
分子特征	杯状细胞丰富型(GCHP):KRAS 频繁突变(54%) 微泡型(MVHP):BRAF(76%)和 CIMP(68%)频繁突变	SSA/P:BRAF(75%~82%)和 CIMP(92%)频繁突变 MP:BRAF 突变高达 89%	可能有 KRAS 或 BRAF 突变

注:CIMP:CpG island methylator phenotype,CpG 岛甲基化表型;MP:mixed polyp,混合性息肉。

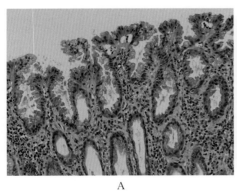
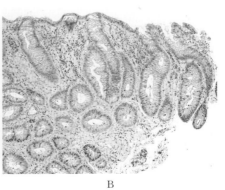

A   B

图 14 - 1   锯齿状息肉的病理类型

A. 微泡型锯齿状息肉;B. 无蒂锯齿状腺瘤

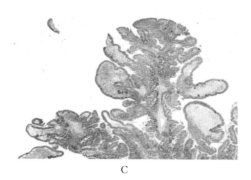

C

图 14-1(续)　锯齿状息肉的病理类型

C.传统锯齿状腺瘤

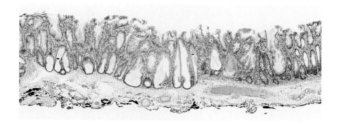

图 14-2　SSA/P 不伴异型增生

与 HP 相比,整个结构被变形的隐窝扭曲,成熟细胞在隐窝底部

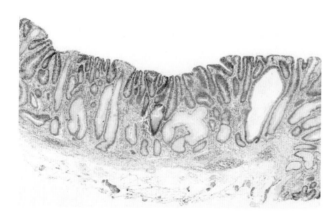

图 14-3　SSA/P 伴有异型增生

上皮细胞发育异常,细胞核深染、拉长并有假分层。这可能表明病变转变到 MSI 状态,可能为潜在的侵袭性腺癌

三、分子遗传学

　　锯齿状息肉途径的致癌过程是在 *BRAF* 基因启动子的激活与突变下,激发诸如增生

性息肉病或锯齿状息肉病的病变,这些病变容易导致自身表观遗传沉默基因启动区的 CpG 基因甲基化,造成 *MLH1* 基因表达缺失,产生微卫星不稳定表型。正常结直肠黏膜也可直接通过年龄相关甲基化,造成凋亡抑制,形成锯齿状腺瘤,再发展形成 CRC。

尽管可识别的种系突变目前解释了不到 3% 的 SPS 病例,过去 10 年中,在确定 SPS 潜在种系突变的病因方面取得了诸多进展[22]。目前,*RNF43* 突变是 SPS 唯一被确认的遗传原因[10]。SPS 相关的遗传变异仍需进一步研究。全外显子测序(whole exome sequencing, WES)或全基因组关联研究可以帮助识别突变。

(一) SPS 的致病基因 *RNF43*

2014 年,Gala 等人在两个无关个体的 *RNF43* 基因中发现一种新的种系突变(c. 337C>T, p. R113X)。两个体都有多个 SSA/P 的个人史和 CRC 家族史。因此,认为 *RNF43* 基因的无义突变与多个锯齿状息肉有关[23]。2015 年,Taupin 等收集一个 SPS 的家系,对两个患病的同胞及其他亲属进行了 WES 检测,在两个患病的同胞中检测到 *RNF43* 基因的无义突变(c. 394C>T, p. R132X),而未患病的同胞不存在该突变,这进一步证实 *RNF43* 基因突变与 SPS 的发病有关[24]。2017 年,Yan 等人发现 *RNF43* 基因的种系突变(c. 953 - 1G>A, p. E318fs)可引起异常剪接,导致蛋白截断。锯齿状息肉或腺瘤及其肿瘤组织的 *RNF43* 基因因体细胞突变或杂合性缺失导致二次打击失活,为 *RNF43* 种系突变的致病性提供了明确的证据,且 *RNF43* 单核苷酸重复变异的出现是癌变早期事件[25]。在 MSI 的 CRC 中,*RNF43* 突变在 *MLH1* 启动子甲基化组(85%)比 *MLH1* 启动子未甲基化组(33.3%)更频繁[25]。

然而,大多数 SPS 病例与特定的遗传变异无关[23]。2017 年[26]对跨国登记处的大规模 SPS 人群的研究中,74 例患者中有两例 *RNF43* 错义变异(c. 640C>G, p. L214 V 和 c. 443C>G, p. A148G),计算机模型预测突变具有致病性。同时,为验证 Gala 等人[23] 和 Taupin 等人[24] 描述的特定无义突变,对另外 221 名 SPS 受试者进行了靶向基因检测,并没有发现患者携带特定突变。2018 年,Quintana 等人[27] 对 96 名 SPS 患者的 *RNF43* 进行了 Sanger 测序,发现 1 名受试者存在此前报道的 *RNF43* 突变(c. 394C>T, p. R132X)。另一名受试者有一个新的 *RNF43* 突变(c. 1821G>A, p. S607=),经 RNA 检测,可能不是有害突变。研究表明,34% 的散发性 SSA/TSA 存在体细胞 *RNF43* 突变,这种突变与疾病共分离,但 HP 中没有突变(P=0.013)[25]。因此,*RNF43* 致病性突变的患者可能只占 SPS 的很少一部分。

(二) *EPHB2*

EPHB2 基因属于 EPH 受体家族,编码受体酪氨酸激酶跨膜糖蛋白。EphB2 受体及其配体 EphrinB2 可介导隐窝上皮细胞不良生物学行为[28],在 SPS 发展成的 CRC 患者中存在 *EPHB2* 基因的 I361V、R568W 和 D861N 的种系错义突变,而健康对照组中没有上述改变,SPS 患者的 *EPHB2* 种系突变是潜在的致病因素[29],但这些变异的生物学意

义没有获得功能实验的验证和评估。有家族史的 CRC 中 *EPHB2* 种系突变并不常见[30]，且该基因突变并非只存在于 SPS 中，例如 R80H 位点的突变在健康人中也存在[29]。因此，在遗传易感性 CRC 中 *EPHB2* 的作用可能有限，但在肿瘤进展中有重要作用，其具体作用机制仍需在大样本的 SPS 病例来证实。

（三）其他突变

WES 分析发现的其他潜在突变包括 *ATM*、*PIF1*、*RBL1*、*TELO2* 和 *XAF1*[23]，潜在相关性未得到证实。

（四）与 *MUTYH* 相关息肉病综合征的重叠

MUTYH 相关息肉病（MAP）是由 *MUTYH* 双等位基因突变引起的一种腺瘤性息肉病综合征，在 MAP 个体中存在符合 SPS 诊断标准的患者。直肠近端有超过 10 个息肉的患者中，每 40 名符合 WHO 标准的锯齿状息肉病患者有一位患有 MAP[31]。两项小样本研究显示[32,33]，SPS 患者中未发现双等位 *MUTYH* 基因变异，但这并不排除 *MUTYH* 基因变异与 SPS 风险相关的可能性。

（五）与林奇综合征的重叠

尽管先前的研究表明结直肠 SPS 在林奇综合征和 CRC 家族中很少见[34]，也有研究表明林奇综合征患者的 SSA/P 的内镜检出率与年龄和性别匹配的对照组相当[35]。有报告指出，在异时性大肠多原发癌中，*MLH1* 致病性变异患者同时有符合 WHO 标准的 50 多个锯齿状息肉[36]。另外一例具有 *MLH1* 致病性变异和异时性大肠多原发的患者，虽然不符合 SPS 的诊断标准，但是有 11 个小锯齿状息肉（多数在右半结肠）[37]。SPS 拥有与林奇综合征相似的表型，如 MLH1 蛋白表达缺失，但机制不同，林奇综合征是通过 *MLH1* 突变导致表达缺失，而 SPS 则是由于 *MLH1* 启动子甲基化造成蛋白表达缺失。

SPS 患者 MLH1 的失活最终导致 MSI，这一特征与锯齿状通路腺癌相关，MSI 的病变容易迅速发生额外的突变。即 MLH1 一旦沉默，就会迅速发展为细胞异常增生，随后可能会迅速发生恶性转化[5]。大多数病变中存在的 MLH1 甲基化是晚期事件，在病变最初发展多年后发生。MLH1 沉默是结直肠 SSA/P 迅速发展为 CRC 的一个关键步骤，然而，MLH1 甲基化不是随机的，在近端锯齿状息肉中多见，而在远端结肠的息肉中少见[38]。

四、诊断

（一）临床诊断标准

对一级亲属患有 SPS 的个体，2010 年 SPS 诊断标准 Ⅱ 为乙状结肠近端存在任意数量的锯齿状息肉(表 14 - 2),在 2019 年的标准[40]有新的修订,允许进一步按表型对 SPS 个体分类,有助于未来的风险评估[39]。符合标准Ⅰ的用"Ⅰ型表型"来描述,符合标准Ⅱ的用"Ⅱ型表型"来描述[40]。

表 14 - 2   诊断标准[39]

WHO 2010 建议诊断标准[15]	WHO 2019 建议诊断标准[40]
1. 乙状结肠相邻部位有≥5 个锯齿状息肉,且其中有 2 个直径>10 mm 2. 乙状结肠近端出现任何数量的锯齿状息肉,且其一级亲属罹患锯齿状息肉病 3. 结肠任何部位分布>20 个锯齿状息肉	1. 直肠近端≥5 个锯齿状病变/息肉,所有均≥5 mm,其中至少有 2 个直径≥10 mm 2. 无论大小,分布在结直肠的锯齿状病变/息肉>20 个,其中直肠近端有≥5 个

研究表明,有 10 个或以上结肠息肉且至少一半为 SP 但不符合 SPS 诊断标准的个体,其一级亲属具有与 SPS 患者及其亲属相似的 CRC 风险。WHO 的诊断标准可能过于严格,尚未优化以确定高风险的多发性锯齿状息肉患者。尽管根据目前的临床标准定义的 SPS 并不常见,但随着内镜医师对该综合征认识的不断提高和 SP 病理诊断水平的不断进步,SPS 的检出率将会逐渐升高[10]。

(二)分子诊断

目前,SPS 分子诊断标准还没有明确的推荐,只有小部分 SPS 病例与可识别的种系突变有关,但存在显著的 CRC 家族风险。对息肉患者的前瞻性研究显示年龄是特异性基因参与的预测因素,存在突变的 CRC 患者往往更年轻[41]。对于 SPS 患者应考虑转诊进行遗传咨询和多基因检测,在一些患者的诊断中可能有意义,特别是有相关的家族史或个人同时存在腺瘤性息肉病史的个体[10]。

1. *RNF43* 突变检测   研究表明 *RNF43* 与疾病表型存在共分离,同时明确了对 SPS 常规进行 *RNF43* 基因的种系突变检测的必要性,*RNF43* 突变可能作为从散发性增生性息肉发展为 SSA/TSA 的生物预测标志物[25]。对于有家族史的个体,如果出现该基因的突变,则有很大可能会随着年龄的增加而发展为 SPS。

2. *BRAF* 突变检测   *BRAF* 突变在锯齿状息肉癌变途径中起重要作用(包括散发性和家族性),*RNF43* 与 *BRAF* 突变都有很强的共现趋势,在 SP 中,*BRAF* 突变率超过60%,对 *BRAF* 突变的检测有助于诊断 SPS[25]。

SPS 的分子改变还有 CpG 岛甲基化、*RAS* 基因突变、微卫星不稳定,当同时出现 *KRAS* 基因突变和 CpG 岛甲基化时,通常通过锯齿状通路发生 CRC[8,25]。

(三)诊断方法和流程

1. 内镜检查   目前,较低的 SP 检出率可能反映了结肠镜检查没有进行放大或行染色检查[4]。随机对照试验表明,高分辨率白光内镜与色素内镜检出的锯齿状病变差异有统计学意义,色素内镜增加了 19.5% 的锯齿状病变的检出[42]。放大内镜[43]检查及高分辨白光内镜后窄带成像[44]可提高检出率同时帮助区别 SP 类型。结肠镜检查后发生的 CRC 以右半结肠、MSI 和 CIMP 高更为常见,这表明结肠镜检查中漏诊了右半结肠的锯齿状病变,可能是导致 CRC 发生的主要原因[45]。鉴于 HP 与周围正常黏膜颜色相似、息肉平坦,内镜下不易识别,更应使用色素内镜且应由操作熟练、经验丰富的医生进行检查[4],尤其是对于高危的个体[2]。病理表现见第二节锯齿状息肉的病理特征。

2. DNA 测序　根据 SPS 的遗传学特征,DNA 测序应包含 *RNF43* 全基因(杂合性缺失的 cDNA)、*BRAF V600E*、*KRAS* 基因的突变检测。

3. CIMP 评估　CIMP 评估有两种方法,无优劣之分,CIMP - 1[46]是检测 CACNA1G、NEUROG1、CRABP1 以及高频甲基化的 CDKN2A(p16)和 MLH1;CIMP - 2[47]是检测 CACNA1G、IGF2、NEUROG1、RUNX3 和 SOCS1。CIMP 阳性是指 5 个基因中有 3 个或 3 个以上基因存在 DNA 甲基化。

4. MLH1 免疫组化/微卫星不稳定性检测　SPS 中可有 *MLH1* 启动子甲基化造成 MLH1 表达缺失,一般是 SP 出现不典型增生时才出现错配修复缺陷,即 MLH1 表达缺失常见于伴异型增生的 SP。虽然 SP 有 MSI 表型,但不同于林奇综合征,SPS 的 MSI 是晚期事件,且 MSI 的情况并不是特别多见,所以,不建议将 MSI 检测用于 SPS 的诊断试验。

五、临床特征和表现

(一)临床特征

西方国家 SP 检出率较高[48],SP 的发病存在地域和种族差异,白种人发病率[36]高于非洲裔和西班牙裔美国人。美国克利夫兰医学中心的研究表明,7.5% 的息肉患者符合 SPS 诊断标准[41],门诊肠镜的个体中 SPS 检出率为 7%[41],明显高于近年我国肠镜的 SPS 检出率(约 1%)[49]。与西方国家相比,我国患者的 HP 和 SSA/P 的比例偏低,TSA 的比例偏高[49]。SPS 发生率与性别无关[21,36],诊断年龄在 40～60 岁[21],一般 ≥50 岁[36,49],HP 的检出率在 60～69 岁时出现峰值,而 SSA/P 和 TSA 检出率随年龄增加逐渐增长[49]。

(二)临床表现

HP 是 SPS 中最常见类型,直径较小,一般很少引起症状,会随着年龄的增长而增大,恶性生物学倾向小[8],SSA/P 和 TSA 具有明显恶变潜能[49,50]。尽管缺乏明确的遗传模式或确定的种系突变,但有证据表明,SPS 患者及其亲属的癌症风险明显增加。

1. 结直肠癌　研究表明,11.8%～28.5% 的 SPS 患者在诊断时伴有 CRC[42]。SPS

患者不仅自身患 CRC 的风险(15.8%[2]~29.3%[3])增加,来自 57 个家庭的 347 名一级亲属的大型回顾性研究显示[51]他们患直肠癌的相对风险为 5.4(95%CI:3.7~7.8),SPS的相对风险为 39(95%CI:13~121)。随后的一项大型国际回顾性研究[52]分析了来自 100 个先证者的 1 639 个一级和二级亲属,一级亲属结肠癌标准化发病率显著提高[OR 为 5.16(95% CI:3.7~7.3)],二级亲属结肠癌标准化发病率轻度提高[OR 为 1.38(95% CI:1.01~1.91)]。

2. 其他癌症 研究表明 SPS 患者一级亲属患胰腺癌的风险增加(OR 为 3.64,95% CI:1.70~9.21,$P=0.003$)[52],没有证据表明 SPS 患者的胃癌、脑癌、乳腺癌或前列腺癌的风险增加[52]。在一个家系中观察到两位 SPS 患者的母亲在 50 岁时患胰腺癌[24]支持了该结论。但在包括 105 名 SPS 患者和 341 名一级亲属的大型研究中未观察到包括胰腺癌的肠外肿瘤[53]。ACG 指南的遗传性 CRC 综合征中也并未指出 SPS 患者有肠外肿瘤的风险[54]。所以,大部分学者认为 SPS 患者肠外癌症风险没有增加。

3. 与其他综合征重叠的表型 SPS 是遗传易感性[52]和环境相互作用的结果[2]。部分 SPS 可能是遗传综合征的表型表达[2]。研究表明,SP 患者与 MAP 患者[31]及林奇综合征患者[36,37]存在表型的重叠,但是也有研究报道 SPS 个体中没有发现 MAP[32,33],所以,SPS 临床表型的重叠可能发生率很低。

六、治疗

(一) 内镜下治疗

定期结肠镜检查作为 SPS 治疗的主要手段,应尽可能切除直径达到 5 mm 的息肉[54]。完整的内镜切除非常重要,尤其是超过 10 mm 的息肉。使用高分辨率结肠镜、电子高光技术(如窄带成像)、表面喷涂染色、黏膜下注射含对比剂的液体(如亚甲蓝或吲哚菁绿)可以帮助识别病变的边界及小病变[45]。

(二) 手术治疗

当息肉无法通过内镜下治疗控制时,如因息肉大小或数量问题而不能完全切除息肉、患者拒绝结肠镜随访复查、已经发生 CRC 的患者,建议手术治疗。考虑到异时性多原发癌的风险,可以行结肠次全切除联合回肠直肠吻合术(ileorectal anastomosis,IRA)[54]。

(三) *RNF43* 突变肿瘤的治疗

小部分 SPS 患者存在 *RNF43* 突变,该突变可调控 WNT 通路[23],使 WNT 通路激活,启动细胞异常增殖等恶性行为。细胞水平和动物模型研究表明 *RNF43* 突变肿瘤在临床前或临床进展阶段对 Wnt 抑制剂具有应答性,SP 不同发展阶段抑制 Wnt 通路可能成为潜在的治疗手段[25]。

七、筛查随访和肿瘤预防

SPS 患者的癌症风险随年龄、息肉负担、表型和高危组织学特征而变化。SPS 有遗传性疾病的特征,Boparai 等人报道 SPS 患者的一级亲属发生 CRC 的风险是一般人群的 5 倍[51]。经过长达 10 年的随访[55],与初次内镜检查未发现息肉的受试者相比,大锯齿息肉患者发生 CRC 的风险增加,HR 为 3.35(95％CI:1.37～8.15,$P=0.008$),而小锯齿息肉(HR 1.25;95％CI:0.76～2.08,$P=0.38$)患者 CRC 风险没有显著增加,因此推荐小锯齿息肉患者不需要比无息肉患者更严格的监测。在 5 年的结肠镜监测中,SPS 患者的癌症发生率从高达 30％显著降低到 2％[2,3]。因此,SPS 患者及亲属的筛查和随访监测尤为重要。

(一) SPS 患者的筛查和随访监测

推荐结肠镜检查作为 SPS 主要的监测手段,包括在检查时切除所有≥3～5 mm 的 SP(通常需要多次结肠镜检查和治疗)[2],一旦 SP 获得良好的内镜控制,建议每 1～3 年一次结肠镜监测,间隔时间由息肉负荷决定[54,56]。许多内镜医生倾向于每年对这些患者检查,但研究表明结肠镜检查间隔 2 年就可以有效控制息肉,与间隔 1 年检查结果无差异[57],尤其是对于息肉负担较低且无高危因素的个体,延长结肠镜检查间隔时间还会降低 SPS 监测给患者和社会带来的负担[58]。目前尚无证据支持 SPS 的肠外肿瘤监测[54]。

(二) SPS 患者亲属的筛查和随访监测

随着 SP 的组织学进展,晚期腺瘤的发生率逐渐增加[18]。尽管缺乏明确的遗传模式和确定的种系突变,但证据表明,SPS 患者的近亲中 CRC 和 SPS 的风险增加,建议对其一级亲属进行密切的内镜检查[10]。即使 SPS 患者的一级亲属基因检测未发现致病突变,由于目前的胚系基因突变检出率不高,其患 CRC 的风险较高,仍需进行密切的筛查和监测。研究表明 SPS 患者一级亲属的结肠镜检查使得参与筛查的 14％的个体发现 SP[59],目前建议 SPS 患者一级亲属的筛查年龄为 35 岁或比家族中最早确诊 SPS 的年龄提前 10 年开始接受结肠镜检查[54],结肠镜检查应每隔 5 年进行一次,如果发现息肉应更频繁地监测[59]。

(三) 预防

SPS 目前尚无确切的预防方法。与传统腺瘤相比,吸烟和红肉摄入量与 SPS 相关性更强[60],尤其强调吸烟对 SSA/P 的影响[36],明确的吸烟史是 SPS 的危险因素[52,61],戒烟可能有一定的预防作用,而吸烟对 SPS 进展的影响仍需进一步研究[36]。非甾体抗炎药对 SSA/P 的影响与传统腺瘤相似,运动、饮酒、肥胖、纤维素、叶酸、脂肪和钙的摄入量与 SSA/P 无明显相关[60]。

八、遗传咨询

SPS 患者应考虑转诊进行遗传咨询,同时考虑行多基因组合的突变检测[10]。由于与其他遗传性癌症综合征表型有潜在的重叠,所以,对于腺瘤性息肉病病史的个体或符合转诊标准的其他遗传性癌症综合征家族史(具有常染色体显性遗传等模式)的个体[10,54],建议转诊进行遗传咨询和多基因组合检测,包括 *RNF43* 和其他与 CRC 综合征相关的基因[10]。SPS 患者(特别是有多个腺瘤和/或有腺瘤家族史的个体)可以考虑进行 *MUTYH* 种系突变检测[10],而部分 MAP 患者同时出现腺瘤性息肉和 SP。因此,同时出现腺瘤性息肉和 SP 的患者也可以考虑行 *MUTYH* 基因突变检测[31]。

SPS 中 *EPHB* 基因突变占比少,不应常规筛查 *EPHB* 基因的种系突变[30],但 *EPHB* 基因是候选抑癌基因,可能是家族性 CRC 病例的罕见病因。

九、挑战及研究方向

目前,关于 SPS 的难点是如何区分 HP 和 SSA/P,以及内镜下如何发现和切除 SP。鉴于诊断和切除的困难,内镜医师的培训和经验、患者的密切随访尤为重要[20]。SPS 相关 CRC 的个人史和家族史在各研究中存在较大分歧,原因也不甚清楚。此外,与 SP 相关的结肠外表型也知之甚少,仍需要不断补充[36]。

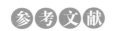

参考文献

[1] Guarinos C, Sanchez-Fortun C, Rodriguez-Soler M, et al. Serrated polyposis syndrome: molecular, pathological and clinical aspects [J]. World J Gastroenterol, 2012,18(20): 2452 - 2461.

[2] Carballal S, Rodriguez-Alcalde D, Moreira L, et al. Colorectal cancer risk factors in patients with serrated polyposis syndrome: a large multicentre study [J]. Gut, 2016,65(11): 1829 - 1837.

[3] IJspeert J E G, Rana S A, Atkinson N S, et al. Clinical risk factors of colorectal cancer in patients with serrated polyposis syndrome: a multicentre cohort analysis [J]. Gut, 2017,66(2): 278 - 284.

[4] Leggett B, Whitehall V. Role of the serrated pathway in colorectal cancer pathogenesis [J]. Gastroenterology, 2010,138(6): 2088 - 2100.

[5] Snover D C. Update on the serrated pathway to colorectal carcinoma [J]. Human Pathology, 2011,42(1): 1 - 10.

[6] The WHO Classification of Tumors Editorial Board. WHO classification of tumours. digestive system tumors [M]. 5th ed. Lyon: WHO press, 2019.

[7] Kawasaki K, Kurahara K, Yanai S, et al. Colonoscopic features and malignant potential of sessile serrated adenomas: comparison with other serrated lesions and conventional adenomas [J]. Colorectal Dis, 2016,18(8): 795 - 802.

[8] O'Brien M J, Yang S, Clebanoff J L, et al. Hyperplastic (serrated) polyps of the colorectum: relationship of CpG island methylator phenotype and K-ras mutation to location and histologic subtype [J]. Am J Surg Pathol, 2004,28(4): 423 - 434.

[9] 方园,王鲁平,张玉萍. 结直肠锯齿状息肉的临床病理及 7 种抗体表达[J]. 诊断病理学杂志,2013,20(4): 212 - 217.

[10] Stanich P P, Pearlman R. Hereditary or Not? Understanding serrated polyposis syndrome [J]. Curr Treat Options Gastroenterol,

2019,17(4)：692 - 701.

[11] Longacre T A, Fenoglio-Preiser C M. Mixed hyperplastic adenomatous polyps/serrated adenomas [J]. Am J Surg Pathol, 1990, 14(6)：524 - 537.

[12] Torlakovic E, Snover D C. Serrated adenomatous polyposis in humans [J]. Gastroenterology, 1996,110(3)：748 - 755.

[13] Snover D C, Jass J R, Fenoglio-Preiser C, et al. Serrated Polyps of the Large Intestine [J]. Am J Clin Pathol, 2005,124(3)：380 - 391.

[14] Burt R, Jass J R. Hyperplastic polyposis. [M]//Hamilton S, Aaltonen LA. Pathology and genetics of tumours of the digestive system. Lyon-International Agency for Research on Cancer, 2000；135 - 136.

[15] Snover D C, Ahnen D J, Burt R W, et al. Serrated polyps ofthe colon and rectum and serrated polyposis [M]//Bozman FT, Carneiro F, Hruban RH, Theise N, editors. WHO classification of tumours of the digestive system. Lyon: International Agency for Research on Cancer, 2010；160 - 165.

[16] Boparai K S, Mathus-Vliegen E M, Koornstra J J, et al. Increased colorectal cancer risk during follow-up in patients with hyperplastic polyposis syndrome: a multicentre cohort study [J]. Gut, 2010,59(8)：1094 - 1100.

[17] Hiraoka S, Kato J, Fujiki S, et al. The presence of large serrated polyps increases risk for colorectal cancer [J]. Gastroenterology, 2010,139(5)：1503 - 1510.

[18] Gao Q, Tsoi K K, Hirai H W. Serrated polyps and the risk of synchronous colorectal advanced neoplasia: a systematic review and meta-analysis [J]. Am J Gastroenterol, 2015,110(4)：501 - 509.

[19] Erichsen R, Baron J A, Hamilton-Dutoit S J, et al. Increased risk of colorectal cancer development among patients with serrated polyps [J]. Gastroenterology, 2016,150(4)：895 - 902.

[20] Lindholm C R, Anderson J C, Srivastava A. The dark side of the colon: current issues surrounding the significance, prevalence, detection, diagnosis and management of serrated polyps [J]. Curr Opin Gastroenterol, 2019,35(1)：34 - 41.

[21] Crockett S D, Nagtegaal I D. Terminology, molecular features, epidemiology, and management of serrated colorectal neoplasia [J]. Gastroenterology, 2019,157(4)：949 - 966.

[22] Terradas M, Munoz-Torres P M, Belhadj S, et al. Contribution to colonic polyposis of recently proposed predisposing genes and assessment of the prevalence of NTHL1 - and MSH3-associated polyposes [J]. Hum Mutat, 2019,40(11)：1910 - 1923.

[23] Gala M K, Mizukami Y, Le L P, et al. Germline mutations in oncogene-induced senescence pathways are associated with multiple sessile serrated adenomas [J]. Gastroenterology, 2014,146(2)：520 - 529.

[24] Taupin D, Lam W, Rangiah D, et al. A deleterious RNF43 germline mutation in a severely affected serrated polyposis kindred [J]. Hum Genome Var, 2015,2(1)：15013.

[25] Yan H H N, Lai J C W, Ho S L, et al. RNF43 germline and somatic mutation in serrated neoplasia pathway and its association with BRAF mutation [J]. Gut, 2017,66(9)：1645 - 1656.

[26] Buchanan D D, Clendenning M, Zhuoer L, et al. Lack of evidence for germline RNF43 mutations in patients with serrated polyposis syndrome from a large multinational study [J]. Gut, 2017,66(6)：1170 - 1172.

[27] Quintana I, Mejias-Luque R, Terradas M, et al. Evidence suggests that germline RNF43 mutations are a rare cause of serrated polyposis [J]. Gut, 2018,67(12)：2230 - 2232.

[28] 刘成霞,刘海燕,李学峰,等. 锯齿状息肉癌变途径中 EphB2 及 EphrinB2 的表达及作用[J]. 世界华人消化杂志,2014,22(31)：4872 - 4877.

[29] Kokko A, Laiho P, Lehtonen R, et al. EPHB2 germline variants in patients with colorectal cancer or hyperplastic polyposis [J]. BMC Cancer, 2006,6(1)：145.

[30] Zogopoulos G, Jorgensen C, Bacani J, et al. Germline EPHB2 receptor variants in familial colorectal cancer [J]. PLoS One, 2008, 3(8)：e2885.

[31] Guarinos C, Juarez M, Egoavil C, et al. Prevalence and characteristics of MUTYH-associated polyposis in patients with multiple adenomatous and serrated polyps [J]. Clin Cancer Res, 2014,20(5)：1158 - 1168.

[32] Clendenning M, Young J P, Walsh M D, et al. Germline mutations in the polyposis-associated genes BMPR1A, SMAD4, PTEN, MUTYH and GREM1 are not common in individuals with serrated polyposis syndrome [J]. PLoS One, 2013,8(6)：e66705.

[33] Petronio M, Pinson S, Walter T, et al. Type 1 serrated polyposis represents a predominantly female disease with a high prevalence of dysplastic serrated adenomas, without germline mutation in MUTYH, APC, and PTEN genes [J]. United European Gastroenterol J, 2016,4(2)：305 - 313.

[34] Andersen S H, Lykke E, Folker M B, et al. Sessile serrated polyps of the colorectum are rare in patients with Lynch syndrome and in familial colorectal cancer families [J]. Fam Cancer, 2008,7(2)：157 - 162.

[35] Vleugels J L A, Sahin H, Hazewinkel Y, et al. Endoscopic detection rate of sessile serrated lesions in Lynch syndrome patients is comparable with an age- and gender-matched control population: case-control study with expert pathology review [J]. Gastrointest Endosc, 2018,87(5)：1289 - 1296.

[36] Jasperson K W, Kanth P, Kirchhoff A C, et al. Serrated polyposis: colonic phenotype, extracolonic features, and familial risk in a large cohort [J]. Dis Colon Rectum, 2013,56(11)：1211 - 1216.

[37] Jarrar A M, Church J M, Fay S, et al. Is the phenotype mixed or mistaken? Hereditary nonpolyposis colorectal cancer and hyperplastic polyposis syndrome [J]. Dis Colon Rectum, 2009,52(12)：1949 - 1955.

[38] Sandmeier D, Benhattar J, Martin P, et al. Serrated polyps of the large intestine: a molecular study comparing sessile serrated adenomas and hyperplastic polyps [J]. Histopathology, 2009,55(2)：206 - 213.

[39] Dekker E, Bleijenberg A, Balaguer F. Update on the World Health Organization Criteria for Diagnosis of Serrated Polyposis Syndrome [J]. Gastroenterology, 2020,158(6)：1520 - 1523.

[40] Rosty C, Brosens L A A, Dekker E, et al. Serrated polyposis. In: Lokuhetty D, White VA, Watanabe R, Cree IA, editors. WHO classification of tumours: digestive system tumours. Lyon: International Agency for Research on Cancer, 2019,532 - 534.

[41] Ngeow J, Heald B, Rybicki L A, et al. Prevalence of germline PTEN, BMPR1A, SMAD4, STK11, and ENG mutations in patients with moderate-load colorectal polyps [J]. Gastroenterology, 2013,144(7)：1402 - 1409.

[42] López-Vicente J, Rodríguez-Alcalde D, Hernández L, et al. Panchromoendoscopy increases detection of polyps in patients with serrated polyposis syndrome [J]. Clin Gastroenterol Hepatol, 2019,17(10)：2016 - 2023.

[43] Murakami T, Sakamoto N, Nagahara A. Endoscopic diagnosis of sessile serrated adenoma/polyp with and without dysplasia/carcinoma [J]. World J Gastroenterol, 2018,24(29)：3250 - 3259.

[44] Riu Pons F, Andreu M, Naranjo D, et al. Narrow-band imaging and high-definition white-light endoscopy in patients with serrated lesions not fulfilling criteria for serrated polyposis syndrome: a randomized controlled trial with tandem colonoscopy [J]. BMC

Gastroenterol, 2020,20(1): 111.

[45] Rex D K, Ahnen D J, Baron J A, et al. Serrated lesions of the colorectum: review and recommendations from an expert panel [J]. Am J Gastroenterol, 2012,107(9): 1315 - 1329.

[46] Ogino S, Cantor M, Kawasaki T, et al. CpG island methylator phenotype (CIMP) of colorectal cancer is best characterised by quantitative DNA methylation analysis and prospective cohort studies [J]. Gut, 2006,55(7): 1000 - 1006.

[47] Weisenberger D J, Siegmund K D, Campan M, et al. CpG island methylator phenotype underlies sporadic microsatellite instability and is tightly associated with BRAF mutation in colorectal cancer [J]. Nat Genet, 2006,38(7): 787 - 793.

[48] JEG I J, Bevan R, Senore C, et al. Detection rate of serrated polyps and serrated polyposis syndrome in colorectal cancer screening cohorts: a European overview [J]. Gut, 2017,66(7): 1225 - 1232.

[49] 杜邵纯,刘天宇,刘丽,等. 结直肠锯齿状息肉的临床特征及中西方差异的研究[J]. 天津医科大学学报,2020,26(1): 18 - 21+38.

[50] Fan C, Younis A, Bookhout C E, et al. Management of Serrated Polyps of the Colon [J]. Curr Treat Options Gastroenterol, 2018,16(1): 182 - 202.

[51] Boparai K S, Reitsma J B, Lemmens V, et al. Increased colorectal cancer risk in first-degree relatives of patients with hyperplastic polyposis syndrome [J]. Gut, 2010,59(9): 1222 - 1225.

[52] Win A K, Walters R J, Buchanan D D, et al. Cancer risks for relatives of patients with serrated polyposis [J]. Am J Gastroenterol, 2012,107(5): 770 - 778.

[53] Hazewinkel Y, Reitsma J B, Nagengast F M, et al. Extracolonic cancer risk in patients with serrated polyposis syndrome and their first-degree relatives [J]. Fam Cancer, 2013,12(4): 669 - 673.

[54] Syngal S, Brand R E, Church J M, et al. ACG clinical guideline: Genetic testing and management of hereditary gastrointestinal cancer syndromes [J]. Am J Gastroenterol, 2015,110(2): 223 - 262.

[55] He X, Hang D, Wu K, et al. Long-term Risk of Colorectal Cancer After Removal of Conventional Adenomas and Serrated Polyps [J]. Gastroenterology, 2020,158(4): 852 - 861.

[56] Kanth P, Grimmett J, Champine M, et al. Hereditary colorectal polyposis and cancer syndromes: A primer on diagnosis and management [J]. Am J Gastroenterol, 2017,112(10): 1509 - 1525.

[57] Bleijenberg A G, IJspeert J E, van Herwaarden Y J, et al. Personalised surveillance for serrated polyposis syndrome: results from a prospective 5-year international cohort study [J]. Gut, 2020,69(1): 112 - 121.

[58] MacPhail M E, Thygesen S B, Patel N, et al. Endoscopic control of polyp burden and expansion of surveillance intervals in serrated polyposis syndrome [J]. Gastrointest Endosc, 2019,90(1): 96 - 100.

[59] Hazewinkel Y, Koornstra J J, Boparai K S, et al. Yield of screening colonoscopy in first-degree relatives of patients with serrated polyposis syndrome [J]. J Clin Gastroenterol, 2015,49(5): 407 - 412.

[60] Davenport J R, Su T, Zhao Z, et al. Modifiable lifestyle factors associated with risk of sessile serrated polyps, conventional adenomas and hyperplastic polyps [J]. Gut, 2018,67(3): 456 - 465.

[61] Buchanan D D, Sweet K, Drini M, et al. Phenotypic diversity in patients with multiple serrated polyps: a genetics clinic study [J]. Int J Colorectal Dis, 2010,25(6): 703 - 712.

第 15 章

遗传性乳腺癌卵巢癌综合征

匡夏颖，闻笔伟

遗传性乳腺癌卵巢癌综合征（hereditary breast-ovarian cancer syndrome，HBOCS）是遗传性卵巢癌综合征的一种，其他两种为遗传位点特异性卵巢癌综合征和遗传性非息肉病性结直肠癌综合征（即 Lynch Ⅱ型）。HBOCS 是指一个家族中有 2 个一级亲属或 1 个一级亲属和 1 个二级亲属患乳腺癌或卵巢癌，并具有遗传倾向，是遗传性卵巢癌综合征最常见的一种临床类型。HBOCS 是一类常染色体显性遗传的癌症综合征，总发病率为 1/300～1/800，可引起乳腺、卵巢、前列腺、结直肠等多个器官的癌症风险显著升高。现已知的易感基因除 BRCA1 和 BRCA2 外，还有 TP53、PALB2 和 PTEN 等基因，其中 80%～90% 的 HBOCS 有 BRCA1 和 BRCA2 基因的突变。本章内容主要对 BRCA1 和 BRCA2 相关的 HBOCS 进行阐述。

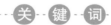

遗传性乳腺癌卵巢癌综合征（HBOCS）；BRCA1；BRCA2；筛查；临床管理；随访监测；遗传咨询

遗传性乳腺癌卵巢癌综合征是由 BRCA1 和 BRCA2 基因的胚系致病性突变引起的肿瘤综合征，是遗传性卵巢癌综合征最常见的一种临床类型[1,2]。BRCA1 和 BRCA2 均为抑癌基因，都属于同源重组修复（homologous recombination repair，HRR）基因。HRR 基因的变异可以导致同源重组缺陷（homologous recombination deficiency，HRD），导致细胞有丝分裂过程中 DNA 受损后无法正常修复。BRCA1 和 BRCA2 基因变异影响蛋白功能，通过对细胞周期的调控，影响基因组稳定性，从而诱发细胞癌变[3,4]。

BRCA1 和 BRCA2 基因的主要致病突变形式包括移码突变、无义突变、错义突变，此外还有基因的大片段缺失和大片段重排。BRCA1 和 BRCA2 基因的致病性变异会使得女性乳腺癌、卵巢癌、输卵管癌,男性乳腺癌、前列腺癌,以及胰腺癌、胃肠癌及黑素瘤等发病风险增加数倍至数十倍。大量临床研究也探索和证实了聚 ADP 核糖聚合酶(poly ADP-ribose polymerase,PARP)抑制剂等治疗策略对此类患者的治疗效果,为患者带来了希望和福音。

　　HBOCS 的诊疗重点是对高危人群的准确筛查和发病人群的早诊早治,进行规范的遗传咨询的非常重要。因此,在临床工作中,应推荐 HBOCS 的高危患者和亲属尽早接受遗传咨询,必要时进行基因的胚系突变检测,确诊 HOBCS 者应尽早启动相应的健康管理方案。

一、诊断

(一) 临床表现

　　HBOCS 的临床表现主要为乳腺癌和/或卵巢癌的相关表现,病理类型以乳腺浸润性导管癌和卵巢浆液性乳头状囊腺癌多见,缺乏特异性,临床诊断主要通过详细询问患者病史和家族史,通过家系谱分析,确定其是否有遗传倾向。根据美国临床肿瘤学会(American Society of Clinical Oncology,ASCO)的指南:HBOCS 的风险评估需要遗传学、肿瘤学、心理学多学科相结合,需要收集详细的家族史,并以系谱的方式展示出来,该系谱至少需要涵盖 3 代人的病史[5]。

　　HBOCS 应与散发性和家族性乳腺癌、卵巢癌鉴别。散发性癌是指患者的一级或二级亲属(图 15-1)中没有乳腺癌或卵巢癌发生;家族性癌是指有 2 个或以上的一级或二级亲属患有乳腺癌或卵巢癌,但不具有明显的遗传倾向,且 BRCA1 和 BRCA2 突变检测多为阴性;遗传性癌则是在家族中有卵巢癌或乳腺癌聚集发病,多有基因突变,并符合常染色体显性遗传特征[2]。

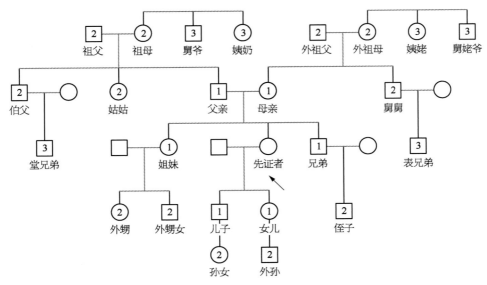

图 15-1　各级亲属分级图示(数字为亲属级别)

（二）基因检测

基因检测有利于尽早发现 HBOCS 患者和高危人群，以尽早采取预防性措施，改善其预后。研究者发现在乳腺癌人群中 *BRCA1/2* 基因的胚系致病性变异率在 5% 左右，约 10% 的卵巢癌患者有遗传倾向，在合并有乳腺癌和卵巢癌的家系中 *BRCA1/2* 基因的突变率最高可达 55%，而在同时患有乳腺癌和卵巢癌的个体中则最高达到 75%[6]。

因此，临床医生应对具有遗传倾向的患者常规进行至少包括 *BRCA1* 和 *BRCA2* 的胚系基因突变检测。将基因变异按照风险程度由高至低分为以下 5 类：致病性、可能致病性、意义不明、可能良性、良性。其中，致病性和可能致病性的基因变异患者可以被诊断为 HBOCS；可能良性和良性应判读为阴性结果；意义不明的结果需要谨慎对待，必要时行进一步检查。

二、BRCA1、BRCA2 与 HBOCS

（一） *BRCA1* 和 *BRCA2* 的基因结构和突变种类

1. *BRCA1* 和 *BRCA2* 的发现和基因结构　1866 年，法国著名的外科医生、神经病理学家、人类学家 Pierre P Broca（皮埃尔·保尔·布罗卡）在其出版的 Trait'e des Tumeurs 一书中，对其妻子家族中乳腺癌和其他肿瘤的聚集发生的现象进行了详细的描述和分析[7]。1990 年，King 发现 20%～25% 的乳腺癌患者至少有一个亲属患有乳腺癌，他将这部分乳腺癌定义为家族性乳腺癌，通过对 23 个典型家系的 146 例乳腺癌患者的研究，King 和她的团队将家族性乳腺癌易感基因定位在染色体 17q21，命名为 breast cancer 1（BRCA1）基因。1994 年犹他大学遗传学家 Mark H. Skolnick 的团队成功克隆出 *BRCA1* 基因[8]，随后 Michael 及团队发表文章，将 *BRCA2* 定位在 13 号染色体，并于 1995 年成功克隆出 *BRCA2* 基因[9,10]。

BRCA1 基因序列全长约 100 kb，由 24 个外显子构成，分别是 22 个编码外显子和 2 个非编码外显子，共编码 1 863 个氨基酸；*BRCA2* 基因序列全长约 70 kb，由 27 个外显子组成，共编码 3 418 个氨基酸[8,10]。

2. *BRCA1* 和 *BRCA2* 的基因功能和突变类型　*BRCA1* 和 *BRCA2* 均为抑癌基因，也是 HRR 基因。同源重组（homologous recombination）是指发生在非姐妹染色单体之间或同一染色体上含有同源序列的 DNA 分子之间或分子之内的重新组合，同源重组的意义是修复损伤，使受损的染色体通过与另一条未受损染色体的相同 DNA 进行自身的修复。HRR 基因的变异可以导致 HRD，导致细胞有丝分裂过程中 DNA 受损后无法正常修复，从而诱发细胞癌变[3]。*BRCA1* 和 *BRCA2* 蛋白参与 DNA 的损伤修复，通过对细胞周期的调控，从而维持基因组的稳定[4]。

BRCA1 和 *BRCA2* 基因都具有很多种类的突变，且突变位点遍布整条基因，没有固定的突变"热点"，需要进行整条基因的突变检测，这也给基因筛查带来很大困难。目前常

用的检测方法是高通量的二代基因测序技术，常见致病性突变约 5 000 种，主要突变类型包括移码突变、无义突变、错义突变。由于 BRCA1 基因序列中含高达 41.5% 的 Alu 重复序列和 4.8% 的其他重复序列，因此 BRCA1 基因很容易发生大片段碱基(包括整个外显子)的缺失。BRCA2 基因不像 BRCA1 那样具有很多的重复序列，所以大片段缺失并不多见。此外，BRCA1/2 基因还有大片段重排等致病变异形式，均需要使用多重连接依赖探针扩增技术进行检测。这种缺失用 NGS 的方法无法检出，所以往往发生漏检。目前国内外多项研究均有报道在 HBOCS 患者中，发生 BRCA1/2 大片段重排/缺失的比例为 1.3%~10%，在不同民族和地域之间差异较大[11-18]。越来越多的研究者认为应该将 BRCA1/2 大片段重排/缺失纳入到 HBOCS 患者的常规胚系基因检测中。

3. BRCA1 和 BRCA2 基因突变的种族差异性　BRCA1 和 BRCA2 基因突变的种类具有明显的种族差异性，在不同的种族中，存在着不同的"始祖突变"，同时在 HBOCS 患者中的突变频率也因不同种族而有差别。最著名的"始祖突变"出现在德系犹太人中，表现为 BRCA1 185delAG(携带率 1.00%)、BRCA1 5382insC(携带率 0.13%)和 BRCA2 6174delT(携带率 1.52%)位点突变[19,20]。中国人群的数据中，北京大学肿瘤医院和复旦大学附属肿瘤医院的团队分别报道了中国乳腺癌患者中的 5589del8 突变频率，与欧美人群中该位点极低的突变频率相比较，认为 5589del8 很有可能是中国人群特有的"始祖突变"[21,22]。

(二) BRCA1 和 BRCA2 基因突变携带者的肿瘤发病风险

1. 乳腺癌和卵巢癌　正常女性一生中患有乳腺癌和卵巢癌的概率分别为 3.8% 和 1.5%。欧美研究数据表明，女性 BRCA1 基因突变携带者 80 岁前发生乳腺癌累积风险为 72%，发病年龄高峰在 30~40 岁，BRCA2 基因突变携带者的累积风险为 69%，发病年龄高峰在 40~50 岁。BRCA1 基因突变携带者 80 岁前发生卵巢癌累积风险为 44%，BCRA2 基因突变携带者累积风险分别为 17%。诊断一侧乳腺癌后 20 年内发生对侧乳腺癌的概率分别高达 40%(BRCA1 基因突变)和 26%(BRCA2 基因突变)。与一般人群相比，BRCA1 和 BRCA2 基因突变携带者乳腺癌发病风险提高了 10~20 倍[23-26]。男性 BRCA1 基因突变携带者乳腺癌发病风险增加 10~50 倍，BRCA2 基因突变携带者乳腺癌发病风险增加 50~100 倍[27]。中国人群数据显示，BRCA1 基因突变携带者乳腺癌发生风险在 79 岁前为 37.9%，BRCA2 基因突变携带者为 36.5%[28,29]。乳腺癌患者 BRCA1 和 BRCA2 基因致病性变异率远高于无癌对照者，且 BRCA2 与 BRCA1 相比影响更为显著，与欧美人群和非洲人群相反。BRCA1/2 突变尤其是有乳腺癌家族史的突变者对侧乳腺癌风险高达 27% 以上[30]。

2. 其他恶性肿瘤　携带 BRCA1/2 基因突变的女性不仅乳腺癌和卵巢癌发病风险增加，其他如输卵管癌、胰腺癌、胃肠癌及黑素瘤等发病风险也增加数倍至数十倍，男性前列腺癌的发病风险也有增加[31-34]。一项前瞻性研究结果显示，携带 BRCA1/2 基因突变的男性在 75 岁和 85 岁前患前列腺癌的累积风险分别为 27% 和 60%，且 BRCA2 突变者的患病率和死亡率更高[35]。

（三）*BRCA1* 和 *BRCA2* 基因突变患者的治疗

1. PARP 抑制剂靶向治疗　　PARP 抑制剂是一种靶向 PARP 蛋白的治疗药物。PARP 抑制剂通过与 PARP1 或 PARP2 催化位点的结合，导致 PARP 蛋白无法从 DNA 损伤位点上脱落，被束缚在 DNA 上的 PARP 在 DNA 复制时会导致 DNA 复制叉停滞和 DNA 复制无法顺利进行。这时候，细胞通常会激发同源重组修复的方法来修复这个错误。*BRCA1*、*BRCA2* 和其他称为"类 BRCA"（BRCAness）的蛋白在 HRR 中起到重要作用，当这些蛋白功能受损导致 HRR 功能失常时，细胞运用的其他 DNA 修复方法通常会引入大规模的基因组重组，从而导致细胞死亡[36]。

经多项临床试验证实，PARP 抑制剂可用于治疗 *BRCA1/2* 基因突变的患者，不仅对晚期乳腺癌和卵巢癌的效果显著，同时也能让其他诸多癌种的患者获益[37-41]。目前已经获批用于携带胚系 *BRCA1/2* 突变的晚期乳腺癌、复发性上皮卵巢癌、输卵管癌和原发性腹膜癌女性患者的维持治疗[42-44]。对于早期乳腺癌患者来说，PARP 抑制剂在新辅助和辅助治疗阶段的作用并不明确，因此目前并不做治疗推荐。

2. 化疗选择　　在 *BRCA1* 或 *BRCA2* 突变细胞中，由于 DNA 损伤修复无法正常进行而导致基因组不稳定，这些 DNA 差错在细胞内不断积累，如果应用对 DNA 具有损伤作用的药物，特别是导致 DNA 交联的药物时，这些差错会加重，从而更容易导致细胞死亡。

一些研究发现，*BRCA1* 和 *BRCA2* 基因突变的细胞对导致 DNA 交联的药物治疗更为敏感，这些药物包括卡铂、顺铂和丝裂霉素，目前铂类药物在 *BRCA1* 和 *BRCA2* 基因突变的卵巢癌患者治疗中应用较为广泛[45-47]。另有研究证实，基于紫杉醇诱导的细胞死亡需要正常功能的 BRCA1 蛋白参与，*BRCA1* 基因突变可能导致这类药物耐药，但也有临床研究持反对意见[47-49]。这些化疗药物对于 *BRCA1* 和 *BRCA2* 基因突变肿瘤患者的治疗效果还不能完全明确，也有证据认为药物的敏感性对于这类患者并不能"一刀切"。

2020 年美国临床肿瘤学会、美国放射肿瘤学会、美国外科肿瘤学会联合起草的遗传性乳腺癌管理指南就提出：铂类药物与紫杉类药物相比，更被推荐用于晚期乳腺癌 *BRCA* 基因突变携带者；PARP 抑制剂与非铂类单药化疗相比，更适合治疗晚期乳腺癌 *BRCA* 突变携带者；对于术后辅助或术前新辅助治疗，现有数据不支持将铂类常规加入蒽环类和紫杉类化疗方案，也不足以推荐 PARP 抑制剂用于早期或携带中度外显基因突变的乳腺癌患者[50]。

3. 手术和放疗　　由于 *BRCA1* 和 *BRCA2* 基因是 DNA 损伤修复基因，所以基因突变的细胞理论上应该对放疗更为敏感，有研究认为突变携带者正常乳腺组织的放射性损伤和放射线诱导癌变的发生率要高于突变阴性者。

但更多的研究证实：*BRCA1/2* 突变乳腺癌患者接受保乳手术＋放疗和接受全乳切除手术后的总生存率无差异，保乳者局部复发率高（术后 15 年复发率保乳 23.5% vs. 全乳 5.5%）[51-53]。中国研究者的数据也证实，BRCA 突变携带者与未携带者相比，行保乳手术的患者总生存相似，同侧乳腺癌风险相似，对侧乳腺癌风险较高[54]。但是，多数研究者观察到这类突变患者保乳术后复发多数是 5～10 年后的远期复发，可能与本身的肿瘤易感性有关,而非真原位复发。放疗也并非 *BRCA1/2* 突变患者的禁忌证,研究证实:放疗并不会增加 *BRCA1/2* 突变患者的治疗毒性和对侧乳腺癌发生率[55,56]。

因此,目前一般认为,*BRCA1/2* 基因突变的乳腺癌患者可以常规进行保乳治疗和放疗。

三、筛查

NCCN 指南:*BRCA1/2* 基因检测标准[57]:

(1) 亲属中已有经检测明确携带 *BRCA1/2* 基因致病/可能致病突变者。

(2) 乳腺癌患者符合以下任一条件者:

1) 诊断年龄≤45 岁。

2) 诊断年龄 46~50 岁,且发生双侧乳腺癌或 2 个独立同侧病灶。

3) 诊断年龄 46~50 岁,且≥1 个近亲有乳腺癌,或高级别前列腺癌(gleason score≥7)。

4) 三阴性乳腺癌,首诊年龄≤60 岁。

5) 诊断年龄不限:≥1 个近亲患有乳腺癌且诊断年龄≤50 岁;或≥1 个近亲患有卵巢癌、胰腺癌或转移性前列腺癌;或患者/近亲有≥2 个额外的乳腺癌原发灶。

6) 男性乳腺癌,或有男性近亲患有乳腺癌。

7) 德系犹太人血统。

(3) 卵巢癌患者。

(4) 胰腺癌患者。

(5) 转移性前列腺癌患者。

(6) 高级别前列腺癌(gleason score≥7)并有≥1 个近亲患有卵巢癌/转移性前列腺癌/≤50 岁诊断的乳腺癌。

(7) 高级别前列腺癌(gleason score≥7)并有德系犹太人血统,或≥2 个近亲患有乳腺癌/任何级别的前列腺癌。

目前国内外专家都认为没有必要进行全体女性的 *BRCA1/2* 基因筛查,普筛的临床价值不高且花费巨大。对于评估有可能携带 *BRCA1/2* 基因的肿瘤患者或高危人群应进行 BRCA1/2 基因检测甚至是更多 HRR 基因的检测。

对于 NCCN 等指南的检测标准,也有不少研究者提出应拓宽对乳腺癌患者的检测范围,2019 年发表在 Journal of Clinical Oncology 杂志上的一项研究指出:如果严格按照 NCCN 指南的标准来选择基因检测人群,那么真正携带 *BRCA1/2* 等易感基因致病突变的乳腺癌患者中会有接近一半的人因为不符合检测标准而被漏检,从而放松警惕,并失去从基因检测和肿瘤监测中获益的机会[58]。另外也有研究者不断在探索更适合、性价比更高的检测标准,有 2 项较大样本量的研究都认为≤65 岁的乳腺癌女性有必要进行检测,即便是已绝经的女性,有条件者应进行多基因检测[59,60]。因此,在临床工作中,笔者推荐以指南为基础,同时可以根据患者的具体情况和遗传咨询分析结果适当拓宽检测标准,做出个性化检测建议。

四、高危人群的预防和遗传咨询

HBOCS的高危人群包括已检测出 *BRCA1/2* 等 HBOCS 相关基因的致病性变异的乳腺癌/卵巢癌患者和还未患癌的健康人。基于此类基因变异对健康的危害,对于肿瘤的预防和早期诊断就显得尤为重要。

(一)高危人群的健康管理方案

对于 HBOCS 家系高危女性中要求保留生育和卵巢内分泌功能者,以实施密切监测为主。具体的管理方案参见表 15-1。但是近期有研究发现对于 HBOCS 家系高危女性进行监测的作用有限,并不能提高其生存率,也不能降低死亡率[61]。所以,还需要进一步进行大规模的调查研究,不断探索新的监测方法。

表 15-1 不同 *BRCA1/2* 突变阳性携带者人群对应的管理方案[68]

对应人群	管 理 方 案
女性	1. 从 18 岁开始进行乳房自检,25 岁开始定期(6～12 个月)乳腺检查 2. 乳腺筛查:a. 如家族中有人在 30 岁前确诊乳腺癌,在 25～29 岁期间,每年 1 次乳腺 MRI(优先)或乳房 X 线检查; 　　b. 30～75 岁,每年 1 次乳房 X 线和乳腺 MRI 筛查; 　　c. >75 岁,视个人情况而定; 　　d. 对于有 *BRCA* 突变,接受过乳腺癌治疗的女性但未双侧乳腺患癌,继续对对侧乳腺每年做乳腺 X 线和 MRI 检查 3. 考虑能降低风险的乳腺切除手术。咨询应包括关于保护程度的讨论,乳腺再造和风险事宜。另外,还应该考虑家族史以及对侧乳腺癌的患癌风险以及生存预期等 4. 向已完成生育的 35～40 岁女性推荐能降低风险的输卵管-卵巢切除手术(需向妇科肿瘤医师咨询决定)。因为携带 *BRCA2* 基因突变的卵巢癌患者发病年龄比携带 *BRCA1* 基因突变的患者平均晚 8～10 年,对于已经最大化实现乳腺癌防护(如已进行双侧乳腺切除术)的 *BRCA2* 基因突变者将输卵管卵巢切除术延至 40～45 岁进行是合理的 5. 进行预防性乳腺切除术和(或)输卵管-卵巢切除术时要综合考虑社会心理、社交和生活质量方面 6. 对于不选择输卵管-卵巢切除术的患者,需要从 30～35 岁开始遵循临床医师的指导进行有益的筛查。如经阴道超声和血清 CA-125 检查,但都缺乏敏感性和特异性,不是有效的筛查手段
男性	1. 从 35 岁开始,学会乳房自检 2. 从 35 岁开始,每 12 个月做 1 次临床乳腺检查 3. 从 45 岁开始:a. 推荐 *BRCA2* 携带者进行前列腺癌筛查;b. *BRCA1* 携带者可考虑前列腺癌筛查

（续表）

对应人群	管理方案
男性和女性	1. 学习癌症相关的，尤其是 *BRCA* 基因突变相关的体征和症状； 2. 胰腺癌和黑素瘤没有特异性的筛查指南，但可以根据家族观察来制定个性化筛查方案
亲属	1. 告知亲属可能的遗传性癌症风险，风险评估及管理方案； 2. 推荐进行遗传咨询，并考虑对有风险的亲属进行基因检测
育龄人群	1. 育龄患者，建议做产前诊断或辅助生殖（包括植入前遗传诊断），讨论应包含已知风险、局限性和这些技术的优势； 2. *BRCA2* 基因突变可能和罕见的常染色体隐性遗传有关。建议突变携带者配偶做相同基因的潜在携带者测试（基因检测），用以辅助生育决定和（或）风险评估及管理

（二）高危人群的预防策略

1. 预防性对侧/双侧乳腺切除　预防性乳腺切除主要分为针对单侧乳腺癌患者的对侧预防性切除手术和针对健康高危女性的双侧预防性乳腺切除术。携带 *BRCA1/2* 基因突变的健康高危人群发生乳腺癌、卵巢癌等恶性肿瘤的风险较普通人群明显增高，携带 *BRCA1* 或 *BRCA2* 的乳腺癌患者的对侧乳腺癌发生率分别是无突变乳腺癌患者的 4.5 倍和 3.4 倍，预防性对侧乳腺切除可以降低约 90% 的对侧乳腺癌发病风险[62-64]。

但是多项研究结果显示，虽然预防性乳腺切除可以显著降低乳腺癌发病风险，但是和每年行乳腺 MRI 密切监测的非手术方式相比，并没有明显改善预后和生存时间，这可能是因为乳腺癌的影像学检查用于早期诊断的准确度较高，且乳腺癌的治疗效果较好。因为预防性乳腺切除多数是患者主动选择的手术，大多数接受预防性乳腺切除并重建手术的患者对术后乳腺外形满意度较高[65,66]。NCCN 指南并不推荐进行预防性乳腺切除，尤其是强烈不推荐一侧行保乳手术治疗的乳腺癌患者行对侧乳腺预防性切除，健康女性乳房行乳腺切除术应建立在充分讨论和咨询的基础上[57]。

因此，目前对于 *BRCA1/2* 突变者是否应进行预防性乳腺切除，学术界内仍有较大争议，临床上应该和患者充分沟通病情，详细告知可能的获益和风险，谨慎选择预防性乳腺切除的预防策略。

2. 预防性双侧卵巢输卵管切除　目前，多项研究已经证实：预防性双侧卵巢切除可以显著降低 *BRCA1/2* 突变女性的乳腺癌和卵巢癌发病率[65]。而目前还没有明确有效的卵巢癌早期筛查手段，根据临床表现后检查诊断的卵巢癌多数已进入中晚期。因此，NCCN 指南、ACOG 指南和中国专家共识等国内外的权威指南均建议 *BRCA1/2* 突变携带者进行预防性双侧卵巢输卵管切除，一般建议已确认无生育要求的 *BRCA1* 突变携带者在 35～40 岁前、*BRCA2* 突变携带者在 40～45 岁以前进行，因为 *BRCA2* 突变携带者癌症平均发病年龄较 *BRCA1* 晚 8～10 年[57,67,68]。

预防性手术的注意事项：手术前必须和患者讨论是否希望保留生育功能及能否接受提前手术绝经，告知其如果术中冰冻考虑癌变，必需行盆腔淋巴结清扫及网膜切除，并且取得知情同意。手术可以选择通过腹腔镜手术也可以选择开腹手术。

需要注意的是，预防性双侧卵巢切除并不能完全免除卵巢癌的风险，有报道在进行预防性卵巢切除术后仍有发生上皮性卵巢癌的情况[69]。一项针对 3 722 名 *BRCA1/2* 基因突变绝经前女性的前瞻性研究结果显示，是否进行预防性双侧卵巢切除术并未影响她们的乳腺癌患病风险，尤其是 *BRCA1* 基因突变携带者；而对于 *BRCA2* 基因突变携带者来说，预防性双侧卵巢切除术似乎能够起到预防乳腺癌发生的作用，该结论仍需更多证据论证[70]。

因此，多数研究者认同预防性双侧卵巢输卵管切除对 *BRCA1/2* 突变携带者的获益，临床上对于明确有 *BRCA1/2* 致病性变异的人群，多数医师会建议检测者完成生育后尽早进行预防性双侧卵巢输卵管切除手术。

3. 化学预防　乳腺癌化学预防的研究对象重点集中在高危人群，目前乳腺癌常见的化学预防方法有饮食成分的改变及内分泌药物的应用等，近年来一些大型的临床试验已经开展，但大部分工作仍停留在实验室阶段，临床上应用较少。

有一些研究发现，选择性雌激素受体调节剂［（selective estrogen receptor modulator，SERM），如他莫昔芬、雷洛昔芬］的预防性使用可以降低乳腺癌的发病风险，但对于 *BRCA1/2* 基因突变携带者的风险预防数据仍然不够充分[71-73]。口服避孕药（oral contraceptive，OCP）是遗传性卵巢癌预防性药物治疗中惟一被文献报道有效的药物，并被 2007 美国临床肿瘤学会推荐使用[74]。然而，一些研究认为使用反而会提高 *BRCA1* 突变携带者患乳腺癌的风险[75]。后来一项基于大样本的研究发现使用当前配方的口服避孕药并没有增高 *BRCA* 突变携带者患乳腺癌的发病风险，甚至可能减少 *BRCA1* 突变携带者乳腺癌发病风险[76]。目前，OCP 预防卵巢癌的同时是否增加乳腺癌的风险尚存在争议。

（三）遗传咨询

预估有较高风险携带致病性基因突变的乳腺癌或卵巢癌患者，均有指征接受遗传学咨询，而且遗传咨询最好在最终手术决策之前进行。遗传咨询包括以下内容：详细家族谱分析、评估风险、知情同意程序，包括就基因突变检测的利弊、局限性、可能的结果以及与测试结果有关的实际问题和伦理问题，对患者和家属进行宣教[67]。

原则上，检测顺序应首先考虑已被确诊的癌症患者和风险，其次考虑继发癌症的风险和预防，以及亲属遗传癌症的潜在风险。

1. 亲属风险　由于 HBOCS 的遗传特性表现为常染色体显性遗传，如果发现家族内先证者携带某 HBOCS 相关突变基因，其家系成员就可以进行定向突变基因分析。阳性结果表明该成员携带突变基因，发生相关恶性肿瘤风险增加；阴性结果表明该成员不存在先证者所携带的突变基因，发生相关恶性肿瘤的风险与普通人群是相近的。

　　一般先检测先证者的一级亲属,再根据一级亲属的检测结果评估二级、三级亲属的基因突变风险,建议高危亲属再行检测。

　　不建议对 18 岁以下的未成年人进行 *BRCA1/2* 基因检测,因为此类基因突变诱发的癌症很少在 18 岁以前发生,一般建议高风险的未成年人在 18 岁后告知其基因突变和患癌风险,再决定是否进行基因检测。

　　2. 生育建议　有研究发现,*BRCA1* 突变携带者与 *BRCA2* 突变携带者和非携带者相比,卵巢储备功能有所降低,可能会影响年轻 *BRCA1/2* 基因突变携带者的卵巢功能和生育能力[77]。因此对于 *BRCA1/2* 突变携带的肿瘤患者,治疗方案应经过医患双方深入讨论以满足其生育要求。这类患者可选择卵母细胞或胚胎冷冻保存。

　　携带 *BRCA1/2* 基因突变的妇女向其子代传递相同突变的概率达 50%,目前阻断这种传递有两种方法:一种是在怀孕早期进行绒毛活检或羊水评估,如果胎儿携带突变则选择流产;第二种方法是进行体外受精,胚胎植入前进行基因诊断,取没有携带突变的受精卵植入宫腔。

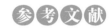

参考文献

[1] Ford D, Easton D F, Stratton M, et al. Genetic heterogeneity and penetrance analysis of the BRCA1 and BRCA2 genes in breast cancer families [J]. The Breast Cancer Linkage Consortium. Am J Hum Genet, 1998,62(3): 676 - 689.
[2] Lynch H T, Snyder C L, Lynch J F, et al. Hereditary breast-ovarian cancer at the bedside: role of the medical oncologist [J]. J Clin Oncol, 2003,21(4): 740 - 753.
[3] Riaz N, Blecua P, Lim R S, et al. Pan-cancer analysis of bi-allelic alterations in homologous recombination DNA repair genes [J]. Nat Commun, 2017,8(1): 857.
[4] Welcsh P L, Owens K N, King M C. Insights into the functions of BRCA1 and BRCA2 [J]. Trends Genet, 2000,16(2): 69 - 74.
[5] Guillem J G, Wood W C, Moley J F, et al. ASCO/SSO review of current role of risk-reducing surgery in common hereditary cancer syndromes [J]. J Clin Oncol, 2006,24(28): 4642 - 4660.
[6] Claus E B, Schildkraut J M, Thompson W D, et al. The genetic attributable risk of breast and ovarian cancer [J]. Cancer, 1996, 77(11): 2318 - 2324.
[7] Lynch H T, Silva E, Snyder C, et al. Hereditary breast cancer: part I. Diagnosing hereditary breast cancer syndromes [J]. Breast J, 2008,14(1): 3 - 13.
[8] Miki Y, Swensen J, Shattuck-Eidens D, et al. A strong candidate for the breast and ovarian cancer susceptibility gene BRCA1 [J]. Science, 1994,266(5182): 66 - 71.
[9] Wooster R, Neuhausen S L, Mangion J, et al. Localization of a breast cancer susceptibility gene, BRCA2, to chromosome 13q12 - 13 [J]. Science, 1994,265(5181): 2088 - 2090.
[10] Wooster R, Bignell G, Lancaster J, et al. Identification of the breast cancer susceptibility gene BRCA2 [J]. Nature, 1995,378 (6559): 789 - 792.
[11] Bozsik A, Pocza T, Papp J, et al. Complex characterization of germline large genomic rearrangements of the BRCA1 and BRCA2 genes in high-risk breast cancer patients-novel variants from a large national center [J]. Int J Mol Sci, 2020,21(13): 4650.
[12] van der Merwe N C, Oosthuizen J, Theron M, et al. The contribution of large genomic rearrangements in BRCA1 and BRCA2 to South African familial breast cancer [J]. BMC Cancer, 2020,20(1): 391.
[13] Cao W M, Zheng Y B, Gao Y, et al. Comprehensive mutation detection of BRCA1/2 genes reveals large genomic rearrangements contribute to hereditary breast and ovarian cancer in Chinese women [J]. BMC Cancer, 2019,19(1): 551.
[14] Concolino P, Capoluongo E. Detection of BRCA1/2 large genomic rearrangements in breast and ovarian cancer patients: an overview of the current methods [J]. Expert Rev Mol Diagn, 2019,19(9): 795 - 802.
[15] Su L, Zhang J, Meng H, et al. Prevalence of BRCA1/2 large genomic rearrangements in Chinese women with sporadic triple-negative or familial breast cancer [J]. Clin Genet, 2018,94(1): 165 - 169.
[16] Rashid M U, Muhammad N, Amin A, et al. Contribution of BRCA1 large genomic rearrangements to early-onset and familial breast/ovarian cancer in Pakistan [J]. Breast Cancer Res Treat, 2017,161(2): 191 - 201.
[17] Kim D H, Chae H, Jo I, et al. Identification of large genomic rearrangement of BRCA1/2 in high risk patients in Korea [J]. BMC Med Genet, 2017,18(1): 38.
[18] Arnold A G, Otegbeye E, Fleischut M H, et al. Assessment of individuals with BRCA1 and BRCA2 large rearrangements in high-risk breast and ovarian cancer families [J]. Breast Cancer Res Treat, 2014,145(3): 625 - 634.
[19] Foulkes W D. Inherited susceptibility to common cancers [J]. N Engl J Med, 2008,359(20): 2143 - 2153.
[20] Metcalfe K A, Poll A, Royer R, et al. Screening for founder mutations in BRCA1 and BRCA2 in unselected Jewish women [J]. J Clin Oncol, 2010,28(3): 387 - 391.
[21] Sun J, Meng H, Yao L, et al. Germline mutations in cancer susceptibility genes in a large series of unselected breast cancer

patients [J]. Clin Cancer Res，2017，23(20)：6113 - 6119.

[22] 胡震，李文凤，柳晓义，等. 中国乳腺癌患者 BRCA1 基因的频发突变 5589del8 [J]. 中华医学遗传学杂志，2007，4(24)：378 - 381.

[23] Chen S，Parmigiani G. Meta-analysis of BRCA1 and BRCA2 penetrance [J]. J Clin Oncol，2007，25(11)：1329 - 1333.

[24] Kuchenbaecker K B，Hopper J L，Barnes D R，et al. Risks of breast，ovarian，and contralateral breast cancer for BRCA1 and BRCA2 mutation carriers [J]. JAMA，2017，317(23)：2402 - 2416.

[25] Rebbeck T R，Mitra N，Wan F，et al. Association of type and location of BRCA1 and BRCA2 mutations with risk of breast and ovarian cancer [J]. JAMA，2015，313(13)：1347 - 1361.

[26] Mavaddat N，Peock S，Frost D，et al. Cancer risks for BRCA1 and BRCA2 mutation carriers：results from prospective analysis of EMBRACE [J]. J Natl Cancer Inst，2013，105(11)：812 - 822.

[27] Ding Y C，Steele L，Kuan C J，et al. Mutations in BRCA2 and PALB2 in male breast cancer cases from the United States [J]. Breast Cancer Res Treat，2011，126(3)：771 - 778.

[28] Cao W M，Gao Y，Yang H J，et al. Novel germline mutations and unclassified variants of BRCA1 and BRCA2 genes in Chinese women with familial breast/ovarian cancer [J]. BMC Cancer，2016，16(1)：64.

[29] Yao L，Sun J，Zhang J，et al. Breast cancer risk in Chinese women with BRCA1 or BRCA2 mutations [J]. Breast Cancer Res Treat，2016，156(3)：441 - 445.

[30] Zeng C，Guo X，Wen W，et al. Evaluation of pathogenetic mutations in breast cancer predisposition genes in population-based studies conducted among Chinese women [J]. Breast Cancer Res Treat，2020，181(2)：465 - 473.

[31] Brose M S，Rebbeck T R，Calzone K A，et al. Cancer risk estimates for BRCA1 mutation carriers identified in a risk evaluation program [J]. J Natl Cancer Inst，2002，94(18)：1365 - 1372.

[32] Ford D，Easton D F，Bishop D T，et al. Risks of cancer in BRCA1-mutation carriers. Breast cancer linkage consortium [J]. Lancet，1994，343(8899)：692 - 695.

[33] Breast Cancer Linkage C. Cancer risks in BRCA2 mutation carriers [J]. J Natl Cancer Inst，1999，91(15)：1310 - 1316.

[34] Kirchhoff T，Kauff N D，Mitra N，et al. BRCA mutations and risk of prostate cancer in Ashkenazi Jews [J]. Clin Cancer Res，2004，10(9)：2918 - 2921.

[35] Nyberg T，Frost D，Barrowdale D，et al. Prostate cancer risks for male BRCA1 and BRCA2 mutation carriers：A prospective cohort study [J]. Eur Urol，2020，77(1)：24 - 35.

[36] Lord C J，Ashworth A. PARP inhibitors：Synthetic lethality in the clinic [J]. Science，2017，355(6330)：1152 - 1158.

[37] Turk A A，Wisinski K B. PARP inhibitors in breast cancer：Bringing synthetic lethality to the bedside [J]. Cancer，2018，124(12)：2498 - 2506.

[38] Pulliam N，Fang F，Ozes A R，et al. An effective epigenetic-PARP inhibitor combination therapy for breast and ovarian cancers independent of BRCA mutations [J]. Clin Cancer Res，2018，24(13)：3163 - 3175.

[39] Mateo J，Carreira S，Sandhu S，et al. DNA-repair defects and olaparib in metastatic prostate cancer [J]. N Engl J Med，2015，373(18)：1697 - 1708.

[40] Ledermann J，Harter P，Gourley C，et al. Olaparib maintenance therapy in patients with platinum-sensitive relapsed serous ovarian cancer：a preplanned retrospective analysis of outcomes by BRCA status in a randomised phase 2 trial [J]. Lancet Oncol，2014，15(8)：852 - 861.

[41] Oishi Y，Nagasaki K，Miyata S，et al. Functional pathway characterized by gene expression analysis of supraclavicular lymph node metastasis-positive breast cancer [J]. J Hum Genet，2007，52(3)：271 - 279.

[42] FDA approves talazoparib for gBRCAm HER2-negative locally advanced or metastatic breast cancer：Food and Drug Administration，2018.

[43] FDA approved olaparib (LYNPARZA，AstraZeneca Pharmaceuticals LP) for the maintenance treatment of adult patients with deleterious or suspected deleterious germline or somatic BRCA-mutated (gBRCAm or sBRCAm) advanced epithelial ovarian，fallopian tube or primary peritoneal cancer who are in complete or partial response to first-line platinum-based，2018.

[44] FDA approves olaparib for HRR gene-mutated metastatic castration-resistant prostate cancer：Food and Drug Administration，2020.

[45] Weitzner O，Yagur Y，Kadan Y，et al. Chemotherapy toxicity in BRCA mutation carriers undergoing first-line platinum-based chemotherapy [J]. Oncologist，2019，24(12)：e1471 - e1475.

[46] Gallagher D J，Konner J A，Bell-McGuinn K M，et al. Survival in epithelial ovarian cancer：a multivariate analysis incorporating BRCA mutation status and platinum sensitivity [J]. Ann Oncol，2011，22(5)：1127 - 1132.

[47] Fabbro M，Colombo P E，Leaha C M，et al. Conditional probability of survival and prognostic factors in long-term survivors of high-grade serous ovarian cancer [M]. Cancers (Basel)，2020，12(8)：2184.

[48] Golshan M，Loibl S，Wong S M，et al. Breast conservation after neoadjuvant chemotherapy for triple-negative breast cancer：Surgical results from the brighTNess randomized clinical trial [J]. JAMA Surg，2020：e195410.

[49] Loibl S，Weber K E，Timms K M，et al. Survival analysis of carboplatin added to an anthracycline/taxane-based neoadjuvant chemotherapy and HRD score as predictor of response-final results from GeparSixto [J]. Ann Oncol，2018，29(12)：2341 - 2347.

[50] Tung N M，Boughey J C，Pierce L J，et al. Management of Hereditary Breast Cancer：American Society of Clinical Oncology，American Society for Radiation Oncology，and Society of Surgical Oncology Guideline [J]. J Clin Oncol，2020，38(18)：2080 - 2106.

[51] Co M，Liu T，Leung J，et al. Breast conserving surgery for BRCA mutation carriers-A systematic review [J]. Clin Breast Cancer，2020，20(3)：e244 - e250.

[52] Corradini S，Reitz D，Pazos M，et al. Mastectomy or breast-conserving therapy for early breast cancer in real-life clinical practice：Outcome comparison of 7565 cases [J]. Cancers (Basel)，2019，11(2)：e19 - e20.

[53] Pierce L J，Phillips K A，Griffith K A，et al. Local therapy in BRCA1 and BRCA2 mutation carriers with operable breast cancer：comparison of breast conservation and mastectomy [J]. Breast Cancer Res Treat，2010，121(2)：389 - 398.

[54] Ye F，Huang L，Lang G，et al. Outcomes and risk of subsequent breast events in breast-conserving surgery patients with BRCA1 and BRCA2 mutation [J]. Cancer Med，2020，9(5)：1903 - 1910.

[55] Evron E，Ben-David A M，Goldberg H，et al. Prophylactic irradiation to the contralateral breast for BRCA mutation carriers with early-stage breast cancer [J]. Ann Oncol，2019，30(3)：412 - 417.

[56] Drooger J，Akdeniz D，Pignol J P，et al. Adjuvant radiotherapy for primary breast cancer in BRCA1 and BRCA2 mutation carriers and risk of contralateral breast cancer with special attention to patients irradiated at younger age [J]. Breast Cancer Res Treat，2015，154(1)：171 - 180.

[57] Daly M B，Pilarski R，Yurgelun M B，et al. NCCN Guidelines Insights：Genetic/Familial High-Risk Assessment：Breast，Ovarian，and Pancreatic，Version 1. 2020 [J]. J Natl Compr Canc Netw，2020，18(4)：380-391.

[58] Beitsch P D，Whitworth P W，Hughes K，et al. Underdiagnosis of Hereditary Breast Cancer：Are Genetic Testing Guidelines a Tool or an Obstacle? [J]. J Clin Oncol，2019，37(6)：453-460.

[59] Yadav S，Hu C，Hart S N，et al. Evaluation of germline genetic testing criteria in a hospital-based series of women with breast cancer [J]. J Clin Oncol，2020，38(13)：1409-1418.

[60] Kurian A W，Bernhisel R，Larson K，et al. Prevalence of pathogenic variants in cancer susceptibility genes among women with postmenopausal breast cancer [J]. JAMA，2020，323(10)：995-997.

[61] Levy D E，Garber J E，Shields A E. Guidelines for genetic risk assessment of hereditary breast and ovarian cancer：early disagreements and low utilization [J]. J Gen Intern Med，2009，24(7)：822-828.

[62] Kurian A W，Canchola A J，Ma C S，et al. Magnitude of reduction in risk of second contralateral breast cancer with bilateral mastectomy in patients with breast cancer：Data from California，1998 through 2015 [J]. Cancer，2020，126(5)：958-970.

[63] Malone K E，Begg C B，Haile R W，et al. Population-based study of the risk of second primary contralateral breast cancer associated with carrying a mutation in BRCA1 or BRCA2 [J]. J Clin Oncol，2010，28(14)：2404-2410.

[64] Rebbeck T R，Friebel T，Lynch H T，et al. Bilateral prophylactic mastectomy reduces breast cancer risk in BRCA1 and BRCA2 mutation carriers：the PROSE Study Group [J]. J Clin Oncol，2004，22(6)：1055-1062.

[65] Domchek S M，Friebel T M，Singer C F，et al. Association of risk-reducing surgery in BRCA1 or BRCA2 mutation carriers with cancer risk and mortality [J]. JAMA，2010，304(9)：967-975.

[66] Teoh V，Tasoulis M K，Gui G. Contralateral prophylactic mastectomy in women with unilateral breast cancer who are genetic carriers，have a strong family history or are just young at presentation [J]. Cancers (Basel)，2020，12(1)：140.

[67] Practice Bulletin No. 182 Summary：Hereditary Breast and Ovarian Cancer Syndrome [J]. Obstet Gynecol，2017，130(3)：657-659.

[68] 中国医师协会精准治疗委员会乳腺癌专业委员会，中华医学会肿瘤学分会乳腺肿瘤学组，中国抗癌协会乳腺癌专业委员会. 中国乳腺癌患者 BRCA1/2 基因检测与临床应用专家共识(2018 年版)[J]. 中国癌症杂志，2018，28(10)：787-800.

[69] Rebbeck T R. Prophylactic oophorectomy in BRCA1 and BRCA2 mutation carriers [J]. J Clin Oncol，2000，18(21 Suppl)：100S-103S.

[70] Kotsopoulos J，Huzarski T，Gronwald J，et al. Bilateral oophorectomy and breast cancer risk in BRCA1 and BRCA2 mutation carriers [J]. J Natl Cancer Inst，2017，109(1)：djw177.

[71] Cummings S R，Eckert S，Krueger K A，et al. The effect of raloxifene on risk of breast cancer in postmenopausal women：results from the MORE randomized trial. Multiple outcomes of raloxifene evaluation [J]. JAMA，1999，281(23)：2189-2197.

[72] Cuzick J，Sestak I，Bonanni B，et al. Selective oestrogen receptor modulators in prevention of breast cancer：an updated meta-analysis of individual participant data [J]. Lancet，2013，381(9880)：1827-1834.

[73] Vogel V G，Costantino J P，Wickerham D L，et al. Update of the National Surgical Adjuvant Breast and Bowel Project Study of Tamoxifen and Raloxifene (STAR) P-2 Trial：Preventing breast cancer [J]. Cancer Prev Res (Phila)，2010，3(6)：696-706.

[74] Collaborative Group on Epidemiological Studies of Ovarian C，Beral V，Doll R，et al. Ovarian cancer and oral contraceptives：collaborative reanalysis of data from 45 epidemiological studies including 23,257 women with ovarian cancer and 87,303 controls [J]. Lancet，2008，371(9609)：303-314.

[75] Moorman P G，Havrilesky L J，Gierisch J M，et al. Oral contraceptives and risk of ovarian cancer and breast cancer among high-risk women：a systematic review and meta-analysis [J]. J Clin Oncol，2013，31(33)：4188-4198.

[76] Milne R L，Knight J A，John E M，et al. Oral contraceptive use and risk of early-onset breast cancer in carriers and noncarriers of BRCA1 and BRCA2 mutations [J]. Cancer Epidemiol Biomarkers Prev，2005，14(2)：350-356.

[77] Phillips K A，Collins I M，Milne R L，et al. Anti-Mullerian hormone serum concentrations of women with germline BRCA1 or BRCA2 mutations [J]. Hum Reprod，2016，31(5)：1126-1132.

第 16 章

Cowden 综合征

汤庆超,熊寰

Cowden 综合征(Cowden syndrome, CS)是一种罕见的常染色体显性遗传病,以多器官错构瘤性病变为特征,与多种恶性肿瘤的高发风险相关。CS 自首次被报道以来,其表型谱扩大到皮肤黏膜、胃肠道、乳腺、甲状腺、神经系统和泌尿生殖系统等多系统病变,并伴发多器官肿瘤高发风险。随着对 CS 的病因和发病机制的相关研究的不断深入,CS 的致病基因已经从 *PTEN* 基因扩展到 *SDHB* - B/D、*PIK3CA/AKT1*、*KLLN* 和 *SEC23B* 等多个基因的胚系突变。在 *PTEN* 基因被鉴定为 CS 的致病基因之后,CS 的患病率被认为介于 1 : 250 000 和 1 : 200 000 之间,而现在随着研究的深入及诊断标准的不断修订,CS 的患病率或许更高。鉴于 CS 与结直肠癌的发生风险相关,对 CS 的充分了解、管理和监测可为结直肠癌的早诊早治提供重大帮助。

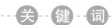

结直肠癌;Cowden 综合征;*PTEN*;早期诊断

Cowden 综合征(又称多发性错构瘤综合征,或 Cowden 病)是一种罕见的常染色体显性遗传病,以多器官错构瘤性病变为特征,与多种恶性肿瘤的高发风险相关。CS 于 1963 年被首次报道[1],患者以乳房溃疡、多结节性甲状腺肿、舌及口腔黏膜乳头瘤病为表现。随着被报道病例的增加以及研究的深入,其表型谱已经扩大到肿瘤高发风险、神经发育障碍及中枢神经系统异常改变。1996 年国际 Cowden 协会对 Salem 等提出的临床标准进行修订,并最终制定了 CS 的诊断标准,并将 CS 相关基因定位于 10 号染色体长臂 2 区 3 带 3 亚带的 *PTEN* 基因[2-4]。在确定 CS 与 *PTEN* 基因的相关性之前,CS 的发生率估计为 1 : 1 000 000[2]。在鉴定 *PTEN* 基因之后,荷兰的一份流行病学研究显示 CS 的患病率介于 1 : 250 000 和 1 : 200 000 之间[5]。但由于 CS 外显率和表现度的差异,以及该病的许多微小的临床特征发生于口腔,部分病例难以被发现,所以该病的实际发生率可能更高。在符合 1996 版诊断标准的病例中,*PTEN* 基因突变的检出率也有限[6]。

PTEN 是一个在遗传上高度保守的抑癌基因,其编码蛋白在调节细胞增殖、迁移和凋亡的多种分子途径中发挥重要作用,而这些过程在调节正常细胞生长中都很重要[7]。*PTEN* 蛋白表达水平或活性稍有下降时,就可能导致肿瘤易感性增加或促进肿瘤进展。临床上,*PTEN* 错构瘤肿瘤综合征(*PTEN* hamartoma tumor syndrome,PHTS)是指由于 *PTEN* 基因的种系突变(胚系突变)引起的一系列疾病,包括 CS、巴纳扬-赖利-鲁瓦尔卡巴综合征(Bannayan-Riley-Ruvalcaba syndrome,BBRS)、Proteus-like 综合征、成人 Lhermitte-Duclos 病以及与巨头畸形相关的孤独症样疾病。然而,大多数 PHTS 病例报道与 CS 相对应,而且术语经常互换使用,PHTS 的其他情形还需要充分的证据证明其与 *PTEN* 基因突变的相关性。

既往认为 CS 患者的结直肠癌风险不会升高[8],但最近的报道显示出 CS 患者的结直肠癌的高发风险。近年一项多中心研究发现,13% 的 *PTEN* 突变携带者患有结肠癌,所有年龄均小于 50 岁[9]。同组患者在后续的报道中预测终生风险为 9%(95%CI:3.8%~14.1%)[10]。另一项基于对已发表病例的回顾性分析预测结肠癌的终生风险为 16%(95%CI:8%~24%)[11]。由于 CS 与早发性结直肠癌存在相关性,对 CS 的全面了解有助于早发性结直肠癌的早期发现和早期诊断。

一、临床特征

CS 是一种恶性和良性紊乱(错构瘤性)的多器官病变,影响所有三个胚层来源的器官。受累的主要器官包括黏膜组织、胃肠道、中枢神经系统器官、甲状腺、乳腺和泌尿生殖系统器官。

1. 皮肤黏膜病变　在早期的 CS 病例报道中,CS 患者皮肤病变的发生率在 90%~100%[12]。这可能是由于在联合诊断标准建立之前,临床诊断通常主要或完全基于皮肤特征。然而,不可否认的是,皮肤黏膜病变是 CS 患者最常见的临床特征。

CS 的皮肤黏膜病变主要是多发性毛鞘瘤、肢端及掌跖角化症和乳头状瘤性丘疹。多发性毛鞘瘤在大多数患者中可出现,强烈指示 *PTEN* 突变;其最常见于面部和颈部的发际线附近,为皮肤色或黄褐色的扁平或半球形苔藓状小丘疹,直径通常为 1~5 mm[3]。多发性毛鞘瘤在临床上与毛发上皮瘤,纤维滤泡瘤和其他良性皮肤病变无明显差别,因此需要组织病理学进行确诊。肢端角化病常见于掌/跖表面、手背或足背,表现为角化过度引起的疣状外观病变。其在组织学上由不连续的皮肤角化病灶组成,病变小时可能类似于临床上的痘印或压痕,较大时则表现为斑块或丘疹[3]。乳头状瘤性丘疹是良性黏膜皮肤病变,最常见于口腔黏膜、颜面部和应力点,如手掌和足底表面;病变发生时,患者通常不出现明显症状,从而给早期诊断增加了难度。

CS 相关的皮肤黏膜病变还包括纤维瘤、皮肤黏膜神经瘤、脂肪瘤、血管瘤以及黑棘皮病。CS 患者中已有皮肤硬化性纤维瘤和口腔纤维瘤的报道[13]，其中口腔纤维瘤更常见，但由于皮肤硬化性纤维瘤和口腔纤维瘤在一般人群中均很少见，两者被认为是 CS 的皮肤特征。根据 Starink 等人的病例报告[13]，在 18 岁以上的临床诊断患者中有超过半数发现了面部、手、胫骨或背部的皮肤黏膜神经瘤。脂肪瘤和血管瘤在 CS 和 BBRS 中都很常见，在 43 个临床/遗传学诊断的 BRRS 病例的前瞻性队列中，与 37 个 CS 家族相比，在 BRRS 或 BRRS/CS 重叠家族中更常见脂肪瘤和血管异常的特征[14]。

2. 胃肠道病变　CS 患者最常见的胃肠道表现为多发性错构瘤性息肉，还包括腺瘤、神经节瘤、炎性息肉、平滑肌瘤、脂肪瘤和淋巴样息肉等多种病变。CS 患者的胃肠道息肉可以散布在自口腔到肛门的全消化道；也可限于某一节段，特别是胃、结肠和直肠上部。消化道钡餐检查可发现，息肉表现为被钡"蚀刻"的小的无蒂充盈缺损，并呈节段性或弥散性分布。据既往报道，CS 患者中结肠息肉的发生率约为 40%，而一项最近的研究显示，在 PTEN 突变的成年人中有多达 95% 的患者在结肠镜下发现了息肉[9,15]。CS 患者的结直肠癌的终生风险估计为 9%～16%，大多数在近 40 岁时发病[16]。

食道弥漫性糖原性棘皮病与其他胃肠良性息肉同时存在，也可被认为是 CS 的表现之一[17]。食道弥漫性糖原性棘皮病表现为沿食道纵向褶皱呈线性分布的小斑块状结节，在透视下类似于念珠菌病，内镜检查表现为多个均匀大小的灰白色圆形隆起。

3. 神经系统病变　CS 患者的神经系统良性病变表现形式广泛，从正常智力（大多数）到轻度的智力低下和发育迟缓（mental retardation/developmental delay，MR/DD），再到自闭症谱系障碍以及大头畸形。目前关于 MR/DD 的患病数据有限，在临床检测 PTEN 阳性的 110 例患者中的发生率为 17%，高于一般人群的 3%[18]。大头畸形在 CS 患者中较为常见，在 PTEN 种系突变病例中大头畸形和自闭症谱系障碍常一同出现。

Lhermitte-Duclos 病（LDD，小脑神经节细胞瘤发育不良）与 PTEN 突变明显相关，但其在 CS 患者中的发生率尚不明确[19]。LDD 的病理特征是小脑的错构瘤生长缓慢，临床症状包括头痛、小脑性共济失调、视觉问题和颅内压升高。此外，CS 患者中也有脑膜瘤、硬脑膜动静脉畸形、神经节神经瘤、神经纤维瘤、口腔神经瘤、颗粒细胞成肌细胞瘤和重症肌无力的病例报道。

4. 甲状腺病变　甲状腺良、恶性疾病在 CS 患者中同样常见。CS 患者的甲状腺癌通常为滤泡状癌或乳头状癌，青少年 CS 患者中也可出现甲状腺髓样癌[20]。早期非髓质甲状腺癌患者的终生风险估计为 3%～10%[21]。Tan 等人估计，在 CS 患者中，上皮性甲状腺癌的终生风险为 35%，这个数字可能由于固定偏差而被夸大[22]。CS 患者甲状腺癌的平均发病年龄为 40 岁左右，PTEN 突变的个体中也有儿童期甲状腺癌的报道[23]。此外，良性多结节性甲状腺肿、腺瘤性结节、滤泡性腺瘤和桥本甲状腺炎等良性甲状腺疾病在 CS 患者中的发生率较高，另有个别患者伴有甲状舌骨导管囊肿。

5. 泌尿生殖系统病变　CS 患者中有少数乳头状肾细胞癌、膀胱移行细胞癌和肾盂癌的病例报道。根据克利夫兰诊所的一项研究报道，CS 的终生肾癌的风险可能高达

34%,发病年龄在 40 岁左右[22]。但是由于相关病例报道的数量较少,CS 患者中的肾癌风险还需要进一步确定。

CS 患者可出现睾丸受累,包括良性睾丸脂肪瘤病、恶性睾丸精原细胞瘤和混合生殖细胞肿瘤[24]。在女性 CS 患者中通常伴有良性子宫肌瘤,同时也有可能出现子宫内膜癌。子宫内膜癌的终身风险估计为 28%,发病年龄为 40 岁左右[25]。

6. 乳腺病变 乳腺癌被认为是 CS 相关的最常见的恶性肿瘤。与一般人群一样,乳腺癌的主要组织学类型是导管腺癌,同时也发现了管状和小叶癌的病例。乳腺癌的终生风险被认为在 25%~50%,但由于不同的研究都存在不同程度的固定偏倚,与许多 CS 相关的终生癌症风险评估一样,确切的风险在文献中仍存在争议[16]。良性乳腺疾病在女性 CS 患者中的发生率在 70%左右,包括乳腺所有的非恶性病症,从常见的病变(如纤维腺瘤、顶-泌化生、微囊肿和腺瘤病)到 CS 特有的病变,尤其是具有密集透明化胶原蛋白的乳腺错构瘤样病变[26,27]。

二、诊断标准

CS 的共识诊断标准最初由国际 Cowden 联盟于 1996 年建立,其标准是基于早期的临床经验和文献汇编中的病例,具有其固有的确定性偏倚[2]。目前,NCCN 已经发布了基于证据的诊断指南(表 16-1),这个指南在过去几年中进行了更新,现已在全球范围内使用[28,29]。

表 16-1 修订的 CS 诊断标准[28,29]

主要标准:
　　○ 乳腺癌
　　○ 子宫内膜癌(上皮)
　　○ 甲状腺癌(滤泡性)
　　○ 胃肠道错构瘤(包括神经节神经瘤,但不包括增生性息肉;≥3 处)
　　○ Lhermitte-Duclos 病(成人)
　　○ 大头畸形(≥97%百分位数:女性 58 cm,男性 60 cm)
　　○ 龟头阴茎黄斑色素沉着
　　○ 多发性皮肤黏膜病变(以下任何一种):
　　　　多发性毛囊瘤(≥3 处,至少 1 处活检证实)
　　　　肢端角化病(≥3 个掌跖角化小凹和/或肢端角化过度丘疹)
　　　　皮肤黏膜神经瘤(≥3 处)
　　　　口腔乳头状瘤(尤其是舌头和牙龈),多发性(≥3 处),或经活检证实,或皮肤科医生确诊

次要标准:
　　○ 自闭症谱系障碍
　　○ 结肠癌
　　○ 食管糖原棘皮症(≥3 处)
　　○ 脂肪瘤(≥3 处)
　　○ 智能障碍(即智商≤75)
　　○ 肾细胞癌

（续表）

> ○ 睾丸脂肪瘤病
> ○ 甲状腺癌（乳头状或滤泡状乳头状变体）
> ○ 甲状腺结构性病变（例如腺瘤，多结节性甲状腺肿）
> ○ 血管异常（包括多发性颅内发育静脉异常）

散发病例的诊断：
（1）三个或更多主要标准，但必须包括大头畸形、Lhermitte-Duclos 病或胃肠道错构瘤；或
（2）两个主要和三个次要标准

具有家族史的病例诊断：
直系亲属中一个人符合修订的 *PTEN* 错构瘤肿瘤综合征临床诊断标准或具有 *PTEN* 突变
（1）有或没有次要标准的任何 2 个主要标准；或
（2）一个主要和两个次要标准；或
（3）三个次要标准

三、发生机制

　　CS 是一种常染色体显性遗传疾病，具有不完全的外显率和可变的表现度。CS 相关基因被定位到染色体 10q23.3.57 的 *PTEN* 基因，同时也存在非 *PTEN* 基因突变的 CS 患者。以下对 CS 的分子机制作简要说明。

　　1. *PTEN* 基因突变相关的分子机制　在早期小样本的 CS 家系调查中发现有 81%（31/37）的患者发生 *PTEN* 突变，包括错义和无义点突变、缺失、插入和剪接位点突变[30]。而一项对超过 3 000 名先证者的超过 12 年的前瞻性社区研究显示，符合诊断标准的 CS 患者中约 25% 携带胚系致病性 *PTEN* 突变[31]。

　　PTEN 是外显子抑癌基因，编码 403 个氨基酸的蛋白质。它作为脂质磷酸酶负调节 PI3K/AKT/mTOR 通路[32]。它使磷脂酰肌醇（3,4,5）-三磷酸去磷酸化并降低 PI3K 下游激酶的活性，如磷酸肌醇依赖性激酶 1（PDK-1）、AKT、mTOR 和核糖体蛋白 S6 激酶（S6K1）。*PTEN* 活性的丧失或降低，可能发生在继 *PTEN* 的一个等位基因种系突变后的另一个等位基因的"二次突变"，导致许多关键细胞蛋白磷酸化增加，进而影响细胞正常生理过程，以及通过各种信号通路介导的细胞迁移、侵袭、血管生成和凋亡[33]。

　　PTEN 基因突变导致的 *PTEN* 基因功能丧失还可导致免疫反应的失调，包括对自身免疫的易感性、受损的 B 细胞类别转换以及树突状细胞对 $CD8^+$ T 细胞的启动能力下降[34]。有关 PTEN 基因突变导致免疫功能紊乱的研究尚少，但是这可能是 CS 患者肿瘤风险增加的可控因素。

　　2. 非 *PTEN* 基因突变的分子机制　CS 的发生与 *PTEN* 基因突变并非存在绝对的相关性，研究者们对 *PTEN* 野生型 CS 患者子集研究发现 *SDHB - B/D*、*PIK3CA/AKT1*、*KLLN* 和 *SEC23B* 等基因的胚系改变[35-38]。*SDHB - B/D* 是琥珀酸脱氢酶复

合物亚基 B（SDHB）或 D（SDHD），其中一种酶参与三羧酸循环，这些基因的突变会引起家族性嗜铬细胞瘤/副神经节瘤综合征[39]。SDHB/SDHD 突变的个体与"经典"CS 患者的癌症特征略有不同，甲状腺乳头状癌和乳头状肾肿瘤的代表过多。在一些符合临床 CS 标准或具有 CS 样特征的个体中，也检测到 KILLN 启动子的高度甲基化，值得注意的是，基因预测分析表明 KILLN 和 PTEN 共享同一个启动子[37]。然而，CS 患者的基因分析显示，这些易感基因仍然存在野生型。对 CS 候选基因的筛选和确定工作仍需要进一步深入，这对 CS 诊断标准的修订和完善是至关重要的。

四、管理及监测

管理 CS 癌症风险的关键是早期识别和诊断 CS 患者。对怀疑患有 CS/PHTS 的个人的评估包括与该综合征相关的良性和恶性疾病的病史，以及有针对性的体检，包括皮肤和口腔黏膜、乳腺、甲状腺和胃肠道[40]。在基于家族史和临床表现的基础上，临床医生必须严格掌握 CS 的诊断标准，以便于对 CS 患者进行准确评估和判断。在风险评估和咨询之后，应该考虑对符合检测标准的个人进行基因检测。NCCN 指南小组建议进行全面的基因突变检测，包括完整的测序、基因缺失/重复分析和启动子分析[40]。而当基因检测无法进行或基因检测未能检测到 PTEN 突变，可使用修订后的 CS 诊断标准用于在某些情况下进行临床诊断[29]。

胃肠道监测旨在减少息肉负荷、并发症和癌症的发生。对于 CS 患者，建议在 35 岁左右考虑进行首次结肠镜检查，或在家族中已知最早发生结直肠癌的年龄提前 5～10 年行首次结肠镜检查。如果出现肠道症状，则应尽早进行结肠镜检查，并根据息肉负荷进行随访。虽然既往认为 CS 患者的大多数息肉都是非腺瘤性的，几乎没有恶性潜能，但随着研究的不断深入，我们必须要认识到这些病变可能发生癌变[9-11]。

我们还建议 PTEN 突变携带者在 10～20 岁进行皮肤病学检查、神经病学检查、心理测试和甲状腺超声检查。对于那些被诊断为 CS 并有乳腺癌高风险的女性，可选择监测、化学预防和预防性手术，同时注意对子宫内膜癌的监测和预防。

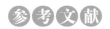

[1] Lloyd K M, Denis M. Cowden's disease: a possible new symptom complex with multiple system involvement [J]. Ann Intern Med, 1963,58(1): 136 - 142.
[2] Nelen M R, Padberg G W, Peeters E A, et al. Localization of the gene for Cowden disease to chromosome 10q22 - 23 [J]. Nat Genet, 1996,13(1): 114 - 116.
[3] Salem O S, Steck W D. Cowden's disease (multiple hamartoma and neoplasia syndrome). A case report and review of the English literature [J]. J Am Acad Dermatol, 1983,8(5): 686 - 696.
[4] Liaw D, Marsh D J, Li J, et al. Germline mutations of the PTEN gene in Cowden disease, an inherited breast and thyroid cancer syndrome [J]. Nat Genet, 1997,16(1): 64 - 67.
[5] Nelen M R, Kremer H, Konings I B, et al. Novel PTEN mutations in patients with Cowden disease: absence of clear genotype-phenotype correlations [J]. Eur J Hum Genet, 1999,7(3): 267 - 273.
[6] Pilarski R, Stephens J A, Noss R, et al. Predicting PTEN mutations: an evaluation of Cowden syndrome and Bannayan Riley-

Ruvalcaba syndrome clinical features [J]. J Med Genet, 2011,48(8): 505 - 512.

[7] Tamguney T, Stokoe D. New insights into PTEN [J]. J Cell Sci, 2007,120(Pt 23): 4071 - 4079.

[8] Schreibman I R, Baker M, Amos C, et al. The hamartomatous polyposis syndromes: a clinical and molecular review [J]. Am J Gastroenterol, 2005,100(2): 476 - 490.

[9] Heald B, Mester J, Rybicki L, et al. Frequent gastrointestinal polyps and colorectal adenocarcinomas in a prospective series of PTEN mutation carriers [J]. Gastroenterology, 2010,139(6): 1927 - 1933.

[10] Tan M H, Mester J L, Ngeow J, et al. Lifetime cancer risks in individuals with germline PTEN mutations [J]. Clin Cancer Res, 2012,18(2): 400 - 407.

[11] Riegert-Johnson D L, Gleeson F C, Roberts M, et al. Cancer and Lhermitte-Duclos disease are common in Cowden syndrome patients [J]. Hered Cancer Clin Pract, 2010,8(1): 6.

[12] Starink T M. Cowden's disease: analysis of fourteen new cases [J]. J Am Acad Dermatol, 1984,11(6): 1127 - 1141.

[13] Starink T M, van der Veen J P, Arwert F, et al. The Cowden syndrome: a clinical and genetic study in 21 patients [J]. Clin Genet, 1986,29(3): 222 - 233.

[14] Marsh D J, Kum J B, Lunetta K L, et al. PTEN mutation spectrum and genotype-phenotype correlations in Bannayan-Riley-Ruvalcaba syndrome suggest a single entity with Cowden syndrome [J]. Hum Mol Genet, 1999,8(8): 1461 - 1472.

[15] Stanich P P, Owens V L, Sweetser S, et al. Colonic polyposis and neoplasia in Cowden syndrome [J]. Mayo Clin Proc, 2011,86 (6): 489 - 492.

[16] Gammon A, Jasperson K, Champine M. Genetic basis of Cowden syndrome and its implications for clinical practice and risk management [J]. Appl Clin Genet, 2016,9(1): 83 - 92.

[17] Kay P S, Soetikno R M, Mindelzun R, et al. Diffuse esophageal glycogenic acanthosis: an endoscopic marker of Cowden's disease [J]. Am J Gastroenterol, 1997,92(6): 1038 - 1040.

[18] Hobert J A, Embacher R, Mester J L, et al. Biochemical screening and PTEN mutation analysis in individuals with autism spectrum disorders and macrocephaly [J]. Eur J Hum Genet, 2014,22(2): 273 - 276.

[19] Tan W H, Baris H N, Burrows P E, et al. The spectrum of vascular anomalies in patients with PTEN mutations: implications for diagnosis and management [J]. J Med Genet, 2007,44(9): 594 - 602.

[20] Dean D S, Gharib H. Epidemiology of thyroid nodules [J]. Best Pract Res Clin Endicrinol Metab, 2008,22(6): 901 - 911.

[21] Pilarski R. Cowden syndrome: a critical review of the clinical literature [J]. J Genet Couns, 2009,18(1): 13 - 27.

[22] Tan M H, Mester J L, Ngeow J, et al. Lifetime cancer risks in individuals with germline PTEN mutations [J]. Clin Cancer Res, 2012,18(2): 400 - 407.

[23] Laury A R, Bongiovanni M, Tille J C, et al. Thyroid pathology in PTEN-hamartoma tumor syndrome: characteristic findings of a distinct entity [J]. Thyroid, 2011,21(2): 135 - 144.

[24] Woodhouse J, Ferguson M M. Multiple hyperechoic testicular lesions are a common finding on ultrasound in Cowden disease and represent lipomatosis of the testis [J]. Br J Radiol, 2006,79(946): 801 - 803.

[25] Aylesworth R, Vance J C. Multiple hamartoma syndrome with endometrial carcinoma and the sign of Leser-Trelat [J]. Arch Dermatol, 1982,118(2): 136 - 138.

[26] Brownstein M H, Wolf M, Bikowski J B. Cowden's disease: a cutaneous marker of breast cancer [J]. Cancer, 1978,41(6): 2393 - 2398.

[27] Schrager C A, Schneider D, Gruener A C, et al. Clinical and pathological features of breast disease in Cowden's syndrome: an under-recognized syndrome with an increased risk of breast cancer [J]. Hum Pathol, 1998,29(1): 47 - 53.

[28] Pilarski R, Burt R, Kohlman W, et al. Cowden syndrome and the PTEN hamartoma tumor syndrome: systematic review and revised diagnostic criteria [J]. J Natl Cancer Inst, 2013,105(21): 1607 - 1616.

[29] Daly M B, Pilarski R, Berry M, et al. NCCN Guidelines Insights: Genetic/Familial High-Risk Assessment: Breast and Ovarian, Version 2. 2017 [J]. J Natl Compr Canc Netw, 2017,15(1): 9 - 20.

[30] Marsh D J, Coulon V, Lunetta K L, et al. Mutation spectrum and genotype-phenotype analyses in Cowden disease and Bannayan-Zonana syndrome, two hamartoma syndromes with germline PTEN mutation [J]. Hum Mol Genet, 1998,7(3): 507 - 515.

[31] Tan M H, Mester J, Peterson C, et al. A clinical scoring system for selection of patients for PTEN mutation testing is proposed on the basis of a prospective study of 3042 probands [J]. Am J Hum Genet, 2011,88(1): 42 - 56.

[32] Pilarski R, Eng C. Will the real Cowden syndrome please stand up (again)? Expanding mutational and clinical spectra of the PTEN hamartoma tumour syndrome [J]. J Med Genet, 2004,41(5): 323 - 326.

[33] Waite K A, Eng C. Protean PTEN: form and function [J]. Am J Hum Genet, 2002,70(4): 829 - 844.

[34] Eissing M, Ripken L, Schreibelt G, et al. PTEN Hamartoma Tumor Syndrome and Immune Dysregulation [J]. Transl Oncol, 2019,12(2): 361 - 367.

[35] Ngeow J, Mester J, Rybicki L A, et al. Incidence and clinical characteristics of thyroid cancer in prospective series of individuals with Cowden and Cowden-like syndrome characterized by germline PTEN, SDH, or KLLN alterations [J]. J Clin Endocrinol Metab, 2011,96(12): E2063 - E2071.

[36] Orloff M S, He X, Peterson C, et al. Germline PIK3CA and AKT1 mutations in Cowden and Cowden-like syndromes [J]. Am J Hum Genet, 2013,92(1): 76 - 80.

[37] Bennett K L, Mester J, Eng C. Germline epigenetic regulation of KILLIN in Cowden and Cowden-like syndrome [J]. JAMA, 2010,304(24): 2724 - 2731.

[38] Yehia L, Niazi F, Ni Y, et al. Germline heterozygous variants in SEC23B are associated with Cowden syndrome and enriched in apparently sporadic thyroid cancer [J]. Am J Hum Genet, 2015,97(5): 661 - 678.

[39] Ni Y, Zbuk K M, Sadler T, et al. Germline mutations and variants in the succinate dehydrogenase genes in Cowden and Cowden-like syndromes [J]. Am J Hum Genet, 2008,83(2): 261 - 268.

[40] Daly M B, Pilarski R, Axilbund J E, et al. Genetic/familial high-risk assessment: breast and ovarian, version 1. 2014 [J]. J Natl Compr Canc Netw, 2014,12(9): 1326 - 1338.

第 17 章

李法美尼综合征

何宋兵,陈国梁

李法美尼综合征(Li-Fraumeni syndrome，LFS)是一种罕见的因 TP53 肿瘤抑制基因的胚系突变导致的常染色体显性遗传癌症易感综合征。在儿童和年轻人中有诱发多种癌症的高风险,如骨肉瘤、乳腺癌、脑肿瘤、肾上腺皮质癌和白血病,具有早发和多发的特点。男性患癌症的终生风险≥70%,女性≥90%。虽然结直肠癌在 LFS 相关肿瘤中的比例很低,但 LFS 患者患结直肠癌的相对风险是普通人群的 2.8 倍。最近报道显示 8.6% 的 LFS 患者被诊断为结直肠癌或息肉伴高度不典型增生,其中 3.2% 发生在 25 岁之前,4.3% 发生在 35 岁之前。然而,由于 LFS 临床表现多样,诊断困难,筛查疑诊需要应用 Chompret 标准、经典临床标准和胚系基因突变检测等各种方法。只有符合经典临床标准并出现 TP53 胚系突变的先证者才能确诊 LFS。其临床管理包括长期规律的结肠镜检查和外科手术治疗。结直肠癌的临床病理特征尚不清楚,有报道认为 LFS 患者的特征是多发性扁平瘤,它快速进展为浸润性癌的风险比散发性肿瘤高得多。今后对 LFS 患者早发性结直肠癌的研究应集中于临床病理表现,并进一步分析 p53 的基因组修饰物,研究 p53 途径的多态性,进而预测肿瘤的风险。

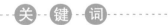

李法美尼综合征;早发性结直肠癌;p53;TP53;胚系突变;多发性扁平瘤;监测

李法美尼综合征是一种罕见的常染色体显性遗传癌症易感综合征。这种综合征多变的临床表现对个体化监测是一个很大的挑战[1]。LFS 是由 Li 和 Fraumeni 在 1969 年首次描述[2],患者易发生恶性肿瘤,并在其一生中均可出现。在 LFS 患者中观察到的癌症类型包括：软组织肉瘤[3,4]、骨肉瘤[5,6]、乳腺癌[7,8]、脑瘤、白血病[9,10]和肾上腺皮质癌[11]。然而,肿瘤的侵袭性和数量在不同的患者之间有很大差异。在 30 岁时患有至少一个肿瘤的累积发病率约为 50％，而在 70 岁时接近 100％[12]。在 70 岁女性中，乳腺癌的发病率为 54％，软组织肉瘤为 15％，脑瘤为 6％，骨肉瘤为 5％。然而，在男性患者中，软组织肉瘤、脑瘤和骨肉瘤的发病率分别为 22％、19％ 和 11％。在首发恶性肿瘤之后的 10 年内，50％ 的患者会再发第二种肿瘤[12]。

　　大约 70％ 受肿瘤谱影响的家系携带 TP53 的胚系突变。然而，40％ 的 Li-Fraumeni 样（LFL）表型患者（患有其他类别的恶性肿瘤，不同于 LFS 肿瘤谱）携带 TP53 的致病性突变。与 LFS 或 LFL 相关的 TP53 突变主要位于 DNA 结合结构域（DNA binding domain，DBD）。只有极少数病例在这个热点位置之外存在 TP53 突变[13,14]。

　　LFS 最显著的特征是肿瘤的多样性和 TP53 突变携带者第一次癌症发病很早。预测携带者将出现的特定肿瘤类型或发病年龄实际上比较困难，两者都可能受到突变的 p53 蛋白在生物学不同方面的影响，以及肿瘤的易感性、外显性、显性-负效应以及遗传和环境因素都会影响肿瘤的发生。大多报道显示到 30 岁时，半数 TP53 突变携带者会出现至少一种与 LFS 相关的癌症[15]。相比之下，同期普通人群患癌症的概率为 1％[16]。15％～35％ 患有 LFS 的癌症幸存者在他们的一生中会经历多种原发癌[17]。

　　与 LFS 相关的胚系 TP53 突变的发现为基因检测和监测提供了机会[18]。人群中 TP53 基因的致病性胚系突变的实际发生率仍不清楚，很可能是由于对受癌症影响的家系的选择性偏倚所致。胚系 TP53 突变频率最高的肿瘤类型是儿童肾上腺皮质肿瘤（约 50％），其次是儿童脑肿瘤（2％～10％）、横纹肌肉瘤（9％）和骨肉瘤（2％～3％）[19]。有趣的是，在 LFS 家族中广泛描述的几个 TP53 变异也在被认为无癌症风险的个体中观察到[20]。这些发现强调了进一步对 TP53 变异进行分类的重要性，特别是那些外显率低或表现度不完全的变异，同时需要考虑潜在的遗传或环境因素，以改善当前 LFS 临床标准中的基因型-表型相关性。

一、概况

　　1969 年，Frederick Li 和 Joseph F. Fraumeni Jr. 在为美国国家癌症研究所进行儿科和家族性癌症的调查时，为了阐明儿童横纹肌肉瘤的起源，他们确定了五个家系，并在年轻的兄弟姐妹或存在血缘联系的表亲中发现了横纹肌肉瘤和二度发生的软组织肉瘤的典型病例[21]。通过对原始家庭的进一步调查，提示家系成员患乳腺癌的风险增加。高频率的软组织肉瘤和比预期更早诊断的多发性肿瘤提示潜在的家族性癌症易感综合征[2]。1982 年，英国研究人员首次将 Li 和 Fraumeni 描述的临床综合征命名为"家族性癌症综合征"。当时，人们推测癌症聚集和早期发病是由常染色体显性基因和作为遗传修饰因子的致癌病毒引起的[22]。后续的分析结果进一步肯定了这些家庭癌症分布情况属于常染色体显性遗传[23]。随后针对这种家族性癌症综合征的研究扩展到 24 个家族，其中的 151 个成员均被诊断癌症[24]。这些患者的癌症特点为骨或软组织肉瘤或乳腺癌，大多数发生在 45 岁之前。其他肿瘤包括脑瘤、白血病和肾上腺皮质癌。经过多年的研究，人们将该临床综合征命名为"Li-Fraumeni 综合征"，并最终确定了该临床综合征的遗传病因。

识别家族性癌症分离模式对于确定 LFS 背后的遗传关联很重要，因为连锁分析和组成性核型分析未能确定与该综合征有关的染色体区域。唯一可行的方法是选择一个候选基因，该基因在与 LFS 相关的散发癌症中是失活的，并且在改变该基因的功能后，在转基因小鼠中显示出肿瘤发病率的增加[25]。到目前为止，唯一与经典 LFS 明确相关的基因是肿瘤抑制基因 TP53，它位于染色体 17p13.1。也有证据表明位于染色体 22q12.1 上的检查点激酶 2(CHEK2)基因是第二个易感基因，因为在胚系 TP53 突变阴性的家系中，该基因的突变与类似于 LFS 的癌症易感表型(横纹肌肉瘤、脑瘤和多例早发性和双侧乳腺癌)共分离[26,27]。

二、分子遗传学

（一）致病基因

大约 70% 受肿瘤谱影响的家系携带 TP53 的胚系突变。然而，40% 的 LFL 表型患者携带 TP53 致病突变。与 LFS 或 LFL 相关的 TP53 突变主要位于 DNA 结合结构域。只有极少数病例在这个热点位置之外存在 TP53 突变[13,14]。但致病性 TP53 变异不能解释所有的表型。细胞周期检查点基因 CHEK2 的突变在一些 TP53 突变阴性的 LFS 或 LFL 家族中也有报道[27-31]。尽管 CHEK2 不被认为是 LFS 的主要决定因素，但一些研究仍坚持 CHEK2 基因可能是导致 LFS 家系成员肿瘤发生的一个因素。除了 CHEK2，POT1(端粒保护蛋白 1)突变也与几种肿瘤类型的发生风险相关，并在 LFL 家族中被检测到[32,33]。POT1 编码一种对端粒维持至关重要的核蛋白。在受致病性 POT1 变异影响的患者中，显示出更高的端粒脆性[27]。

仍有相当数量的 LFS/LFL 家系的遗传病因尚未确定。为此，许多作者研究了 Bax[34]、CDKN1A/p21(细胞周期阻滞介质)[35]、PTEN(与 PTEN 错构瘤综合征相关)[36]、PRDM 和 Gas8[37]对无 TP53 突变的 LFS 家系的影响。然而，它们都没有被确定为 LFS 的决定因素。二代测序技术的进步，使得在那些临床上缺乏 LFS 疑似表现的恶性肿瘤患者中意外识别出 TP53 的致病性变异成为可能。考虑到这些病例中的肿瘤发展倾向似乎与这些特定的变异有关[38-40]，因此，建议使用新的生物信息学工具(不仅仅是临床数据)来检测患者以进行基因研究[41]。

（二）依赖 TP53 致病性变异的 LFS

常见的与 TP53 胚系突变相关的肿瘤有：软组织肉瘤、骨肉瘤、乳腺癌、脑肿瘤、白血病和肾上腺皮质癌。然而，许多其他类型的肿瘤也有被描述，如叶状瘤、脉络丛肿瘤和黑色素瘤。此外，较少见的肿瘤类型包括：肺、消化道、甲状腺肿瘤、卵巢、结肠、淋巴瘤和儿童恶性脑膜瘤[15,42-54]。同一家族成员之间表型差异的潜在原因也不清楚。下面将对影响这些表型差异的因素进行综述。

（三）TP53 基因

TP53 编码一种肿瘤抑制蛋白,参与癌基因突变或 DNA 损伤而触发转录程序,以调控 DNA 修复、细胞周期进程和凋亡[55,56]。TP53 对于调节细胞分裂和防止肿瘤形成至关重要[57-60]。TP53 还在衰老[61,62]、细胞新陈代谢[63,64]、稳态调节[65]和免疫功能[56,66,67]方面发挥关键作用。p53 四聚体的形成对抑瘤功能至关重要。这种寡聚化受 p53 蛋白浓度、翻译后修饰和/或与其结合蛋白的相互作用的调节[68]。活性蛋白构象通过转录调控某些靶基因或非转录途径诱导细胞周期停滞、衰老和凋亡[69]。普遍认为,p53 依赖的转录激活是通过与靶基因启动子中称为 p53 反应元件的相匹配的 DNA 序列结合而发生的。Fischer M 等[70]人经过 meta 分析得出结论,p53 不是转录的直接抑制因子,而是单独激活其靶基因。因此,p53 主要作为调控几个基因转录的导体：p21、mdm2、gadd45、bax、xpc、xpe 和 14-3-3σ[71]。这个转录程序精妙地执行了许多 TP53/p53 肿瘤抑制功能。发生于这个核心基因的体细胞突变在人类癌症中很常见[72-74],了解肿瘤中的 TP53/p53 有助于理解 LFS 患者的表型差异。

1. TP53 基因的发现、基因组学和生物学　1979 年,6 个研究小组独立报道了一种 53 kDa 的蛋白质与猿猴病毒 40 大 T 抗原的物理复合物[75]。编码 p53 的基因 TP53 最初被认为是癌基因[76]。后来,对人类结直肠肿瘤的研究表明,野生型（wild type,WT）TP53 等位基因经常因突变、缺失或两者的组合而丢失,结直肠肿瘤细胞通常不保留任何 WT TP53[77]。同时,对人类肿瘤来源细胞中 p53 丢失的观察以及随后对 LFS 相关肿瘤的研究证实了 TP53 是一种抑癌基因。此外,携带 TP53 胚系突变的个体表现出更高的癌症易感性,在敲除了 TP53 的动物模型中也显示了相应的癌症表型[78]。

2. TP53 基因与 p53 蛋白的结构组织　四聚体 p53 蛋白具有模块化的结构域组合（图 17-1）,由一个独立折叠的 DNA 结合域和四聚结构域组成,以及占蛋白全长约 40% 的大的天然未折叠区域[79]。p53 的 N 端区域是天然展开的[80]。它包括一个酸性的反式激活结构域、一个与基础转录机制组件相互作用的混杂结合位点（如 TATA 结合蛋白）、转录共激活因子 p300/CBP,以及负调控因子 MDM2 和 MDM4。与反式激活区域相邻的是一个富含脯氨酸的区域（61~94 个氨基酸）,它对 p53 的调控非常重要[81]。p53 蛋白的中心部分（100~300 个氨基酸）含有序列特异性的 DBD,它被细分为两个结构基序,分别与靶 DNA 的小沟和大沟结合。人类 P53 蛋白呈四聚体构象,它以二聚体的形式与 DNA 结合。四聚体形式的 DBD 与 DNA 反应元件结合,该元件由两个 DNA 半位点组成。一个功能重要的锌离子配位 Cys176,His179,Cys238,Cys242 残基,从而稳定 DBD 的折叠。锌离子的去除大大破坏了蛋白质的稳定性,导致局部结构紊乱和序列特异性 DNA 结合能力的丧失[82]。C-末端区域起负调节域的作用,它包含寡聚域、强碱性 C-末端调节域、核定位信号序列和三个核报告信号序列[83]。

P53 蛋白结构域如图 17-1 所示。人类 p53 蛋白由跨越 11 个外显子的 393 个氨基酸组成。功能结构域由氨基末端(N)反式激活结构域、富含脯氨酸的结构域、特化的 DNA 结合结构域(人类癌症中 p53 最常见的突变区)、寡聚区和羧基末端(C)调节域组成。方框数字代表每个外显子。5′UTR 非翻译区位于起始密码子上游,3′UTR 非翻译区位于翻译区终止密码子之后。

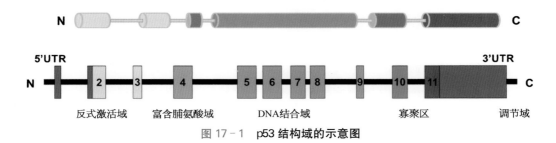

图 17-1 p53 结构域的示意图

3. *p53* 的突变与生物活性 *TP53* 是一种肿瘤抑制基因,通过协助调控细胞周期阻滞、凋亡、衰老以及 DNA 修复和代谢的靶基因的表达而发挥作用。近年发现,p53 可能通过一整套网络,包括激活触发因素、细胞谱系和细胞状态之间复杂的相互作用以实现对细胞的激活,从而维持基因组的完整性[84]。在没有正常激活的 p53 蛋白的情况下,含有受损 DNA 的细胞可以存活和增殖,从而促进肿瘤发生或恶性转化。大约一半的人类癌症含有 *TP53* 突变,但突变的频率和分布在不同的肿瘤类型之间差别很大。最常见的、具有鲜明特点的 *TP53* 突变是 DBD 中的错义突变,其中大约 25% 是"热点"突变(即以高度重复的致病性变异为特征的 DNA 区域)(图 17-1,图 17-2)。97% 的 *TP53* 突变聚集在这

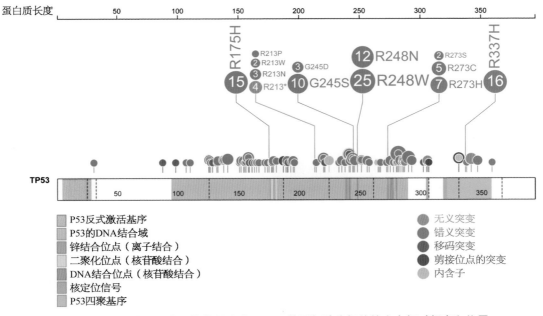

图 17-2 国际癌症研究机构数据库中,*TP53* 基因与肿瘤相关的突变相对频率和位置

个位置,其中大部分是显性-负突变,这一事实突显了这个结构域在 *TP53* 发挥肿瘤抑制基因功能中的重要性。由于 p53 需作为同源四聚体与 DNA 结合,同时含有突变型和野生型亚基的四聚体因为结构缺陷而不能与 DNA 结合。此外,这个结构域的许多重要功能残基都是精氨酸。这些化合物特别容易发生突变,因为它们含有的胞嘧啶-鸟嘌呤二核苷酸与其他二核苷酸相比,修复的保真度较低[85]。

　　虽然错义突变最常见,但也可以观察到无义、移码和剪接位点等突变,在缺乏功能或结构分析的情况下,这些变异,特别是剪接位点突变的生物学意义可能很难推断。值得注意的是,*TP53* 变异并不总是与癌症风险增加相关,因为一些变异保留了野生型 p53 的特征。因此,在咨询和临床治疗前必须考虑 *TP53* 变异的生物学意义。在存在致病性 *TP53* 等位基因的情况下,野生型等位基因通常会因获得额外的突变或全部基因缺失而失效。然而,杂合性丢失也是一种常见机制,在肿瘤样本中,估计有 25% 的病例既可以观察到 *TP53* 错义突变也能观察到 LOH[86]。

　　p53 蛋白调节许多重要的生物学活性,并通过细胞应激诱导的翻译后修饰来调节自身。p53 主要作为转录因子,通过激活或抑制关键效应基因来触发各种抗增殖程序。在 DNA 损伤、癌基因激活或缺氧的条件下,p53 通过调节自噬或诱导凋亡、细胞周期阻滞和/或衰老来引导一系列的细胞结局,最终维持基因组的稳定性。所有这些功能都是前后紧密联系的,可能会受到肿瘤发生过程中细胞类型、环境和生物学事件的影响。p53 的激活包括三个步骤:①p53 蛋白的稳定;②序列特异的 DNA 结合;③靶基因的转录激活。作为对 DNA 损伤的响应,p53 经历激酶(如 ATM、Chk2)的翻译后修饰,从而破坏其与 *MDM2* 的相互作用。*MDM2* 是一个负调控因子,它控制泛素介导的 p53 的降解。因此,破坏 p53 - *MDM2* 的相互作用可以稳定 p53。一旦稳定下来,p53 以序列特异性的方式结合 DNA[87]。最后,在与 DNA 结合后,p53 通过与基本转录因子相互作用来促进目标基因的转录激活或抑制[88]。通常,引发肿瘤的 p53 突变蛋白失去了大部分甚至全部的正常功能。

(四) p53 的修饰物

　　人类 *TP53* 序列非常有趣,因为它包含大量的单核苷酸多态性,跨越其 19 000 个碱基的 DNA 序列。到目前为止,已经在人类 *TP53* 中确定了有 200 多个 SNPs,并将其纳入国际癌症研究机构数据库[89]。这些变异大多数是内含子,通常不会引发癌症。然而,一些变异可能通过微妙地损害正常的 p53 活性来诱发癌症。鉴定和鉴别这些罕见的变异将是以后研究的重点。此外,p53 上游激活子或抑制子或下游效应子的多态性均可能独立影响癌症风险,与 *TP53* 的多态性及突变相互作用。

　　对于尚未报告的 *TP53* 中的序列改变,重要的是建立基于实验室的研究,以确定该变异的致病性及其在人群中的频率。已有研究报道少数 *TP53* 变异与癌症风险增加相关,其中最具特征性的内含子多态性是内含子 3(Rs17878362)上的 16bp 插入。这种变异与结直肠癌中 *TP53* 转录水平降低[90]和乳腺癌易感性增加[91]有关。该变异位于 p53 富含脯氨酸的第 4 外显子（Rs1042522）第 72 位密码子多态性区域附近。脯氨酸是参考氨基酸，但等位基因频率取决于目标人群的纬度梯度[92]。密码子 72（R72）含有精氨酸的 WT p53 比发生脯氨酸变异的个体能更有效地诱导细胞凋亡[93]。此外，人类乳头瘤病毒（human papilloma virus，HPV）16 的 E6 蛋白能有效地标记并降解带有 R72 的 p53，这表明 R72 变异的纯合子个体患 HPV 相关宫颈癌的风险可能更高[94]。最近在老鼠身上进行的一项研究报告了这种变异与肥胖和代谢功能障碍的关系[95]。此外，几项研究评估了密码子 72 对不同类型肿瘤的风险的影响，但结果不一致[96]，故目前该变异的意义尚无定论。

P47S（Rs1800371）是一种罕见的 p53 N 端结构域的变异，在源于非洲的人群中已有报道[97]。在小鼠模型中，S47 等位基因导致动物与同窝出生的小鼠相比更容易患肿瘤，特别是肝细胞癌，这表明该等位基因导致癌症风险增加[98]。V217M（Rs35163653）是位于 TP53 基因 DBD 的另一个非沉默变体。仅限于酵母的功能研究表明，与最常见的变体 V217 相比，变体 M217 的某些 p53 反应元件（如 CDKN1A、BAX、PMAIP1 和 NOXA）的反式激活增加；因此，M217 似乎对癌症具有保护作用[99]。与之对比，位于 p53 四聚结构域旁边的 G360A（Rs35993958）在使用酵母进行的功能研究中显示活性略有降低，Bax、MDM2 和 P53AIP 的反式激活略有降低，均可导致癌症风险增加[100]。

TP53 突变是肿瘤发生过程中 p53 功能丧失的最常见机制。然而，一些癌症利用其他机制，如扩增 MDM2 和 MDM4，这是 p53 的两个关键的负调控因子[101]，来改变 TP53 的功能。这些关键调控基因中的 SNPs 也可以调控 p53 通路。目前研究最深入的是 MDM2 第一内含子第 309 位核苷酸的 T>G SNP[102]。MDM2 的 309T 是参考碱基，但 309G 变异体可以更有效地被转录因子 SP1 结合，从而提高了 MDM2 的合成效率，从而略微降低了 p53 蛋白的水平。此外，309G SNP 可能会在激素环境存在差异的情况下，反过来对 MDM2 水平进行不同的调节。雌激素受体在 309 变异体区域结合 MDM2 启动子，携带 309G 的个体的 MDM2 水平高于携带 G/T 或 309T 杂合子的个体[103]。因此，携带 309G SNP 的个体患激素相关癌症的风险可能会增加，因为其结果是抑制了 p53 蛋白的表达[104]。目前，大多数 p53 的基因组修饰物已经在单个基因水平上进行了研究和验证，但未来的功能和人群研究可能需要联合分析 p53 途径的多态性来达到预测肿瘤风险的目的。

（五）MDM2 基因的多态性变异

MDM2 在 TP53 调控中起重要作用。MDM2 编码 E3 泛素蛋白连接酶，介导 p53 的泛素化，导致其被蛋白酶体降解。该基因本身受 p53 的转录调控。因此，如果 p53 功能不佳，MDM2 编码的蛋白可以通过标记 p53 来促进肿瘤的形成。事实上，该位点的过度表达或扩增在各种不同的癌症中都被检测到（图 17-3）。有人提出，MDM2 的某些多态性变异可以调节其功能，因此，可以解释 LFS 家系或同一家族成员之间的临床差异。最突出的例子是 MDM2 SNP309（hg19 chr12：69202580；T>G 变异），它被认为是肿瘤表型

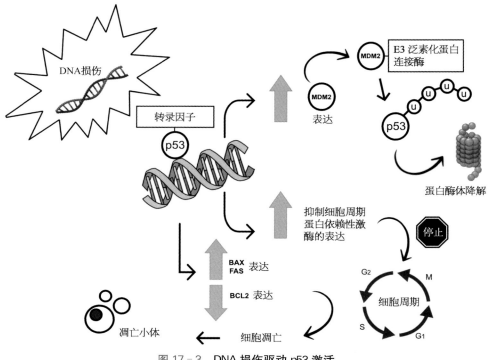

图 17-3　DNA 损伤驱动 p53 激活

的修饰物。这种特殊的多态性增加了 *MDM2* 的表达，因此检测到 p53 途径的减弱[105-108]。Bougeard 等[105]人报道了 *MDM2* SNP309G 等位基因携带者的加速表型。*MDM2* SNP309G 等位基因携带者的平均发病年龄（19.6 岁）与 T 等位基因纯合子患者的平均发病年龄（29.9 岁）有显著性差异（$P<0.05$）。他们的数据也支持 *TP53* p. Pro72Arg 等位基因对肿瘤发病年龄的放大效应。Ruijs 等[106]人提出在 *TP53* 胚系突变携带者中，SNP 309G 等位基因组的平均发病年龄为 29.7 岁，与纯合子 T 组的 45.5 年相比，差异有统计学意义（$P=0.005$）。同样，Macedo 等[107]人研究携带 *TP53* R337H 突变的 Li-Fraumeni 患者的初诊中位年龄。在他们研究中分析的两种肿瘤（肾上腺皮质癌和乳腺癌）中，*MDM2* SNP309 GG 携带者中与其他基因型相比，首次诊断的中位年龄更早；然而，它们没有显示出统计学上的差异。Renaux-Petel 等[108]人发表的结果与上述结果一致，他们还报道 *MDM2* 285-309G-G 是胚系 *TP53* 突变患者中风险较高的单倍型，因此，当 *MDM2* 309G 变异的影响不被 285C 变异抵消时，*MDM2* 309G 变异是有害的。

　　不幸的是，在具体人群中缺乏足够的信息将 LFS 患者的多态数据转化为预后影响的分析。如今，医生不能根据多态数据对每个患者进行个性化的监测。然而，我们认为必须对所有的 LFS 患者进行 *TP53* PIN3、*TP53* p. Pro72Arg 和 *MDM2* SNP309 的研究。对这三个 *TP53* 基因（主要是 *MDM2*）多态性的研究是评估它们对肿瘤模式的个体和家族多样性的影响的唯一途径。要做到这一点，需要将所有这些信息整合到 *TP53* 突变类型和临床数据的分析中去，也是目前临床研究的一个方向。

(六) microRNA 调控模式

已知某些 microRNAs 是 *TP53* 转录程序的成员。有学者提出 miR - 605 (p53 - *MDM2* 环路的调节子)可以影响 LFS 的肿瘤表型[109]。当存在细胞应激时,p53 逃逸 p53 - *MDM2* 负反馈,迅速积聚,诱导细胞周期阻滞和凋亡。肖等[109]人证明 miR - 605 在转录上被 p53 激活,并在转录后抑制 *MDM2*。p53 的激活通过与该基因的启动子区域相互作用上调 miR - 605 的表达来实现。在了解 p53 - miR - 605 - *MDM2* 相互作用的基础上,他们对 miR - 605 基因的多态性变异及其在 Li-Fraumeni 表型中的作用进行了研究。事实上,Id Said B 和 Malkin D 提出,miR - 605 的变异 G 等位基因可作为 LFS 表型的修饰。他们描述了当存在 miR - 605 时,LFS 肿瘤的平均发病年龄提前了 10 年,这与他们之前的假设相符[110]。

此外,miR - 34A 是 p53 调控网络的关键组成部分。结果表明,p53 调控 miR - 34A 的表达,是 p53 信号转导的重要机制。miR - 34 家族的成员被认为是参与 p53 诱导最普遍的 miRNAs,在各种实体肿瘤中经常被沉默,表明它们是重要的肿瘤抑制因子[111]。miR - 34A 在 LFS 患者的许多组织学类型的原发肿瘤中往往被高甲基化灭活。Malkin D 组的研究表明,*TP53* 胚系突变与 miR - 34A 编码位点的高甲基化显著相关($P<0.001$),这一观察结果在一个独立的患者队列中得到了验证($P<0.001$)[112]。在肿瘤水平上,29 例脉络丛癌患者中,miR - 34A 高甲基化与总体生存率降低有关($P<0.05$)[112]。综上所述,对 *TP53* 和 *MDM2* 基因多态性变异的系统研究可以丰富对 Li-Fraumeni 基因方面的认识。同样,当一例携带 *TP53* 突变的 Li-Fraumeni 患者被诊断时,miR - 605 多态性和 miR - 34A 编码位点的甲基化模式的研究也有必要进行,以便我们深入理解这一系列机制。

(七) 拷贝数变异

携带 *TP53* 突变的 Li-Fraumeni 患者的拷贝数变异的研究目前不多。由于肿瘤不稳定,*TP53* 功能障碍会导致拷贝数变异的数量增加[113-115]。Shlien 等[116]人的研究报告指出,*TP53* 突变携带者在肿瘤 DNA 和胚系 DNA 中都表现出 CNV 增加。他们研究了一个 Li-Fraumeni 家族的 53 人队列,其中 33 人是 *TP53* 突变携带者,20 人携带野生型 *TP53*(对照),*TP53* 突变携带者的 CNV 显著增加(平均 12.19 CNV)($P=0.01$)。他们还提出了 CNV 频率和 LFS 表型严重程度之间的剂量-反应关系。有趣的是,他们认为,在那些罹患癌症的 *TP53* 携带者中,CNV 的数量甚至比那些尚未患上癌症的人更多。此外,他们还发现在 LFS 家系中两个基因反复复制:*MLLT4* 和 *ADAM12*。他们提出,CNV 频率,或另一种高分辨率的不稳定性测量,可能有助于确定在 LFS 家族中发现的胚系 *TP53* 突变的性质和严重程度[116]。这一假说由 Ariffin 等[117]人进行了验证,他们在一个家系里进行了临床数据预测,分析了大小超过 10 kb 的 CNV,结论表明,尽管家庭成员在 *TP53* 突变携带量和癌症状况方面存在差异,但 CNV 的组成没有明显差异。此外,Silva 等[118]人没有发现在 LFS 患者和对照组中存在的胚系 CNV 总数有任何差异。他们注意到,与对照组和 p. R337H 携带者相比,TP53 DNA 结合域突变携带者中罕见的 CNV(基于 DGV 和 db Var 估计)有非常显著的增加(>5 倍)。他们提出 Shlien 等人使用的不同微阵列技术可能帮助到他们进一步开展研究。目前认为,胚系 CNV 总数不能用于对 Li-Fraumeni 患者进行风险分层评估。然而,具体基因组区域的缺失或重复可以解释家庭或同一家庭成员之间的一些表型差异。应当建立更大的具有 TP53 突变的 Li-Fraumeni 患者队列和同质人群,从而进行更深入的研究获得更确切的结论。

(八)端粒长度变异

人类端粒是位于染色体末端的核蛋白复合体,由 TTA、GGG 重复序列和相关的端粒结合蛋白组成。在生殖细胞中,端粒的长度从 10 kb 到 15 kb 不等。端粒保护染色体不受核酸酶降解和染色体重排的影响,并作为有丝分裂监控者监测细胞分裂的数量。已经有人提出了 p53、端粒、肿瘤启动和 LFS 预期之间的可能联系[119-121]。基于这一假设,Trkova 等[122]人报道指出 TP53 突变携带者的外周血细胞端粒长度比普通人群短。他们没有在 Li-Fraumeni 世代中发现进行性端粒缩短。然而,他们观察到端粒较短的个体癌症发病较早的趋势,反之亦然。Tbori 等[123]人的研究表明,在发病的 TP53 突变携带者中,端粒长度明显短于未发病的 TP53 突变携带者。他们得出结论,端粒长度可以解释同一家族中具有相同 TP53/MDM2 - SNP309 基因型的连续几代中肿瘤发病年龄提前。但目前仅凭这种方式没有获得足够的信息,尚不足以得出结论和做出临床决定,需要更深入的研究。

(九)氧化应激细胞水平

到目前为止,只有一项发表的研究比较了 TP53 携带者和对照组之间的氧化应激水平。Macedo 等[124]人报道,携带 TP53 p. Arg337His 变异的患者细胞氧化应激增加。具体地说,突变携带者与非携带者相比,红细胞 GPx 活性和血浆羰基水平(蛋白质氧化损伤的指标)增加。此外,在 TP53 p. Arg337His 突变携带者中,丙二醛水平显著增加(表明脂质过氧化增加)。因此,细胞氧化损伤水平也可以部分解释同一 LFS 家族成员之间的不同表型。但这一设想尚未进行大型患者队列研究。某些 RecQ DNA 解旋酶[如 BLM(Bloom syndrome,BS 蛋白)和 Werner 综合征蛋白(Werner Syndrome Protein)]的突变会影响 TP53 的功能。Harris CC 研究小组认为 p53 和 BLM 协同诱导细胞凋亡。因此,这些基因中的某些变异可能至少部分影响 TP53 的功能。

综上,我们可以从遗传学、基因组学、表观基因组学和代谢组学的角度分别找到影响 LFS 肿瘤表型的各类因素,简要概括为表 17 - 1。

表 17 - 1 可能影响 LFS 肿瘤表型的因素

	影响因素	来源
遗传学		
TP53 基因的多态性变异	*TP53* p. G360V *TP53* PIN3 *TP53* p. Pro72Arg	Id Said 等[110] Marcel 等[125] Bougeard 等[105]
MDM2 基因的多态性变异	*MDM2* SNP309 G 等位基因	Bougeard 等[105]
microRNA 中的多态变异	microRNA 605（Rs2043556 GG）变异	Id Said 等[110]
基因组学		
拷贝数变异（CNVs）	罕见 CNV 的存在	Silva 等[118]
端粒长度	端粒长度缩短	Tabori[123]
表观基因组学		
TP53 转录和转录后调控	调控模式中的个体差异性	Saldaña-Meyer 等[126]
microRNA - 34	MIR - 34A 甲基化模式	Samuel 等[112]
代谢组学		
氧化应激细胞水平	蛋白质氧化损伤水平 脂质氧化损伤水平	Macedo 等[124]

（十）环境成分

不同地区来源的 Li-Fraumeni 患者之间存在表型差异。环境对 *TP53* 携带者肿瘤的发生有一定的影响，生活方式、饮食和环境暴露可能共同作用于最终的表型。环境影响可能是具有 *TP53* 突变的不同来源的家庭之间观察到差异的原因[117]。目前还没有研究其影响的大型队列研究发表。其次，始祖突变在某些地区很常见，但在其他地区很少见，这使得比较研究变得困难。

三、诊断和筛查

LFS 患者容易得多种癌症，危害大，而且临床表现复杂多样，诊断困难，漏诊率高。所以，我们迫切需要一些方法，将这部分患者筛选出来，然后进一步确诊，从而有针对性地进行预防。传统的识别具有 LFS 风险个体的方法通常采用两步法。首先根据家族史、个人癌症史和/或病理特征确定符合临床标准的患者，然后利用分子检测进行进一步的筛查。

常用的筛查标准有以下几种：

（一）经典临床标准

LFS 的诊断建立在一名先证者身上，该先证者符合所有三个经典的 LFS 标准，和/或通过分子遗传学测试确定在 TP53 中具有胚系致病性变异经典临床标准（60%～80% 将具有 TP53 胚系突变）[127]：①45 岁之前被诊断为肉瘤的先证者；②45 岁之前被诊断为任何癌症的一级亲属；③45 岁之前被诊断为癌症或在任何年龄诊断为肉瘤的一级或二级亲属。

没有标准化的方法来区分由不确定潜能的克隆性造血（clonal hematopoiesis of indeterminate potential，CHIP）引起的 TP53 致病性变异和胚系 TP53 致病性变异，但评估可能包括以下内容[128]：①对培养的皮肤成纤维细胞分析已确定的 TP53 致病性变异；②对所有后代进行分子遗传检测以确定 TP53 致病性变异是否被遗传；③对其他受影响的家族成员进行基因突变测试以确定 TP53 致病性变异是否与该家族中的癌症无关。但考虑到 LFS 危害大、风险高、预后差，宜早期诊断，严格的经典临床标准并不非常实用，但作为建立诊断的必需步骤，非常重要。

（二）Li-Fraumeni 样综合征诊断标准

Birch 等[129]人提出的 Li-Fraumeni 样综合征诊断标准需同时符合以下三个标准：①在 45 岁之前被诊断为患有任何儿童期癌症或肉瘤、脑瘤或肾上腺皮质癌的先证者；②有一级或二级亲属在任何年龄患有典型的 LFS 癌（肉瘤、乳腺癌、脑瘤、肾上腺皮质癌或白血病）；③有一级或二级亲属在 60 岁之前患有任何癌症。

Eeles 提出：LFL 综合征的诊断标准是在任何年龄有两个患有 LFS 相关恶性肿瘤的一级或二级亲属[130]。为适应临床需求，提出了相对经典临床标准更宽松的 Li-Fraumeni 样综合征的诊断标准。符合一些但不是全部经典 LFS 标准的人被归类为 Li-Fraumeni 样综合征[130,131]，以解释出现 Li-Fraumeni 样表现的家系中的胚系 TP53 致病性变异。

（三）疑诊标准

临床广泛运用的是 LFS 的疑诊标准，即任何符合 Chrompret 标准、患有早发性亚二倍体急性淋巴细胞白血病或在肿瘤组织检测中有提示发现体细胞突变的个人应怀疑 LFS，应进一步接受胚系 TP53 突变检测。

2015 Chompret 标准（约 30% 会有 TP53 胚系突变），下列标准符合其中一条即可[127]：①46 岁之前患有属于 LFS 肿瘤谱（例如绝经前乳腺癌、软组织肉瘤、骨肉瘤、中枢神经系统肿瘤、肾上腺皮质癌）的肿瘤的先证者，并且至少有一名在 56 岁之前患 LFS 肿瘤谱（如果先证者患有乳腺癌，则乳腺癌除外）或多发性肿瘤的一级或二级亲属；②有多个肿瘤（多个乳腺肿瘤除外）的先证者，其中两个属于 LFS 肿瘤谱，第一个发生在 46 岁之前;③患有肾上腺皮质癌、脉络丛肿瘤或胚胎间变性亚型横纹肌肉瘤的先证者,与家族史无关;④未满 31 岁患有乳腺癌的女性先证者。

(四) 鉴别诊断

LFS 同其他存在遗传因素导致的癌症易感综合征相比在起病年龄、性别、肿瘤类别、遗传规律等方面既有相似又有区别,在临床工作中应予以重视并注意甄别,以免延误诊治。在 LFS 鉴别诊断中值得注意的其他遗传性癌症易感综合征如表 17-2 所示。

表 17-2 **在 LFS 鉴别诊断中值得注意的其他遗传性癌症易感综合征**

基因	异常	遗传规律	主要引起的癌症	癌症发病年龄	评论
BRCA1 *BRCA2*	*BRCA1* 和 *BRCA2* 相关的遗传性乳腺癌和卵巢癌	常染色显性遗传	乳腺;卵巢;胰腺;前列腺;黑色素瘤	主要集中于成年人	*BRCA1* 或 *BRCA2* 致病性变异更有可能发生在符合条件的以下个体中: ● 绝经前乳腺癌,尤其是 ER/PR/HER2 阴性肿瘤; ● 卵巢癌、胰腺癌、男性乳腺癌或前列腺癌的个人或家族病史; ● 德系犹太血统; ● 无肾上腺皮质癌、中枢神经系统肿瘤、骨肉瘤或软组织肉瘤家族史
CHEK2	*CHEK2* 癌症易感性(OMIM609265)	常染色显性遗传	乳腺;结直肠;前列腺	主要集中于成年人	*CHEK2* 致病性变异更有可能解释乳腺癌、结肠癌、前列腺癌或其他成人起病的癌症的个人和家族病史
MLH1 *MSH2* *MSH6* *PMS2*	结构性错配修复缺陷综合征	常染色体隐性遗传	结直肠;小肠;血液学;脑	幼儿期	儿童起病的胃肠道肿瘤或息肉、恶性脑瘤、血液病和(或)咖啡斑的患者应考虑 CMMRD

TP53 致病性变异体可嵌合于体细胞。由于年龄、细胞毒性治疗、潜在的血液恶性肿瘤或癌前病变或循环中的肿瘤细胞,可以在个体的白细胞中鉴定出由于不确定潜能的克隆性造血引起的 *TP53* 致病变体的低水平(<20%)嵌合体。询问病史应包括长期被动吸烟或对细胞毒性化疗的评估,考虑循环中恶性克隆(白血病、淋巴瘤或其他肿瘤)的可能性,并检测等位基因比例。区分患有 CHIP 的个体和患有 LFS 的个体是很重要的,不建议对患有 CHIP 的个体进行 LFS 相关肿瘤的筛查[128]。

(五) *TP53* 基因异常的临床检测

胚系 *TP53* 检测往往应用于符合经典 LFS 临床诊断的患者[132,133]。*TP53* 基因的功能状态可以用多种方式检测。临床上对于可疑程度较高的患者,最常进行的是外周血胚系检测。由于 *TP53* 是唯一与 LFS 明确相关的基因,靶向基因测序是最常见的分子评估方式及金标准[134]。虽然外显子 5～8(p53 的核心 DBD)一直是基因测序的焦点,但现在认识到,如果不对整个基因组进行检测就会引起结果的偏差[6,17,135],整个基因组中均可发现相关变异。*TP53* 转录本的多样性进一步强调了这一点;选择性剪接或次级启动子使用后可以产生至少 8 种不同的 mRNA 转录本和 12 种蛋白质异构体[136]。通过检测与 LFS 相关的内含子 1 中的重排热点突变,强调了评估内含子区域的重要性[6,135]。考虑这些复杂性就可以理解为什么仅 70% 的典型 LFS 患者可以检测到 *TP53* 变异[132]。

　　根据不同实验室的要求和能力,可以使用多种方法进行测序。第一步,可以对外显子 2～11 直接行 Sanger 测序,或者使用基于凝胶的筛选方法,例如 SSCP 或 PCR － RFLP[17,134,137]。二代测序方法越来越多地用于评估变异,大多数极为方便使用的多基因组合测序都包含 *TP53*。在较大的癌症研究中心,全外显子组和全基因组测序策略也变得越来越普遍。考虑到测序成本的降低和 *TP53* 基因及其转录本的复杂性,这一趋势可能会继续下去。然而,值得注意的是,大片段的缺失和重复可能不会被测序方法检测到。一种常见的补救方法是依赖于多重连接的探针扩增,这是一种基于电泳的检测方法,可以检测包含 60 个碱基对的拷贝数变化[138,139]。

　　对突变的解释对大多数实验室来说都是一个重大挑战,准确地变异评估对患者的诊疗决策至关重要(图 17 - 4)。幸运的是,基因组变异的分类最近已经实现了现代化,有了切实可行的指南,以适用全球范围的变异解释的实践[135,140]。除了与形态无关(适用于单

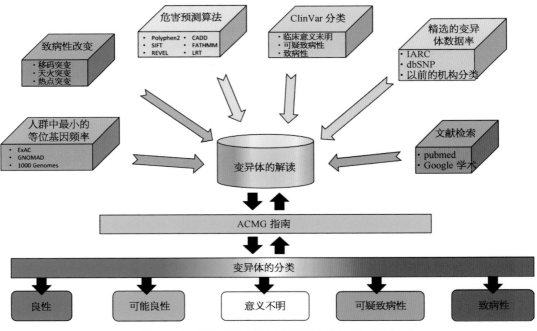

图 17 - 4　解释 *TP53* 基因中胚系突变的算法理论

基因测序到全基因组评估)之外,指南提供了标准术语,以便对临床实验室中进行的大量变异解释工作进行汇编和分析。通过这个系统,可以将变异分类如下:致病性的、可能致病性的、临床意义不明的变异、良性的、可能是良性的。一般说来,被归类为致病性或可能致病性的变异被认为是"阳性"发现,应该报告。分类系统特别详实稳定,因为它是由基于证据的变量(例如,人口数据、计算和功能预测以及共分离数据)以及更动态的变量(包括在线数据库中对致病性的预测)组合驱动的。

对胚系变异的解释集成了多种方法,包括对种群数据库的回顾[141-143],损害预测算法[144],以及具有先前管理变异的数据库[19,89,145]。一般来说,一些变异根据它们的突变结果被认为是致病的(例如移码和无意义变异)。我们也可以从文献中获得额外的帮助和启发。所有的发现都应该在最新的美国医学遗传学学会指南的指导下进行审查,随后将其分为良性、可能良性、临床意义不明的、可能致病性和致病性等 5 个类别[146]。胚系突变如被归类为具有临床意义不明的、可能致病的和致病的等类别,通常会在临床报告中报道。如果患者有多个变异,或变异具有复杂的插入缺失标记,在审查初级测序数据时应密切注意,以确保正确的分类。

在线数据库试图将临床和关于研究经验的书籍链接到方便用户使用的、开源的门户网站中,这极大地推动了变异解释领域的发展。例如,IARC 突变数据库[19]包含迄今为止在文献中检测和发表的所有体细胞和胚系 *TP53* 突变的详细信息(包括 1 200 个与 LFS相关的胚系变异和 29 000 个体细胞变异)。除了解释指导之外,这个门户网站还作为调查未知变异的临床研究的基础[147],提供用于突变蛋白功能评估的工具,并链接到描述实验诱导突变的资源。关于变异解释的其他信息来源包括由 Memorial Sloan Kettering 癌症中心维护的精准肿瘤学知识库(OncoKB)和体细胞变异的 COSMIC 数据库[148,149]。应该指出的是,不同的数据库对变异的解释可能不同,但总的来说,上述资源是提供原始文献和解释工具的一片沃土。

与任何试验一样,审查正常对照数据前后中的变异信息非常重要。为此,Broad 研究所维护着两个大型的精选人群频率数据库:Exome 联合数据库(ExAC)[142]和基因组聚合数据库(GnomAD)[141],后者包括全外显子组和全基因组测序数据。对于任何给定的变异,每个数据库都会提供其在背景人群中发现的特定等位基因的数量。数据还可以按种族和年龄细分,包括质量控制指标以及到外部资源的链接。然而,即使在使用最佳实践的分类工具时,也有相当数量的变体最终被归类为 VUS。根据最新文献,这些变异所需要的重新审查频率没有严格的指导方针,但一般做法包括以设定的间隔(每年)重新解释VUS 变异,或者在新样本中确定每个变异。

对于许多患者来说,肿瘤的出现可能先于任何其他临床症状引起对 LFS 的怀疑。在这些患者中,免疫组织化学法检测 p53 蛋白表达可作为突变分析的替代标记物,并可作为临床评估的首选手段。IHC 检测有几个优点,包括在临床实验室几乎普遍可用,组织需求最小,组织病理学特征相关的优势。IHC 可以很容易地合并到常规的测试组合中,而且不需要事先了解临床因素就可以进行分析解释。

携带 *TP53* 变异的患者可见两种截然不同的 p53 蛋白表达模式。其中一种模式最常见于弥漫性表达,其次见于突变型 p53 不能结合 MDM2 并参与其负反馈电位[134]。最终结果是产生稳定但不活跃的 p53 蛋白产物,并在细胞核内积累[58]。虽然还没有建立一个明确的界限,但在浸润性胶质瘤中,超过 10% 的肿瘤细胞进行高强度染色时发现具有极高的突变预测价值[131,150]。观察到的第二种模式则是完全没有染色的,是由无效变异(无意义、缺失、插入、拼接-连接改变)造成的。这种模式更常见于体细胞变化的环境中,其次出现在没有全长蛋白产生的受损转录本的降解过程中。蛋白质表达并不完全与突变状态相关;IHC 对无效变异的解释的困难也就可以预见了[56]。难以降低的错误解释率影响了 IHC 的实用性,而 IHC 无法区分 *TP53* 的破坏是由胚系还是由体细胞异常引起的则进一步削弱了 IHC 的价值。

当检测胚系 *TP53* 突变时,可能会出现另外两种并发的异常。首先,在活动性肿瘤患者中,污染可能存在,因此在外周血样本中可以检测到少量具有体细胞 *TP53* 改变的肿瘤 DNA。其次,不确定潜能的克隆造血继发的异常克隆扩增也可能是假阳性胚系检测结果的一个来源。虽然这两种并发异常都相对罕见,但当怀疑假阳性结果时,可以使用其他来源的样本(如皮肤活检)替代血液样本重新进行胚系突变检测。

四、临床表现

诊断年龄在 50 岁之前的结直肠癌被称作早发性结直肠癌,其病因复杂,与结肠息肉、慢性溃疡性结肠炎、血吸虫病和饮食等均有密切关系。近年来遗传方面的因素越来越得到重视。过去学界对遗传因素的注意多集中于家族性息肉病等,但近年来,LFS 作为一种罕见的遗传性癌症易感综合征逐步引起了关注。尽管 LFS 以 p53 肿瘤抑制基因的胚系突变为特征,但 p53 与 LFS 患者发生早发性结直肠癌的关系尚不清楚,相关报道都鲜有提及肿瘤的形态和大小以及伴发肿瘤情况。LFS 作为癌症的一个分类病症,主要是抑癌基因 p53 的缺失,引起各种不同癌症的发生,包括乳癌、脑瘤、恶性肉瘤、骨癌等,多发于儿童和年轻人。男性患者患癌症的终生风险≥70%,女性≥90%[149]。

(一)临床特征

肠道肿瘤在 LFS 中虽然并不多见,结直肠癌约占 LFS 患者诊断癌症的 3%。最近的一系列报道称,8.6% 的 LFS 患者被诊断为结直肠癌或息肉伴高度不典型增生;其中 3.2% 发生在 25 岁之前,4.3% 发生在 35 岁之前,LFS 患者患结直肠癌的相对风险是普通人群的 2.8 倍。对 64 个典型 LFS 家系的 397 名患者的分析结果显示,来自 15 个不同家系的 16 例患者(4.0%)患有结直肠癌[149]。他们还得出结论,LFS 患者患结直肠癌的易感性可比正常人提早几十年。当出现相对年轻的结直肠癌患者时,应该考虑 LFS[151]。然而,LFS 中结直肠肿瘤的临床病理特征尚不清楚。

根据 Rengifo-Cam W[152,153]等人的回顾性研究,在 TP53 突变阳性的患者群体中,尽管患者可能进行了多次结肠镜检查,但肿瘤检出的阳性率依旧偏低,65％的结肠镜结果为阴性。与此同时,检出的肿瘤结果以良性肿瘤居多,且病灶往往多发。良性肿瘤中又以管状腺瘤最为多见,占 76％;其次为增生性息肉,占 12％。管状腺瘤主要位于右半结肠,占 76％,左半结肠占 24％,中位直径 2.8 mm(2～8 mm)。增生性息肉则多位于左半结肠,平均大小 2.5 mm(1～4 mm)。结直肠恶性肿瘤相对少见,但发现的病例均非常年轻,平均年龄 22.5 岁,均有结直肠癌家族史,且均为腺癌。肠道息肉重度不典型增生的平均直径仅为 7.2 mm。直径为 3 mm 的小息肉也可发生恶变,小息肉的这种恶变给进行结肠镜检查的临床医生带来了特殊的挑战,因为这些病变比普通人群中报告的 4.5 cm 的平均结肠肿瘤大小要小得多。为了避免遗漏可能具有恶性潜能的小病变,可以考虑以下结肠镜检查要求:检查过程中慢些退出,仔细而彻底地检查微小病变和结肠的各个弯曲处,使用圈套息肉切除术而不是零碎地摘除。他们的结论是通过结肠镜进行筛查发现右半结肠小管状腺瘤(2～3 mm)是最常见的病变。LFS 中的结直肠癌可以表现为具有侵袭和转移能力的小病灶。早发性结直肠癌可作为 LFS 的临床表现之一,尤其是存在相应的家族史时。

已经发表了一些关于 LFS 结肠癌患者的病例报道[38,154],但没有收集到有关结肠癌的形状、大小或伴随结肠癌的详细数据。Tsukasa Y oshida 等[151]在新近的一篇病例报道中指出多发性扁平瘤可能是 LFS 患者的特征,其快速进展为浸润性癌的风险比散发性肿瘤要高得多。如图 17-5 所示。

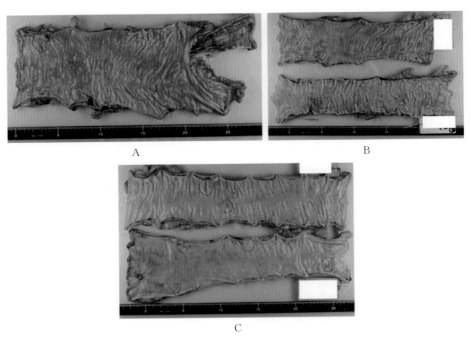

图 17-5　大肠切除标本的切面显示每段多个扁平肿瘤

红圈标记处:A. 升结肠;B. 横结肠至降结肠;C. 乙状结肠至直肠

（二）基因型-表型相关性

关于 LFS 中基因型-表型相关性的争论仍在继续。最近的一项研究报道称,p53 功能丧失的胚系 *TP53* 致病性变异的个体比 p53 部分缺陷的致病性变异的个体具有更严重的表型。功能丧失变异的个体首发癌症的时间更早,35 岁之前乳腺癌和肉瘤的发病率更高,并且更有可能达到经典的 LFS 和/或 Chompret 标准[150]。这些发现与另一组研究形成了鲜明对比,该组报道了携带显性-负性致病突变（突变的 p53 蛋白干扰野生型 p53 蛋白的功能）的 LFS 个体比携带其他 *TP53* 致病性突变的个体具有更严重的临床表型。一项实验室研究还报告说,显性-负性致病突变似乎比其他致病突变引起更严重的 p53 DNA 结合改变[155]。

TP53 始祖变异 p. Arg337His 在巴西南部人群中很常见,与儿童肾上腺皮质癌的风险增加有关,在一组研究中高达 55%。这种变异与乳腺癌和其他 LFS 相关癌症的风险增加有关,尽管与其他 *TP53* 致病性变异相比,这种变异的发病年龄较大,终身风险较低（50%～60%）。在 72% 的个体中发现了 P. Arg337His 的母系遗传,提示优先选择。已鉴定出一例 p. Arg337His 纯合子,但其临床表型与 p. Arg337His 杂合子似乎没有什么不同[156]。

（三）外显率

LFS 通常被认为是一种具有高度外显性的癌症综合征,男性的终身癌症风险为 70% 或更高,女性的终身癌症风险为 90% 或更高[1,12]。另一项研究报告,LFS 患者 70 岁之前患癌症的累计风险为 80%,其中 22% 的癌症发生在 0～15 岁,51% 发生在 16～50 岁,27% 发生在 51～80 岁[157]。

然而,LFS 的外显性可能被高估了,因为一些易感人群的家族史和个人癌症史不明显,且最近越来越多被鉴定为胚系 *TP53* 致病性突变的个体其实并不符合经典的 LFS 或 Chompret 标准[158]。携带 *TP53* 基因的致病性变异 p. Arg337His 的个体似乎比其他携带 *TP53* 基因的致病性变异的个体的终生患癌风险更低[156]。

（四）人群中的发生率

LFS 的发病率为 1/20 000～1/5 000,属于罕见疾病。而胚系 *TP53* 致病性变异在普通人群中的频率还没有得到确认。一组研究认为发生率在 1/3 555～1/5 476[159]。*TP53* 致病性变异 p. Arg337His 是巴西南部人群中存在的始祖变异,发生率为 0.3%（1/375）[50,160]。

五、管理策略

（一）初步诊断后的评估

为了确定被诊断为 LFS 患者的疾病严重程度和治疗需求,建议进行本节所述的评估

（如果确诊时没有进行有效评估）。由于 LFS 患者终生患癌风险增加，且相关肿瘤形态多样，对 LFS 患者的癌症评估需要持续且全面。癌症监测可以包括体格检查、血细胞计数、影像检查、内镜检查和活检（见随访监测部分）。根据临床或分子诊断标准，患有或怀疑患有 LFS 的个人应该寻求癌症遗传学咨询，以确认诊断并获得合适的医疗建议。

（二）LFS 相关肿瘤的放射治疗

对于患有 LFS 的患者，如果可能，应避免放射治疗，以降低继发恶性肿瘤的风险。然而，应优先考虑治疗效果而非后续恶性肿瘤风险（如有治愈的机会，可能需要进行放射治疗）。鼓励患有 LFS 的乳腺癌的妇女行双侧乳房切除术（而不是肿块切除术），以降低发展为二次原发性乳腺癌的风险，并避免进行放射治疗[161]。除了在可能的情况下避免放射治疗外，LFS 肿瘤通常根据标准方案进行治疗。

（三）预防癌症风险

患有 LFS 的女性可以选择双侧乳房切除术，以降低患乳腺癌的风险[161]。患有 LFS 的成年人应该进行筛查性结肠镜检查，进行结直肠癌的监测和一级预防[162]。避免阳光照射、吸烟和暴露于其他已知或可疑致癌物。

Yoshida T[151] 提出，由于 LFS 引发的多发性结直肠肿瘤常常位于结肠直肠的各个部位，且 LFS 具有遗传基础，建议行全大肠切除术。然而，从生活质量的角度来看，希望保留直肠。因此，首先对低位直肠肿瘤进行内镜下黏膜剥除术（endoscopic submucosal dissection，ESD），将肿物完整切除后送病理检查。再基于组织学检查明确分化程度、肿瘤组织类型和浸润深度，有无转移，确定术式。

（四）随访监测

主要基于"多伦多标准"的针对成人和儿童 LFS 的监测指南已经制定。MacFarland S P 等[162]人建议在 LFS 人群中考虑早期开始筛查性结肠镜检查或其他非侵入性结肠癌筛查方法，特别是在接受腹部放射治疗的儿科患者中。总而言之，部分 LFS 患者在年轻时发生 CRC 的风险增加，因此应该考虑在这一人群中进行更早的 CRC 筛查，以降低 CRC 的风险（表 17 - 3）。

具体包括：①全面的体检应包括血压和全面的神经学检查，以及对儿童的生长、体重突然增加或减少、库欣样特征或男性化迹象的评估[163]；②MRI 最好在临床试验中进行。一项对基线全身（Whole body，WB）- MRI 的 meta 分析报道了 7% 的筛查个体患有癌症[164]。WB - MRI 的风险包括高假阳性率（需要进一步评估以排除恶性肿瘤）且幼儿需要给予镇静；③在 WB - MRI 筛查计划中患有 LFS 的参与者报告说，检查后焦虑显著减少。一些 LFS 患者报告说，由于参加了监测计划，对病情的掌控和信心增加了，而另一些人则报告说，由于多次被询问、额外的监测以及对假阳性结果的担忧，精神负担加重了[165]；

表 17 - 3   对 LFS 患者推荐的随访监测方法

癌症类型	评估/监测方法	监测频率
所有癌症	详尽体检,用于高度怀疑癌症的病例	每 3～4 个月,直至 18 岁 18 岁后每 6 个月一次
	全身 MRI	全年龄每年一次
肾上腺皮质癌	腹部和骨盆超声检查	每 3～4 个月,直至 18 岁(不与全身核磁共振检查同时进行)
	血清总睾酮、硫酸脱氢表雄酮和雄烯二酮	超声检查不能使人满意再行相应检查
乳腺癌	临床乳房检查	20～25 岁每 6～12 个月
	乳腺 MRI 的平扫或增强	20～30 岁每年一次
	乳房 X 线片＋乳房 MRI 的平扫或增强	30～75 岁每年一次
中枢神经系统肿瘤	神经学检查	全年龄每年一次
	脑 MRI	每年一次
胃肠道肿瘤	上消化道内镜和结肠镜检查	年龄 25 岁以上每 2～5 年一次
白血病/淋巴瘤	无建议	不适用
黑色素瘤	皮肤科检查	18 岁以上每年一次
肉瘤	全身 MRI	全年龄每年一次
	腹部和骨盆超声检查	18 岁以上每年一次

④第一次脑 MRI 完成后应进行对比,如果之前的 MRI 正常且没有新的异常,则随后的脑 MRI 可以在没有对比剂的情况下进行[163];⑤从 25 岁开始或在家族中起病最早的结直肠癌病例患病年龄前 5 年开始结肠镜检查;⑥定期血液检查,如全血细胞计数、血沉和乳酸脱氢酶等,一般不建议所有 LFS 患者常规进行,但可以考虑用于那些由于癌症治疗而使 MDS 或白血病风险增加的人[163]。

(五)应当避免的情形

有一些证据表明,*TP53* 致病性变异增加了机体对电离辐射的敏感性。因此,在可能的情况下,携带胚系 *TP53* 致病性变异的个体应避免或最大限度地减少接受诊断性和治疗性辐射。已有报道显示在患有 LFS 的个体中出现了辐射诱导的肿瘤和白血病。然而,关于辐射在剂量、年龄或其他因素方面与致癌风险相关性的信息仍然非常有限。同时应要求 LFS 患者避免或尽量减少暴露于已知或可疑致癌物,包括阳光暴晒、吸烟、职业暴露和过度饮酒,因为致癌因素的暴露和胚系 *TP53* 致病突变的影响是可以累积的。细胞毒性化疗药物也可能诱发 LFS 患者与化疗相关的白血病或其他癌症。

（六）正在研究中的其他治疗方法

人们正在努力寻找可以降低 LFS 患者癌症风险的药物。美国国家癌症研究所计划在前景良好的临床前模型的基础上开始二甲双胍的临床试验,该模型显示当线粒体代谢受到抑制时,癌症发病率较低。几项利用无细胞 DNA 进行早期癌症检测的试验也在进行中。可登录美国的 ClinicalTrials. gov 或欧洲的 EU Clinical Trials Register 以获取关于 LFS 的各类信息和临床研究信息。

六、遗传咨询及遗传阻断

遗传咨询是向个人和家庭提供有关遗传疾病的性质、遗传和影响的信息,以帮助他们在知情的前提下做出医疗和个人决定的过程。以下部分涉及遗传风险评估以及利用家族史和基因检测结果来明确家庭成员的患病风险。

（一）家庭成员的风险

1. 先证者的父母 大多数被诊断为 LFS 的人都是从父母那里遗传了 *TP53* 基因的致病性变异。一些被诊断为 LFS 的人由于新发突变而患有这种疾病。据估计,新发突变的概率在 7%～20%;最近的一系列报道称,新发突变的占比为 14%,且其中约 1/5 的病例是嵌合体致病[166]。如果在先证者中发现了 *TP53* 致病性变异,而父母均尚未确诊为 LFS,则建议对先证者的父母进行基因突变检测。如果父母中的一人有明显的个人和/或家族癌症病史,他/她应该首先接受 Li-Fraumeni 综合征的检查。或者,父母可以同时接受检测。如果父母发现携带 *TP53* 基因的致病性变异,则应对其进行适当的医疗监测(见随访监测部分)。

如果在先证者中发现的致病性变异没有在父母的白细胞 DNA 中检测到,很可能先证者上发生了新的致病性变异;另一种可能的解释是父母种系的嵌合体[167]。一些被诊断为 LFS 的人的家族史可能是阴性的,因为没有认识到家庭成员的这种疾病,或者家庭规模小,外显率不完全或者表现度不同,父母在症状出现之前过早死亡,或者受影响的父母发病晚。因此,除非对先证者的父母进行了适当的基因突变检测,否则不能确认家族史为阴性。如果在符合 LFS 经典标准的先证者中没有发现 *TP53* 致病性变异,并且父母双方均没有确诊 LFS,那么父母双方都应该就他们患 LFS 相关癌症的潜在风险,以及监测和降低患癌症风险的选项进行咨询。

2. 先证者的同胞 先证者的兄弟姐妹面临的风险取决于先证者父母的状况:如果先证者的父母是 *TP53* 致病突变的杂合子,那么先证者的每个同胞都有 50% 的风险拥有相同的变异,并且与 LFS 相关的癌症风险均增加。如果先证者的父母都没有检测到先证者的 *TP53* 致病性变异(即先证者检测到了 *TP53* 的致病性变异,但是在双亲白细胞 DNA 中均未检测到 *TP53* 的致病性变异),则致病性变异很有可能是先证者的新发突变,同胞的发病风险很低。然而,由于双亲胚系嵌合体的可能性,同胞的发病风险略高于普通人群[167]。如果家系符合 LFS 的临床标准,但在先证者中没有发现 TP53 致病性变异,则假设先证者的父母中有一人是 LFS 致病性变异的杂合子,因此,每个同胞都有 50% 的 LFS风险。应该就同胞潜在的 LFS 相关癌症的风险以及监测和降低风险的选择进行咨询。

3. 先证者的后代　确诊为 LFS 的个体(即符合经典 LFS 标准和/或具有杂合胚系 TP53 致病性变异的个体)的每个孩子都有 50% 的风险遗传导致 LFS 的致病性变异,并具有与 LFS 相关的癌症风险。

4. 其他家庭成员　其他家庭成员的风险取决于先证者父母的状况:如果父母已确诊为 LFS,或面临 LFS 致病性变异杂合子的风险,他或她的家庭成员面临更高的风险。家族史或基因突变测试可以帮助确定母系或父系亲属是否存在风险。

(二)生育建议

1. 患有 LFS 的女性　患有 LFS 的怀孕妇女应该将任何潜在的癌症迹象或症状告知医生。怀孕的 LFS 妇女如果有需要,可以继续进行临床乳房检查和/或乳房影像学检查。

2. 杂合子胎儿　对于鉴定为具有胚系 TP53 致病性变异的胎儿,建议进行人工流产。婴儿一旦出生就应该开始癌症筛查(参见随访监测部分)。

3. LFS 男性患者的配偶　如果胎儿从父亲那里遗传了 TP53 致病性变异,则孕妇有患绒毛膜癌或其他妊娠滋养细胞疾病(即发生在胎盘组织中的癌症,可能扩散到孕妇的其他器官)的风险[168]。

(三)相关的遗传咨询问题

1. 对无症状的高危个体进行检测　考虑对年轻的高危家庭成员进行基因突变检测是合适的,以指导医疗管理。如果符合临床诊断的亲属接受了基因突变检测,并被发现存在 TP53 致病性变异,则基因突变检测可以确定地用来明确高危家庭成员的遗传状态。

当符合临床诊断的亲属无法进行检测时,使用基因突变检测确定高危亲属的遗传状态是不可靠的,检测结果需要谨慎解释。高危家庭成员中的阳性检测结果表明存在 TP53 致病性变异,也表明同样的基因突变检测方法可以用于评估其他高危家庭成员的遗传状态。相反,当在检测已知发病的家庭成员之前对高危家庭成员进行基因检测时,未能识别高危家庭成员中的致病性突变,并不能消除在该家庭的其他成员中存在 TP53 致病性变异的可能性。

因为 LFS 患者的癌症筛查在婴儿期就开始了,所以有风险的儿童和青少年可进行基因突变检测。父母经常希望在开始癌症监测之前了解他们孩子的基因状况,以避免对没有遗传致病性变异的孩子进行不必要的检查。在基因检测之前,应考虑对儿童及其父母进行教育,并应允许年龄较大的儿童和青少年选择是否同意进行检测,并制定计划明确以何种方式将结果告知父母和他们的孩子。虽然大多数儿童在得知他们患有 LFS 后没有表现出存在重大心理问题的迹象,但这些家庭应获得持续的遗传咨询和心理支持[50,165,169]。

2. 收集癌症病史　为一个被怀疑患有 LFS 的家庭收集癌症病史,涉及到在一级、二级和三级亲属中搜集所有儿童和成人发病的恶性肿瘤的信息。这包括发病年龄,以及每种癌症诊断的类型和部位的信息。由于各种原因,有关亲属的详细信息可能不正确或不完整。例如,癌症可能是家庭回避的话题,或者父母的去世导致了与家庭那一系亲戚的疏远。此外,为可能患有 LFS 的家庭收集癌症病史通常会带来情感上的压力,因为近亲中与癌症相关的疾病和死亡的数量很多。

3. 遗传性癌症风险评估和咨询　有关使用基因突变检测的癌症风险评估来识别高危个体的医疗、心理和伦理影响的详细论述,请参考癌症遗传学风险评估相关报告或咨询健康专业人员(PDQ®的一部分,隶属于美国国家癌症研究所)。

4. 具有新生突变的家系的注意事项　当患有常染色体显性遗传病的先证者的父母缺乏在先证者中发现的致病突变且缺乏相应的临床症状时,致病性变异很有可能是新发突变[166]。然而,也可能是医学领域以外的原因,包括非亲生的父母(例如,通过辅助生殖)和未披露的收养。

5. 生育规划　确定遗传风险和讨论产前检测可用性的最佳时间是在怀孕前。推荐向受累或处于风险中的年轻人提供遗传咨询(讨论包括后代和生殖选择的优点和潜在风险)。

6. DNA 库　DNA 库是 DNA(通常从白细胞中提取)的存储,以备将来使用。因为检测方法和我们对基因、等位基因变异及疾病的理解在未来是不断深入的,所以应该考虑保存受累个体的 DNA。

(四) 产前检测和植入前基因检测

如果在受影响的家庭成员中发现了 *TP53* 致病性变异,产前检测和移植前基因检测是可以考虑的。应该让处于育龄的 LFS 患者意识到他们的生殖选择所带来的影响[169]。对于产前检查,医学专业人员和家庭内部可能存在观点上的差异,特别是如果检查是为了终止妊娠而非早期诊断。虽然大多数中心会认为产前检查应该由父母做决定,但讨论这些问题还是有意义的。

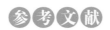

参 考 文 献

[1] Guha T, Malkin D. Inherited *TP53* mutations and the Li-Fraumeni syndrome [J]. Cold Spring Harb Perspect Med, 2017,7(4): 1 - 12.

[2] Li F P, Fraumeni J F, Jr. Soft-tissue sarcomas, breast cancer, and other neoplasms. A familial syndrome? [J]. Ann Intern Med, 1969,71(4): 747 - 752.

[3] Xie Y, Zhao W H, Hua Y, et al. A rhabdomyosarcoma patient from a Li-Fraumeni syndrome family: a case report and literature review [J]. Zhongguo Dang Dai Er Ke Za Zhi, 2017,19(12): 1263 - 1266.

[4] Hettmer S, Archer N M, Somers G R, et al. Anaplastic rhabdomyosarcoma in *TP53* germline mutation carriers [J]. Cancer, 2014,120(7): 1068 - 1075.

[5] Mirabello L, Yeager M, Mai P L, et al. Germline *TP53* variants and susceptibility to osteosarcoma [J]. J Natl Cancer Inst, 2015,107(7): djv101.

[6] Ribi S, Baumhoer D, Lee K, et al. *TP53* intron 1 hotspot rearrangements are specific to sporadic osteosarcoma and can cause Li-

Fraumeni syndrome [J]. Oncotarget, 2015,6(10): 7727 - 7740.

[7] Arcand S L, Akbari M R, Mes-Masson A M, et al. Germline TP53 mutational spectrum in French Canadians with breast cancer [J]. BMC Med Genet, 2015,16: 24.

[8] Ginsburg O M, Akbari M R, Aziz Z, et al. The prevalence of germ-line TP53 mutations in women diagnosed with breast cancer before age 30 [J]. Fam Cancer, 2009,8(4): 563 - 567.

[9] Porter C C. Germ line mutations associated with leukemias [J]. Hematology Am Soc Hematol Educ Program, 2016,2016(1): 302 - 308.

[10] Powell B C, Jiang L, Muzny D M, et al. Identification of TP53 as an acute lymphocytic leukemia susceptibility gene through exome sequencing [J]. Pediatr Blood Cancer, 2013,60(6): E1 - 3.

[11] Libé R, Bertherat J. Molecular genetics of adrenocortical tumours, from familial to sporadic diseases [J]. Eur J Endocrinol, 2005, 153(4): 477 - 487.

[12] Mai P L, Best A F, Peters J A, et al. Risks of first and subsequent cancers among TP53 mutation carriers in the National Cancer Institute Li-Fraumeni syndrome cohort [J]. Cancer, 2016,122(23): 3673 - 3681.

[13] Etzold A, Schröder J C, Bartsch O, et al. Further evidence for pathogenicity of the TP53 tetramerization domain mutation p. Arg342Pro in Li-Fraumeni syndrome [J]. Fam Cancer, 2015,14(1): 161 - 165.

[14] Macedo G S, Araujo Vieira I, Brandalize A P, et al. Rare germline variant (rs78378222) in the TP53 3′ UTR: Evidence for a new mechanism of cancer predisposition in Li-Fraumeni syndrome [J]. Cancer Genet, 2016,209(3): 97 - 106.

[15] Gonzalez K D, Noltner K A, Buzin C H, et al. Beyond Li Fraumeni syndrome: clinical characteristics of families with p53 germline mutations [J]. J Clin Oncol, 2009,27(8): 1250 - 1256.

[16] Siegel R, Naishadham D, Jemal A. Cancer statistics, 2012 [J]. CA Cancer J Clin, 2012,62(1): 10 - 29.

[17] Bosari S, Marchetti A, Buttitta F, et al. Detection of p53 mutations by single-strand conformation polymorphisms (SSCP) gel electrophoresis. A comparative study of radioactive and nonradioactive silver-stained SSCP analysis [J]. Diagn Mol Pathol, 1995, 4(4): 249 - 255.

[18] Malkin D, Li F P, Strong L C, et al. Germ line p53 mutations in a familial syndrome of breast cancer, sarcomas, and other neoplasms [J]. Science, 1990,250(4985): 1233 - 1238.

[19] Bouaoun L, Sonkin D, Ardin M, et al. TP53 variations in human cancers: New lessons from the IARC TP53 database and genomics data [J]. Hum Mutat, 2016,37(9): 865 - 876.

[20] de Andrade K C, Mirabello L, Stewart D R, et al. Higher-than-expected population prevalence of potentially pathogenic germline TP53 variants in individuals unselected for cancer history [J]. Hum Mutat, 2017,38(12): 1723 - 1730.

[21] Li F P, Fraumeni J F, Jr. Rhabdomyosarcoma in children: epidemiologic study and identification of a familial cancer syndrome [J]. J Natl Cancer Inst, 1969,43(6): 1365 - 1373.

[22] Blattner W A, McGuire D B, Mulvihill J J, et al. Genealogy of cancer in a family [J]. Jama, 1979,241(3): 259 - 261.

[23] Strong L C, Williams W R, Ferrell R E, et al. Genetic analysis of childhood sarcoma [J]. Princess Takamatsu Symp, 1989,20: 151 - 157.

[24] Li F P, Fraumeni J F, Jr., Mulvihill J J, et al. A cancer family syndrome in twenty-four kindreds [J]. Cancer Res, 1988,48 (18): 5358 - 5362.

[25] Lavigueur A, Maltby V, Mock D, et al. High incidence of lung, bone, and lymphoid tumors in transgenic mice overexpressing mutant alleles of the p53 oncogene [J]. Mol Cell Biol, 1989,9(9): 3982 - 3991.

[26] Bell D W, Varley J M, Szydlo T E, et al. Heterozygous germ line hCHK2 mutations in Li-Fraumeni syndrome [J]. Science, 1999,286(5449): 2528 - 2531.

[27] Vahteristo P, Tamminen A, Karvinen P, et al. p53, CHK2, and CHK1 genes in Finnish families with Li-Fraumeni syndrome: further evidence of CHK2 in inherited cancer predisposition [J]. Cancer Res, 2001,61(15): 5718 - 5722.

[28] Siddiqui R, Onel K, Facio F, et al. The TP53 mutational spectrum and frequency of CHEK2 * 1100delC in Li-Fraumeni-like kindreds [J]. Fam Cancer, 2005,4(2): 177 - 181.

[29] Varley J. TP53, hChk2, and the Li-Fraumeni syndrome [J]. Methods Mol Biol, 2003,222: 117 - 129.

[30] Manoukian S, Peissel B, Frigerio S, et al. Two new CHEK2 germ-line variants detected in breast cancer/sarcoma families negative for BRCA1, BRCA2, and TP53 gene mutations [J]. Breast Cancer Res Treat, 2011,130(1): 207 - 215.

[31] Ruijs M W, Broeks A, Menko F H, et al. The contribution of CHEK2 to the TP53-negative Li-Fraumeni phenotype [J]. Hered Cancer Clin Pract, 2009,7(1): 4.

[32] Calvete O, Martinez P, Garcia-Pavia P, et al. A mutation in the POT1 gene is responsible for cardiac angiosarcoma in TP53-negative Li-Fraumeni-like families [J]. Nat Commun, 2015,6: 8383.

[33] Calvete O, Garcia-Pavia P, Dominguez F, et al. The wide spectrum of POT1 gene variants correlates with multiple cancer types [J]. Eur J Hum Genet, 2017,25(11): 1278 - 1281.

[34] Barlow J W, Mous M, Wiley F, et al. Germ line BAX alterations are infrequent in Li-Fraumeni syndrome [J]. Cancer Epidemiol Biomarkers Prev, 2004,13(8): 1403 - 1406.

[35] Andrade R C, Dos Santos A C, de Aguirre Neto J C, et al. TP53 and CDKN1A mutation analysis in families with Li-Fraumeni and Li-Fraumeni like syndromes [J]. Fam Cancer, 2017,16(2): 243 - 248.

[36] Brown L T, Sexsmith E, Malkin D. Identification of a novel PTEN intronic deletion in Li-Fraumeni syndrome and its effect on RNA processing [J]. Cancer Genet Cytogenet, 2000,110(1): 65 - 68.

[37] Basso T R, Villacis R A, Canto L M, et al. Genomic profile of a Li-Fraumeni-like syndrome patient with a 45, X/46, XX karyotype, presenting neither mutations in TP53 nor clinical stigmata of Turner syndrome [J]. Cancer Genet, 2015,208(6): 341 - 344.

[38] Yamada H, Shinmura K, Yamamura Y, et al. Identification and characterization of a novel germline p53 mutation in a patient with glioblastoma and colon cancer [J]. Int J Cancer, 2009,125(4): 973 - 976.

[39] Pal T, Brzosowicz J, Valladares A, et al. Identification and management of TP53 gene carriers detected through multigene panel testing [J]. South Med J, 2017,110(10): 643 - 648.

[40] Cao A Y, Jin W, Shi P C, et al. Identification and characterization of two novel germ line p53 mutations in the non-LFS/non-LFL breast cancer families in Chinese population [J]. Breast Cancer Res Treat, 2010,119(2): 295 - 303.

[41] Peng G, Bojadzieva J, Ballinger M L, et al. Estimating TP53 mutation carrier probability in families with Li-Fraumeni syndrome using LFSPRO [J]. Cancer Epidemiol Biomarkers Prev, 2017,26(6): 837 - 844.

［42］Birch J M，Alston R D，McNally R J，et al. Relative frequency and morphology of cancers in carriers of germline *TP53* mutations ［J］. Oncogene，2001，20(34)：4621 - 4628.

［43］Custodio G，Taques G R，Figueiredo B C，et al. Increased incidence of choroid plexus carcinoma due to the germline *TP53* R337H mutation in southern Brazil ［J］. PLoS One，2011，6(3)：e18015.

［44］Giavedoni P，Ririe M，Carrera C，et al. Familial melanoma associated with Li-Fraumeni syndrome and atypical mole syndrome：Total-body digital photography，dermoscopy and confocal microscopy ［J］. Acta Derm Venereol，2017，97(6)：720 - 723.

［45］Krzesniak M，Butkiewicz D，Rachtan J，et al. A novel germline *TP53* mutation p. Pro190Arg detected in a patient with lung and bilateral breast cancers ［J］. Adv Med Sci，2017，62(2)：207 - 210.

［46］Chang V Y，Federman N，Martinez-Agosto J，et al. Whole exome sequencing of pediatric gastric adenocarcinoma reveals an atypical presentation of Li-Fraumeni syndrome ［J］. Pediatr Blood Cancer，2013，60(4)：570 - 574.

［47］Formiga M，de Andrade K C，Kowalski L P，et al. Frequency of thyroid carcinoma in brazilian *TP53* p. R337H carriers with Li Fraumeni syndrome ［J］. JAMA Oncol，2017，3(10)：1400 - 1402.

［48］Toss A，Tomasello C，Razzaboni E，et al. Hereditary ovarian cancer：not only BRCA 1 and 2 genes ［J］. Biomed Res Int，2015，2015：341723.

［49］Yurgelun M B，Masciari S，Joshi V A，et al. Germline *TP53* mutations in patients with early-onset colorectal cancer in the colon cancer family registry ［J］. JAMA Oncol，2015，1(2)：214 - 221.

［50］Valdez J M，Nichols K E，Kesserwan C. Li-Fraumeni syndrome：a paradigm for the understanding of hereditary cancer predisposition ［J］. Br J Haematol，2017，176(4)：539 - 552.

［51］Gargallo P，Segura V，Yáñez Y，et al. Li-Fraumeni：Will the detection in families increase the survival of its members? ［J］. An Pediatr (Barc)，2019，90(1)：54 - 55.

［52］Bougeard G，Renaux-Petel M，Flaman J M，et al. Revisiting Li-Fraumeni syndrome from *TP53* mutation carriers ［J］. J Clin Oncol，2015，33(21)：2345 - 2352.

［53］Nichols K E，Malkin D，Garber J E，et al. Germ-line p53 mutations predispose to a wide spectrum of early-onset cancers ［J］. Cancer Epidemiol Biomarkers Prev，2001，10(2)：83 - 87.

［54］Ruijs M W，Verhoef S，Rookus M A，et al. *TP53* germline mutation testing in 180 families suspected of Li-Fraumeni syndrome：mutation detection rate and relative frequency of cancers in different familial phenotypes ［J］. J Med Genet，2010，47(6)：421 - 428.

［55］Aubrey B J，Strasser A，Kelly G L. Tumor-suppressor functions of the *TP53* pathway ［J］. Cold Spring Harb Perspect Med，2016，6(5)：a026062.

［56］Zerdoumi Y，Lanos R，Raad S，et al. Germline *TP53* mutations result into a constitutive defect of p53 DNA binding and transcriptional response to DNA damage ［J］. Hum Mol Genet，2017，26(14)：2591 - 2602.

［57］Merino D，Malkin D. p53 and hereditary cancer ［J］. Subcell Biochem，2014，85：1 - 16.

［58］Soussi T，Wiman K G. *TP53*：an oncogene in disguise ［J］. Cell Death Differ，2015，22(8)：1239 - 1249.

［59］Sabapathy K. The contrived mutant p53 oncogene-beyond loss of functions ［J］. Front Oncol，2015，5：276.

［60］Ferraiuolo M，Verduci L，Blandino G，et al. Mutant p53 protein and the hippo transducers YAP and TAZ：A critical oncogenic node in human cancers ［J］. Int J Mol Sci，2017，18(5)：961.

［61］Rufini A，Tucci P，Celardo I，et al. Senescence and aging：the critical roles of p53 ［J］. Oncogene，2013，32(43)：5129 - 5143.

［62］Sahin E，DePinho R A. Axis of ageing：telomeres，p53 and mitochondria ［J］. Nat Rev Mol Cell Biol，2012，13(6)：397 - 404.

［63］Wang S J，Gu W. To be，or not to be：functional dilemma of p53 metabolic regulation ［J］. Curr Opin Oncol，2014，26(1)：78 - 85.

［64］Cheung E C，Vousden K H. The role of p53 in glucose metabolism ［J］. Curr Opin Cell Biol，2010，22(2)：186 - 191.

［65］Zhuang J，Ma W，Lago C U，et al. Metabolic regulation of oxygen and redox homeostasis by p53：lessons from evolutionary biology ［J］. Free Radic Biol Med，2012，53(6)：1279 - 1285.

［66］Menendez D，Shatz M，Resnick M A. Interactions between the tumor suppressor p53 and immune responses ［J］. Curr Opin Oncol，2013，25(1)：85 - 92.

［67］Iannello A，Thompson T W，Ardolino M，et al. p53-dependent chemokine production by senescent tumor cells supports NKG2D-dependent tumor elimination by natural killer cells ［J］. J Exp Med，2013，210(10)：2057 - 2069.

［68］Kamada R，Toguchi Y，Nomura T，et al. Tetramer formation of tumor suppressor protein p53：Structure，function，and applications ［J］. Biopolymers，2016，106(4)：598 - 612.

［69］Demir Ö，Ieong P U，Amaro R E. Full-length p53 tetramer bound to DNA and its quaternary dynamics ［J］. Oncogene，2017，36(10)：1451 - 1460.

［70］Fischer M，Steiner L，Engeland K. The transcription factor p53：not a repressor，solely an activator ［J］. Cell Cycle，2014，13(19)：3037 - 3058.

［71］Blagosklonny M V. p53 from complexity to simplicity：mutant p53 stabilization，gain-of-function，and dominant-negative effect ［J］. Faseb j，2000，14(13)：1901 - 1907.

［72］Rivlin N，Brosh R，Oren M，et al. Mutations in the p53 tumor suppressor gene：Important milestones at the various steps of tumorigenesis ［J］. Genes Cancer，2011，2(4)：466 - 474.

［73］Walerych D，Napoli M，Collavin L，et al. The rebel angel：mutant p53 as the driving oncogene in breast cancer ［J］. Carcinogenesis，2012，33(11)：2007 - 2017.

［74］Muller P A，Vousden K H. Mutant p53 in cancer：new functions and therapeutic opportunities ［J］. Cancer Cell，2014，25(3)：304 - 317.

［75］Levine A J，Oren M. The first 30 years of p53：growing ever more complex ［J］. Nat Rev Cancer，2009，9(10)：749 - 758.

［76］Linzer D I，Maltzman W，Levine A J. The SV40 A gene product is required for the production of a 54,000 MW cellular tumor antigen ［J］. Virology，1979，98(2)：308 - 318.

［77］Baker S J，Fearon E R，Nigro J M，et al. Chromosome 17 deletions and p53 gene mutations in colorectal carcinomas ［J］. Science，1989，244(4901)：217 - 221.

［78］Donehower L A，Harvey M，Slagle B L，et al. Mice deficient for p53 are developmentally normal but susceptible to spontaneous tumours ［J］. Nature，1992，356(6366)：215 - 221.

［79］Joerger A C，Fersht A R. Structural biology of the tumor suppressor p53 ［J］. Annu Rev Biochem，2008，77：557 - 582.

［80］Dawson R，Müller L，Dehner A，et al. The N-terminal domain of p53 is natively unfolded ［J］. J Mol Biol，2003，332(5)：1131 - 1141.

［81］ Walker K K, Levine A J. Identification of a novel p53 functional domain that is necessary for efficient growth suppression ［J］. Proc Natl Acad Sci U S A, 1996,93(26): 15335 - 15340.

［82］ Bullock A N, Henckel J, Fersht A R. Quantitative analysis of residual folding and DNA binding in mutant p53 core domain: definition of mutant states for rescue in cancer therapy ［J］. Oncogene, 2000,19(10): 1245 - 1256.

［83］ Fields S, Jang S K. Presence of a potent transcription activating sequence in the p53 protein ［J］. Science, 1990,249(4972): 1046 - 1049.

［84］ Kastenhuber E R, Lowe S W. Putting p53 in Context ［J］. Cell, 2017,170(6): 1062 - 1078.

［85］ Pfeifer G P, Denissenko M F, Olivier M, et al. Tobacco smoke carcinogens, DNA damage and p53 mutations in smoking-associated cancers ［J］. Oncogene, 2002,21(48): 7435 - 7451.

［86］ Liu Y, Chen C, Xu Z, et al. Deletions linked to TP53 loss drive cancer through p53-independent mechanisms ［J］. Nature, 2016,531(7595): 471 - 475.

［87］ el-Deiry W S, Kern S E, Pietenpol J A, et al. Definition of a consensus binding site for p53 ［J］. Nat Genet, 1992,1(1): 45 - 49.

［88］ Chen X, Farmer G, Zhu H, et al. Cooperative DNA binding of p53 with TFIID (TBP): a possible mechanism for transcriptional activation ［J］. Genes Dev, 1993,7(10): 1837 - 1849.

［89］ Landrum M J, Lee J M, Benson M, et al. ClinVar: improving access to variant interpretations and supporting evidence ［J］. Nucleic Acids Res, 2018,46(D1): D1062 - D1067.

［90］ Gemignani F, Moreno V, Landi S, et al. A TP53 polymorphism is associated with increased risk of colorectal cancer and with reduced levels of TP53 mRNA ［J］. Oncogene, 2004,23(10): 1954 - 1956.

［91］ Wu D, Zhang Z, Chu H, et al. Intron 3 sixteen base pairs duplication polymorphism of p53 contributes to breast cancer susceptibility: evidence from meta-analysis ［J］. PLoS One, 2013,8(4): e61662.

［92］ Själander A, Birgander R, Saha N, et al. p53 polymorphisms and haplotypes show distinct differences between major ethnic groups ［J］. Hum Hered, 1996,46(1): 41 - 48.

［93］ Dumont P, Leu J I, Della Pietra A C, 3rd, et al. The codon 72 polymorphic variants of p53 have markedly different apoptotic potential ［J］. Nat Genet, 2003,33(3): 357 - 365.

［94］ Thomas M, Kalita A, Labrecque S, et al. Two polymorphic variants of wild-type p53 differ biochemically and biologically ［J］. Mol Cell Biol, 1999,19(2): 1092 - 1100.

［95］ Kung C P, Leu J I, Basu S, et al. The P72R polymorphism of p53 predisposes to obesity and metabolic dysfunction ［J］. Cell Rep, 2016,14(10): 2413 - 2425.

［96］ Whibley C, Pharoah P D, Hollstein M. p53 polymorphisms: cancer implications ［J］. Nat Rev Cancer, 2009,9(2): 95 - 107.

［97］ Felley-Bosco E, Weston A, Cawley H M, et al. Functional studies of a germ-line polymorphism at codon 47 within the p53 gene ［J］. Am J Hum Genet, 1993,53(3): 752 - 759.

［98］ Jennis M, Kung C P, Basu S, et al. An African-specific polymorphism in the TP53 gene impairs p53 tumor suppressor function in a mouse model ［J］. Genes Dev, 2016,30(8): 918 - 930.

［99］ Olivier M, Hollstein M, Hainaut P. TP53 mutations in human cancers: origins, consequences, and clinical use ［J］. Cold Spring Harb Perspect Biol, 2010,2(1): a001008.

［100］ Kato S, Han S Y, Liu W, et al. Understanding the function-structure and function-mutation relationships of p53 tumor suppressor protein by high-resolution missense mutation analysis ［J］. Proc Natl Acad Sci U S A, 2003,100(14): 8424 - 8429.

［101］ Shi D, Gu W. Dual roles of MDM2 in the regulation of p53: Ubiquitination dependent and ubiquitination independent mechanisms of MDM2 repression of p53 Activity ［J］. Genes Cancer, 2012,3(3 - 4): 240 - 248.

［102］ Bond G L, Hu W, Bond E E, et al. A single nucleotide polymorphism in the MDM2 promoter attenuates the p53 tumor suppressor pathway and accelerates tumor formation in humans ［J］. Cell, 2004,119(5): 591 - 602.

［103］ Bond G L, Hirshfield K M, Kirchhoff T, et al. MDM2 SNP309 accelerates tumor formation in a gender-specific and hormone-dependent manner ［J］. Cancer Res, 2006,66(10): 5104 - 5110.

［104］ Hu B, Gilkes D M, Chen J. Efficient p53 activation and apoptosis by simultaneous disruption of binding to MDM2 and MDMX ［J］. Cancer Res, 2007,67(18): 8810 - 8817.

［105］ Bougeard G, Baert-Desurmont S, Tournier I, et al. Impact of the MDM2 SNP309 and p53 Arg72Pro polymorphism on age of tumour onset in Li-Fraumeni syndrome ［J］. J Med Genet, 2006,43(6): 531 - 533.

［106］ Ruijs M W, Schmidt M K, Nevanlinna H, et al. The single-nucleotide polymorphism 309 in the MDM2 gene contributes to the Li-Fraumeni syndrome and related phenotypes ［J］. Eur J Hum Genet, 2007,15(1): 110 - 114.

［107］ Macedo G S, Vieira I A, Vianna F S L, et al. p53 signaling pathway polymorphisms, cancer risk and tumor phenotype in TP53 R337H mutation carriers ［J］. Fam Cancer, 2018,17(2): 269 - 274.

［108］ Renaux-Petel M, Sesboüé R, Baert-Desurmont S, et al. The MDM2 285G - 309G haplotype is associated with an earlier age of tumour onset in patients with Li-Fraumeni syndrome ［J］. Fam Cancer, 2014,13(1): 127 - 130.

［109］ Xiao J, Lin H, Luo X, et al. miR - 605 joins p53 network to form a p53: miR - 605: Mdm2 positive feedback loop in response to stress ［J］. Embo j, 2011,30(24): 5021.

［110］ Id Said B, Malkin D. A functional variant in miR - 605 modifies the age of onset in Li-Fraumeni syndrome ［J］. Cancer Genet, 2015,208(1 - 2): 47 - 51.

［111］ Rokavec M, Li H, Jiang L, et al. The p53/miR - 34 axis in development and disease ［J］. J Mol Cell Biol, 2014,6(3): 214 - 230.

［112］ Samuel N, Wilson G, Lemire M, et al. Genome-wide DNA methylation analysis reveals epigenetic dysregulation of MicroRNA - 34A in TP53-associated cancer susceptibility ［J］. J Clin Oncol, 2016,34(30): 3697 - 3704.

［113］ Eyfjörd J E, Thorlacius S, Valgardsdottir R, et al. TP53 abnormalities and genetic instability in breast cancer ［J］. Acta Oncol, 1995,34(5): 663 - 667.

［114］ Georgiades I B, Curtis L J, Morris R M, et al. Heterogeneity studies identify a subset of sporadic colorectal cancers without evidence for chromosomal or microsatellite instability ［J］. Oncogene, 1999,18(56): 7933 - 7940.

［115］ Primdahl H, Wikman F P, von der Maase H, et al. Allelic imbalances in human bladder cancer: genome-wide detection with high-density single-nucleotide polymorphism arrays ［J］. J Natl Cancer Inst, 2002,94(3): 216 - 223.

［116］ Shlien A, Tabori U, Marshall C R, et al. Excessive genomic DNA copy number variation in the Li-Fraumeni cancer predisposition syndrome ［J］. Proc Natl Acad Sci U S A, 2008,105(32): 11264 - 11269.

［117］ Ariffin H, Chan A S, Oh L, et al. Frequent occurrence of gastric cancer in Asian kindreds with Li-Fraumeni syndrome ［J］. Clin Genet, 2015,88(5): 450 - 455.

[118] Silva A G, Achatz I M, Krepischi A C, et al. Number of rare germline CNVs and *TP53* mutation types [J]. Orphanet J Rare Dis, 2012,7: 101.

[119] Kruk P A, Bohr V A. Telomeric length in individuals and cell lines with altered p53 status [J]. Radiat Oncol Investig, 1999,7 (1): 13 - 21.

[120] Bekaert S, Derradji H, De Meyer T, et al. Telomere shortening is associated with malformation in p53-deficient mice after irradiation during specific stages of development [J]. DNA Repair (Amst), 2005,4(9): 1028 - 1037.

[121] Stansel R M, Subramanian D, Griffith J D. p53 binds telomeric single strand overhangs and t-loop junctions in vitro [J]. J Biol Chem, 2002,277(14): 11625 - 11628.

[122] Trkova M, Prochazkova K, Krutilkova V, et al. Telomere length in peripheral blood cells of germline *TP53* mutation carriers is shorter than that of normal individuals of corresponding age [J]. Cancer, 2007,110(3): 694 - 702.

[123] Tabori U, Nanda S, Druker H, et al. Younger age of cancer initiation is associated with shorter telomere length in Li-Fraumeni syndrome [J]. Cancer Res, 2007,67(4): 1415 - 1418.

[124] Macedo G S, Lisbôa da Motta L, Giacomazzi J, et al. Increased oxidative damage in carriers of the germline *TP53* p. R337H mutation [J]. PLoS One, 2012,7(10): e47010.

[125] Marcel V, Palmero E I, Falagan-Lotsch P, et al. *TP53* PIN3 and MDM2 SNP309 polymorphisms as genetic modifiers in the Li-Fraumeni syndrome: impact on age at first diagnosis [J]. J Med Genet, 2009,46(11): 766 - 772.

[126] Saldaña-Meyer R, Recillas-Targa F. Transcriptional and epigenetic regulation of the p53 tumor suppressor gene [J]. Epigenetics, 2011,6(9): 1068 - 1077.

[127] Mai P L, Malkin D, Garber J E, et al. Li-Fraumeni syndrome: report of a clinical research workshop and creation of a research consortium [J]. Cancer Genet, 2012,205(10): 479 - 487.

[128] Weitzel J N, Chao E C, Nehoray B, et al. Somatic *TP53* variants frequently confound germ-line testing results [J]. Genet Med, 2018,20(8): 809 - 816.

[129] Birch J M, Hartley A L, Tricker K J, et al. Prevalence and diversity of constitutional mutations in the p53 gene among 21 Li-Fraumeni families [J]. Cancer Res, 1994,54(5): 1298 - 1304.

[130] Eeles R A. Germline mutations in the *TP53* gene [J]. Cancer Surv, 1995,25: 101 - 124.

[131] Gillet E, Alentorn A, Doukouré B, et al. *TP53* and p53 statuses and their clinical impact in diffuse low grade gliomas [J]. J Neurooncol, 2014,118(1): 131 - 139.

[132] Schneider K, Zelley K, Nichols K E, et al. Li-Fraumeni Syndrome. In: Adam MP, Ardinger HH, Pagon RA, et al., eds. GeneReviews(®). Seattle (WA): University of Washington, Seattle Copyright © 1993 - 2020, University of Washington, Seattle. GeneReviews is a registered trademark of the University of Washington, Seattle. All rights reserved. ; 1993.

[133] Sorrell A D, Espenschied C R, Culver J O, et al. Tumor protein p53 (*TP53*) testing and Li-Fraumeni syndrome: current status of clinical applications and future directions [J]. Mol Diagn Ther, 2013,17(1): 31 - 47.

[134] Robles A I, Harris C C. Clinical outcomes and correlates of *TP53* mutations and cancer [J]. Cold Spring Harb Perspect Biol, 2010,2(3): a001016.

[135] Leroy B, Ballinger M L, Baran-Marszak F, et al. Recommended guidelines for validation, quality control, and reporting of *TP53* variants in clinical practice [J]. Cancer Res, 2017,77(6): 1250 - 1260.

[136] Holmfeldt L, Wei L, Diaz-Flores E, et al. The genomic landscape of hypodiploid acute lymphoblastic leukemia [J]. Nat Genet, 2013,45(3): 242 - 252.

[137] Kutach L S, Bolshakov S, Ananthaswamy H N. Detection of mutations and polymorphisms in the p53 tumor suppressor gene by single-strand conformation polymorphism analysis [J]. Electrophoresis, 1999,20(6): 1204 - 1210.

[138] Bazrafshani M R, Nowshadi P A, Shirian S, et al. Deletion/duplication mutation screening of *TP53* gene in patients with transitional cell carcinoma of urinary bladder using multiplex ligation-dependent probe amplification [J]. Cancer Med, 2016,5 (2): 145 - 152.

[139] Mitchell G, Ballinger M L, Wong S, et al. High frequency of germline *TP53* mutations in a prospective adult-onset sarcoma cohort [J]. PLoS One, 2013,8(7): e69026.

[140] Richards S, Aziz N, Bale S, et al. Standards and guidelines for the interpretation of sequence variants: a joint consensus recommendation of the American College of Medical Genetics and Genomics and the Association for Molecular Pathology [J]. Genet Med, 2015,17(5): 405 - 424.

[141] Karczewski K J, Francioli L C, Tiao G, et al. The mutational constraint spectrum quantified from variation in 141,456 humans [J]. Nature, 2020,581(7809): 434 - 443.

[142] Lek M, Karczewski K J, Minikel E V, et al. Analysis of protein-coding genetic variation in 60,706 humans [J]. Nature, 2016, 536(7616): 285 - 291.

[143] Auton A, Brooks L D, Durbin R M, et al. A global reference for human genetic variation [J]. Nature, 2015,526(7571): 68 - 74.

[144] Ghosh R, Oak N, Plon S E. Evaluation of in silico algorithms for use with ACMG/AMP clinical variant interpretation guidelines [J]. Genome Biol, 2017,18(1): 225.

[145] Sherry S T, Ward M H, Kholodov M, et al. dbSNP: the NCBI database of genetic variation [J]. Nucleic Acids Res, 2001,29 (1): 308 - 311.

[146] Li M M, Datto M, Duncavage E J, et al. Standards and guidelines for the interpretation and reporting of sequence variants in cancer: A joint consensus recommendation of the Association for Molecular Pathology, American Society of Clinical Oncology, and College of American Pathologists [J]. J Mol Diagn, 2017,19(1): 4 - 23.

[147] Petitjean A, Mathe E, Kato S, et al. Impact of mutant p53 functional properties on *TP53* mutation patterns and tumor phenotype: lessons from recent developments in the IARC *TP53* database [J]. Hum Mutat, 2007,28(6): 622 - 629.

[148] Chakravarty D, Gao J, Phillips S M, et al. OncoKB: A precision oncology knowledge base [J]. JCO Precis Oncol, 2017,2017.

[149] Forbes S A, Beare D, Boutselakis H, et al. COSMIC: somatic cancer genetics at high-resolution [J]. Nucleic Acids Res, 2017, 45(D1): D777 - D783.

[150] Takami H, Yoshida A, Fukushima S, et al. Revisiting *TP53* mutations and immunohistochemistry — A comparative study in 157 diffuse gliomas [J]. Brain Pathol, 2015,25(3): 256 - 265.

[151] Yoshida T, Tajika M, Tanaka T, et al. The features of colorectal tumors in a patient with Li-Fraumeni syndrome [J]. Intern Med, 2017,56(3): 295 - 300.

[152] Rengifo-Cam W, Kohlmann W, Jasperson K, et al. Colon pathology characterisitics in Li-Fraumeni syndrome: size doesn't

matter [J]. Gastroenterology, 2015,148(4): S559.

[153] Rengifo-Cam W, Shepherd H M, Jasperson K W, et al. Colon pathology characteristics in Li-Fraumeni syndrome [J]. Clin Gastroenterol Hepatol, 2018,16(1): 140 - 141.

[154] Izawa N, Matsumoto S, Manabe J, et al. A Japanese patient with Li-Fraumeni syndrome who had nine primary malignancies associated with a germline mutation of the p53 tumor-suppressor gene [J]. Int J Clin Oncol, 2008,13(1): 78 - 82.

[155] Alsner J, Jensen V, Kyndi M, et al. A comparison between p53 accumulation determined by immunohistochemistry and TP53 mutations as prognostic variables in tumours from breast cancer patients [J]. Acta Oncol, 2008,47(4): 600 - 607.

[156] Ferreira A M, Brondani V B, Helena V P, et al. Clinical spectrum of Li-Fraumeni syndrome/Li-Fraumeni-like syndrome in Brazilian individuals with the TP53 p. R337H mutation [J]. J Steroid Biochem Mol Biol, 2019,190: 250 - 255.

[157] Amadou A, Achatz M I W, Hainaut P. Revisiting tumor patterns and penetrance in germline TP53 mutation carriers: temporal phases of Li-Fraumeni syndrome [J]. Curr Opin Oncol, 2018,30(1): 23 - 29.

[158] Rana H Q, Clifford J, Hoang L, et al. Genotype-phenotype associations among panel-based TP53＋ subjects [J]. Genet Med, 2019,21(11): 2478 - 2484.

[159] de Andrade K C, Frone M N, Wegman-Ostrosky T, et al. Variable population prevalence estimates of germline TP53 variants: A gnomAD-based analysis [J]. Hum Mutat, 2019,40(1): 97 - 105.

[160] Achatz M I, Zambetti G P. The Inherited p53 mutation in the brazilian population [J]. Cold Spring Harb Perspect Med, 2016,6 (12): a026195.

[161] Schon K, Tischkowitz M. Clinical implications of germline mutations in breast cancer: TP53 [J]. Breast Cancer Res Treat, 2018,167(2): 417 - 423.

[162] MacFarland S P, Zelley K, Long J M, et al. Earlier colorectal cancer screening may be necessary in patients with Li-Fraumeni syndrome [J]. Gastroenterology, 2019,156(1): 273 - 274.

[163] Kratz C P, Achatz M I, Brugières L, et al. Cancer screening recommendations for individuals with Li-Fraumeni syndrome [J]. Clin Cancer Res, 2017,23(11): e38 - e45.

[164] Ballinger M L, Best A, Mai P L, et al. Baseline surveillance in Li-Fraumeni syndrome using whole-body magnetic resonance imaging: A Meta-analysis [J]. JAMA Oncol, 2017,3(12): 1634 - 1639.

[165] McBride K A, Ballinger M L, Schlub T E, et al. Psychosocial morbidity in TP53 mutation carriers: is whole-body cancer screening beneficial? [J]. Fam Cancer, 2017,16(3): 423 - 432.

[166] Renaux-Petel M, Charbonnier F, Théry J C, et al. Contribution of de novo and mosaic TP53 mutations to Li-Fraumeni syndrome [J]. J Med Genet, 2018,55(3): 173 - 180.

[167] Khincha P P, Jones K, Teshome K, et al. Abstract: Gonadal mosaicism in a family with TP53-associated Li-Fraumeni syndrome [J]. Cancer Res, 2019,79(13): 4159.

[168] Cotter J A, Szymanski L, Karimov C, et al. Transmission of a TP53 germline mutation from unaffected male carrier associated with pediatric glioblastoma in his child and gestational choriocarcinoma in his female partner [J]. Cold Spring Harb Mol Case Stud, 2018,4(2): a002576.

[169] Druker H, Zelley K, McGee R B, et al. Genetic counselor recommendations for cancer predisposition evaluation and surveillance in the pediatric oncology patient [J]. Clin Cancer Res, 2017,23(13): e91 - e97.

第 18 章

早发性结直肠癌的体细胞基因突变

王瑶,颜宏利

根据是否有致病性的胚系基因突变,早发性结直肠癌可以分为早发性遗传性结直肠癌和早发性散发性结直肠癌,前者占比为 10%～35%。根据肿瘤发生的"二次打击"学说,因为每个基因都有两个等位基因,当一个等位基因发生突变时,另一个等位基因可以进行代偿,不会发生癌变。只有当发生两次突变,导致这个基因的两个拷贝(等位基因)都被灭活后,细胞才能发生癌变,形成肿瘤。所以,早发性遗传性结直肠癌往往同时具有胚系基因突变和体细胞基因突变;而早发性散发性结直肠癌则通常只具有体细胞基因突变。关于其体细胞突变特征目前研究较少。Puccini 等报道早发性结直肠癌中 MSH6、MSH2、POLE、NF1、SMAD4、PTEN、TSC1、TSC2、AKT1 和 BRCA2 基因的体细胞突变率更高,CDC73、KDM5C、KMT2A、KMT2C、KMT2D 和 SETD2 等参与组蛋白修饰的基因的体细胞突变率也更高。Willauer 和 Mauri 等报道了 BRAF V600、KRAS 和 NRAS 等基因的体细胞突变率与年龄有关。另外,早发性结直肠癌类器官模型的建立和发展为研究早发性结直肠癌的体细胞突变提供了更符合体内环境的体外研究模型。未来,随着测序技术的发展和体外培养条件的改善,对于早发性结直肠癌体细胞突变研究将更加深入,为精准治疗打下基础。

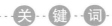

早发性结直肠癌;体细胞基因突变;类器官模型;POLE 基因;MMR 基因

大多数结直肠癌的发生经历了以下过程:正常结直肠黏膜上皮细胞→小的腺瘤性息肉→进展期腺瘤性息肉→腺癌[1]。结直肠癌的遗传背景复杂,异质性强,包括各种体细胞基因突变和胚系基因突变,如点突变、异常基因融合、缺失或插入和表观遗传改变等等[2]。具有致病性胚系基因突变的早发性结直肠癌为早发性遗传性结直肠癌,不具有致病性胚系基因突变的早发性结直肠癌为早发性散发性结直肠癌。根据肿瘤发生的"二次打击"学说,因为每个基因都有两个等位基因,当一个等位基因发生突变时,另一个等位基因可以进行代偿,不会发生癌变。只有当发生两次突变,导致这个基因的两个拷贝(等位基因)都被灭活后,细胞才能发生癌变,形成肿瘤。所以,早发性遗传性结直肠癌往往同时具有胚系基因突变和体细胞基因突变;而早发性散发性结直肠癌则通常只具有体细胞基因突变。本文将对早发性结直肠癌的体细胞基因突变做一简要综述。

一、早发性遗传性结直肠癌的体细胞基因突变

目前,估计 20%～30% 的早发性结直肠癌携带肿瘤易感基因的致病性胚系突变。对于隐性遗传模式的结直肠癌,如 *MUTYH*、*NTHL1*、*MSH3* 相关结直肠癌,其发病机制正是由于这些基因发生了双等位基因的胚系突变,才最终形成了肿瘤。而对于显性遗传的结直肠癌,如林奇综合征、家族性腺瘤性息肉病、黑斑息肉病综合征、幼年性息肉病综合征等,其肿瘤的发病机制遵循肿瘤的"二次打击学说",即正常细胞先天发生了一次打击(胚系突变),后天再发生一次打击(相同基因的体细胞突变),导致该基因失活,并最终形成肿瘤细胞。后天的体细胞突变是由于外部因素和内部因素共同作用的结果。外部因素包括吸烟、饮酒、大量食用红肉、接触病毒及辐射等,进而造成 DNA 的损伤。内部因素是指胚系基因突变导致细胞容易发生体系突变,如 DNA 错配修复系统(mismatch repair system,MMR)基因的胚系突变,使得细胞的 DNA 修复能力降低,导致机体更容易发生体细胞突变。

二、早发性散发性结直肠癌的体细胞基因突变

虽然一部分早发性结直肠癌是遗传性的,但大多数是散发性的,找不到已知的致病性基因突变,并且对致病机制知之甚少。通常,散发性的早发性结直肠癌代表一种侵袭亚型,这种亚型具有与晚发性结直肠癌不同的特征,包括进展期的一些不良特征,如分化差、黏液腺癌和印戒细胞癌的发生率高、脉管侵犯率高,以及同时性或异时性多发肿瘤的发生率高[3-5]。然而,在分子特征方面,该领域内的报道仍然很少。因此,对散发性的早发性结直肠癌进行全面的基因组研究来描述潜在的分子改变,对阐明该类患者的肿瘤驱动因素、发现新的生物标志物和揭示潜在的药物治疗靶点都有重要的现实意义。

美国 Puccini 等人[6]对 350 例早发性结直肠癌(≤45 岁,左半结直肠癌)和 776 例晚发性结直肠癌(≥65 岁,左半结直肠癌)的体细胞突变进行了对比研究(图 18 - 1),发现最常见的体细胞突变基因依次是:*APC*(81.8%)、*TP53*(74.6%)、*KRAS*(46.4%)、*ARID1A*(19.4%)、*PIK3CA*(13.4%)、*FBXW7*(11.2%)、*SMAD4*(10.1%)、*ATM*

（6.3％）、*NRAS*（4.9％）和 *BRAF*（4.6％）基因等，但这些基因的体细胞突变率在这两组人群中并无显著差异。而下面这些基因则在早发性结直肠癌中有更高的体细胞突变率：*MSH6*（4.8％ vs. 1.2％，$P = 0.005$）、*MSH2*（2.7％ vs. 0.0％，$P = 0.004$）、*POLE*（1.6％ vs. 0.0％，$P = 0.008$）、*NF1*（5.9％ vs. 0.5％，$P < 0.001$）、*SMAD4*（14.3％ vs. 8.3％，$P = 0.024$）、*PTEN*（4.3％ vs. 1.4％，$P = 0.03$）、*TSC1*（1.1％ vs. 0.0％，$P = 0.031$）、*TSC2*（1.6％ vs. 0.2％，$P = 0.048$）、*AKT1*（1.1％ vs. 0％，$P = 0.031$）和 *BRCA2*（3.7％ vs. 0.5％，$P = 0.002$），这些基因基本上都是与多种肿瘤易感综合征相关的基因。另外，下面这些参与组蛋白修饰的基因，在早发性结直肠癌中也有着更高的体细胞突变率：*CDC73*（1.7％ vs. 0％，$P = 0.01$）、*KDM5C*（1.9％ vs. 0％，$P = 0.036$）、*KMT2A*（1.1％ vs. 0％，$P = 0.033$）、*KMT2C*（1.6％ vs. 0％，$P = 0.031$）、*KMT2D*（3.8％ vs. 0.7％，$P = 0.005$）和 *SETD2*（3.2％ vs. 0.9％，$P = 0.039$）。

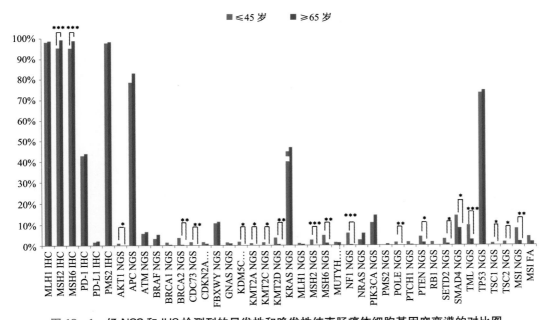

图 18 - 1　经 NGS 和 IHC 检测到的早发性和晚发性结直肠癌体细胞基因突变谱的对比图

＊$P \leqslant 0.05$；＊＊$P \leqslant 0.01$；＊＊＊$P \leqslant 0.001$
FA. 片段分析；*IHC*. 免疫组化；*MSI*. 微卫星不稳定

MD 安德森肿瘤中心的 Willauer 等人[7]对两个队列（MDACC 队列：1 877 例结直肠癌；AACR 队列：1 868 例结直肠癌）的体细胞突变进行了研究（表 18 - 1），发现在 MDACC 队列中，早发性结直肠癌患者的 *APC* 基因体细胞突变率更低（41.6％ vs. 46.9％），尤其是 18～29 岁年龄组的 *APC* 基因体细胞突变率更低（26％）。MDACC 队列中，早发性结直肠癌患者的 *CTNNB1* 基因体细胞突变率更高（2.4％ vs. 1.2％，$P = 0.020$），尤其是 30～39 岁年龄组的 *CTNNB1* 基因体细胞突变率更高（4％）。而在 AACR 队列中，*CTNNB1* 基因体细胞突变率在 18～29 岁年龄组最高（13％），其他年龄

表 18-1　MDACC 队列和 AACR 队列中不同年龄段结直肠癌的体细胞基因突变率

	MDACC 分子队列							AACR 项目 GENIE 队伍							
	18~29岁	30~39岁	40~49岁	50~59岁	60~69岁	≥70岁	P	18~29岁	30~39岁	40~49岁	50~59岁	60~69岁	≥70岁	P	合并 P 值
患者，人数(%)	46(2)	177(9)	411(22)	605(32)	454(24)	184(10)		31(2)	126(7)	371(20)	518(28)	510(27)	312(17)		
突变，例数(%)															
APC	12(26)	71(40)	181(44)	287(47)	208(46)	88(48)	0.059	18(58)	81(64)	245(66)	338(65)	303(59)	196(63)	0.33	0.096
AKT1	1(2)	3(2)	1(0)	4(1)	4(1)	1(1)	0.25	1(3)	2(2)	6(2)	2(0)	9(2)	8(3)	0.067	0.085
ATM	0(0)	1(1)	7(2)	23(4)	9(2)	1(1)	0.037	6(19)	5(4)	25(7)	31(6)	23(5)	31(10)	0.004	0.001
BRAF	2(4)	8(5)	27(7)	36(6)	50(11)	21(11)	0.006	4(13)	16(13)	33(9)	46(9)	59(12)	55(18)	0.004	<0.001
BRAF V600	2(4)	5(3)	17(4)	30(5)	43(9)	18(10)	0.001	0(0)	11(9)	21(6)	31(6)	45(9)	42(13)	0.001	<0.001
CDKN2A	1(2)	2(1)	1(0)	2(0)	3(1)	3(2)	0.11	0(0)	3(2)	10(3)	7(1)	11(2)	10(3)	0.51	0.22
CTNNB1	0(0)	7(4)	8(2)	5(1)	10(2)	0(0)	0.020	4(13)	9(7)	10(3)	23(4)	23(5)	18(6)	0.054	0.008
ERBB2	0(0)	2(1)	3(1)	7(1)	4(1)	4(2)	0.71	3(10)	5(4)	12(3)	16(3)	17(3)	11(4)	0.53	0.74
ERBB4	0(0)	1(1)	4(1)	12(2)	4(1)	1(1)	0.55	3(10)	7(6)	20(5)	18(3)	27(5)	14(4)	0.40	0.55
FGFR3	1(2)	2(1)	3(1)	3(0)	2(0)	0(0)	0.37	2(6)	0(2)	11(3)	9(2)	10(2)	13(4)	0.15	0.22
FBXW7	2(4)	8(5)	34(8)	50(8)	29(6)	19(10)	0.26	2(6)	10(8)	33(9)	57(11)	46(9)	41(13)	0.36	0.31
GNAS	0(0)	1(1)	5(1)	10(2)	9(2)	5(3)	0.61	2(6)	6(5)	17(5)	8(2)	23(5)	11(4)	0.031	0.094
KDR	0(0)	1(1)	5(1)	6(1)	4(1)	3(2)	0.91	3(10)	3(2)	13(4)	10(2)	16(4)	10(3)	0.18	0.46

（续表）

	MDACC 分子队列							AACR 项目 GENIE 队伍							合并 P 值
	18~29岁	30~39岁	40~49岁	50~59岁	60~69岁	≥70岁	P	18~29岁	30~39岁	40~49岁	50~59岁	60~69岁	≥70岁	P	
KIT	0(0)	1(1)	5(1)	5(1)	2(0)	0(0)	0.68	1(3)	0(0)	14(4)	8(2)	11(2)	4(1)	0.071	0.19
KRAS	17(37)	89(50)	207(50)	292(48)	210(46)	94(51)	0.46	12(39)	47(37)	161(43)	244(47)	239(47)	148(47)	0.30	0.41
MET	1(2)	1(1)	1(0)	5(1)	3(1)	1(1)	0.52	1(3)	5(4)	12(3)	7(1)	4(1)	8(3)	0.023	0.065
NRAS	3(7)	6(5)	14(3)	22(4)	24(5)	8(4)	0.61	1(3)	5(4)	15(4)	20(4)	26(5)	17(5)	0.87	0.87
PIK3CA	4(9)	27(15)	66(16)	80(13)	72(16)	38(21)	0.16	8(26)	29(23)	67(18)	102(20)	94(18)	58(19)	0.71	0.36
PTEN	2(4)	2(1)	14(3)	6(1)	16(4)	6(3)	0.017	1(3)	8(6)	28(8)	23(4)	28(5)	14(4)	0.42	0.042
RB1	1(2)	1(1)	6(1)	2(0)	4(1)	2(1)	0.24	2(6)	4(3)	12(3)	11(2)	12(2)	7(2)	0.53	0.39
RET	0(0)	1(1)	4(1)	7(1)	2(0)	2(1)	0.85	3(10)	4(3)	12(3)	6(1)	11(2)	6(2)	0.036	0.14
SMAD4	9(20)	24(14)	53(13)	66(11)	58(13)	23(13)	0.58	5(16)	14(11)	51(14)	63(12)	72(14)	41(13)	0.88	0.85
SMARCB1	0(0)	0(0)	4(1)	4(1)	6(1)	1(1)	0.71	2(6)	2(2)	6(2)	4(1)	2(0)	8(3)	0.010	0.042
SMO	0(0)	0(0)	4(1)	5(1)	6(1)	1(1)	0.77	4(13)	6(5)	12(3)	12(2)	9(2)	7(2)	0.020	0.080
STK11	0(0)	1(1)	2(0)	8(1)	1(0)	2(1)	0.36	0(0)	1(1)	2(1)	3(1)	12(2)	4(1)	0.14	0.20
TP53	28(61)	120(68)	265(64)	398(66)	280(62)	123(67)	0.62	18(58)	91(72)	269(73)	347(67)	326(64)	204(65)	0.06	0.16
MAPK summary	22(48)	102(58)	239(58)	349(58)	274(60)	120(65)	0.27	15(48)	71(56)	211(57)	303(58)	321(63)	217(70)	0.004	0.008

注：MDACC：MD 安德森癌症中心；AACR：美国癌症研究协会。

组突变率在 3%～7%。AACR 队列中，*ATM* 基因体细胞突变率在 18～29 岁年龄组最高（19%），大于 30 岁年龄组突变率为 4%～10%。其他一些结直肠癌相关重要基因如 *TP53*、*FBXW7*、*SMAD4* 基因，在不同年龄组之间的突变率没有差异。*BRAF* V600 体细胞突变率随着年龄增长而逐渐增加（4%→3%→4%→5%→9%→10%）。*KRAS* 基因体细胞突变在小于 30 岁患者中突变率为 37%～39%，而在 50 岁以上患者中突变率为 46%～51%。*NRAS* 基因体细胞突变率在各年龄组中无差别。*KRAS*、*NRAS* 和 *BRAF* 基因都是 MAPK 信号通路上的重要基因，所以研究人员评估了 MAPK 通路突变率，发现小于 50 岁的患者中突变率为 56%～57%，50 岁以上患者中的突变率为 60%～63%，而在 18～29 岁患者中突变率最低（48%），70 岁以上患者中突变率最高（65%～70%）。

意大利 Mauri 等人[8] 系统性地分析了 11 篇涉及早发性结直肠癌中 *KRAS*、*NRAS*、*BRAF* 基因体细胞突变率的文章[4,9-18]，数据显示：大部分研究表明在早发性结直肠癌中，*KRAS* 突变率较低（4%～31%），但一些研究显示 *KRAS* 突变率在 35%～39% 或者更高 54%。其中两篇文章讨论了早发性结直肠癌的 NRAS 突变率情况，其突变率很低，为 0.5%～1%，但纳入研究的人数很少，分别只有 14 人和 69 人。*BRAF* 突变率在早发性和晚发性结直肠癌患者中没有明显差异，在 0～19% 之间。

其他不常见的体细胞突变基因包括：*MONO1*、*FLCN*、*MYCBP2*、*PHLPP1*、*TOPORS*、*ATR*、*CDKN2A*、*ERBB2*、*FGFR3*、*GNAS* 和 *MET* 等[6-8]。

三、早发性结直肠癌的常见体细胞突变基因

（一）*POLE* 基因

据统计约 1% 的结直肠癌和 8% 的子宫内膜癌存在 *POLE* 基因体细胞突变，最常见的体细胞突变是 *POLE* p. P286R，这一突变还未出现在胚系突变案例中[6,19]。在早发性结直肠癌中，*POLE* 体细胞突变率在 1.6%～9.8%。徐睿华团队[20] 研究发现：在接受了免疫治疗的实体瘤患者中，携带 *POLE/POLD1* 突变的患者中位总生存时间（overall survival，OS）显著长于野生型患者（34 个月 vs. 18 个月）。26% 的 POLE/POLD1 基因突变的患者合并了 MSI-H，去除这部分患者后突变组 OS 仍然获益（28 个月 vs. 16 个月）。即通常认为的无法获益于免疫治疗的 MSS 患者，仍然可以通过 *POLE/POLD1* 基因突变来判断是否能获益于免疫治疗。从而证实了 *POLE/POLD1* 突变可作为独立预测免疫治疗获益的新指标。

（二）*MMR* 基因的双重体细胞突变

2012 年 Sourrouille 等人[21] 报道了 3 例 *MMR* 基因双重体细胞突变的案例，1 例是 *MLH1* 基因双重体细胞突变（c. 588delA/c. 676C＞T），另外 2 例都是 *MSH2* 基因双重体细胞突变（c. 664delA/c. 1147C＞T，c. 645＋1G＞A/c. 1069G＞T）。2014 年

Haraldsdottir 等人[22]报道了一位 47 岁结肠癌男性，经 NGS 测序发现 *PMS2* 胚系突变，但同时也检测出 *MSH6* 基因和 *PMS2* 基因的双重体细胞突变，且表现为 MSI-H。2016 年在美国俄亥俄州大肠癌预防计划中[23]，又发现了 9 例患者具有 *MMR* 基因双重体细胞突变（包括 2 例 *MUTYH* 的胚系双等位基因突变），肿瘤组织均表现出 MSI-H，且大部分患者都有肿瘤家族史（表 18-2）。这些患者年龄均小于 50 岁，属于早发性结直肠癌，正是由于 *MMR* 基因双重体细胞突变导致了错配修复缺陷，最终导致肿瘤形成。这样的发现具有重要的临床意义，凸显了对于早发性结直肠癌而言，如出现无法解释的 *MMR* 缺陷（无法找到 *MMR* 基因的胚系突变），可考虑进行体细胞突变检测，查看有没有发生 *MMR* 基因的体细胞突变。如果确定是 *MMR* 基因的双重体细胞突变导致的 *MMR* 缺陷，则可以排除林奇综合征，其后续的临床管理与监测就不必按照林奇综合征来执行，避免患者和家属进行不必要的终生随访监测。另外，如果查出 *MMR* 基因的双重体细胞突变，推荐其家庭成员进行肿瘤筛查。

表 18-2 *MMR* 基因的双重体细胞突变的结直肠癌患者（患者均为 MSI-H）

序号	年龄（岁）	性别	胚系突变	*MMR* 体细胞突变	一级亲属肿瘤家族史
1	37	女	无	*MLH1* c.790＋5 G＞A, plus LOH	母亲胰腺癌、神经内分泌肿瘤（58 岁）
2	41	男	无	*MLH1* c.178C＞T, plus LOH	母亲乳腺癌（56 岁）
3	45	男	无	*MLH1* c.439G＞A, plus LOH	母亲结肠癌、黑色素瘤（67 岁）
4	40	男	无	*MLH1* c.2248_2253dup, plus LOH	无
5	46	男	无	*MSH6* c.718C＞T, *MSH6* c.3261dupC	母亲结肠癌（72 岁）
6	40	男	无	*MSH2* c.1865C＞T, *MSH2* c.1662-2A＞G	无
7	40	女	无	*MLH1* c.1646T＞C, *MLH1* c.562G＞A	妹妹皮肤癌（39 岁）
8	39	男	*MUTYH* 双等位基因	*MLH1* c.2135G＞A, *MLH1* c.2041G＞A	父亲皮肤癌（74 岁）弟弟腺瘤（20 多岁）舅舅结肠癌（63 岁）
9	49	男	*MUTYH* 双等位基因	*MLH1* c.677G＞A, plus LOH	无

四、基于结直肠癌类器官模型的体细胞突变研究

目前,肿瘤细胞系广泛用于肿瘤生物学的体外研究。肿瘤细胞系易于构建及培养,同时能够运用诸如 CRISPR - Cas9 的技术进行基因编辑,助力各种信号通路包括转移、药物反应和耐药在癌症生物学等各个方面的机制研究以及高通量的药物筛选。但是,许多基于细胞系的药物研发项目的失败率较高[24,25],这很可能由于肿瘤细胞系很难代表原发肿瘤的各种特征,这些特征包括肿瘤的遗传组成、肿瘤内的遗传异质性和相关的基质元素的缺乏,包括各种基质细胞和细胞外基质(extracellular matrix,ECM)分子,它们构成了体内肿瘤微环境(tumor microenvironment,TME)。值得注意的是,2018 年发表的一项研究比较了两个实验室培养的 106 种人类癌症细胞系(包括乳腺癌、黑色素瘤、肺癌和肝癌)的全外显子组测序数据,表明 2D 培养的肿瘤细胞系实际上具有高度遗传异质性。这些数据表明,异质性是由于已经存在的肿瘤细胞亚克隆数量的变化和新出现的遗传变异引起的。这种变化可能导致基因表达模式的改变和遗传不稳定,从而影响药物敏感性[26]。

类器官技术是在深入研究控制肠干细胞自我更新、增殖及分化信号的基础上发展起来的新的体外研究模型[27]。总的来说,类器官是由多种类型的、可以重现相应的器官构型、基因表达谱、关键特点和功能的器官特异性细胞构成。在过去的十多年里,科学家用类器官体外模拟各种人类疾病,并建立了不同的类器官培养方法,并应用于许多领域,如组织自我更新或修复研究、疾病建模、治疗方法研究、药物发现和个体化治疗等(图 18 - 2)。

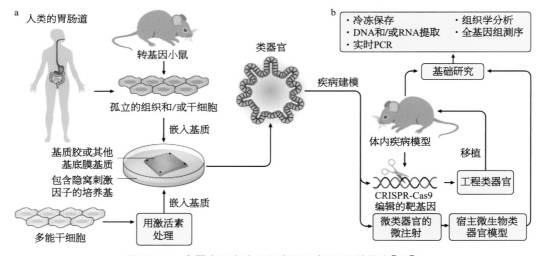

图 18 - 2 类器官平台建立和应用示意图(图片摘自[28])

目前,一些团队已经建立了患者来源的具有不同组织学亚型和临床分期结直肠癌类器官库,作为下游基因组分析的临床前驱模型[29-34]。但是鉴于散发性结直肠癌常伴有 Wnt 信号通路的突变激活,从而在培养基中加入 Wnt - 3a 和 R - spondin1 抑制剂以提高

肿瘤类器官培养的成功率[30]。因此，文献中描述的大多数结直肠癌类器官都源于 *APC* 突变的传统腺瘤。由于早发性结直肠癌较少并且遗传背景异质性较高，其来源的类器官仍然有限。

Yan 团队通过建立 20 例早发性结直肠癌患者类器官模型（配对 32 例肿瘤以及 18 例正常类器官）进行外显子组合转录组分析，这一研究补充了基于早发性结直肠癌类器官平台对体细胞突变和融合基因作用机制的研究[35]。在这项研究中，科研人员观察到包括 PTPRK - RSPO3 融合在内的分子表型多样性。在转录上，RSPO 融合类器官与正常结肠类器官相似，与 *APC* 突变类器官不同，BMP2 高表达而 PTK7 低表达。单细胞转录组分析证实了 RSPO 融合类器官与正常类器官之间的相似性，即倾向于 Wnt 受抑制时成熟，而 *APC* 突变的类器官锁定在前体细胞阶段。应用 CRISPR/Cas9 编辑的 *APC* 基因突变的正常人类结肠类器官 PTK7 蛋白的上调、BMP2 受到抑制，但 *RNF43* 基因突变所致的影响较小。TCGA 数据库搜索证实 RSPO 与 SMAD4 或 BMPR1A 突变经常同时发生。*RNF43* 突变是在一名白血病幸存者的类器官模型中发现的，具有新发突变特征；具有 *POLE* 突变的类器官表现为超突变。癌症类器官基因组在长期培养期间是稳定的，而正常的人结肠类器官随着时间的推移趋向于克隆优势。现在，口服 Wnt 分泌抑制剂、抗 RSPO 抗体和以 PTK7 为靶点的抗体-药物偶联物已经被开发出来，其中一些已投入到早期临床试验中，它们可能在 RSPO 融合和 *APC* 突变的早发性结直肠癌中有不同的应用[35]。

五、小结

综上所述，早发性结直肠癌各基因体细胞突变率在不同研究结果中存在一定差异，这些差异一方面与样本量大小和采样人群不同有关，另一方面可能还与后期分析手段和研究方法不同有关。未来，随着测序技术的发展、测序成本的降低以及类器官等 3D 培养技术的成熟，对于早发性结直肠癌体细胞突变的研究将更加深入，为进一步的精准治疗打下基础。

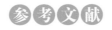
参考文献

［1］ Pino M S, Chung D C. The chromosomal instability pathway in colon cancer［J］. Gastroenterology, 2010,138(6)：2059 - 2072.
［2］ Bahrami A, Amerizadeh F, Hassanian S M, et al. Genetic variants as potential predictive biomarkers in advanced colorectal cancer patients treated with oxaliplatin-based chemotherapy［J］. J Cell Physiol, 2018,233(3)：2193 - 2201.
［3］ Patel S G, Ahnen D J. Colorectal cancer in the young［J］. Curr Gastroenterol Rep, 2018,20(4)：15.
［4］ Chang D T, Pai R K, Rybicki L A, et al. Clinicopathologic and molecular features of sporadic early-onset colorectal adenocarcinoma：an adenocarcinoma with frequent signet ring cell differentiation, rectal and sigmoid involvement, and adverse morphologic features［J］. Mod Pathol, 2012,25(8)：1128 - 1139.
［5］ Ballester V, Rashtak S, Boardman L. Clinical and molecular features of young-onset colorectal cancer［J］. World J Gastroenterol, 2016,22(5)：1736 - 1744.
［6］ Puccini A, Lenz H J, Marshall J L, et al. Impact of patient age on molecular alterations of left-sided colorectal tumors［J］. Oncologist, 2019,24(3)：319 - 326.

［7］ Willauer A N，Liu Y，Pereira A A L，et al． Clinical and molecular characterization of early-onset colorectal cancer［J］． Cancer-Am Cancer Soc，2019，125(12)：2002－2010.

［8］ Mauri G，Sartore-Bianchi A，Russo A G，et al． Early-onset colorectal cancer in young individuals［J］． Mol Oncol，2019，13(2)：109－131.

［9］ Yantiss R K，Goodarzi M，Zhou X K，et al． Clinical，pathologic，and molecular features of early-onset colorectal carcinoma［J］． Am J Surg Pathol，2009，33(4)：572－582.

［10］ Goel A，Nagasaka T，Spiegel J，et al． Low frequency of Lynch syndrome among young patients with non-familial colorectal cancer ［J］． Clin Gastroenterol Hepatol，2010，8(11)：966－971.

［11］ Alsop K，Mead L，Smith L D，et al． Low somatic K-ras mutation frequency in colorectal cancer diagnosed under the age of 45 years［J］． Eur J Cancer，2006，42(10)：1357－1361.

［12］ Watson R，Liu T C，Ruzinova M B． High frequency of KRAS mutation in early onset colorectal adenocarcinoma：implications for pathogenesis［J］． Hum Pathol，2016，56：163－170.

［13］ Khan S A，Morris M，Idrees K，et al． Colorectal cancer in the very young：a comparative study of tumor markers，pathology and survival in early onset and adult onset patients［J］． J Pediatr Surg，2016，51(11)：1812－1817.

［14］ Tsai J H，Liau J Y，Lin Y L，et al． Frequent BRAF mutation in early-onset colorectal cancer in Taiwan：association with distinct clinicopathological and molecular features and poor clinical outcome［J］． J Clin Pathol，2016，69(4)：319－325.

［15］ Kirzin S，Marisa L，Guimbaud R，et al． Sporadic early-onset colorectal cancer is a specific sub-type of cancer：a morphological，molecular and genetics study［J］． PLoS One，2014，9(8)：e103159.

［16］ Rho Y S，Gilbert M，Polom K，et al． Comparing clinical characteristics and outcomes of young-onset and late-onset colorectal cancer：An international collaborative study［J］． Clin Colorectal Cancer，2017，16(4)：334－342.

［17］ Magnani G，Furlan D，Sahnane N，et al． Molecular features and methylation status in early onset (＜/＝40 years) colorectal cancer：A population based，case-control study［J］． Gastroenterol Res Pract，2015，2015：132190.

［18］ Perea J，Arriba M，Rodriguez Y，et al． Frequency and impact of KRAS mutation in early onset colorectal cancer［J］． Hum Pathol，2017，61：221－222.

［19］ Kothari N，Teer J K，Abbott A M，et al． Increased incidence of FBXW7 and POLE proofreading domain mutations in young adult colorectal cancers［J］． Cancer-Am Cancer Soc，2016，122(18)：2828－2835.

［20］ Wang F，Zhao Q，Wang Y N，et al． Evaluation of POLE and POLD1 mutations as biomarkers for immunotherapy outcomes across multiple cancer types［J］． JAMA Oncol，2019，5(10)：1504－1506.

［21］ Sourrouille I，Coulet F，Lefevre J H，et al． Somatic mosaicism and double somatic hits can lead to MSI colorectal tumors［J］． Fam Cancer，2013，12(1)：27－33.

［22］ Haraldsdottir S，Hampel H，Tomsic J，et al． Colon and endometrial cancers with mismatch repair deficiency can arise from somatic，rather than germline，mutations［J］． Gastroenterology，2014，147(6)：1308－1316.

［23］ Pearlman R，Frankel W L，Swanson B，et al． Prevalence and spectrum of germline cancer susceptibility gene mutations among patients with early-onset colorectal cancer［J］． JAMA Oncol，2017，3(4)：464－471.

［24］ McMillin D W，Negri J M，Mitsiades C S． The role of tumour-stromal interactions in modifying drug response：challenges and opportunities［J］． Nat Rev Drug Discov，2013，12(3)：217－228.

［25］ Hay M，Thomas D W，Craighead J L，et al． Clinical development success rates for investigational drugs［J］． Nat Biotechnol，2014，32(1)：40－51.

［26］ Ben-David U，Siranosian B，Ha G，et al． Genetic and transcriptional evolution alters cancer cell line drug response［J］． Nature，2018，560(7718)：325－330.

［27］ Sato T，Vries R G，Snippert H J，et al． Single Lgr5 stem cells build crypt-villus structures in vitro without a mesenchymal niche ［J］． Nature，2009，459(7244)：262－265.

［28］ Lau H C H，Kranenburg O，Xiao H，et al． Organoid models of gastrointestinal cancers in basic and translational research［J］． Nat Rev Gastroenterol Hepatol，2020，17(4)：203－222.

［29］ Sato T，Stange D E，Ferrante M，et al． Long-term expansion of epithelial organoids from human colon，adenoma，adenocarcinoma，and barrett's epithelium［J］． Gastroenterology，2011，141(5)：1762－1772.

［30］ van de Wetering M，Francies H E，Francis J M，et al． Prospective derivation of a living organoid biobank of colorectal cancer patients［J］． Cell，2015，161(4)：933－945.

［31］ Weeber F，van de Wetering M，Hoogstraat M，et al． Preserved genetic diversity in organoids cultured from biopsies of human colorectal cancer metastases［J］． P Natl Acad Sci USA，2015，112(43)：13308－13311.

［32］ Fujii M，Shimokawa M，Date S，et al． A colorectal tumor organoid library demonstrates progressive loss of niche factor requirements during tumorigenesis［J］． Cell Stem Cell，2016，18(6)：827－838.

［33］ Schutte M，Risch T，Abdavi-Azar N，et al． Molecular dissection of colorectal cancer in pre-clinical models identifies biomarkers predicting sensitivity to EGFR inhibitors［J］． Nat Commun，2017，8：14262.

［34］ Vlachogiannis G，Hedayat S，Vatsiou A，et al． Patient-derived organoids model treatment response of metastatic gastrointestinal cancers［J］． Science，2018，359(6378)：920－926.

［35］ Yan H H N，Siu H C，Ho S L，et al． Organoid cultures of early-onset colorectal cancers reveal distinct and rare genetic profiles ［J］． Gut，2020，69(12)：2165－2179.

第 19 章

早发性结直肠癌的表观遗传学改变

郑浩，颜宏利

结直肠癌的发生发展是由正常结肠黏膜上皮细胞中一系列遗传学改变和表观遗传学改变的逐步积累引起的。表观遗传学改变是指基于非基因序列改变而导致基因表达水平的变化，主要包括三个方面内容：DNA 甲基化、组蛋白修饰、非编码 RNA（ncRNA）调控。组蛋白修饰包括甲基化、磷酸化、乙酰化、巴豆酰化、泛素化、糖基化和 ADP 核糖基化等。ncRNAs 包括微小 RNAs(miRNA)和长链非编码 RNAs(lncRNA)。表观遗传学改变几乎参与了所有关键的癌症相关通路，各种表观遗传学相关的生物标记物可用于结直肠癌的诊断、疗效预测和预后判断。

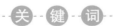

结直肠癌；早发性结直肠癌；表观遗传学改变；DNA 甲基化；组蛋白修饰；非编码 RNA；miRNA；lncRNA

结直肠癌的发生与发展是由正常结肠黏膜上皮细胞中一系列遗传学改变和表观遗传学改变的逐步积累引起的。表观遗传异常经常发生在结直肠癌发病的早期，涉及几乎所有关键的癌症相关通路，最重要的是，可以作为临床相关的疾病生物标记用于诊断、疗效预测和预后判断。表观遗传学改变在基础研究与临床转化中具有巨大的潜力，在未来的精准医疗中具有巨大的潜力。

表观遗传学改变是指基于非基因序列改变而导致基因表达水平的变化，主要包括三个方面内容：DNA 甲基化、组蛋白修饰、非编码 RNA 调控（图 19-1）等。表观遗传学改变主要通过对基因转录或翻译过程的调控，影响其功能和特性，在结直肠癌发生、进展和转移过程中起着极其重要的作用。因此，表观遗传学改变对结直肠癌的诊断、预后评估及药物疗效预测有重要意义。

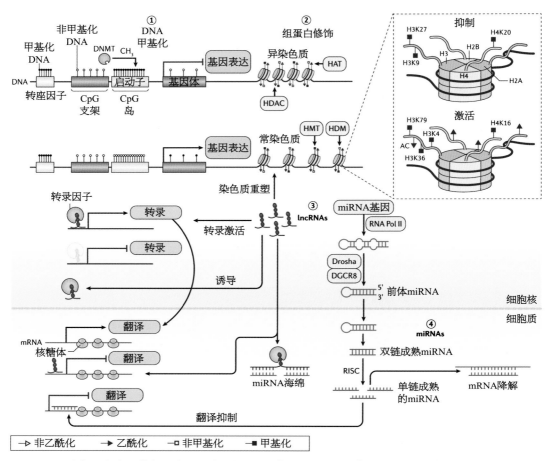

图 19-1　结直肠癌涉及的主要表观遗传修饰，包括①DNA 甲基化、②组蛋白修饰、③长链非编码 RNA 和④microRNAs

一、DNA 甲基化

　　DNA 甲基化是 DNA 化学修饰的一种形式，是指在 DNA 甲基化转移酶的作用下，在基因组 CpG 二核苷酸的胞嘧啶 5 号碳位共价键结合一个甲基团（CH_3）。CpG 分布在整个基因组中，分为散在的 CpG 和 CpG 岛，CpG 岛是指 CG 含量超过 50％并且长度超过 200bp 的 DNA 片段[1]。散在的 CpG 在正常组织中主要处于高甲基化状态，CpG 岛在正常组织中处于低甲基化状态。而在结直肠癌肿瘤组织中，这些 CpG 的甲基化状态发生了异常变化，散在的 CpG 发生低甲基化引起基因组不稳定，部分 CpG 岛发生高甲基化导致基因表达下调。

　　DNA 甲基化能引起 DNA 构象、DNA 稳定性及 DNA 与蛋白质相互作用方式的改变，从而控制基因的表达。DNA 甲基化是表观遗传学领域研究的最多的一种改变形式。

（一）结直肠癌中异常的 DNA 超甲基化

根据分子遗传特征和肿瘤发生机制，可以把结直肠癌分为三大类：染色体不稳定（chromosome instability，CIN）、微卫星不稳定和 CpG 岛甲基化表型。

多项研究表明 20%～30% 的结直肠癌属于 CpG 岛甲基化表型，即有两个或以上的基因的 CpG 岛发生了超甲基化，这些基因包括 *MINT1*、*MINT2*、*MINT31*、*CDKN2A* （p16）和 *MLH1*[2,3]。CIMP 型结直肠癌与许多分子特征密切相关，包括 MSI、*MLH1* 的表观遗传学沉默、*TP53*、*BRAF* 和 *KRAS* 基因突变等[4]；同时 CIMP 还与一些临床病理特征相关，如近端结肠癌、女性、高龄、黏液腺癌和低分化腺癌等[5]。

（二）DNA 超甲基化之 *MSH2* 基因甲基化

2008 年中国和荷兰研究人员发现一类特殊的案例[6]，*TACSTD1* 基因（即 *EPCAM* 基因）的胚系突变（3 号外显子缺失）可导致林奇综合征，其原理是：*EPCAM* 基因缺失导致 *MSH2* 启动子高度甲基化，引起 *MSH2* 基因沉默和 MSH2 蛋白质的表达缺失，从而导致林奇综合征。随后在一部分患病家庭中发现，*EPCAM* 基因终止密码子的缺失也与 *MSH2* 启动子甲基化及表观遗传沉默相关。据统计有 1%～2.8% 的林奇综合征是由于 *EPCAM* 的大片段缺失导致转录终止引起的。*EPCAM* 缺失被认为是由 Alu 介导的重组事件引起的，消除 *EPCAM* 转录终止信号，将导致转录继续进入 *MSH2*，并通过甲基化使 *MSH2* 启动子沉默。*EPCAM* 致病性变异以常染色体显性遗传的方式遗传，与其他 MMR 基因的胚系变异一样。

（三）DNA 超甲基化之 *MLH1* 基因甲基化

在林奇综合征的筛查过程和筛查方法中，需要特别注意 *MLH1* 基因启动子区域的甲基化检测[7]。如果患者符合林奇综合征筛查标准，则需要进一步行 IHC 检测 MMR 蛋白的表达情况或者行 PCR 检测 MSI 状态。当检测结果为错配修复缺陷或者 MSI－H，则需要行基因的胚系突变检测。如果是 MLH1 蛋白表达缺失，还需要行 *MLH1* 的启动子甲基化检测或者 *BRAF* V600E 突变检测，以便排除 *MLH1* 甲基化引起的 MLH1 蛋白表达缺失；存在 *MLH1* 甲基化或 *BRAF* 突变时基本上可以排除林奇综合征，判定是散发性肿瘤，不需要进一步行基因的胚系突变检测。如果结直肠癌患者的免疫组化检测结果为 dMMR，但是又找不到明确的胚系基因突变，这种情况就成为林奇样综合征。林奇样综合征的发生率很高，大约占与 *MLH1* 甲基化无关的 dMMR 病例的 56%～71%[8]。

（四）结直肠癌中异常的 DNA 低甲基化

通常 DNA 低甲基化与结直肠癌原癌基因激活相关，DNA 低甲基化主要发生在三个位置：①启动子区域的低甲基化，可导致基因印记丢失[如胰岛素样生长因子Ⅱ（insulin-like growth factor 2，IGF2）基因][9]或者直接激活原癌基因（如 *MYC* 基因和 *HRAS* 基因)[10]；②远端调控区域的低甲基化，如超级增强子，参考编码 β-catenin 的基因[10]；③某些重复元件下游的反义启动子区域的低甲基化，如 *LINE‑1* 和 *SINE*[11-13]。

（五）DNA 低甲基化之 *IGF2* 基因印记丢失

基因印记是表观遗传学范畴的一种基因沉默方式，它通过 DNA 甲基化及其他修饰作用使得来源于一方亲本的等位基因不表达或者沉默，另外一方亲本的等位基因是表达的，从而控制整个基因的表达，这在细胞正常分裂过程中起着重要调控作用。印记丢失（loss imprinting，LOI）是指被印记的无活性的等位基因被重新激活，如果基因发生印记丢失则会引起基因表达升高，导致细胞功能异常。

胰岛素样生长因子 Ⅱ 是最早发现的印记基因之一，对个体的生长发育起着重要的作用。近年发现大多数恶性肿瘤中（乳腺癌、肺癌、肝癌、肠癌等）都存在该基因的印记丢失所致的 *IGF2* 高表达现象[14,15]。在结直肠癌中，发现 30% 结直肠癌患者的正常肠道黏膜中存在 *IGF2* 基因印记丢失现象，而在正常人群的肠道黏膜中，这一比例是 10%。而且在有结直肠癌家族史或个人史的结直肠癌患者中，*IGF2* 基因印记丢失比例显著高于对照人群（$OR=5.15$，$P=0.002$；$OR=21.7$，$P=0.0005$）[16]。因此 *IGF2* 基因印记丢失是结直肠癌的一个显著标志，同时也可以作为结直肠癌等肿瘤发生危险性的分子标记，甚至可以作为肿瘤预后的标记和肿瘤转移的标记等[17]。

（六）DNA 低甲基化之 *LINE‑1* 低甲基化

约 17% 的人类基因组是由 *LINE‑1* 元件组成的，因此 *LINE‑1* 的低甲基化可代表全基因组水平的低甲基化，正常生理条件下 *LINE‑1* 是沉默的，但有研究[18]发现早发性结直肠癌组的 *LINE‑1* 甲基化水平显著低于对照组（$P=0.0001$），而且早发性结直肠癌预后更差[18,19]。因此，推测早发性结直肠癌 *LINE‑1* 的低甲基化水平可能与其不良预后密切相关。其作用机制[20]可能是 *LINE‑1* 的甲基化水平降低导致 *LINE‑1* 的转录活性增加，造成基因组更加不稳定和致癌基因的过表达，最终促进肿瘤恶性进展。

二、组蛋白修饰[21]

核小体是由核心组蛋白八聚体（H2A×2、H2B×2、H3×2、H4×2）与缠绕 DNA 外周组成的核心颗粒，及颗粒之间 50bp DNA 和一个 H1 构成。组蛋白能维持 DNA 结构、保护遗传信息和调控基因表达。组蛋白氨基末端（N 端）结构域伸出核小体，可同其他调节蛋白和 DNA 发生相互作用。组蛋白修饰包括甲基化、磷酸化、乙酰化、巴豆酰化、泛素化、糖基化和 ADP 核糖基化等。它可作为一种标志能在细胞中世代传递，由此构成"组蛋白密码"对特定的基因进行有效的调节。组蛋白修饰失衡可导致肿瘤发生发展，且组蛋白 H3 和 H4 残基甲基化和乙酰化的丧失已被证实是肿瘤细胞的标志物。组蛋白修饰有望发展成为有效的表观遗传肿瘤标志物。在组蛋白修饰研究中,甲基化和乙酰化研究得最为广泛。

(一) 组蛋白的乙酰化和去乙酰化

常见的组蛋白乙酰化修饰主要包括组蛋白 H3 和 H4 的乙酰化。H3K9ac 和 H3K27ac 等与基因的转录激活有关,常用作增强子的标志。增强子作为重要的顺式作用元件,可使启动子转录频率大大增强,从而调控基因表达[22]。毫无疑问,鉴于组蛋白的乙酰化和去乙酰化在结肠癌的进展中发挥重要作用,因此组蛋白的乙酰化和去乙酰化修饰位点成为临床治疗结直肠癌的潜在靶点,获得了越来越多的重视。

(二) 组蛋白的甲基化

与组蛋白乙酰化不同,组蛋白甲基化不仅改变 DNA 的压实状态,还在染色质中形成可被各种蛋白质识别的对接位点。常见的组蛋白甲基化修饰有组蛋白 H3 第 4 位赖氨酸的二甲基化或三甲基化(H3K4me2 和 H3K4me3),H3 第 9 和第 27 位赖氨酸的三甲基化(H3K9me3,H3K27me3)。组蛋白甲基化调节在结肠癌的早期发生和进展中起核心作用。组蛋白甲基化和去甲基化分别由组蛋白甲基转移酶(histone methyltransferases,HMTs)和组蛋白去甲基酶(histone demethylases,HDMs)催化,改变一系列促癌基因和抑癌基因的表达水平,最终,促进结直肠癌的发生发展。

组蛋白修饰显著影响基因表达,因此在结直肠癌中存在明显的修饰异常。Benard 等人[23]研究表明 H3K4/H3K9/H4K20 的组蛋白修饰可作为结直肠癌患者风险评估的标志物,H3K9ac 在结直肠癌中存在明显不同于正常组织的差异分布[24]。此外,决定组蛋白修饰的基因在结直肠癌中发挥重要作用,如组蛋白去甲基化酶(JMJD2D)与 β-catenin 相互作用从而增强结直肠癌的增殖、侵袭、转移等恶性表型[25],靶向组蛋白脱乙酰基酶可产生显著的治疗作用[26]。

三、非编码 RNA 调控

(一) MicroRNA

微小 RNA 是一类短序列非编码 RNA,可以在转录、转录后和翻译水平调节基因的表达。大约 30% 的人类基因受 miRNA 调控,在细胞发育、增值、分化和凋亡等过程中扮演者重要角色。在许多人类疾病如癌症,miRNA 的表达水平会发生变化,miRNA 充当着抑癌基因或促癌基因的作用,参与到癌症的发生、发展和转移。遗传学改变或表观遗传学改变都可引起 miRNA 变异。遗传学改变主要由染色体畸变造成,因为大于 50% 的 miRNA 基因位于脆性位点(容易发生染色体断裂)。发生遗传学改变的原因包括 CpG 岛甲基化和抑制型组蛋白修饰引起了 miRNA 表达沉默[27,28]。

通过研究结直肠癌中 miRNA 表达水平的变化,发现一些超甲基化的 miRNA 在结直肠癌中低水平表达,如有研究[29] 显示 miR-124a、miR-34b/c 不仅在所有类型结直肠癌肿瘤组织中高频表观遗传沉默(miR-124a:99%、miR-34b/c:93%),而且还在肠道息肉中高频表观遗传沉默(miR-124a:92%、miR-34b/c:95%),甚至是肿瘤相邻的正常黏膜组织中也表现出一定的表观遗传沉默(miR-124a:59%、miR-34b/c:26%)。miRNA 在肠道息肉中的表观遗传沉默表明了它是肿瘤发生的早期事件,而在相邻正常黏膜中的表观遗传沉默则表明了区域效应或区域癌化。

miR-143 可调控包括 WNT/β-Catenin、RAS-MAPK 和 PI3K/AKT 在内的多种信号通路。miR-193a-5p 通过调控 EMT 信号通路抑制结直肠癌的侵袭和转移[30]。有研究[31] 发现结直肠癌组织中的 miR-30a 表达下降,异染色质蛋白 1 表达增强,从而促进肿瘤进展。在顺铂耐药的结直肠癌患者中 miR-148a 可通过 β-catenin 信号通路调节肿瘤的侵袭和转移[32]。miR-372 和 miR-373 可增强肿瘤干细胞"干性特性"而调节结直肠癌进程[33]。miR-34 可通过多种机制影响细胞周期和凋亡,说明 miRNAs 的功能具有多样性和复杂性[34]。

(二) lncRNAs

长链非编码 RNA 是指一类长度超过 200 个核苷酸,缺乏蛋白质翻译能力的 RNA。根据 lncRNAs 在基因组中与蛋白质编码基因的位置关系,可以分为五类:反义 lncRNA、正义 lncRNA、双向 lncRNA、内含子 lncRNA、基因间 lncRNA[35,36]。

lncRNAs 具有复杂的二级和三级结构,使其能与 RNA、DNA 和蛋白质等结合,参与细胞的正常生理过程[37]。lncRNAs 在体内主要通过三种方式发挥作用:①lncRNAs 影响染色质的包装和重塑、DNA 甲基化和组蛋白修饰等改变基因转录水平;②lncRNAs 作为 miRNA 海绵或竞争性内源性 RNAs 发挥作用,降低 miRNA 与靶基因结合,从而改变基因的翻译水平;③lncRNA 通过与蛋白发生相互作用来调节蛋白功能。因此,lncRNA 在结直肠癌的发生发展中发挥重要作用。上调的 HOX 基因座转录而来的反义 RNA 改变了基因组甲基化水平进而促进结直肠癌的转移,并增强了化疗耐受[38,39]。浆细胞瘤可变异位基因 1(PVT1)和牛磺酸上调基因 1(TUG1)与肿瘤侵袭迁移密切相关[40,41]。LncRNA-p21 在结直肠癌中表达上调,激活 p21 蛋白表达从而加快细胞周期,加速了结直肠癌的进展[42]。锌指结构反义转录本 1 与细胞周期素依赖激酶相互作用促进 p53 降解,进而抑制细胞凋亡[43]。而 Fer-1 样家族成员 4 通过吸附 miR-106a-5p 发挥抑癌基因功能[44]。

四、表观遗传学改变的临床应用价值[45]

结直肠癌的发生是由癌前病变(腺瘤和锯齿状病变)经遗传学和表观遗传学改变逐渐

累积的结果,这些癌前病变不断获得发育异常的特征,最终进展成恶性肿瘤。对于特定人群(特别是普通人群和无症状人群),及时发现和处理这些癌前病变和早期结直肠癌对于预防结直肠癌和改善结直肠癌的预后至关重要。结肠镜检查虽然是筛查金标准,但它属于侵入性筛查,价格较贵,患者依从性低,且有一些并发症(出血、穿孔等)[46]。而临床上常用的非侵入式筛查方法如粪便隐血测试(fecal occult blood test,FOBT)和粪便免疫化学测试(fecal immunochemical test,FIT)却灵敏度低、特异性差,尤其是对于腺瘤等癌前病变[46]。因此十分有必要开发新的非侵入性的筛查方法去检测这些癌前病变和早期结直肠癌。除此之外,目前的结直肠癌 TNM 分期系统对预后判断也不是很准确,对一些临床决策有一定的局限性,尤其是对于中间阶段[47]。因此临床上迫切需要找到那些能筛选出复发率高、死亡率高患者的生物标志物(预后生物标志物),或者能筛选出真正可以从化疗、免疫治疗、靶向治疗中获益患者的生物标志物(预测生物标志物),以提高肿瘤诊疗的效果,降低治疗相关毒性,降低医疗费用等。

表观遗传学标志,包括 DNA 甲基化、组蛋白修饰、miRNAs 和 lncRNA,参与了结直肠癌的发生发展,具有潜在的临床应用价值,将来也许可用于指导结直肠癌的诊断、疗效预测和预后判断(图 19 - 2)。基于大量的医学研究,这里罗列了 10 年来最有可能用于结直肠癌临床转化的诊断标志物(表 19 - 1)、预后判断标志物(表 19 - 2)和疗效预测标志物(表 19 - 3),且其中一些标志物已经被用于商业化生产,及被列入了指南推荐中。

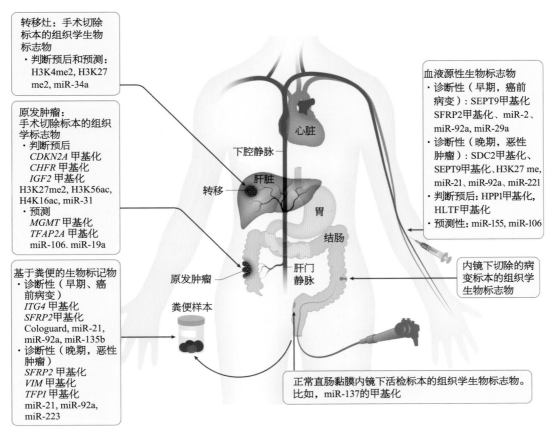

图 19 - 2   基于不同样本来源的结直肠癌表观遗传学生物标志物

表 19 - 1　潜在的结直肠癌诊断标志物

单个标志物	标志物 panel
• 腺瘤诊断标志物（基于血液样本） ○ 甲基化：*SEPT9*、*SFRP2* ○ ncRNAs：miR - 21、miR - 92a、miR - 29a	• 腺瘤诊断标志物（基于血液样本） ○ *APC*、*MGMT*、*RASSF2A*、*WIF1* ○ *SFRP1*、*SFRP2*、*SDC2*、*PRIMA1* ○ miR - 19a - 3p、miR - 223 - 3p、miR - 92a - 3p、miR - 422a ○ miR - 29a、miR - 92a ○ miR - 21、miR - 92a
• 腺瘤诊断标志物（基于粪便样本） ○ 甲基化：*SFRP2*、*VIM* ○ ncRNAs：miR - 21、miR - 92a	• 腺瘤诊断标志物（基于粪便样本） ○ *NDRG4*、*BMP3*、*KRASmut*、血红蛋白
• 结直肠癌诊断标志物（基于血液样本） ○ 甲基化：*SEPT9*、*SFRP2* ○ 组蛋白：H3K27me3、H4K20me3、H3K9me3 ○ microRNAs：miR - 21、miR - 92a、miR - 29a、miR - 20a、miR - 223 ○ lncRNAs：*HOTAIR*、*CCAT1*、*CRNDE*	• 结直肠癌诊断标志物（基于血液样本） ○ *SFRP1*、*SFRP2*、*SDC2*、*PRIMA1* ○ miR - 21、miR - 29a、miR - 92a、miR - 125b ○ miR - 223、miR - 92a ○ miR - 21、miR - 92a
• 结直肠癌诊断标志物（基于粪便样本） ○ 甲基化：*SFRP2*、*VIM* ○ ncRNAs：miR - 21、miR - 92a、miR - 20a、miR - 223	• 结直肠癌诊断标志物（基于粪便样本） ○ *NDRG4*、*BMP3*、*KRASmut*、haemoglobin ○ miR - 21、miR - 17 - 92、miR - 135

表 19 - 2　潜在的结直肠癌预后判断标志物

• 基于血液样本 ○ 甲基化：*LINE - 1*、*CDKN2A*（*p16*）、*HLTF*、*HPP1* ○ ncRNAs：miR - 21、miR - 31、miR - 34a、miR - 92a
• 基于粪便样本 ○ 甲基化：*CDKN2A*（*p16*）、*LINE - 1*、*TFAP2E*、*MGMT* ○ 组蛋白：H3K4me2、H3K4me3、H3K9me3、H3K20me3、H3K56ac、H4K16ac ○ ncRNAs：miR - 21、miR - 31、miR - 34a、miR - 224、miR - 92a
• 标志物 panel ○ p14*ARF*、*RASSF1A*、*APC1A* ○ miR - 21 - 5p、miR - 20a - 5p、miR - 103a - 3p、miR - 106b - 5p、miR - 143 - 5p、miR - 215

表 19 - 3　潜在的结直肠癌药物疗效预测标志物

• 单个标志物 ○ 甲基化：*HPP1*、*LINE - 1*、*TFAP2E*、*MGMT* ○ ncRNAs：miR - 21、miR - 31、miR - 143/145family、miR - 106
• 标志物 panel ○ *PCDH10*、*SPARC*、*UCHL1* ○ miR - 99a、miR - Let - 7c、miR - 125b ○ miR - 17、miR - 21、miR - 29a、miR - 92 ○ miR - 20a、miR - 130、miR - 145、miR - 216、miR - 372

目前市场上已经出现了一些商业化的生物标志物产品。2016 年美国 FDA 批准 Epi proColon(Epigenomics)产品用于结直肠癌的早筛,该产品通过检测血液样本 *SEPT9* 甲基化状态来判断患者是否罹患结直肠癌。2020 年中国国家药品监督管理局(National Medical Products Administration,NMPA)也批准了 Epi proColon 试剂盒在中国销售。2014 年 FDA 批准粪便 DNA 检测方法 Cologuard(Exact Science)产品用于结直肠癌的筛查,该产品通过检测 *NDRG5* 和 *BMP3* 的甲基化状态及 *KRAS* 突变状态来评估患结直肠癌的风险。*MLH1* 基因甲基化检测已经被列入了各项结直肠癌诊疗指南中[7,48,49]。Cologuard 也被写进了美国的结直肠癌筛查指南中[50]。

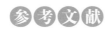

参考文献

[1] Antequera F, Bird A. Number of CpG islands and genes in human and mouse [J]. Proc Natl Acad Sci USA, 1993,90(24): 11995 - 11999.

[2] Cetta F, Montalto G, Gori M, et al. Germline mutations of the APC gene in patients with familial adenomatous polyposis-associated thyroid carcinoma: results from a European cooperative study [J]. J Clin Endocrinol Metab, 2000,85(1): 286 - 292.

[3] Cetta F, Curia M C, Montalto G, et al. Thyroid carcinoma usually occurs inpatients with familial adenomatous polyposis in the absence of biallelic inactivation of the adenomatous polyposis coligene [J]. J Clin Endocrinol Metab, 2001,86(1): 427 - 432.

[4] Shen L, Toyota M, Kondo Y, et al. Integrated genetic and epigenetic analysis identifies three different subclasses of colon cancer [J]. Proc Natl Acad Sci USA, 2007,104: 18654 - 18659.

[5] Samowitz W S. The CpG island methylator phenotype in colorectal cancer [J]. Journal of Molecular Diagnostics, 2007,9: 281 - 283.

[6] Ligtenberg M J, Kuiper R P, Chan T L, et al. Heritable somatic methylation and inactivation of MSH2 in families with Lynch syndrome due to deletion of the 3′ exons of TACSTD1 [J]. Nat Genet, 2009,41(1): 112 - 117.

[7] 袁瑛,熊斌,徐烨,等. 遗传性结直肠癌临床诊治和家系管理中国专家共识[J]. 实用肿瘤杂志,2018,33(1): 3 - 16.

[8] Pai R K. A practical approach to the evaluation of gastrointestinal tract carcinomas for Lynch syndrome [J]. Am J Surg Pathol, 2016,40(4): e17 - 34.

[9] Baba Y, Nosho K, Shima K, et al. Hypomethylation of the IGF2 DMR in colorectal tumors, detected by bisulfite pyrosequencing, is associated with poor prognosis [J]. Gastroenterology, 2010,139(6): 1855 - 1864.

[10] Luo J, Li Y N, Wang F, et al. S-adenosylmethionine inhibits the growth of cancer cells by reversing the hypomethylation status of c-myc and H-ras in human gastric cancer and colon cancer [J]. Int J Biol Sci, 2010,6(7): 784 - 795.

[11] Hur K, Cejas P, Feliu J, et al. Hypomethylation of long interspersed nuclear element-1 (LINE - 1) leads to activation of proto-oncogenes in human colorectal cancer metastasis [J]. Gut, 2014,63(4): 635 - 646.

[12] Antelo M, Balaguer F, Shia J, et al. A high degree of LINE - 1 hypomethylation is a unique feature of early-onset colorectal cancer [J]. PLoS One, 2012,7(9): e45357.

[13] Dunn B K. Hypomethylation: one side of a larger picture [J]. Ann N Y Acad Sci, 2003,983: 28 - 42.

[14] Feinberg A P. The Key role of epigenetics in human disease prevention and mitigation [J]. N Engl J Med 2018,378(14): 1323 - 1334.

[15] Callum Living stone. IGF2 and cancer [J]. Endocr Relat Cancer, 2013,20(6): R321 - 339.

[16] Cui H, Cruz-Correa M, Giardiello F M, et al. Loss of IGF2 imprinting: a potential marker of colorectal cancer risk [J]. Science, 2003,299(5613): 1753 - 1755.

[17] Kasprzak A, Adamek A. Insulin-like growth factor 2 (IGF2) signaling in colorectal cancer-from basic research to potential clinical applications [J]. Int J Mol Sci, 2019,20(19): 4915.

[18] Antelo M, Balaguer F, Shia J, et al. A high degree of LINE - 1 hypomethylation is a unique feature of early-onset colorectal cancer [J]. PLoS One, 2012,7(9): e45357.

[19] Baba Y, Yagi T, Sawayama H, et al. Long interspersed element-1 methylation level as a prognostic biomarker in gastrointestinal cancers [J]. Digestion, 2018,97(1): 26 - 30.

[20] Feinberg A P. The key role of epigenetics in human disease prevention and mitigation [J]. N Engl J Med 2018,378(14): 1323 - 1334.

[21] 秦璐,康安定. 结直肠癌的表观遗传学研究进展[J]. 中南大学学报(医学版)2019,44(7): 830 - 836.

[22] Rada-Iglesias A, Bajpai R, Swigut T, et al. A unique chromatin signature uncovers early developmental enhancers in humans [J]. Nature, 2011,470(7333): 279 - 283.

[23] Benard A, Goossens-Beumer I J, Van Hoesel A Q, et al. Histone trimethylation at H3K4, H3K9 and H4K20 correlates with patient survival and tumor recurrence in early-stage colon cancer [J]. BMC Cancer, 2014,14: 531.

[24] Karczmarski J, Rubel T, Paziewska A, et al. Histone H3 lysine 27 acetylation is altered in colon cancer [J]. Clin Proteomics, 2014,11(1): 24.

[25] Peng K, Kou L, Yu L, et al. Histone demethylase JMJD2D Interacts with beta-catenin to induce transcription and activate colorectal cancer cell proliferation and tumor growth in mice [J]. Gastroenterology, 2019,156(4): 1112 - 1126.

[26] Singh A, Patel P, Patel V K, et al. Histone deacetylase inhibitors for the treatment of colorectal cancer: Recent progress and future prospects [J]. Curr Cancer Drug Targets, 2017,17(5): 456 - 466.

[27] Croce C M. Causes and consequences of microRNA dysregulation in cancer [J]. Nat Rev Genet, 2009,10: 704 - 714.

[28] Davalos V，Esteller M． MicroRNAs and cancer epigenetics：a macrorevolution [J]． Curr Opin Oncol，2010,22(1)：35 - 45.

[29] Deng G，Kakar S，Kim Y S． MicroRNA - 124a and microRNA - 34b/c are frequently methylated in all histological types of colorectal cancer and polyps，and in the adjacent normal mucosa [J]． Oncol Lett，2011,2(1)：175 - 180.

[30] Shirafkan N，Shomali N，Kazemi T，et al． microRNA - 193a - 5p inhibits migration of human HT - 29 colon cancer cells via suppression of metastasis pathway [J]． J Cell Biochem，2018,120(5)：8775 - 8783.

[31] Liu M，Huang F，Zhang D，et al． Heterochromatin protein HP1gamma promotes colorectal cancer progression and is regulated by miR - 30a [J]． Cancer Res，2015,75(21)：4593 - 4604.

[32] Shi L，Xi J，Xu X，et al． MiR - 148a suppressed cell invasion and migration via targeting WNT10b and modulating beta-catenin signaling in cisplatin-resistant colorectal cancer cells [J]． Biomed Pharmacother，2019,109：902 - 909.

[33] Wang L Q，Yu P，Li B，et al． miR - 372 and miR - 373 enhance the stemness of colorectal cancer cells by repressing differentiation signaling pathways [J]． Mol Oncol，2018,12(11)：1949 - 1964.

[34] Krajewska J B，Fichna J，Mosinska P． One step ahead：miRNA - 34 in colon cancer-future diagnostic and therapeutic tool? [J]． Crit Rev Oncol Hematol，2018,132：1 - 8.

[35] Ponting C P，Oliver P L，Reik W． Evolution and functions of long noncoding RNAs [J]． Cell，2009,136(4)：629 - 641.

[36] St Laurent G，Wahlestedt C，Kapranov P． The landscape of long noncoding RNA classification [J]． Trends Genet，2015,31(5)：239 - 251.

[37] Novikova I V，Hennelly S P，Sanbonmatsu K Y． Sizing up long non-coding RNAs：do lncRNAs have secondary and tertiary structure? [J]． Bioarchitecture，2012,2(6)：189 - 199.

[38] Gupta R A，Shah N，Wang K C，et al． Long non-coding RNA HOTAIR reprograms chromatin state to promote cancer metastasis [J]． Nature，2010,464(7291)：1071 - 1076.

[39] Li P，Zhang X，Wang L，et al． LncRNA HOTAIR contributes to 5 - FU resistance through suppressing miR - 218 and activating NF - κB/TS signaling in colorectal cancer [J]． Mol Ther Nucleic Acids，2017,8：356 - 369.

[40] Takahashi Y，Sawada G，Kurashige J，et al． Amplification of PVT - 1 is involved in poor prognosis via apoptosis inhibition in colorectal cancers [J]． Br J Cancer，2014,110(1)：164 - 171.

[41] Sun J，Ding C，Yang Z，et al． The long non-coding RNA TUG1 indicates a poor prognosis for colorectal cancer and promotes metastasis by affecting epithelial-mesenchymal transition [J]． J Transl Med，2016,14：42.

[42] Dimitrova N，Zamudio J R，Jong R M，et al． LincRNA - p21 activates p21 in cis to promote Polycomb target gene expression and to enforce the G1/S checkpoint [J]． Mol Cell，2014,54(5)：777 - 790.

[43] Thorenoor N，Faltejskova-Vychytilova P，Hombach S，et al． Long non-coding RNA ZFAS1 interacts with CDK1 and is involved in p53-dependent cell cycle control and apoptosis in colorectal cancer [J]． Oncotarget，2016,7(1)：622 - 637.

[44] Yue B，Sun B，Liu C，et al． Long non-coding RNA Fer - 1 - like protein 4 suppresses oncogenesis and exhibits prognostic value by associating with miR - 106a - 5p in colon cancer [J]． Cancer Sci，2015,106(10)：1323 - 1332.

[45] Gerhard Jung，Eva Hernández-Illán，Leticia Moreira，et al． Epigenetics of colorectal cancer：biomarker and therapeutic potential [J]． Nat Rev Gastroenterol Hepatol，2020,17(2)：111 - 130.

[46] Quintero E，Castells A，Bujanda L，et al． Colonoscopy versus fecal immunochemical testing in colorectal-cancer screening [J]． N Engl J Med，2012,366(8)：697 - 706.

[47] Compton C C． Optimal pathologic staging：defining stage II disease [J]． Clin Cancer Res，2007,13(22 Pt 2)：6862s - 6870s.

[48] Vasen H F，Blanco I，Aktan-Collan K，et al． Revised guidelines for the clinical management of Lynch syndrome（HNPCC）：recommendations by a group of European experts [J]． Gut，2013,62(6)：812 - 823.

[49] Giardiello F M，Allen J I，Axilbund J E，et al． Guidelines on genetic evaluation and management of Lynch syndrome：a consensus statement by the US Multi-Society Task Force on colorectal cancer [J]． Gastroenterology，2014,147(2)：502 - 526.

[50] Bibbins-Domingo K，Grossman D C，Curry S J，et al． Screening for colorectal cancer：US Preventive Services Task Force Recommendation Statement [J]． JAMA，2016,315(23)：2564 - 2575.

第4篇

临床诊治

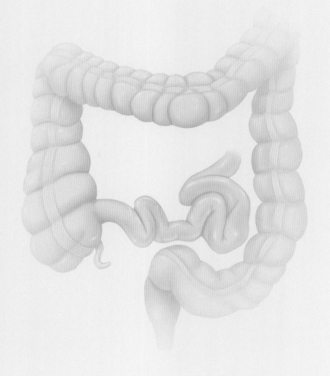

第 20 章

早发性结直肠癌的组织病理学特征

王俊，高显华

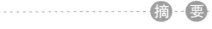

近年来，早发性结直肠癌的发病率逐年上升。与 LOCRC 相比，EOCRC 在病理类型、组织分化程度、淋巴结转移、远处转移和肿瘤分期等组织病理学特征的多个方面有其自身的特点。EOCRC 侵袭性强，诊断时分期晚，远处转移的发生率高，低分化腺癌、黏液腺癌和印戒细胞癌的发生率高。EOCRC 患者肿瘤大体形态为浸润型的比例为 9.24%，明显高于 LOCRC 组患者（0.49%）。EOCRC 患者发生神经周围侵犯和静脉浸润的概率也显著高于 LOCRC。

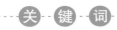

早发性结直肠癌；组织病理学特征；肿瘤部位；病理类型；分化程度；肿瘤分期

结直肠癌多发于老年人，90% 以上发生于 50 岁以上。近年来随着在老年人群中 CRC 筛查和电子结肠镜检查的普及，CRC 的总发病率和死亡率明显下降，而早发性结直肠癌的发病率却在逐年上升。EOCRC 与晚发性结直肠癌不同，EOCRC 在病理类型、组织分化程度、淋巴结和远处转移等组织病理学特征的多个方面有其自身的特点[1]。EOCRC 侵袭性强，诊断时分期晚，远处转移的发生率高，低分化腺癌、黏液腺癌和印戒细胞癌的发生率高[1-7]。本章拟对 EOCRC 的组织病理学特征做一简要介绍，以期为 EOCRC 的诊断、治疗和预防提供新的思路。

一、肿瘤的大体形态

CRC 的大体形态分为隆起型、溃疡型、浸润型；肿瘤的大体形态往往被认为与病变部位、临床症状相关[8]。这可能与不同部位具有不同的生理功能、基因及组织胚胎学背景有关。隆起型主要是向腔内生长，呈球或半球状，表面有多数小溃疡，易出血。隆起型肿瘤浸润深度较浅，淋巴结转移发生较迟，预后相对较好。溃疡型初为扁平状肿块，后呈中央部坏死，形成较大溃疡，边缘向外翻呈火山口样，表面易出血和溃烂。浸润型主要沿肠壁浸润生长，具有明显纤维组织反应，致肠管狭窄和肠梗阻，淋巴较早转移，预后差且生存率低。隆起型于右半结肠癌多见，常向腔内生长，而易引起梗阻。溃疡型则于左半结肠癌、直肠癌多见，其往往多向深层浸润，由于破坏大肠黏膜，而引起大便性状的改变。而浸润型多见于左半结肠癌，因为其浸润生长，故易引起麻管环形狭窄和肠梗阻，淋巴结转移发生早[8]。董建龙等人[8]对昆明医科大学第一附属医院的 184 名发病年龄＜40 岁的 EOCRC 和 205 名发病年龄≥60 岁的 LOCRC 进行了回顾性分析，研究结果显示，EOCRC 与 LOCRC 均以隆起型和溃疡型多见；但 EOCRC 患者浸润型的比例为 9.24%，明显高于 LOCRC 组患者的 0.49%，差异有统计学意义。

二、病理类型及分化程度

按照 2019 年第 5 版 WHO 消化道肿瘤分类标准，CRC 可以分为腺癌、黏液腺癌、印戒细胞癌、小细胞癌、鳞状细胞癌、腺鳞癌、髓样癌和未分化癌。大多数 CRC 是腺癌，约占肠癌总数的 75%。黏液腺癌，癌细胞分泌黏液，将细胞核挤至一边（状如戒指，称作印戒细胞癌），其胞外可见间质内黏液及纤维组织反应，癌细胞在片状黏液中如小岛，其分化低，且预后较腺癌差。未分化癌，癌细胞较小，形状及排列不规整，容易侵入小血管以及淋巴管，且浸润性强，分化程度很低，且预后最差。与其他类型相比，结直肠黏液腺癌和印戒细胞癌更容易发生浆膜浸润、腹腔内腹膜转移、周围脏器侵犯和淋巴结转移，这是因为印戒细胞癌容易浸润性生长和转移，黏液腺癌组织周围间质反应少，也易于浸润和转移[9]。黏液腺癌和印戒细胞癌分别占所有 CRC 的 10%～15% 和 1%[2]。

大量的研究结果显示，EOCRC 患者的低分化腺癌、黏液腺癌和印戒细胞癌的发生率明显高于 LOCRC 患者[2,5,10-20]。Poles 等人将 1998 年至 2011 年美国国家癌症数据库中的结直肠癌患者分为儿童（≤21 岁）、早发的成年人（22～50 岁）和老年人（＞50 岁）三组，共有 918 例儿童 CRC、157 779 例早发的成年人 CRC 和 1 304 085 例老年人 CRC。EOCRC 患者（＜50 岁）更常出现 TNM Ⅲ/Ⅳ 期疾病（儿童：62.0%，早发的成年人：49.7%，老年人：37.3%）。在儿童 CRC 患者中，印戒细胞癌、黏液腺癌和低分化腺癌的发生率更高[21]。印戒细胞癌在所有 CRC 中的占比＜1%，但是在 EOCRC 患者中印戒细胞癌的比例高达 3%～13%，在 30 岁以下的患者中比例更高[5,12-15]。Virostko 等人[22]对美国国家癌症数据库 2004～2015 年期间的 1185 763 例 CRC 进行回顾性分析，发现"＜45 岁"组低分化腺癌的发生率（16.3%）略高于"45～49 岁"组（14.6%）和"≥50 岁"组（14.7%）（表 20-1）。

表 20-1 不同年龄段 CRC 的病理特征[22]

	<45 岁	45～49 岁	≥50 岁
总病例数(%)	68 480(5.8%)	61 685(5.2%)	1 055 598(89.0%)
分化程度(%)			
高分化	11.5	9.8	9.9
中分化	51.8	56.0	56.1
低分化	16.3	14.6	14.7
未分化	2.1	1.7	1.9
未知	18.3	17.9	17.4

在 EOCRC 患者中,不同年龄组的分化程度也存在差异。Willauer 等对 1871 例 CRC 患者的研究显示,18～29 岁的 EOCRC 患者印戒细胞癌的比例更高(与其他年龄组的 EOCRC 患者相比,$OR=4.89$;95%CI:3.23～7.39;$P<0.0001$)[23]。

三、病理分期

大量的研究表明,CRC 的诊断年龄与 TNM 分期密切相关,诊断年龄越早,TNM 分期越高。在诊断年龄≤30 岁的 CRC 患者中,Ⅲ/Ⅳ 期的比例高达 76%[12,16,17];在诊断年龄≤50 岁的 EOCRC 患者中,Ⅲ/Ⅳ 期的比例为 61%[13];而在诊断年龄>50 岁的 LOCRC 患者中,Ⅲ/Ⅳ 期的比例仅为 46%～50%[12,13,24]。Fu 等[25]的研究结果显示,EOCRC 患者临床分期为 Ⅲ/Ⅳ 期约占 69.3%,显著高于 LOCRC 的 46.4%。英国的 Georgiou 等人[26]回顾性分析了 2009 年 1 月至 2014 年 12 月期间的 241 例 EOCRC 患者的临床病理特征,结果显示,诊断时 Ⅱ、Ⅲ 和Ⅳ 期 CRC 的比例分别为 11%、50% 和 39%[26]。Yantiss 等[4]的研究结果显示,在 EOCRC 患者中,Ⅲ/Ⅳ 期的比例约占 75%,更容易发生淋巴结转移、远处转移,有更强的侵袭性;EOCRC 患者淋巴结转移占 63.3%,显著高于 LOCRC 患者。由此可见,EOCRC 患者的淋巴结转移的发生率显著高于 LOCRC 患者。MD 安德森肿瘤中心的 MDACC 分子队列研究显示,EOCRC 发生同时性远处转移的比例更高($P=0.009$),这种差异主要是由 40 岁以下的患者造成的[23]。

一项对 2004 年至 2015 年美国国家癌症数据库数据的回顾性研究共纳入 1 185 763 例 CRC[22],其中,EOCRC 患者 130 165 例,LOCRC 患者 1 055 598 例,结果显示 EOCRC 的 TNM 分期更晚(Ⅲ/Ⅳ 期,51.6% vs. 40.0%)[22],EOCRC 患者 Ⅲ 期(28.1% vs. 23.1%,$P<0.0001$)或Ⅳ期(23.5% vs. 16.9%,$P<0.0001$)的比例显著高于 LOCRC 患者[22]。各年龄组(<45 岁、45～49 岁和≥50 岁)CRC 患者 TNM 分期的具体分布情况详见表 20-2[22]。

表 20 - 2　不同年龄段 CRC 的病理特征[22]

	<45 岁	45~49 岁	≥50 岁
总病例数(%)	68 480(5.8%)	61 685(5.2%)	1 055 598(89.0%)
病理 T 分期(%)			
1	7.2	7.8	9.6
2	9.0	9.8	11.4
3	33.9	35.2	35.2
4	5.6	5.2	4.3
未知	44.3	41.9	39.6
病理 N 分期(%)			
0	31.5	34.3	41.8
1	10.0	10.1	9.1
2	8.6	8.0	6.0
未知	49.9	47.7	43.1
临床 M 分期(%)			
0	76.4	76.7	81.8
1	10.3	10.6	7.8
未知	13.3	12.6	10.4
TNM 分期(%)			
0	4.3	4.8	6.4
Ⅰ	17.1	17.7	21.8
Ⅱ	17.6	19.1	23.2
Ⅲ	28.7	27.4	23.1
Ⅳ	23.5	23.4	16.9
未知	8.8	7.6	8.6

　　EOCRC 诊断时 TNM 分期偏晚,可能的解释是,除了有家族或个人癌症史的患者外,没有对 50 岁以下患者进行 CRC 筛查[27]。另一方面,肿瘤的侵袭性组织病理学特征和可能的遗传基础可能会促进 EOCRC 加速进展[2]。青年人新陈代谢快、肿瘤生长迅速;再加上当青年人出现腹痛、大便习惯改变或便血等症状时,由于患者本身不重视,警惕性不高,常常被当作结直肠炎、痔疮等良性疾病进行治疗而延误诊断。老年人新陈代谢率低、肿瘤

生长缓慢,因此 LOCRC 往往进展较慢,诊断时常常分期较早。

四、其他病理特征

美国斯坦福大学的研究人员对 2000—2010 年就诊的 55 例散发性 EOCRC(40 岁以下)患者进行了研究,选取 73 例诊断年龄>40 岁的错配修复正常的 CRC 作为对照组。与对照组相比,EOCRC 更经常表现出预后不良的组织学特征,例如神经周围侵犯(29% vs. 11%,$P=0.009$)和静脉浸润(22% vs. 6%,$P=0.006$)。与对照组相比,在 EOCRC 组中较少发现癌前病变——结直肠腺瘤(35% vs. 53%,$P=0.034$)。两组在肿瘤大小、肿瘤分期、淋巴结转移数目、淋巴管浸润、肿瘤出芽、黏液成分或肿瘤浸润淋巴细胞方面没有差异[5]。

Yantiss 等[4]的研究结果显示,EOCRC 患者神经周围侵犯占 20%,显著高于 LOCRC 患者。Chang 等[5]学者的研究结果显示 EOCRC 患者神经周围侵犯的发生率约为 29%,显著高于 LOCRC 患者。由此可见,EOCRC 患者的神经周围侵犯的发生率显著高于 LOCRC 患者。

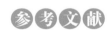

参考文献

[1] Ahnen D J, Wade S W, Jones W F, et al. The increasing incidence of young-onset colorectal cancer: a call to action [J]. Mayo Clin Proc, 2014,89(2): 216 - 224.
[2] Silla I O, Rueda D, Rodriguez Y, et al. Early-onset colorectal cancer: a separate subset of colorectal cancer [J]. World J Gastroenterol, 2014,20(46): 17288 - 17296.
[3] Watson R, Liu T C, Ruzinova M B. High frequency of KRAS mutation in early onset colorectal adenocarcinoma: implications for pathogenesis [J]. Hum Pathol, 2016,56: 163 - 170.
[4] Yantiss R K, Goodarzi M, Zhou X K, et al. Clinical, pathologic, and molecular features of early-onset colorectal carcinoma [J]. Am J Surg Pathol, 2009,33(4): 572 - 582.
[5] Chang D T, Pai R K, Rybicki L A, et al. Clinicopathologic and molecular features of sporadic early-onset colorectal adenocarcinoma: an adenocarcinoma with frequent signet ring cell differentiation, rectal and sigmoid involvement, and adverse morphologic features [J]. Mod Pathol, 2012,25(8): 1128 - 1139.
[6] Kirzin S, Marisa L, Guimbaud R, et al. Sporadic early-onset colorectal cancer is a specific sub-type of cancer: a morphological, molecular and genetics study [J]. PLoS One, 2014,9(8): e103159.
[7] Chen F W, Sundaram V, Chew T A, et al. Advanced-stage colorectal cancer in persons younger than 50 years not associated with longer duration of symptoms or time to diagnosis [J]. Clin Gastroenterol Hepatol, 2017,15(5): 728 - 737. e723.
[8] 董建龙. 青年与老年结直肠癌的临床特点及病理特征对比分析研究[D]. 昆明: 昆明医科大学,2016: 1 - 45.
[9] 温建成,王延红,刘俊斌,等. 青年人大肠癌 132 例临床病理分析[J]. 中国现代医药杂志,2009,11(4): 77 - 79.
[10] You Y N, Xing Y, Feig B W, et al. Young-onset colorectal cancer: is it time to pay attention? [J]. Arch Intern Med, 2012,172(3): 287 - 289.
[11] Davis D M, Marcet J E, Frattini J C, et al. Is it time to lower the recommended screening age for colorectal cancer? [J]. J Am Coll Surg, 2011,213(3): 352 - 361.
[12] Khan K, Athauda A, Aitken K, et al. Survival outcomes in asymptomatic patients with normal conventional imaging but raised carcinoembryonic antigen levels in colorectal cancer following positron emission tomography-computed tomography imaging [J]. Oncologist, 2016,21(12): 1502 - 1508.
[13] Kneuertz P J, Chang G J, Hu C Y, et al. Overtreatment of young adults with colon cancer more intense treatments with unmatched survival gains [J]. Jama Surgery, 2015,150(5): 402 - 409.
[14] Wang M J, Ping J, Li Y, et al. The prognostic factors and multiple biomarkers in young patients with colorectal cancer [J]. Scientific Reports, 2015,5: 10645.
[15] Yantiss R K, Goodarzi M, Zhou X K, et al. Clinical, pathologic, and molecular features of early-onset colorectal carcinoma [J]. American Journal of Surgical Pathology, 2009,33(4): 572 - 582.
[16] Indini A, Bisogno G, Cecchetto G, et al. Gastrointestinal tract carcinoma in pediatric and adolescent age: The Italian TREP project experience [J]. Pediatric Blood & Cancer, 2017,64(12).
[17] Kam M H, Eu K W, Barben C P, et al. Colorectal cancer in the young: a 12-year review of patients 30 years or less [J].

Colorectal Dis，2004,6(3)：191-194.

[18] Khan S A，Morris M，Idrees K，et al. Colorectal cancer in the very young：a comparative study of tumor markers，pathology and survival in early onset and adult onset patients [J]. J Pediatr Surg，2016,51(11)：1812-1817.

[19] Sultan I，Rodriguez-Galindo C，El-Taani H，et al. Distinct features of colorectal cancer in children and adolescents：A population-based study of 159 cases [J]. Cancer，2010,116(3)：758-765.

[20] Wang R，Wang M J，Ping J. Clinicopathological features and survival outcomes of colorectal cancer in young versus elderly：A population-based cohort study of SEER 9 Registries Data (1988-2011) [J]. Medicine，2015,94(35)：e1402.

[21] Poles G C，Clark D E，Mayo S W，et al. Colorectal carcinoma in pediatric patients：A comparison with adult tumors，treatment and outcomes from the National Cancer Database [J]. J Pediatr Surg，2016,51(7)：1061-1066.

[22] Virostko J，Capasso A，Yankeelov T E，et al. Recent trends in the age at diagnosis of colorectal cancer in the US National Cancer Data Base，2004-2015 [J]. Cancer，2019,125(21)：3828-3835.

[23] Willauer A N，Liu Y，Pereira A A L，et al. Clinical and molecular characterization of early-onset colorectal cancer [J]. Cancer，2019,125(12)：2002-2010.

[24] Ferrari A，Rognone A，Casanova M，et al. Colorectal carcinoma in children and adolescents：the experience of the Istituto Nazionale Tumori of Milan，Italy [J]. Pediatr Blood Cancer，2008,50(3)：588-593.

[25] Fu J，Yang J，Tan Y，et al. Young patients (≤35 years old) with colorectal cancer have worse outcomes due to more advanced disease：a 30-year retrospective review [J]. Medicine (Baltimore)，2014,93(23)：e135.

[26] Georgiou A，Khakoo S，Edwards P，et al. Outcomes of patients with early onset colorectal cancer treated in a UK specialist cancer center [J]. Cancers (Basel)，2019,11(10)：1558.

[27] Castells A，Marzo-Castillejo M，Mascort J J，et al. Clinical practice guideline. Prevention of colorectal cancer. 2009 update. Asociación Española de Gastroenterología [J]. Gastroenterol Hepatol，2009,32(10)：717. e711-758.

第 21 章

早发性结直肠癌的基因组学分子特征

高显华,郑楠薪,潘安福,龚海峰

　　与晚发性结直肠癌相比,早发性结直肠癌患者具有一些独特的基因组学分子特征。结直肠癌患者的共识分子亚型(consensus molecular subtype,CMS)在不同年龄组存在显著差别。与 40～70 岁的患者相比,年龄小于 40 岁的患者中的 CMS1 比例最高(46%)。EOCRC 和 LOCRC 肿瘤的总体基因突变率相似,但是几个治疗反应相关基因的突变率存在显著差异。CTNNB1 的突变在 30～39 岁年龄组(4%)达到峰值。年龄小于 30 岁的患者,ATM 的突变率高,APC 的突变率低。EOCRC 患者的促分裂原活化蛋白激酶(mitogen-activated protein kinase,MAPK)通路突变率显著低于 LOCRC。EOCRC 患者的 KRAS 和 BRAF 突变率低于 LOCRC 患者,两组的 NRAS 突变率无显著差异。但是,肿瘤的微卫星不稳定性状态可能会影响 KRAS 和 BRAF 基因的突变情况。在 MSI-H 型队列中,EOCRC 患者的 KRAS 突变率显著高于 LOCRC 患者(49.4% vs. 24.1%,$P<0.01$),EOCRC 患者的 BRAF 突变率显著低于 LOCRC 患者(5.2% vs. 48.8%,$P<0.01$)。另外,两组患者在主要致癌途径(例如 MSI、CpG 岛甲基化子表型、染色体不稳定性)、LINE1 低甲基化和染色体改变区域等方面可能也存在差异。这些独特的分子特征可能有助于为 EOCRC 患者提供个性化的治疗。

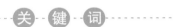

　　早发性结直肠癌;基因突变谱;分子特征;共识分子亚型;微卫星不稳定性;MAPK 通路;KRAS;NRAS;BRAF;ATM;APC;CTNNB1

　　对早发性结直肠癌的重要性和认识的日益提高促使人们开始组织不同的专题会议,以便引起大家对这一临床问题的关注,并了解最新的科学进展。在 2019 年举行了两次 EOCRC 国际会议:一次是美国举行的战胜 EOCRC 研讨会(Fight Colorectal Cancer

Workshop about EOCRC），另一次在欧洲西班牙举行的第一届 EOCRC 国际研讨会（1st EOCRC International Symposium）[1]。大多数参加会议的专家认为，EOCRC 是一种特殊类型的结直肠癌，需要进行针对性的研究和个体化的治疗。大量的研究表明，与晚发性结直肠癌相比，EOCRC 患者具有一些独特的基因组学分子特征。本章将对 EOCRC 的共识分子亚型、基因突变谱和信号通路等方面的分子特征做一简要概述。

一、共识分子亚型

Willauer A N 等研究了 626 例 Ⅰ～Ⅳ 期 CRC 患者的 CMS 亚型在不同年龄组的分布情况，发现 CMS 亚型在不同年龄组存在显著差别（$P = 0.0003$，图 21-1，表 21-1）[2]。与 40～70 岁的患者相比，年龄小于 40 岁的患者中的 CMS1 比例最高（46%）[2]。各个年

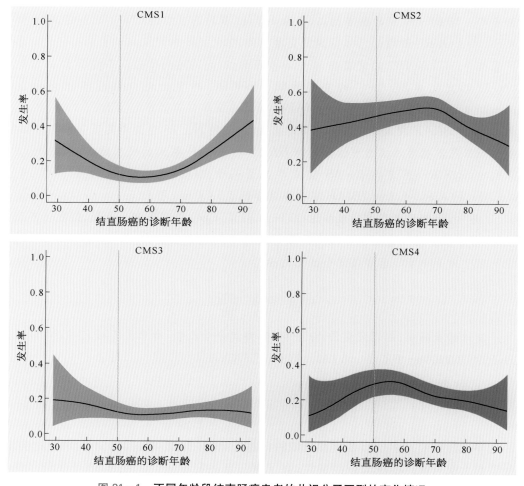

图 21-1　不同年龄段结直肠癌患者的共识分子亚型的变化情况

患者总数为 626 例（CMS1 型 110 例，CMS2 型 288 例，CMS3 型 79 例，CMS4 型 149 例）[2]

表 21 - 1　不同年龄组 CRC 的 CMS 亚型的分布情况[2]

年龄（岁）	18～29	30～39	40～49	50～59	60～69	≥70	P
病例数	1	30	84	160	227	337	
CMS 亚型							0.000 3*
CMS1	0(0)	11(46)	7(12)	8(7)	23(14)	61(23)	
CMS2	1(100)	9(38)	25(44)	62(51)	80(49)	111(43)	
CMS3	0(0)	1(4)	10(18)	15(12)	18(11)	35(13)	
CMS4	0(0)	3(13)	15(26)	36(30)	42(26)	53(20)	

注：* 统计分析时已排除"18～29 年龄组"。括号内的数据为占该年龄组总人数的百分比。

龄段 CMS2 的比例相对稳定。CMS3 和 CMS4 在 40 岁以下的患者中并不常见（分别为 4％和 13％）[2]。

40 岁以下 EOCRC 患者的 CMS1 发生率高的病因值得进一步探讨[2]。CMS1 亚型是以微卫星不稳定性、CpG 岛甲基化子表型、超突变、免疫浸润和激活为特征。年龄小于 40 岁的患者 CMS1 型比例高，可能与这部分年轻患者中遗传性疾病（主要是林奇综合征，伴 MSI - H）的比例高有关[2]。

二、基因突变谱和信号通路

Lieu C H 等人[3]从 18 218 患者（其中，<40 岁的有 1 420 例，40～49 岁 3 248 例，50 岁以上 13 550 例）的临床标本中提取 DNA，然后杂交捕获来自 403 个癌症相关基因的 3 769 个外显子和 19 个基因的 47 个内含子的突变信息。采用错误发现率（false discovery rate，FDR）法比较分析 EOCRC 和 LOCRC 的基因突变情况。研究结果显示：在大多数分析的基因中，EOCRC（<40 岁）和 LOCRC（≥50 岁）人群的总体基因组突变率相似。在微卫星稳定的患者中，EOCRC 和 LOCRC 的基因突变率基本相似，但有几个基因的突变率存在显著差异。尤其是 TP53（FDR<0.01）和 CTNNB1（FDR=0.01）的突变在 EOCRC 更为常见，APC（FDR<0.01）、KRAS（FDR<0.01）、BRAF（FDR<0.01）和 FAM123B（FDR<0.01）的突变在 LOCRC 患者中更常见（表 21 - 2）。在 MSI - H 队列中，大多数基因突变率在所有年龄组中基本相似，但在 APC（FDR<0.01）、BRAF（FDR<0.01）和 KRAS（FDR<0.01）基因突变率上有显著差异（表 21 - 3）[3]。因此，作者得出结论，认为 EOCRC 和 LOCRC 患者的肿瘤显示出相似的总体基因突变率。但是，在几个治疗反应相关基因中发现了显著差异。需要进行进一步的研究，以确定是否可以利用基因突变率的差异为散发性 EOCRC 患者提供个性化的治疗[3]。

表 21 - 2　MSS 型 EOCRC(＜40 岁)和 LOCRC(≥50 岁)患者的基因突变率比较[3]

基因	EOCRC 的突变率(%)	LOCRC 的突变率(%)	错误发现率
TP53	82.3	76.7	1.56×10^{-05}
APC	65.8	79.7	4.84×10^{-26}
KRAS	45.6	52.4	1.56×10^{-05}
PIK3CA	14.1	17.5	0.002 959 601
CTNNB1	4	2.7	0.013 488 987
BRAF	5.2	7.7	0.002 067 048
FAM123B	2	6.8	1.35×10^{-12}
NRAS	3.7	4.6	0.171 847 712

表 21 - 3　MSI－H 型 EOCRC(＜40 岁)和 LOCRC(≥50 岁)患者的基因突变率比较[3]

基因	EOCRC 的突变率(%)	LOCRC 的突变率(%)	错误发现率
TP53	28.6	36.2	0.264 580 718
APC	70.1	34.4	1.51×10^{-08}
KRAS	49.4	24.1	2.00×10^{-05}
PIK3CA	42.9	30.6	0.066 741 704
CTNNB1	15.6	8.2	0.080 623 845
BRAF	5.2	48.8	2.05×10^{-14}
FAM123B	16.9	13.1	0.422 335 612
NRAS	0	1.4	0.605 361 263

　　Willauer A N 等人对 36 000 多例 CRC 患者进行的回顾性研究[2]，发现与 LOCRC 患者相比，EOCRC 患者 BRAF V600 突变较少(P＜0.001，表 21 - 4)，18～29 岁的患者具有较低的 APC 基因突变率(OR＝0.56；95％CI：0.35～0.90；P＝0.015)[2]。

　　EOCRC 发生 MSI－H(P＝0.038)的比例更高，这种差异主要是由 40 岁以下的患者造成的，这能与这些患者中林奇综合征的比例较高有关[2]。

　　与其他 EOCRC 患者相比，在 18～29 岁年龄组患者的 APC 基因突变更低(OR＝0.56；95％CI：0.35～0.90；P＝0.015)；该年龄组 APC 的突变率的数值也低于所有年龄组相比，但是没有统计学意义(P＝0.096，表 21 - 4，图 21 - 2)。EOCRC 患者中 CTNNB1 突变率更高(P＝0.008)；与其他年龄组(0％～2％；P＝0.02)相比，CTNNB1 的突变在 30～39 岁年龄组(4％)达到峰值；在 AACR 队列中 30 岁以下患者的 CTNNB1

表 21－4　MDACC 分子队列和 AACR 项目 GENIE 队列中不同年龄组 CRC 患者的基因突变谱[2]

基因	MDACC 分子队列							AACR 项目 GENIE 队列							两个队列联合分析的 P 值
	18～29岁	30～39岁	40～49岁	50～59岁	60～69岁	>70岁	P 值	18～29岁	30～39岁	40～49岁	50～59岁	60～69岁	>70岁	P 值	
患者数(%)	46(2)	177(9)	411(22)	605(32)	454(24)	184(10)		31(2)	126(7)	371(20)	518(28)	510(27)	312(17)		
基因突变的病例数(%)															
APC	12(26)	71(40)	181(44)	287(47)	208(46)	88(48)	0.059	18(58)	81(64)	245(66)	338(65)	303(59)	196(63)	0.33	0.096
AKT1	1(2)	3(2)	1(0)	4(1)	4(1)	1(1)	0.25	1(3)	2(2)	6(2)	2(0)	9(2)	8(3)	0.067	0.085
ATM	0(0)	1(1)	7(2)	23(4)	9(2)	1(1)	0.037	6(19)	5(4)	25(7)	31(6)	23(5)	31(10)	0.004	0.001
BRAF	2(4)	8(5)	27(7)	36(6)	50(11)	21(11)	0.006	4(13)	16(13)	33(9)	46(9)	59(12)	55(18)	0.004	<0.001
BRAF V600	2(4)	5(3)	17(4)	30(5)	43(9)	18(10)	0.001	0(0)	11(9)	21(6)	31(6)	45(9)	42(13)	0.001	<0.001
CDKN2A	1(2)	2(1)	1(0)	2(0)	3(1)	3(2)	0.11	0(0)	3(2)	10(3)	7(1)	11(2)	10(3)	0.51	0.22
CTNNB1	0(0)	7(4)	8(2)	5(1)	10(2)	0(0)	0.020	4(13)	9(7)	10(3)	23(4)	23(5)	18(6)	0.054	0.008
ERBB2	0(0)	2(1)	3(1)	7(1)	4(1)	4(2)	0.71	3(10)	5(4)	12(3)	16(3)	17(3)	11(4)	0.53	0.74
ERBB4	0(0)	1(1)	4(1)	12(2)	4(1)	1(1)	0.55	3(10)	7(6)	20(5)	18(3)	27(5)	14(4)	0.40	0.55
FGFR3	1(2)	2(1)	3(1)	3(0)	2(0)	0(0)	0.37	2(6)	3(2)	11(3)	9(2)	10(2)	13(4)	0.15	0.22
FBXW7	2(4)	8(5)	34(8)	50(8)	29(6)	19(10)	0.26	2(6)	10(8)	33(9)	57(11)	46(9)	41(13)	0.36	0.31
GNAS	0(0)	1(1)	5(1)	10(2)	9(2)	5(3)	0.61	2(6)	6(5)	17(5)	8(2)	23(5)	11(4)	0.031	0.094
KDR	0(0)	1(1)	5(1)	6(1)	4(1)	3(2)	0.91	3(10)	3(2)	13(4)	10(2)	18(4)	10(3)	0.18	0.46

（续表）

	MDACC 分子队列							AACR 项目 GENIE 队列							两个队列联合的分析的P值
	18~29岁	30~39岁	40~49岁	50~59岁	60~69岁	>70岁	P值	18~29岁	30~39岁	40~49岁	50~59岁	60~69岁	>70岁	P值	
KIT	0(0)	1(1)	5(1)	5(1)	2(0)	0(0)	0.68	1(3)	0(0)	14(4)	8(2)	11(2)	4(1)	0.071	0.19
KRAS	17(37)	89(50)	207(50)	292(48)	210(46)	94(51)	0.46	12(39)	47(37)	161(43)	244(47)	239(47)	148(47)	0.30	0.41
MET	1(2)	1(1)	1(0)	5(1)	3(1)	1(1)	0.52	1(3)	5(4)	12(3)	7(1)	4(1)	8(3)	0.023	0.065
NRAS	3(7)	8(5)	14(3)	22(4)	24(5)	8(4)	0.61	1(3)	5(4)	15(4)	20(4)	26(5)	17(5)	0.87	0.87
PIK3CA	4(9)	27(15)	66(16)	80(13)	72(16)	38(21)	0.16	8(26)	29(23)	67(18)	102(20)	94(18)	58(19)	0.71	0.36
PTEN	2(4)	2(1)	14(3)	6(1)	16(4)	6(3)	0.017	1(3)	8(6)	28(8)	23(4)	28(5)	14(4)	0.42	0.042
RB1	1(2)	1(1)	6(1)	2(0)	4(1)	2(1)	0.24	2(6)	4(3)	12(3)	11(2)	12(2)	7(2)	0.53	0.39
RET	0(0)	1(1)	4(1)	7(1)	2(0)	2(1)	0.85	3(10)	4(3)	12(3)	6(1)	11(2)	6(2)	0.036	0.14
SMAD4	9(20)	24(14)	53(13)	66(11)	58(13)	23(13)	0.58	5(16)	14(11)	51(14)	63(12)	72(14)	41(13)	0.88	0.85
SMARCB1	0(0)	0(0)	4(1)	4(1)	6(1)	1(1)	0.71	2(6)	2(2)	6(2)	4(1)	2(0)	8(3)	0.010	0.042
SMO	0(0)	0(0)	4(1)	5(1)	6(1)	1(1)	0.77	4(13)	6(5)	12(3)	12(2)	9(2)	7(2)	0.020	0.08
STK11	0(0)	1(1)	2(0)	8(1)	1(0)	2(1)	0.36	0(0)	1(1)	2(1)	3(1)	12(2)	4(1)	0.14	0.20
TP53	28(61)	120(68)	265(64)	398(66)	280(62)	123(67)	0.62	18(58)	91(72)	269(73)	347(67)	326(64)	204(65)	0.06	0.16
MAPK 通路汇总	22(48)	102(58)	239(58)	349(58)	274(60)	120(65)	0.27	15(48)	71(56)	211(57)	303(58)	321(63)	217(70)	0.004	0.008

突变率(13%)略高于 30 岁以上组(3%~7%),但是没有达到统计学差异($P=0.054$)。在 AACR 队列中,年龄小于 30 岁的患者(19%)的 ATM 突变率高于 30 岁以上的患者(4%~10%; $P=0.004$)。MDACC 队列仅对部分患者进行了 ATM 测序,发现 ATM 突变率较低(总计 2%),并且与年龄无关(表 21-4,图 21-2)。CRC 发病过程中的其他关键基因,包括 TP53、FBXW7 和 SMAD4 在不同年龄组没有显著差异[2]。

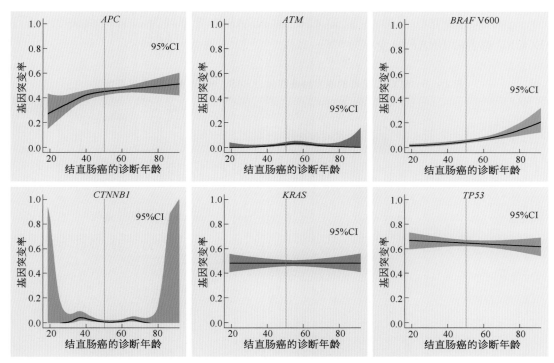

图 21-2　美国得克萨斯州大学 MD 安德森肿瘤中心分子队列中转移性 CRC 患者不同年龄组各基因突变率的变化情况(n=1877 例)[2]

KRAS、NRAS 和 BRAF 基因的突变是相互排斥的,并且三个基因都是丝裂原活化蛋白激酶途径的成员。MAPK 通路突变在 EOCRC 和 LOCRC 之间有显著差异(EOCRC 组为 56%~57%,LOCRC 组为 60%~63%, $P=0.020$)。当对所有年龄组进行评估时,MAPK 通路突变在 18~29 岁的患者中最低(48%),在 70 岁以上的患者中最高(65%~70%, $P=0.008$,表 21-4)[2]。

CTNNB1 是 WNT 通路的重要分子。CTNNB1 是一种原癌基因,可编码 β-Catenin 蛋白,而 β-catenin 可与 APC 蛋白结合,发生突变后可导致 CRC。CTNNB1 突变在 EOCRC 中更多见,而 APC 突变在 30 岁以下的患者中最少见,这一点具有重要意义。对于其他癌症,包括子宫内膜样型子宫内膜癌[9]和小儿髓母细胞瘤[10],已有报道称年轻患者中 CTNNB1 突变率增加。这些发现表明,EOCRC 可能具有其他导致癌症发生的基因突变[2]。

三、*KRAS*、*NRAS* 和 *BRAF* 基因的突变

有学者分析了 11 篇文献中 EOCRC 的 *KRAS* 和 *BRAF* 基因突变率,发现报道的数据差别很大[11]。大多数研究表明,EOCRC 中 *KRAS* 突变的发生率较低(4%～31%),但其他研究报告的发生率与 LOCRC 患者相似(35%～39%)或更高(54%)[6,7,12-19](表 21 - 5)。小样本的研究($n=69$)显示 EOCRC 的 *NRAS* 突变率约为 0.5%[16](表 21 - 5)。EOCRC 患者的 *BRAF* 突变率为 0%～19%[6,7,13,18-21](表 21 - 5)。

表 21 - 5　EOCRC 患者的原发肿瘤部位、*KRAS*、*NRAS* 和 *BRAF* 突变情况

作者和发表年份	年龄分界值	左半结肠癌和直肠癌的比例(%)	*KRAS* 突变率(%)	被检测的 *KRAS* 基因的密码子	*NRAS* 突变率(%)	被检测的 *NRAS* 基因的密码子	*BRAF* V600 突变率(%)
Chang 等(2012)[6]	40	44/55(80)	2/45(4)	12, 13, 61	N/A	N/A	0/45(0)
Yantiss 等(2009)[19]	40	22/24(91)	6/24(25)	12, 13	N/A	N/A	2/24(8)
Alsop 等(2006)[12]	45	4/6(67)*	6/101(6)	12, 13, 61	N/A	N/A	N/A
Watson 等(2016)[18]	40	42/68(62)	37/68(54)	12, 13, 61	1/14(1)	12, 13, 61	0/17(0)
Khan 等(2016)[15]	30	62/94(66)	26(28)	12, 13	N/A	N/A	8(9)
Tsai 等(2016)[21]	30	N/A	N/A	N/A	N/A	N/A	11/66(19)
Kirzin 等(2014)[7]	45	36/48(75)	17/48(35)	12, 13	N/A	N/A	0/48
Rho 等(2017)[17]	44	152/224(68)	24/77(31)	N/A	N/A	N/A	N/A
Perea 等(2017)[16]	45	N/A**	27/69(39)	12, 13, 61	3/69(0.5)	N/A	N/A

注：*仅针对 KRAS 突变型 EOCRC 报道了肿瘤发病部位。
**在这篇文章中,报告了左半结肠癌占主导地位的情况,但没有发生率的具体数据。
N/A=不可用。

Willauer A N 等人对 MDACC 分子队列的 1 877 例结直肠癌和 GENIE 队列中的 1 868 例结直肠癌患者的基因突变情况进行统计分析[2]。研究结果显示,随着年龄的增长,*BRAF* V600 突变的发生率逐渐上升,30 岁以下患者的突变率≤4%,70 岁以上患者的突变率最高达 13%($P<0.001$,表 21 - 4,图 21 - 2)。30 岁以下患者的 *KRAS* 突变率(37%～39%)在数值上低于 LOCRC 患者(46%～51%),但是差异没有统计学意义($P=0.41$,表 21 - 4,图 21 - 2)。*NRAS* 突变在不同年龄组之间没有显著差异(表 21 - 4)[2]。

另外,肿瘤的 MSI 状态可能会影响 *KRAS*、*NRAS* 和 *BRAF* 基因的突变情况。Lieu CH 等人[3]对 18 218 患者基因突变谱的分析结果显示：在 MSS 型队列中,EOCRC 患者的 *KRAS* 突变率(45.6% vs. 52.4%,$P<0.01$)和 *BRAF* 突变率(5.2% vs. 7.7%,$P<$

0.01)略低于 LOCRC 患者,两组的 *NRAS* 突变率无显著差异(3.7% vs. 4.6%,$P >$ 0.05)[3]。在 MSI－H 型队列中,EOCRC 患者的 *KRAS* 突变率(49.4% vs. 24.1%,$P <$ 0.01)显著高于 LOCRC 患者,EOCRC 患者的 *BRAF* 突变率(5.2% vs. 48.8%,$P <$ 0.01)显著低于 LOCRC 患者,两组的 *NRAS* 突变率无显著差异(0% vs. 1.4%,$P >$ 0.05)[3]。

四、其他分子特征

还有研究表明,EOCRC 与 LOCRC 在主要致癌途径(例如微卫星不稳定性、CpG 岛甲基化子表型、染色体不稳定性)[22,23]、特殊标记(例如 *LINE1* 低甲基化)和染色体改变区域[1,22,24]方面也存在显著差异。

五、小结

综上所述,与 LOCRC 患者相比,EOCRC 患者具有一些独特的基因组学分子特征。而且,并非所有 50 岁以下的 EOCRC 患者都是同质的,不同年龄段的 EOCRC 患者之间也存在差别。30 岁以下患者可能还具有其他独特的分子特征。年龄小于 40 岁的患者中的 CMS1 比例最高(46%)。EOCRC 和 LOCRC 肿瘤的总体基因突变率相似,但是几个治疗反应相关基因的突变率存在显著差异。EOCRC 患者的 KRAS 突变率和 *BRAF* 突变率低于 LOCRC 患者,两组的 *NRAS* 突变率无显著差异。但是,肿瘤的 MSI 状态可能会影响 *KRAS* 和 *BRAF* 基因的突变。另外,两组患者在主要致癌途径(例如 MSI、CpG 岛甲基化子表型、染色体不稳定性)、*LINE1* 低甲基化和染色体改变区域等方面可能也存在差异。这些独特的分子特征可能有助于为 EOCRC 患者提供个性化的治疗。

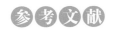

参 考 文 献

[1] Perea J, Balaguer F. Deciphering the increasing incidence, special characteristics and possible aetiology of early onset colorectal cancer: A european perspective within an international effort [J]. United European Gastroenterol J, 2020,8(2): 131 - 132.

[2] Willauer A N, Liu Y, Pereira A A L, et al. Clinical and molecular characterization of early-onset colorectal cancer [J]. Cancer, 2019,125(12): 2002 - 2010.

[3] Lieu C H, Golemis E A, Serebriiskii I G, et al. Comprehensive genomic landscapes in early and later onset colorectal cancer [J]. Clin Cancer Res, 2019,25(19): 5852 - 5858.

[4] Ahnen D J, Wade S W, Jones W F, et al. The increasing incidence of young-onset colorectal cancer: A call to action [J]. Mayo Clin Proc, 2014,89(2): 216 - 224.

[5] Yantiss R K, Goodarzi M, Zhou X K, et al. Clinical, pathologic, and molecular features of early-onset colorectal carcinoma [J]. Am J Surg Pathol, 2009,33(4): 572 - 582.

[6] Chang D T, Pai R K, Rybicki L A, et al. Clinicopathologic and molecular features of sporadic early-onset colorectal adenocarcinoma: An adenocarcinoma with frequent signet ring cell differentiation, rectal and sigmoid involvement, and adverse morphologic features [J]. Mod Pathol, 2012,25(8): 1128 - 1139.

[7] Kirzin S, Marisa L, Guimbaud R, et al. Sporadic early-onset colorectal cancer is a specific sub-type of cancer: A morphological, molecular and genetics study [J]. PLoS One, 2014,9(8): e103159.

［8］ Watson R, Liu T C, Ruzinova M B. High frequency of kras mutation in early onset colorectal adenocarcinoma: Implications for pathogenesis [J]. Hum Pathol, 2016,56: 163 - 170.

［9］ Kurnit K C, Kim G N, Fellman B M, et al. Ctnnb1 (beta-catenin) mutation identifies low grade, early stage endometrial cancer patients at increased risk of recurrence [J]. Mod Pathol, 2017,30(7): 1032 - 1041.

［10］ Taylor M D, Northcott P A, Korshunov A, et al. Molecular subgroups of medulloblastoma: The current consensus [J]. Acta Neuropathol, 2012,123(4): 465 - 472.

［11］ Mauri G, Sartore-Bianchi A, Russo A G, et al. Early-onset colorectal cancer in young individuals [J]. Mol Oncol, 2019,13(2): 109 - 131.

［12］ Alsop K, Mead L, Smith L D, et al. Low somatic k-ras mutation frequency in colorectal cancer diagnosed under the age of 45 years [J]. Eur J Cancer, 2006,42(10): 1357 - 1361.

［13］ Goel A, Nagasaka T, Spiegel J, et al. Low frequency of lynch syndrome among young patients with non-familial colorectal cancer [J]. Clin Gastroenterol Hepatol, 2010,8(11): 966 - 971.

［14］ Goel A, Xicola R M, Nguyen T P, et al. Aberrant DNA methylation in hereditary nonpolyposis colorectal cancer without mismatch repair deficiency [J]. Gastroenterology, 2010,138(5): 1854 - 1862.

［15］ Khan S A, Morris M, Idrees K, et al. Colorectal cancer in the very young: A comparative study of tumor markers, pathology and survival in early onset and adult onset patients [J]. J Pediatr Surg, 2016,51(11): 1812 - 1817.

［16］ Perea J, Arriba M, Rodriguez Y, et al. Frequency and impact of kras mutation in early onset colorectal cancer [J]. Hum Pathol, 2017,61: 221 - 222.

［17］ Rho Y S, Gilabert M, Polom K, et al. Comparing clinical characteristics and outcomes of young-onset and late-onset colorectal cancer: An international collaborative study [J]. Clin Colorectal Cancer, 2017,16(4): 334 - 342.

［18］ Watson R, Liu T-C, Ruzinova M B. High frequency of kras mutation in early onset colorectal adenocarcinoma: Implications for pathogenesis [J]. Hum Pathol, 2016,56: 163 - 170.

［19］ Yantiss R K, Goodarzi M, Zhou X K, et al. Clinical, pathologic, and molecular features of early-onset colorectal carcinoma [J]. Am J Surg Pathol, 2009,33(4): 572 - 582.

［20］ Khan K, Athauda A, Aitken K, et al. Survival outcomes in asymptomatic patients with normal conventional imaging but raised carcinoembryonic antigen levels in colorectal cancer following positron emission tomography-computed tomography imaging [J]. Oncologist, 2016,21(12): 1502 - 1508.

［21］ Tsai J-H, Liau J-Y, Lin Y-L, et al. Frequent braf mutation in early-onset colorectal cancer in Taiwan: Association with distinct clinicopathological and molecular features and poor clinical outcome [J]. J Clin Pathol, 2016,69(4): 319 - 325.

［22］ Antelo M, Balaguer F, Shia J, et al. A high degree of line-1 hypomethylation is a unique feature of early-onset colorectal cancer [J]. PLoS One, 2012,7(9): e45357.

［23］ Perea J, Rueda D, Canal A, et al. Age at onset should be a major criterion for subclassification of colorectal cancer [J]. J Mol Diagn, 2014,16(1): 116 - 126.

［24］ Alvaro E, Cano J M, Garcia J L, et al. Clinical and molecular comparative study of colorectal cancer based on age-of-onset and tumor location: Two main criteria for subclassifying colorectal cancer [J]. Int J Mol Sci, 2019,20(4): 968.

第 22 章

早发性结直肠癌的临床表现特征

金黑鹰,张心怡,高显华

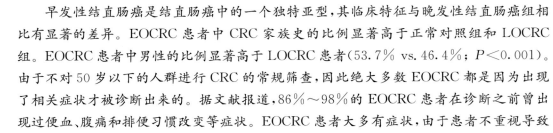

早发性结直肠癌是结直肠癌中的一个独特亚型,其临床特征与晚发性结直肠癌组相比有显著的差异。EOCRC 患者中 CRC 家族史的比例显著高于正常对照组和 LOCRC 组。EOCRC 患者中男性的比例显著高于 LOCRC 患者(53.7% vs. 46.4%;$P<0.001$)。由于不对 50 岁以下的人群进行 CRC 的常规筛查,因此绝大多数 EOCRC 都是因为出现了相关症状才被诊断出来的。据文献报道,86%~98% 的 EOCRC 患者在诊断之前曾出现过便血、腹痛和排便习惯改变等症状。EOCRC 患者大多有症状,由于患者不重视导致就诊延迟,同时医师警惕性低又会进一步导致诊断延迟,从出现症状到诊断之间的延迟期高达 6 个月。所以,对于出现 CRC 相关临床症状的年轻患者,应尽早进行结肠镜检查,以便早期诊断 EOCRC。大量的研究证实,EOCRC 中左半结肠癌较多见,特别是乙状结肠癌和直肠癌。另外,还有文献报道,EOCRC 中同时性或异时性大肠多原发癌的比例更高,而且随访期间息肉的发展速度更快。

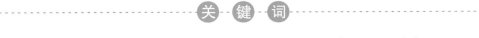

早发性结直肠癌;临床特征;家族史;性别;临床症状;误诊时间;肿瘤部位

在过去的 25 年中,美国早发性结直肠癌比例已经从占总数的 6% 稳步增加到 11%,而晚发性结直肠癌的发病率则逐年下降。关于 EOCRC 和 LOCRC 的病因和临床特征是否相同,目前仍不清楚。尽管 EOCRC 具有许多特征,但是大多数 EOCRC 诊断时分期偏晚,如何才能实现 EOCRC 的早期诊断? 为了解决这些问题,本章将详细阐述 EOCRC 和 LOCRC 的临床特征差异,并讨论引起这些差异的可能原因,为 EOCRC 的风险管理和防治提供参考。

一、家族史

Gausman 等人回顾性分析了 2011 年 1 月 1 日至 2017 年 4 月 3 日期间的 CRC 患者和正常对照组的临床资料,共纳入 269 例 EOCRC、2 802 例 LOCRC 和 1 122 例正常对照[1]。与年龄相匹配的正常对照组相比,EOCRC 患者有 CRC 家族史的比例更高(OR 8.61,95%CI:4.83~15.75)[1]。与 LOCRC 患者相比,EOCRC 患者有 CRC 家族史的比例更高(OR 2.87,95%CI:1.89~4.25)[1]。在排除所有已知的遗传性癌症综合征病例后,与正常对照组相比,EOCRC 患者有家族史的可能性高 8 倍,而 LOCRC 患者则高出近 3 倍[1]。与 LOCRC 相比,EOCRC 与 CRC 家族史或可能的遗传综合征的关联性更高。Chen 等人发现,与 LOCRC 患者相比,EOCRC 患者具有 CRC 家族史的概率高 8%(25% vs. 17%,$P = 0.03$)[2]。散发性 EOCRC 患者具有 CRC 家族史的概率低于遗传性 EOCRC;但是仍比 LOCRC 患者高 8%(13% vs. 5%,$P < 0.01$)[1]。

EOCRC 患者的 CRC 家族史是至关重要的信息[3],但家族史在识别 EOCRC 高危人群方面存在局限性。对家族史的荟萃分析表明,对于所有年龄段而言,有阳性家族史的患者患 CRC 的风险增加了 4 倍,具体与亲属患 CRC 的年龄和受影响的亲属人数有关[4]。以下 CRC 家族史的意义更大:①有一个或以上的一级亲属患 CRC;②一级亲属患 CRC 的年龄<60 岁[5]。有 7%~26% 的 EOCRC 患者有一级亲属患 CRC 的家族史,而 12%~22% 的 EOCRC 患者具有二级亲属患 CRC 的家族史[6-8]。使用家族史信息,适合在 40 岁或之前进行早期筛查的 EOCRC 人群的估计值约为 7%[4,9]。因此,CRC 家族史仅有助于筛查少数 EOCRC[4,9]。

不仅 EOCRC 和 LOCRC 的临床病理特征和分子特征存在差异,而且在 EOCRC 组内也表现出明显的异质性。根据有无家族史,可以将 EOCRC 分为两种亚型,即没有家族史的散发性 EOCRC 和有明确遗传综合征的遗传性 EOCRC。遗传性 EOCRC 的发病机制比较清楚,主要与林奇综合征和家族性腺瘤性息肉病等有关。散发性 EOCRC 可能起源于一些罕见的胚系变异,或者未能检出的常见变异。目前,学术界正在努力揭示这种散发性 EOCRC 的复杂遗传学基础。对 EOCRC 分子特征和致病路径的深入分析,可能会改变 EOCRC 家庭的预防和临床管理策略[10]。

二、性别

多个研究显示,EOCRC 患者中男性的比例高于 LOCRC 患者。Gausman 等人对 269 例 EOCRC、2 802 例 LOCRC 和 1 122 例正常对照的回顾性分析显示[1]:EOCRC 患者中男性的比例高于年龄相匹配的对照组(OR 1.87,95%CI:1.39~2.51);EOCRC 患者中男性的比例也高于 LOCRC 患者(OR 1.44,95%CI:1.11~1.87)[1]。Yeo 等人分析了

2000—2011 年的 369 796 例 CRC，其中 EOCRC 患者 39 787 例，LOCRC 患者 330 009，发现 EOCRC 患者中男性的比例显著高于 LOCRC 患者（53.7% vs. 46.4%；$P <$ 0.001）[11]。英国的 Georgiou 等人回顾性分析了 2009 年 1 月至 2014 年 12 月期间的 241 例 EOCRC 患者的临床治疗，发现男性占 56%[12]。

三、临床症状

由于不对 50 岁以下的人群常规进行 CRC 的筛查，因此绝大多数 EOCRC 都是因为出现了相关症状才被诊断出来。据文献报道，有 86%～98% 的 EOCRC 患者在诊断之前曾出现过便血和腹痛等症状[3,13,14]。Taggarshe 等人[13]统计了某癌症登记处 1982—2010 年的 3 599 名 CRC 患者，其中诊断年龄小于 50 岁的 EOCRC 患者有 188 例。所有 EOCRC 患者都没有进行 CRC 的筛查。84% 的 EOCRC 患者有症状，这些症状包括便血（76.5%）、腹痛（58%）和肠蠕动改变（71%）[13]。EOCRC 患者的临床表现与肿瘤部位有关，右半结肠癌常表现为腹痛、乏力、贫血和体重下降等临床表现，而左半结肠癌和直肠癌更容易出现便血、排便习惯及大便性状改变。在 EOCRC 患者中，左半结肠癌和直肠癌的比例较高。所以，EOCRC 患者多表现为左半结肠癌和直肠癌的相关症状。下面我们将对 EOCRC 的常见症状逐一进行讲解。

1. 便血　EOCRC 的首发症状多为便血，可为排出肉眼可见的血便、黏液血便或为大便隐血阳性，易误诊为痔疮出血。EOCRC 的发生部位以直肠和左半结肠为主。70% 以上的直肠癌病例，在直肠指检时手指可触及肿块，还有一些可以发现指套染血，然后再做结肠镜检查，就可明确诊断。同时，大便隐血试验因其简单、经济、无创及可重复性，常用于 CRC 的筛查，连续 3 次检查可将敏感性提高到 90% 以上，结合肿瘤标志物（CEA、CA199）检测，可进一步提高 CRC 的检出率。因此，对于 EOCRC 的高危人群，可以通过定期行直肠指诊、大便隐血试验和肿瘤标志物检测，早期发现 EOCRC。

2. 排便习惯的改变　除便血外，EOCRC 最常见的症状是排便习惯的改变，包括与原来排便的规律相比，排便次数、时间、数量及粪便的性质、形状的改变。还可表现为便秘加重，但更多表现为腹泻，伴里急后重或肛门坠胀感，但往往不易引起重视，即使就诊，也易被误诊为肠炎、细菌性痢疾等疾病[15]。

3. 腹痛　部分患者以腹痛为首发症状。EOCRC 患者肿瘤生长迅速、侵袭性强，易压迫并侵犯神经，或堵塞肠腔导致肠梗阻，进而出现腹痛。另外年轻人机体防御、神经反射均相对灵敏，程度较轻的腹痛，年轻人可能更易发现，故 EOCRC 中腹痛发生率较高[16]。癌肿在糜烂、坏死、感染时，常常会引起不同程度和性质的腹痛。右半结肠癌表现为右腹钝痛，临床上容易误诊为慢性胆囊炎、慢性阑尾炎；而左半结肠癌常常伴有不完全性肠梗阻，表现为阵发性绞痛。

4. 肠梗阻　研究显示 EOCRC 患者合并肠梗阻的概率高于 LOCRC，部分患者是以肠梗阻为首发表现就诊。Yang 等[17] 的研究显示 EOCRC 的肿瘤更大,浸润型肿瘤的比例更高。可能的原因包括年轻人新陈代谢旺盛,致使肿瘤生长迅速;其次是 EOCRC 诊断时往往分期偏晚。因此,在临床工作中遇到以肠梗阻为首发症状就诊的年轻患者,也应该考虑到 EOCRC 的可能,以便早期发现 EOCRC。

由于 EOCRC 患者早期临床表现缺乏特异性,不易引起重视。因此,当年轻人出现腹痛、便血等症状时,应该提高警惕,及时到医院就诊。首诊医生应该详细询问病史,并进行直肠指诊和大便隐血试验,必要时完善结肠镜等相关检查,以便及早发现 EOCRC。

四、误诊时间

Chen 等[2] 回顾性分析了 2008 年 1 月 1 日至 2014 年 12 月 31 日斯坦福大学癌症研究所的 CRC 患者的临床资料,共纳入 253 例 EOCRC 和 232 例 LOCRC。与 LOCRC 患者相比,EOCRC 患者的中位诊断时间(128 天 vs. 79 天,$P < 0.05$)、症状持续时间(60 天 vs. 30 天,$P < 0.01$)和临床评估时间(31 天 vs. 22 天,$P < 0.05$)明显更长。在多因素分析中,EOCRC 患者的诊断时间比 LOCRC 患者长 1.4 倍($P < 0.01$)[2]。Taggarshe 等人对 188 例 EOCRC 患者的回顾性研究显示,有 21% 的患者诊断时症状持续时间 > 6 个月。EOCRC 患者大多有症状,由于患者不重视导致就诊延迟,同时由于医师警惕性低,又会进一步导致诊断延迟。所以,对于出现 CRC 相关临床症状的年轻患者,应尽早进行结肠镜检查,以便早期诊断 EOCRC[2,13]。流行病学证实,当 EOCRC 出现临床表现而被诊断出来时,大多数已经是晚期,这不仅是因为病理学的侵袭性较高,而且通常是由于从症状发作到诊断之间的延迟期高达 6 个月[2,18]。

五、肿瘤部位

大量的研究证实,EOCRC 中左半结肠癌较多见,特别是乙状结肠癌和直肠癌[2,7,19-24]。一项对 2000—2011 年美国 SEER 数据库中 39 787 例 EOCRC 患者的研究显示,从升结肠到直肠,EOCRC 的发生率逐渐升高($P < 2.2e-16$)[11]。根据胚胎来源、血供和解剖的不同,可将结肠分为左半结肠和右半结肠。通常是以结肠脾曲作为分界点,将结肠癌分为左半结肠癌和右半结肠癌,位于结肠脾曲、降结肠及乙状结肠的为左半结肠癌;而位于回盲部、升结肠、结肠肝曲和横结肠的为右半结肠癌。Bufill 等人[25] 最早提出左、右半结肠癌在临床病理因素和生存时间上存在差异,此后,越来越多的研究还发现了分子水平也存在差异。多数研究认为 EOCRC 更常发生于左半结肠和直肠。Saluja[26] 发现 EOCRC 中左半结肠癌多,并且越年轻左半结肠癌的比例越高;左半结肠癌可切除的比例更低($P = 0.04$)、远处转移发生率更高($P = 0.08$)。40 岁以下 EOCRC 患者随着年龄

的减小,右半结肠癌发病率逐渐降低(30～40 岁 36.6%;20～30 岁降至 23.5%,20 岁以下降至 0)[26]。美国斯坦福大学的研究人员对 2000—2010 年就诊的 55 例散发性 EOCRC(<40 岁)患者进行了分析,选取 73 例诊断年龄>40 岁的错配修复正常的 CRC 作为对照组。与对照组相比,EOCRC 在肿瘤位置方面有显著差异($P<0.007$),乙状结肠癌和直肠癌占 80%,其中乙状结肠癌占 44%,直肠癌占 36%[19]。英国的 Georgiou 等人回顾性分析了 2009 年 1 月至 2014 年 12 月期间的 241 例 EOCRC 患者的临床病理资料,发现左半结肠癌和直肠癌占 70%[12]。一项对 36 000 多例 CRC 患者的回顾性研究表明[27],EOCRC 出现左半结肠癌或直肠癌的比例高于 LOCRC 患者($P<0.000\,1$)。一项对 2004—2015 年美国国家癌症数据库数据的回顾性研究,总共纳入了 130 165 例 EOCRC 患者和 1 055 598 例 LOCRC 患者,EOCRC 患者中直肠癌的比例高于 LOCRC 患者(40.0% vs. 28.5%,$P<0.0001$)[28]。Poles 等人将 1998 年至 2011 年美国国家癌症数据库中的 CRC 患者分为儿童 CRC(≤21 岁)、EOCRC(22～50 岁)和 LOCRC(>50 岁)三组,共有 918 例儿童 CRC、157 779 例 EOCRC 和 1 304 085 例 LOCRC,结果显示 EOCRC 患者中直肠癌的比例最高(儿童 CRC:23.6%,EOCRC:27.5%,LOCRC:19.2%)[29]。

然而,也有其他一些研究显示,右半结肠癌在 EOCRC 中的比例最高,并且有 CRC 家族史的患者更多,这表明年轻患者的右半结肠癌可能反映了遗传易感性[30,31]。Savas[31] 报道 EOCRC 多位于右半结肠,其中 30 岁以下患者右半结肠比例最高,在 40 岁以下结肠癌患者中,随着年龄增加,右半结肠比例逐渐下降(30 岁以下 73.42%,30～39 岁 61.19%),30 岁以下患者右半结肠比例最高。右半结肠癌多见于女性、老年患者,分化更差,更常合并黏液腺癌或印戒细胞癌[32,33]。这些研究中右半结肠癌的比例偏高可能与病例的选择有关,比如林奇综合征患者的比例高。

相对于 LOCRC,EOCRC 通常位于直肠和左半结肠,而且黏液腺癌和印戒细胞癌的比例比较高(尽管百分比仍然很小)[18]。EOCRC 多出现左半结肠,这为我们探寻此类癌症的生物学行为、病因和治疗提供了一些线索[18]。与右半结肠癌相比,左半结肠癌肿瘤体积较小,复发率较低且无病生存期较长[18]。左半结肠癌和右半结肠癌对治疗的反应也不同[34]。左半结肠癌和直肠癌与红色和加工肉的摄入量高、终生饮酒量高以及鱼类和家禽的摄入量低有关[35-39]。通过食用深黄色蔬菜和水果(包括苹果),可以降低左半结肠癌的发病率[40]。微量营养素,例如钙、饮食中的多酚、大蒜、胆碱和维生素 D,可以降低左半结肠癌的发生率[41-46]。纤维摄入和食用乳制品可降低整个结肠的 CRC 风险[41],而锌可降低女性直肠癌的风险[47]。有趣的是,环氧合酶 2 抑制剂对家族性腺瘤性息肉病(远端结肠癌和直肠癌多见)具有化学预防作用[48,49],但对林奇综合征(右半结肠癌多见)则没有化学预防作用[50]。阿司匹林(同时以 COX1 和 COX2 为靶标)似乎是右半结肠癌的化学预防剂,而不是左半结肠癌或直肠癌的化学预防剂[51]。尽管肥胖似乎在解剖学上对驱动右半结肠癌、左半结肠癌和直肠癌没有选择性[52],但它实际上增加了林奇综合征患者发生 CRC 的风险。阿司匹林消除了这种增加的 CRC 风险[53]。EOCRC 的发生率上升很大程度上是由于直肠癌发生率增加引起的[54]。确实,直肠癌在肿瘤组织学、癌症病理学和侵袭性方面不同于左半结肠癌[50]。尽管结肠癌和直肠癌之间存在分子相似性,但在体细胞和蛋白质组学水平上仍存在分子差异,这可能与他们的暴露因素不同有关[55,56]。阐明结直肠不同部位暴露因素的差异,对制定 EOCRC 的预防和治疗策略具有重要意义[18]。

六、其他特征

另外,还有文献报道,EOCRC 中同时性或异时性大肠多原发癌的比例更高,而且随访期间息肉的发展速度更快[57,58]。

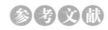

[1] Gausman V, Dornblaser D, Anand S, et al. Risk factors associated with early-onset colorectal cancer [J]. Clin Gastroenterol Hepatol, 2020,18(12): 2752 - 2759. e2752.

[2] Chen F W, Sundaram V, Chew T A, et al. Advanced-stage colorectal cancer in persons younger than 50 years not associated with longer duration of symptoms or time to diagnosis [J]. Clin Gastroenterol Hepatol, 2017,15(5): 728 - 737. e723.

[3] Strum W B, Boland C R. Clinical and genetic characteristics of colorectal cancer in persons under 50 years of age: A review [J]. Digestive Diseases and Sciences, 2019,64(11): 3059 - 3065.

[4] Lowery J T, Ahnen D J, Schroy P C, et al. Understanding the contribution of family history to colorectal cancer risk and its clinical implications: A state-of-the-science review [J]. Cancer, 2016,122(17): 2633 - 2645.

[5] Fuchs C S, Giovannucci E L, Colditz G A, et al. A prospective study of family history and the risk of colorectal cancer [J]. N Engl J Med, 1994,331(25): 1669 - 1674.

[6] Myers E A, Feingold D L, Forde K A, et al. Colorectal cancer in patients under 50 years of age: a retrospective analysis of two institutions' experience [J]. World J Gastroenterol, 2013,19(34): 5651 - 5657.

[7] Ahnen D J, Wade S W, Jones W F, et al. The increasing incidence of young-onset colorectal cancer: a call to action [J]. Mayo Clin Proc, 2014,89(2): 216 - 224.

[8] Strum W B, Boland C R. Characterization and identification of colorectal cancer in persons younger than 50 years [J]. Clin Gastroenterol Hepatol, 2019,17(12): 2600 - 2602.

[9] Ziogas A, Horick N K, Kinney A Y, et al. Clinically relevant changes in family history of cancer over time [J]. Jama, 2011,306(2): 172 - 178.

[10] Stigliano V, Sanchez-Mete L, Martayan A, et al. Early-onset colorectal cancer: a sporadic or inherited disease? [J]. World J Gastroenterol, 2014,20(35): 12420 - 12430.

[11] Yeo H, Betel D, Abelson J S, et al. Early-onset colorectal cancer is distinct from traditional colorectal cancer [J]. Clin Colorectal Cancer, 2017,16(4): 293 - 299. e296.

[12] Georgiou A, Khakoo S, Edwards P, et al. Outcomes of patients with early onset colorectal cancer treated in a UK specialist cancer center [J]. Cancers (Basel), 2019,11(10): 1558.

[13] Taggarshe D, Rehil N, Sharma S, et al. Colorectal cancer: are the "young" being overlooked? [J]. Am J Surg, 2013,205(3): 312 - 316; discussion 316.

[14] Quah H M, Joseph R, Schrag D, et al. Young age influences treatment but not outcome of colon cancer [J]. Ann Surg Oncol, 2007,14(10): 2759 - 2765.

[15] 金黑鹰,章蓓主编. 实用肛肠病学[M]. 上海:上海科学技术出版社,2014.10.

[16] 赵菲,李世拥,于波,等. 青年与老年结直肠癌临床病理特征的对比分析[J].第三军医大学学报,2007;29(6): 544 - 546.

[17] Yang Z, Kang L, Wang L, et al. Characteristics and long-term survival of colorectal cancer patients aged 44 years and younger [J]. Clinical & Translational Oncology, 2012,14(12): 896 - 904.

[18] Hofseth L J, Hebert J R, Chanda A, et al. Early-onset colorectal cancer: initial clues and current views [J]. Nat Rev Gastroenterol Hepatol, 2020,17(6): 352 - 364.

[19] Chang D T, Pai R K, Rybicki L A, et al. Clinicopathologic and molecular features of sporadic early-onset colorectal adenocarcinoma: an adenocarcinoma with frequent signet ring cell differentiation, rectal and sigmoid involvement, and adverse morphologic features [J]. Mod Pathol, 2012,25(8): 1128 - 1139.

[20] Giraldez M D, Lopez-Doriga A, Bujanda L, et al. Susceptibility genetic variants associated with early-onset colorectal cancer [J]. Carcinogenesis, 2012,33(3): 613 - 619.

[21] You Y N, Dozois E J, Boardman L A, et al. Young-onset rectal cancer: presentation, pattern of care and long-term oncologic outcomes compared to a matched older-onset cohort [J]. Ann Surg Oncol, 2011,18(9): 2469 - 2476.

[22] Yantiss R K, Goodarzi M, Zhou X K, et al. Clinical, pathologic, and molecular features of early-onset colorectal carcinoma [J]. Am J Surg Pathol, 2009,33(4): 572 - 582.

[23] Watson R, Liu T C, Ruzinova M B. High frequency of KRAS mutation in early onset colorectal adenocarcinoma: implications for pathogenesis [J]. Hum Pathol, 2016,56: 163 - 170.

[24] Kirzin S, Marisa L, Guimbaud R, et al. Sporadic early-onset colorectal cancer is a specific sub-type of cancer: a morphological, molecular and genetics study [J]. PLoS One, 2014,9(8): e103159.

［25］ Bufill J A. Colorectal cancer: evidence for distinct genetic categories based on proximal or distal tumor location ［J］. Ann Intern Med, 1990,113(10): 779 - 788.

［26］ Saluja S S, Manipadam J M, Mishra P K, et al. Young onset colorectal cancer: How does it differ from its older counterpart? ［J］. Indian J Cancer, 2014,51(4): 565 - 569.

［27］ Willauer A N, Liu Y, Pereira A A L, et al. Clinical and molecular characterization of early-onset colorectal cancer ［J］. Cancer, 2019,125(12): 2002 - 2010.

［28］ Virostko J, Capasso A, Yankeelov T E, et al. Recent trends in the age at diagnosis of colorectal cancer in the US National Cancer Data Base, 2004 - 2015 ［J］. Cancer, 2019,125(21): 3828 - 3835.

［29］ Poles G C, Clark D E, Mayo S W, et al. Colorectal carcinoma in pediatric patients: A comparison with adult tumors, treatment and outcomes from the National Cancer Database ［J］. J Pediatr Surg, 2016,51(7): 1061 - 1066.

［30］ Mahdavinia M, Bishehsari F, Ansari R, et al. Family history of colorectal cancer in Iran ［J］. BMC Cancer, 2005,5: 112.

［31］ Savas N, Dagli U, Akbulut S, et al. Colorectal cancer localization in young patients: should we expand the screening program? ［J］. Dig Dis Sci, 2007,52(3): 798 - 802.

［32］ Lee G H, Malietzis G, Askari A, et al. Is right-sided colon cancer different to left-sided colorectal cancer? — a systematic review ［J］. Eur J Surg Oncol, 2015,41(3): 300 - 308.

［33］ Price T J, Beeke C, Ullah S, et al. Does the primary site of colorectal cancer impact outcomes for patients with metastatic disease? ［J］. Cancer, 2015,121(6): 830 - 835.

［34］ Modest D P, Stintzing S, von Weikersthal L F, et al. Exploring the effect of primary tumor sidedness on therapeutic efficacy across treatment lines in patients with metastatic colorectal cancer: analysis of FIRE-3 (AIOKRK0306) ［J］. Oncotarget, 2017,8 (62): 105749 - 105760.

［35］ Norat T, Bingham S, Ferrari P, et al. Meat, fish, and colorectal cancer risk: the European Prospective Investigation into cancer and nutrition ［J］. J Natl Cancer Inst, 2005,97(12): 906 - 916.

［36］ Bernstein A M, Song M, Zhang X, et al. Processed and unprocessed red meat and risk of colorectal cancer: Analysis by tumor location and modification by time ［J］. PLoS One, 2015,10(8): e0135959.

［37］ Nimptsch K, Bernstein A M, Giovannucci E, et al. Dietary intakes of red meat, poultry, and fish during high school and risk of colorectal adenomas in women ［J］. Am J Epidemiol, 2013,178(2): 172 - 183.

［38］ Akhter M, Kuriyama S, Nakaya N, et al. Alcohol consumption is associated with an increased risk of distal colon and rectal cancer in Japanese men: the Miyagi Cohort Study ［J］. Eur J Cancer, 2007,43(2): 383 - 390.

［39］ Bongaerts B W, van den Brandt P A, Goldbohm R A, et al. Alcohol consumption, type of alcoholic beverage and risk of colorectal cancer at specific subsites ［J］. Int J Cancer, 2008,123(10): 2411 - 2417.

［40］ Annema N, Heyworth J S, McNaughton S A, et al. Fruit and vegetable consumption and the risk of proximal colon, distal colon, and rectal cancers in a case-control study in Western Australia ［J］. J Am Diet Assoc, 2011,111(10): 1479 - 1490.

［41］ Hjartåker A, Aagnes B, Robsahm T E, et al. Subsite-specific dietary risk factors for colorectal cancer: a review of cohort studies ［J］. J Oncol, 2013,2013: 703854.

［42］ Wu K, Willett W C, Fuchs C S, et al. Calcium intake and risk of colon cancer in women and men ［J］. J Natl Cancer Inst, 2002, 94(6): 437 - 446.

［43］ Oh K, Willett W C, Wu K, et al. Calcium and vitamin D intakes in relation to risk of distal colorectal adenoma in women ［J］. Am J Epidemiol, 2007,165(10): 1178 - 1186.

［44］ Larsson S C, Bergkvist L, Rutegård J, et al. Calcium and dairy food intakes are inversely associated with colorectal cancer risk in the Cohort of Swedish Men ［J］. Am J Clin Nutr, 2006,83(3): 667 - 673; quiz 728 - 669.

［45］ Cho E, Willett W C, Colditz G A, et al. Dietary choline and betaine and the risk of distal colorectal adenoma in women ［J］. J Natl Cancer Inst, 2007,99(16): 1224 - 1231.

［46］ Wang Z J, Ohnaka K, Morita M, et al. Dietary polyphenols and colorectal cancer risk: the Fukuoka colorectal cancer study ［J］. World J Gastroenterol, 2013,19(17): 2683 - 2690.

［47］ Zhang X, Giovannucci E L, Smith-Warner S A, et al. A prospective study of intakes of zinc and heme iron and colorectal cancer risk in men and women ［J］. Cancer Causes Control, 2011,22(12): 1627 - 1637.

［48］ Higuchi T, Iwama T, Yoshinaga K, et al. A randomized, double-blind, placebo-controlled trial of the effects of rofecoxib, a selective cyclooxygenase-2 inhibitor, on rectal polyps in familial adenomatous polyposis patients ［J］. Clinical Cancer Research, 2003,9(13): 4756 - 4760.

［49］ Steinbach G, Lynch P M, Phillips R K S, et al. The effect of celecoxib, a cyclooxygenase-2 inhibitor, in familial adenomatous polyposis ［J］. New England Journal of Medicine, 2000,342(26): 1946 - 1952.

［50］ Paschke S, Jafarov S, Staib L, et al. Are colon and rectal cancer two different tumor entities? A proposal to abandon the term colorectal cancer ［J］. International Journal of Molecular Sciences, 2018,19(9): 2577.

［51］ Rothwell P M, Wilson M, Elwin C E, et al. Long-term effect of aspirin on colorectal cancer incidence and mortality: 20-year follow-up of five randomised trials ［J］. Lancet, 2010,376(9754): 1741 - 1750.

［52］ Ma Y, Yang Y, Wang F, et al. Obesity and risk of colorectal cancer: A systematic review of prospective studies ［J］. Plos One, 2013,8(1): e53916.

［53］ Movahedi M, Bishop D T, Macrae F, et al. Obesity, aspirin, and risk of colorectal cancer in carriers of hereditary colorectal cancer: A prospective investigation in the CAPP2 study ［J］. Journal of Clinical Oncology, 2015,33(31): 3591.

［54］ Siegel R L, Fedewa S A, Anderson W F, et al. Colorectal cancer incidence patterns in the United States, 1974 - 2013 ［J］. Jnci-Journal of the National Cancer Institute, 2017,109(8): djw322.

［55］ Muzny D M, Bainbridge M N, Chang K, et al. Comprehensive molecular characterization of human colon and rectal cancer ［J］. Nature, 2012,487(7407): 330 - 337.

［56］ Imperial R, Ahmed Z, Toor O M, et al. Comparative proteogenomic analysis of right-sided colon cancer, left-sided colon cancer and rectal cancer reveals distinct mutational profiles ［J］. Molecular Cancer, 2018,17(1): 177.

［57］ Liang J T, Huang K C, Cheng A L, et al. Clinicopathological and molecular biological features of colorectal cancer in patients less than 40 years of age ［J］. Br J Surg, 2003,90(2): 205 - 214.

［58］ Perea J, Alvaro E, Rodriguez Y, et al. Approach to early-onset colorectal cancer: clinicopathological, familial, molecular and immunohistochemical characteristics ［J］. World J Gastroenterol, 2010,16(29): 3697 - 3703.

第 23 章

早发性遗传性结直肠癌的治疗

叶晓瑞，高显华

据估计 20%～30% 的早发性结直肠癌患者携带癌症易感性基因的致病性胚系突变，这部分患者就称为遗传性早发性结直肠癌。最常见的遗传性结直肠癌综合征包括林奇综合征、家族性腺瘤性息肉病、黑斑息肉病综合征、幼年性息肉病综合征和锯齿状息肉病综合征。建议将这些患者转诊到经验丰富的专业团队处进行治疗，并且根据基因型、表型和其他因素进行个体化治疗。FAP 患者息肉数目较少时可以考虑反复行内镜下治疗，当息肉数目很多时，应考虑行全结肠切除术或全大肠切除术。当 LS 患者出现 EOCRC 时，可以考虑行节段性结肠切除术＋每 1～2 年复查结肠镜检查，或者行全结肠切除＋回肠直肠吻合术。PJS、JPS 和 SPS 的息肉数目通常较少，一般可以通过定期内镜下治疗控制好；如果息肉过大或者数目过多时，也可考虑行手术治疗。术后根据实际息肉负荷调整内镜监测的间隔期。

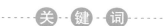

早发性遗传性结直肠癌；胚系突变；林奇综合征；家族性腺瘤性息肉病；黑斑息肉病综合征；幼年性息肉病综合征；锯齿状息肉病综合征

据估计 20%～30% 的早发性结直肠癌患者携带癌症易感性基因的致病性胚系突变[1,2]，这部分患者就称为遗传性早发性结直肠癌。最常见的遗传性结直肠癌综合征包括林奇综合征、家族性腺瘤性息肉病、黑斑息肉病综合征、幼年性息肉病综合征和锯齿状息肉病综合征。因为本书中第 11～15 章已经全面详细地介绍了这 5 种疾病的治疗，所以本章仅对上述 5 种常见的早发性遗传性结直肠癌做一简要介绍。

一、家族性腺瘤性息肉病的治疗

（一）家族性腺瘤性息肉病

家族性腺瘤性息肉病是一种常染色体显性遗传病，其特征是位于染色体 5q21 的 APC 基因胚系突变。大约 80％ 的 FAP 患者中可以检测到 APC 基因的致病性胚系突变。若年轻人大肠中发现至少 100 枚息肉临床上应高度怀疑经典型 FAP。更年轻的患者可能观察到不足 100 枚息肉，但是随着年龄的增长，经常会出现几百到几千枚结肠腺瘤性息肉。在 50 岁之前，患有 CFAP 的人癌变的风险接近 100％。大部分癌变发生在左半结肠。患有 FAP 的人患其他癌症的风险也会增加，包括十二指肠癌（4％～12％）、肝母细胞瘤（1％～2％，通常在 5 岁时）、甲状腺癌（＜2％）。FAP 患者还有可能发生罕见的筛状-桑椹样改变的乳头状甲状腺癌。FAP 患者可能出现的其他疾病包括硬纤维瘤（常见于 APC 基因远端位点突变）和先天性视网膜色素上皮细胞肥大（与 APC 基因中部位点突变有关）[3]。

（二）轻表型 FAP

轻表型 FAP（也称为衰减型 FAP）是 FAP 的一种亚型，其特征是发病较晚，比 CFAP 的腺瘤性息肉少，通常从 10 到 100 枚不等。这些腺瘤性息肉更容易发生在右半结肠，可能以无蒂腺瘤性小息肉的形式出现。表型在家族中通常是可变的。相比于 CFAP 患者，CRC 的发病年龄通常会延迟，但是癌症的发病率在 40 岁以后急剧上升，到 80 岁时已经接近 70％。上消化道和甲状腺、十二指肠等部位的癌症风险与 CFAP 相似[3]。

（三）FAP 和 AFAP 的治疗

建议将患者转诊到经验丰富的专业团队处进行治疗，并且根据基因型、表型和其他因素进行个体化治疗。应根据实际息肉负荷调整复查结肠镜的间隔期。FAP 的治疗包括早期筛查和息肉病发现后的全结肠切除术或全大肠切除术。AFAP 的治疗包括早期筛查，当息肉负荷加重并且内镜下息肉切除不可控制病情时，进行全结肠切除术或全大肠切除术[3]。

（四）手术时机

通过外科手术切除 FAP 患者的全部结肠或者全部大肠，实际上是一种预防性治疗手段，其手术时机在不同中心甚至不同外科医生间存在差异，目前尚无明确指南。一般手术治疗的时机在 15～25 岁。但对于腺瘤数量不多的 AFAP，可以先采用内镜下切除术[4]。在防止癌变发生的同时，患者的家族遗传背景、身体一般状况、受教育水平、社会情感需求、经济情况等多方面因素在决定手术时机时也很重要，应予以全面衡量、合理规划手术时机[5,6]。

1. 临床症状　临床症状作为 FAP 癌变的高危信号,影响着手术时机的决策。研究表明,有临床症状的 FAP 患者大肠癌的发生率约为 60%[7]。当患者出现如腹泻、出血、营养不良或生长迟缓等腺瘤相关症状时常提示癌变可能已经发生。因此,即便是 CRC 发病率较低的年轻 FAP 患者,一旦出现临床症状也需要考虑尽早进行手术治疗[8]。

2. 肠镜表现　特殊的内镜和组织病理学特征(存在大量腺瘤、息肉直径较大或重度不典型增生)是建议尽早进行预防性结肠切除术的充分理由。严重息肉病(结肠息肉数量>1000 枚或直肠息肉>20 枚),即使无明显临床症状,一经发现也需要尽早手术[8]。对于病情较轻(腺瘤 100~1000 枚,所有息肉直径<1 cm,未见重度不典型增生)的患者,手术时机可以推迟至患者心理和生理成熟期。若息肉数量迅速增多或者出现重度不典型增生,应考虑尽早行手术治疗。

3. 年龄　年龄也是与 FAP 患者发生 CRC 的重要影响因素。据报道,在未接受治疗的患者中,CRC 的平均诊断年龄和平均死亡年龄分别为 39 岁和 42 岁。一项对来自欧洲国家的 1073 例患者进行的回顾性研究中,年龄小于 20 岁的患癌风险约为 1%[9]。此外,年龄每增加 10 岁,患者的癌症风险增加 2.4 倍,因此 FAP 患者最好在 25 岁前接受手术治疗[10]。对于有明确家族疾病史的儿童,手术可延迟至十几岁[11],等到身心发育成熟后再考虑手术治疗[12]。

4. 硬纤维瘤　硬纤维瘤病是 FAP 患者除了 CRC 之外主要的死亡原因。由于较早行预防性结肠切除术可能增加 FAP 患者患硬纤维瘤病的风险[13],尤其是女性患者[14]。对于已发现有硬纤维瘤家族史或个人史的患者,应综合评估,尽量推迟行预防性结直肠切除术的时机[15]。

5. 遗传信息　FAP 是由 *APC* 基因的胚系突变引起的,而临床表型与 *APC* 基因的突变位点密切相关[16,17]:密码子 169~1393 之间突变表现为 CFAP;在此区域 5′端(密码子 1157)或 3′端(密码子 1595~2843)的突变常常表现为 AFAP,AFAP 患者发病年龄一般在 30~50 岁,结直肠息肉数目通常少于 100 枚,癌变率为 69%;密码子 1250~1464 之间突变的表现为严重型 CFAP,结直肠息肉最多可达数千枚,一般在 20 岁之前发病,癌变率为 100%,对于该区域突变的患者青少年期开始应检测和及时诊断,及时选择外科治疗;密码子 463~1444 之间突变常伴发视网膜病变;密码子 1445~1578 之间突变与伴发硬纤维瘤、骨瘤、表皮囊肿有关。但由于疾病的发生发展过程存在很多不确定因素,即便在同一家系的不同个体之间也有着较大差异,治疗时机应充分参考患者的内镜监测结果,而非单纯根据基因突变位点来决定手术时机[18]。

(五) 手术方式的选择

FAP 及 AFAP 患者有以下三种手术方式:全大肠切除＋回肠贮袋肛管吻合术(total proctocolectomy＋ileal pouch-anal anastomosis,TPC＋IPAA)(推荐用于 FAP 患者),全结肠切除＋回肠直肠吻合术(total abdominal colectomy＋ileorectal anastomosis,TAC＋

IRA)(推荐用于 AFAP 患者),或者全大肠切除＋永久性末端回肠造口术(end ileostomy, EI)(TPC＋EI)[19]。这 3 种手术方式都可以通过腹腔镜手术来完成,从而避免了腹部正中的大切口。微创技术还有疼痛轻、恢复快的优势。对于 FAP 或者 AFAP,决定行哪种手术方式的首要因素是本人或者家族的表型,包括直肠的息肉负荷(即:息肉的大小和数量),以及初诊时是否已有结肠癌或者直肠癌。对 CFAP 患者,TPC＋IPAA 是首选的手术方式,因为它消除了发生 CRC 的风险。对 AFAP 患者,优先考虑行 TAC＋IRA;对于直肠息肉密集且无法通过息肉切除术控制的患者,可以考虑行 TPC＋IPAA。应当根据家族表型和基因型的严重性、诊断时的息肉负荷、个人意愿,以及当地的具体实践和经验来选择手术方式。

(六) FAP 相关硬纤维瘤的治疗

硬纤维瘤是 FAP 重要的肠外表现,硬纤维瘤常见的发生部位是腹壁和肠系膜。其发生原因尚不清楚,可能与手术创伤有关。硬纤维瘤的并发症导致的死亡占 FAP 患者死亡的第二位。FAP 患者中约 10% 可以发现硬纤维瘤,而且有硬纤维瘤家族史的 FAP 患者,硬纤维瘤发生率在 30% 以上。50% 硬纤维瘤发生在全结直肠切除术后 5 年内,随着时间延长,发病风险会逐渐增加。硬纤维瘤患者的 5 年生存率是 93%,20 年生存率是 79%。

有研究报道,有 5%～10% 的硬纤维瘤可自发缓解消失,30% 出现缓解与进展交替,50% 诊断后无变化,仅有 10% 会持续生长并浸润其他器官[20,21]。因此,只有当硬纤维瘤引起症状、对周围组织有浸润风险或影响美观的情况下才需要治疗[22]。

硬纤维瘤发病率较低,相关的研究也比较少,目前暂无有效治疗硬纤维瘤的方法。对于腹壁或腹外的硬纤维瘤,手术是公认的首选治疗方案,但是术后复发率高(20%～50%)。而对于腹腔内的硬纤维瘤,舒林酸(非甾体类消炎药)和(或)选择性雌激素受体抑制剂是一线治疗方案[23]。对于有临床症状但手术无法切除或其他治疗方法无效但呈浸润性生长的硬纤维瘤,细胞毒药物化疗药物也是可以选择的方案[24,25]。对于腹腔内的硬纤维瘤,由于复发率高,手术并不是最佳的治疗方案,但对于药物治疗失败且有临床症状的患者也可考虑行手术治疗[26]。

二、林奇综合征的治疗

林奇综合征是最常见的遗传性 CRC,占所有 CRC 病例的 2%～4%,是由于 4 个 MMR 基因(*MLH1*、*MSH2*、*MSH6* 和 *PMS2*)的某一个发生胚系突变引起的。此外,上皮细胞黏附分子(epithelial cell adhesion molecule, *EPCAM*)基因的缺失突变可以通过使 *MSH2* 启动子甲基化导致 *MSH2* 基因沉默,引起 LS。LS 患者容易发生多种肿瘤,包括 CRC、子宫内膜癌、胃癌、卵巢癌、胰腺癌、输卵管和肾盂癌、胆管癌、脑瘤(通常为胶质母细胞瘤)和小肠癌以及皮脂腺腺瘤性息肉和角化棘皮瘤。不同 MMR 基因突变引起的

LS,其患 CRC 的风险不同。例如,*MSH6* 和 *PMS2* 突变的个体在 70 岁之前患 CRC 的风险为 10%～22%,而 *MLH1* 和 *MSH2* 突变的个体患 CRC 的风险为 40%～80%。突变特异性风险是否应该指导差异化管理仍存在争议[27]。NCCN 专家组目前仍推荐进行统一的监测管理方案,但也认识到在某些临床情况下推迟监测开始的时间是合适的(例如,推迟 *PMS2* 携带者开始进行结肠镜筛查的年龄)。

当 LS 患者出现 EOCRC 时,可供选择的治疗方案有两种:①节段性结肠切除术＋每 1～2 年复查结肠镜检查;②全结肠切除＋回肠直肠吻合术。这两种方案哪种更好,目前仍存在争议。节段性结肠切除术后患者发生异时性肿瘤的概率为 45%,IRA 术后 12 年发生直肠癌的风险为 12%[28]。全结肠切除术可以降低异时性结肠肿瘤的发生率,但是由于 LS 患者的 CRC 预后相对较好,所以全结肠切除术并不能延长患者的生存时间。节段性结肠切除术＋每 1～2 年复查结肠镜检查,其预防异时性肿瘤的效果可能与 IRA 相似[29],但生活质量好于 IRA。因此,术前应充分告知患者这 2 种方案的优缺点,并综合考虑患者年龄和术后随访的依从性等因素,综合做出个体化的决定。对于女性 LS 患者的治疗,考虑到患子宫内膜癌和卵巢癌的风险高于普通人群,因此,推荐其完成生育后行预防性全子宫＋双附件切除术,或在施行其他腹部手术时切除子宫和双侧附件,特别是对于家族中有子宫内膜癌或卵巢癌病史者。LS 患者的 EOCRC 常常表现为 MSI－H,MSI－H 的Ⅱ期结肠癌患者 5－FU 单药化疗无效,另外 MSI－H 的晚期 CRC 患者可以从抗 PD－1/PD－L1 的免疫治疗中获益。

三、黑斑息肉病综合征的治疗

黑斑息肉综合征是一种以胃肠道错构瘤为主要特征的常染色体显性遗传病。PJS 的息肉往往有蒂,具有大束平滑肌纤维特征性的组织学表现(通常呈树状结构)、慢性炎症、水肿、固有层纤维化和扩大的腺体。常因息肉引起的并发症(如梗阻、出血)而寻求治疗。PJS 往往伴随着唇、口腔黏膜、外阴、手指和脚趾上的斑点或色素沉着,这些斑点年幼时就会出现,但在成年后可能会褪色。除了与 CRC 风险增加相关之外,PJS 还与乳腺癌、胰腺癌、卵巢癌和胆囊癌的风险增加相关。约 50% 的 PJS 患者可以检测到 *STK11*(*LKB1*)基因的胚系突变。PJS 的临床诊断至少包含以下 3 条诊断标准中的两条:两个或两个以上的 PJS 型小肠息肉;口腔、唇、鼻、眼睛、生殖器或手指的黏膜皮肤色素沉着;或有 PJS 家族史。由于 PJS 很罕见,建议转诊到专业团队处进行治疗[3]。

PJS 的临床治疗常常为外科医师带来困惑,因为多数患者从胃至直肠均有可能出现息肉,过多的肠切除术可能带来营养方面的问题,而且多数情况下并不能彻底解决问题。随着内镜(包括小肠镜)下检查治疗技术的发展,再加上本病的息肉病变范围广泛,很难一次性彻底治愈,目前外科手术仅限用于内镜下无法治疗的息肉或者处理相关的并发症。手术治疗的目的在于解除临床症状而不是根治,故对较大的孤立息肉可行息肉摘除,对密集于某一肠段的息肉可做部分肠切除。手术应尽量多保留肠管的长度,以防日后需再次肠切除时致短肠综合征的发生。术后应坚持长期随访,定期行内镜随访监测可以提高患者的生存质量,并延长生存期。

因为关于 PJS 各种筛查模式的有效性数据有限,专家组的建议是综合了 PJS 的相关疾病的种类和相应的筛查手段来考虑的。PJS 患者应从 20 岁前开始,每 2～3 年接受一次结肠镜检查。对于乳腺癌的筛查,从 25 岁左右开始,每年应进行乳腺钼靶和乳腺 MRI 检查,每 6 个月进行一次临床的乳房检查。对于胃癌的筛查,应该从 20 岁前开始,每 2～3 年做一次上消化道内镜检查。对于小肠癌的筛查,小肠影像学检查建议从 8～10 岁开始,应该采用 CT 或 MRI 小肠成像或可视化胶囊内镜,并根据检查结果调整随访间隔,但至少每年一次直至 18 岁。之后可能每 2～3 年一次影像学检查(尽管这可能是个体化的),或者是根据症状来调整。对于胰腺癌的监测,从 30 岁初开始,应该每 1～2 年进行增强的磁共振胰胆管成像(magnetic resonance cholangiopancreatography,MRCP)或超声内镜(endoscopic ultrasonography,EUS)。对妇科肿瘤的筛查,从 18 岁到 20 岁左右开始,应该每年进行一次盆腔检查和巴氏涂片检查。经阴道超声检查也可以考虑。在男性中,应该从 10 岁左右开始每年进行一次睾丸检查并观察是否有女性化趋势。对于肺癌筛查,如果有必要,应该提供关于肺癌症状和戒烟的教育。目前还没有其他针对肺癌的具体建议[3]。

四、幼年性息肉病综合征的治疗

幼年性息肉病综合征是一种罕见的常染色体显性遗传的错构瘤性息肉病综合征,其特征是在整个胃肠道内存在多个幼年型错构瘤性息肉,其中以结肠和直肠最多见。JPS 患者胃肠道肿瘤的风险为 9%～50%,多为结肠癌,但是也有胃、上消化道和胰腺肿瘤的报道。满足以下任何一条即可诊断为 JPS:超过 5 个结直肠幼年性息肉;遍及胃肠道的多发幼年性息肉;任何数量的幼年性息肉和幼年性息肉家族史。在 50%～60% 的 JPS 患者中,能找到 SMAD4 或 BMPR1A 基因的胚系突变。大多数 SMAD4 致病性突变患者还常常伴发遗传性出血性毛细血管扩张症。

JPS 的治疗主要基于专家意见。由于 JPS 很罕见,建议转诊到专业的团队进行治疗。有 JPS 危险或高度怀疑 JPS 的患者,应在 15 岁时或出现首次症状时进行结肠镜和上消化道内镜检查[30]。确诊 JPS 后,还应检查整个胃肠道是否存在息肉。对于 JPS 患者,建议每 2～3 年复查一次结肠镜检查和上消化道内镜检查。对于发现了息肉的患者,应每年进行内镜检查,直到没有再发现息肉为止。息肉较少的 JPS 患者可以通过定期行内镜下息肉切除术来治疗[30,31]。无法通过内镜下治疗处理的结直肠幼年性息肉病可以考虑行全结肠切除术或次全结肠切除术。结肠手术时也可考虑行术中肠镜检查以评估小肠息肉[32]。胃息肉可以在内镜下治疗,有症状的(例如严重贫血)的胃息肉病可能需要行全(次全)胃切除术。

以下 JPS 患者可能需要进行预防性手术：①无法通过内镜处理的结直肠息肉病患者（体积过大，或息肉数目＞50～100 枚）；②严重的胃肠道出血或腹泻；③伴有不典型增生的幼年性息肉；④有强烈的 CRC 家族史的患者[31,33,34]。外科手术方式包括次全结肠切除术＋回肠直肠吻合术、全结肠切除术或全大肠切除术[33]。哪一种是最佳的手术方式，目前仍存在争议。由于残余直肠和储袋中息肉复发率高，因此术后仍需定期复查结肠镜[33]。

五、锯齿状息肉病综合征的治疗

锯齿状息肉包括增生性息肉、无蒂锯齿状腺瘤/息肉和传统的锯齿状腺瘤。锯齿状息肉在肠镜检查中更难发现，导致了大量的筛查间期癌症发生。这类息肉是癌前病变，可导致 1/3 左右的 CRC，应该和腺瘤一样处理。锯齿状息肉发展成癌的途径可能不同于腺瘤并且预后较差[3]。

根据 WHO 制定的 SPS 临床诊断标准，SPS 的定义为满足以下至少一项经验标准：①直肠近端有≥5 枚锯齿状病变/息肉，所有息肉大小均≥5 mm，其中 2 枚≥10 mm；②在整个大肠内分布有＞20 枚任何大小的锯齿状病变/息肉，其中≥5 枚位于直肠近端。最终的息肉计数中包括任何锯齿状病变/息肉的组织学亚型，息肉计数指的是多次结肠镜的累计数目。SPS 患者患结肠癌的风险增加，尽管关于具体发病风险的数据有限。一项回顾性研究发现中位随访 5.6 年(0.5～26.6 年)大约有 35% 的患者发展为 CRC[3]。

NCCN 指南建议对所有≥5 mm 的息肉均需行结肠镜下切除，并根据息肉大小和数量每 1～3 年复查一次。如果结肠镜下无法处理和/或随访条件不足或者是出现高级别不典型增生，则需要行手术治疗[3]。

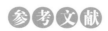

参考文献

[1] Deen K I, Silva H, Deen R, et al. Colorectal cancer in the young, many questions, few answers [J]. World J Gastrointest Oncol, 2016,8(6)：481 - 488.
[2] Venugopal A, Stoffel E M. Colorectal cancer in young adults [J]. Curr Treat Options Gastroenterol, 2019,17(1)：89 - 98.
[3] NCCN Clinical Practice Guidelines in Oncology (NCCN Guidelines ®), Genetic/Familial High-Risk Assessment：Colorectal, Version 2. 2019.
[4] Roncucci L, Pedroni M, Mariani F. Attenuated adenomatous polyposis of the large bowel：Present and future [J]. World J Gastroenterol, 2017,23(23)：4135 - 4139.
[5] Chittleborough T J, Warrier S K, Heriot A G, et al. Dispelling misconceptions in the management of familial adenomatous polyposis [J]. ANZ J Surg, 2017,87(6)：441 - 445.
[6] Church J M. Controversies in the surgery of patients with familial adenomatous polyposis and Lynch syndrome [J]. Fam Cancer, 2016,15(3)：447 - 451.
[7] Bülow S. Results of national registration of familial adenomatous polyposis [J]. Gut, 2003,52(5)：742 - 746.
[8] Church J M, McGannon E, Burke C, et al. Teenagers with familial adenomatous polyposis：what is their risk for colorectal cancer? [J]. Dis Colon Rectum, 2002,45(7)：887 - 889.
[9] Vasen H F, Moslein G, Alonso A, et al. Guidelines for the clinical management of familial adenomatous polyposis (FAP) [J]. Gut, 2008,57(5)：704 - 713.
[10] Kobayashi H, Ishida H, Ueno H, et al. Association between the age and the development of colorectal cancer in patients with

familial adenomatous polyposis: a multi-institutional study [J]. Surg Today, 2017,47(4): 470 – 475.

[11] McGrath D R, Spigelman A D. In the beginning there was colectomy: current surgical options in familial adenomatous polyposis [J]. Hered Cancer Clin Pract, 2004,2(4): 153 – 160.

[12] Warrier S K, Kalady M F. Familial adenomatous polyposis: challenges and pitfalls of surgical treatment [J]. Clin Colon Rectal Surg, 2012,25(2): 83 – 89.

[13] Heiskanen I, Järvinen H J. Occurrence of desmoid tumours in familial adenomatous polyposis and results of treatment [J]. Int J Colorectal Dis, 1996,11(4): 157 – 162.

[14] Durno C, Monga N, Bapat B, et al. Does early colectomy increase desmoid risk in familial adenomatous polyposis? [J]. Clin Gastroenterol Hepatol, 2007,5(10): 1190 – 1194.

[15] Sturt N J, Clark S K. Current ideas in desmoid tumours [J]. Fam Cancer, 2006,5(3): 275 – 285; discussion 287 – 278.

[16] Soravia C, Berk T, Madlensky L, et al. Genotype-phenotype correlations in attenuated adenomatous polyposis coli [J]. Am J Hum Genet, 1998,62(6): 1290 – 1301.

[17] 于恩达,徐晓东,孟荣贵. 家族性腺瘤性息肉病的临床特点及研究现状[J]. 第二军医大学学报,2006,27(4): 349 – 352.

[18] Friedl W, Caspari R, Sengteller M, et al. Can APC mutation analysis contribute to therapeutic decisions in familial adenomatous polyposis? [J]. Experience from 680 FAP families. Gut, 2001,48(4): 515 – 521.

[19] Guillem J G, Wood W C, Moley J F, et al. ASCO/SSO review of current role of risk-reducing surgery in common hereditary cancer syndromes [J]. J Clin Oncol, 2006,24(28): 4642 – 4660.

[20] Claes E, Renson M, Delespesse A, et al. Psychological implications of living with familial adenomatous polyposis [J]. Acta Gastroenterol Belg, 2011,74(3): 438 – 444.

[21] Barrow P, Khan M, Lalloo F, et al. Systematic review of the impact of registration and screening on colorectal cancer incidence and mortality in familial adenomatous polyposis and Lynch syndrome [J]. Br J Surg, 2013,100(13): 1719 – 1731.

[22] Lahat G, Nachmany I, Itzkowitz E, et al. Surgery for sporadic abdominal desmoid tumor: is low/no recurrence an achievable goal? [J]. Isr Med Assoc J, 2009,11(7): 398 – 402.

[23] Sturt N J, Phillips R K, Clark S K. High-dose tamoxifen and sulindac as first-line treatment for desmoid tumors [J]. Cancer, 2004,101(3): 652; author reply 653.

[24] Garbay D, Le Cesne A, Penel N, et al. Chemotherapy in patients with desmoid tumors: a study from the French Sarcoma Group (FSG) [J]. Ann Oncol, 2012,23(1): 182 – 186.

[25] Kemp Bohan P M, Mankaney G, Vreeland T J, et al. Chemoprevention in familial adenomatous polyposis: past, present and future [J]. Fam Cancer, 2021,20(44): 1 – 11.

[26] Middleton S B, Phillips R K. Surgery for large intra-abdominal desmoid tumors: report of four cases [J]. Dis Colon Rectum, 2000,43(12): 1759 – 1762; discussion 1762 – 1753.

[27] Win A K, Lindor N M, Young J P, et al. Risks of primary extracolonic cancers following colorectal cancer in lynch syndrome [J]. J Natl Cancer Inst, 2012,104(18): 1363 – 1372.

[28] Rodriguez-Bigas M A, Vasen H F, Pekka-Mecklin J, et al. Rectal cancer risk in hereditary nonpolyposis colorectal cancer after abdominal colectomy. International Collaborative Group on HNPCC [J]. Ann Surg, 1997,225(2): 202 – 207.

[29] Van Dalen R, Church J, McGannon E, et al. Patterns of surgery in patients belonging to amsterdam-positive families [J]. Dis Colon Rectum, 2003,46(5): 617 – 620.

[30] Howe J R, Ringold J C, Hughes J H, et al. Direct genetic testing for Smad4 mutations in patients at risk for juvenile polyposis [J]. Surgery, 1999,126(2): 162 – 170.

[31] Scott-Conner C E, Hausmann M, Hall T J, et al. Familial juvenile polyposis: patterns of recurrence and implications for surgical management [J]. J Am Coll Surg, 1995,181(5): 407 – 413.

[32] Rodriguez-Bigas M A, Penetrante R B, Herrera L, et al. Intraoperative small bowel enteroscopy in familial adenomatous and familial juvenile polyposis [J]. Gastrointest Endosc, 1995,42(6): 560 – 564.

[33] Oncel M, Church J M, Remzi F H, et al. Colonic surgery in patients with juvenile polyposis syndrome: a case series [J]. Dis Colon Rectum, 2005,48(1): 49 – 55; discussion 55 – 46.

[34] Brosens L A, van Hattem A, Hylind L M, et al. Risk of colorectal cancer in juvenile polyposis [J]. Gut, 2007,56(7): 965 – 967.

第 24 章

早发性散发性结直肠癌的治疗

杨阳,金黑鹰,高显华

早发性结直肠癌通常是指发病年龄≤50 岁的结直肠癌。根据是否存在相关基因的致病性胚系突变,EOCRC 又可以分为遗传性 EOCRC 和散发性 EOCRC。目前,各大临床指南并未将发病年龄作为一个判定标准来指导 CRC 的治疗,所以,散发性 EOCRC 和 LOCRC 的治疗方案是基本相同的。但是,大量的文献表明临床医生对 EOCRC 的治疗态度更为积极。与 LOCRC 患者相比,散发性 EOCRC 患者接受了更多的手术治疗、放化疗和靶向治疗。但是,这种更加积极的治疗能否带来生存获益? 目前仍存在争议。转移性 EOCRC 患者行原发性肿瘤切除的比例更高,但是却没有提高生存率。总体来说,不建议对散发性 EOCRC 患者采用更积极的手术治疗、更大的手术范围、(新)辅助治疗和靶向治疗。但也要综合考虑以下因素:散发性 EOCRC 患者能耐受更强烈的放化疗和 FOLFIRIOX 三药联合化疗;将奥沙利铂加入标准放化疗中似乎可以延长 60 岁以下局部晚期直肠癌患者的生存时间;散发性 EOCRC 患者肿瘤组织 MSI - H 的发生率更高,所以可能从免疫治疗中获益更多。

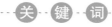

散发性早发性结直肠癌;手术治疗;放射治疗;化学治疗;靶向治疗;免疫治疗

结直肠癌是我国最常见的恶性肿瘤之一。近年来,在全世界范围内,随着 CRC 筛查工作的普遍开展,晚发性结直肠癌呈逐年下降趋势,但是早发性结直肠癌却呈逐渐上升趋势。临床上,EOCRC 通常是指发病年龄≤50 岁的 CRC。根据是否存在相关基因的致病性胚系基因突变,EOCRC 又可以分为遗传性 EOCRC 和散发性 EOCRC。在第 25 章中,我们简要介绍了遗传性 EOCRC 的治疗;在这一章,我们将针对散发性 EOCRC 的治疗做一简要综述,重点阐述散发性 EOCRC 和 LOCRC 治疗的异同。总体来说,散发性

EOCRC 和 LOCRC 的治疗是基本相同的，也是以手术切除为主的多学科综合性治疗，包括手术治疗、放化疗、靶向治疗和免疫治疗等多种治疗方式。

一、手术治疗

散发性 EOCRC 通常行标准的节段性的结肠切除术或直肠癌根治切除术，而遗传性 EOCRC 则常常需要行（次）全结肠切除术或（次）全大肠切除术。Karlitz 等人回顾性分析了 2011—2012 年在美国路易斯安那州接受手术的 2 427 名 CRC 患者的临床病理资料，其中 EOCRC 患者 274 名[1]。结果显示：有 6.8% 的 EOCRC 患者接受了扩大结肠切除术，包括（次）全结肠切除术和（次）全大肠切除术；年龄≤45 岁、合并息肉病、同时性/异时性大肠多原发癌和炎症性肠病是 EOCRC 患者行扩大结肠切除术的危险因素[1]。散发性 EOCRC 患者均未行扩大结肠切除术。所以，临床上倾向于对具有明显的相关高风险特征（息肉病、IBD 和多原发癌）的患者进行扩大结肠切除术；散发性 EOCRC 患者一般不行扩大结肠切除术。但是，必须注意那些看似没有高风险特征的患者，仍有可能是林奇综合征[1]。因此，对 EOCRC 患者，建议详细收集个人史和家族史，并在术前进行微卫星不稳定性检测和遗传性结直肠癌相关基因的胚系突变检测，排除了遗传性结直肠癌的可能性之后，再行传统的节段性结肠切除术。

转移性 EOCRC 患者行原发灶切除的概率明显高于 LOCRC 患者。Abdelsattar 等人[2]的一项研究表明纳入了美国 SEER 数据库 1998—2011 年期间的 258 024 例 CRC 患者，其中 EOCRC 患者 37 847 例。研究结果显示，转移性 EOCRC 患者比转移性 LOCRC 患者接受了更多的原发肿瘤切除术（72% vs. 63%，$P<0.001$）[2]。Hu 等人回顾性分析了美国 SEER 数据库 1988—2010 年的 64 157 例 CRC，其中，转移性 EOCRC 患者 8 772 例[3]。结果显示，转移性 EOCRC 患者行原发性肿瘤切除的比例更高（68.4% vs. 67.3%）；然而，他们也发现更多的原发灶切除并不一定能提高生存率[3]。

二、放疗和化疗

大量的回顾性研究结果显示，散发性 EOCRC 患者接受放化疗的概率显著高于 LOCRC 患者。Poles 等人[4]将 1998—2011 年美国国家癌症数据库中的 CRC 患者分为儿童期 CRC（≤21 岁）、EOCRC（22～50 岁）和 LOCRC（>50 岁），共纳入了 918 名儿童期 CRC 患者、157 779 名 EOCRC 患者和 1 304 085 名 LOCRC 患者[4]。EOCRC 患者接受了更多的放射治疗（18.6% vs. 9.2%）和化疗（38.2% vs. 22.7%）[4]。Georgiou 等人回顾性分析了 2009 年 1 月至 2014 年 12 月之间诊断的 241 例 EOCRC 患者，其中，Ⅱ、Ⅲ 和 Ⅳ 期 CRC 的比例分别为 11%、50% 和 39%。在接受根治性手术的 Ⅱ 期和 Ⅲ 期 CRC 患者中，有60%和88%接受了术后辅助化疗,其5年无复发生存率分别为82%和74%。在123例转移性EOCRC患者中,分别有93%、63%、33%和12%的EOCRC患者接受了1线、2线、3线和4线全身抗癌治疗。对于1线全身抗癌治疗,有99%的人接受了两药化疗。转移性EOCRC患者的中位总生存期为20.1个月(95%CI:15.9~23.2)。年龄小和印戒细胞癌患者的生存时间短,而更多的全身抗癌治疗和根治性切除转移灶则可延长生存时间[5]。Kolarich等人[6]回顾性分析了美国国家癌症数据库中2004—2014年期间行根治性手术切除的Ⅰ~Ⅲ期的43 106例直肠癌患者,其中EOCRC患者9 126例,LOCRC患者33 980例。EOCRC患者诊断时肿瘤分期更晚,并且转诊到学术中心/综合中心接受治疗的比例更高[6]。虽然NCCN指南不推荐Ⅰ期直肠癌行放射治疗,但是EOCRC患者行放射治疗的比例更高[6]。在EOCRC患者中,Ⅱ和Ⅲ期直肠癌的新辅助放化疗与总体生存获益无关[6]。Abdelsattar等人[2]的一项研究表明纳入了美国SEER数据库1998—2011年的258 024例CRC患者,其中EOCRC患者37 847例。研究结果显示,EOCRC患者比LOCRC患者接受了更多的放射治疗(53% vs. 48%,$P < 0.001$)[2]。Kneuertz等[7]也观察到EOCRC患者在所有阶段均接受更多的治疗;但是,与LOCRC患者相比,其生存率获益很小。

德国的CAO/ARO/AIO‑04直肠癌临床试验表明,在标准的基于5‑FU的术前新辅助放化疗和术后辅助化疗中,加入奥沙利铂可显著提高局部晚期直肠癌患者的3年无瘤生存率;但是,在老年结肠癌患者中使用奥沙利铂作为辅助治疗仍存在争议[8]。Hofheinz等人[8]对该临床试验进行了事后分析,共纳入1 232例直肠癌患者,其中年龄<60岁的直肠癌患者468例。各年龄组之间的患者和肿瘤特征无差异,毒性模式、放化疗剂量强度和手术结果均相似。在平均随访50个月后,对于60岁以下的患者,在基于5‑FU的新辅助放化疗和辅助化疗中,加入奥沙利铂可以显著改善患者的局部复发率($P < 0.013$)和全身复发率($P < 0.023$)、无瘤生存时间[(disease-free survival, DFS),$P < 0.011$]和总生存时间($P < 0.044$)。STEPP分析显示,与70岁以上的患者相比,40~70岁患者使用奥沙利铂治疗的DFS获益更大。因此,作者得出结论,奥沙利铂的添加可显著改善60岁以下晚期直肠癌患者的DFS和OS,但对70岁以上的患者无益[8]。

另外,只有EOCRC患者才使用FOLFIRIOX三药联合化疗。这种做法很可能反映了散发性EOCRC患者对更强烈治疗方案和更多治疗的耐受能力。目前仍缺乏按年龄分组比较三药联合化疗和两药联合化疗在散发性EOCRC患者中疗效的研究。

三、靶向治疗和免疫治疗

与放化疗相似,散发性EOCRC患者的靶向治疗也更积极,接受靶向治疗的比例也显著高于LOCRC患者。Georgiou等人回顾性分析了2009年1月至2014年12月之间诊断的123例转移性EOCRC患者,有93%的患者接受了一线的全身治疗。在接受一线全身治疗的患者中,57%的患者接受了贝伐单抗或抗 EGFR 抗体治疗[5]。Rho 等[9]联合 6 个国际三级癌症中心进行了一项回顾性研究,纳入 2003 年 6 月至 2014 年 6 月期间的 EOCRC(18～44 岁)和 LOCRC(>44 岁)498 例患者,包括 224 例 EOCRC 和 274 例 LOCRC。在诊断时,137 例(61.2%)EOCRC 和 122 例(44.5%)LOCRC 为转移性 CRC。两组的总体治疗模式是相似的,但是 EOCRC 组患者接受了更多的生物靶向治疗[9]。除肿瘤部位(左半/右半)以外,目前尚不清楚癌症的发病年龄是否与抗 EGFR 药物的耐药性有关[10]。

由于散发性 EOCRC 患者肿瘤组织 MSI-H 的概率高于 LOCRC 患者,所以散发性 EOCRC 患者可能会从抗 PD-1/PD-L1 的免疫治疗中获益更多。Ak 等人检测了 36 例散发性 EOCRC 患者肿瘤的 MSI 状态,发现 15 例肿瘤(41.7%)为 MSI,另外 21 例肿瘤 (58.3%)为 MSS[11]。Siddique 等人检测了 30 例 EOCRC 患者(年龄≤45 岁)和 30 例 LOCRC 患者(年龄>45 岁)的 MSI 状态。在 60%(18/30)的 EOCRC 病例中观察到 MSI,其中 40% 为 MSI-H,20% 为 MSI-L;在 LOCRC 病例中,46.7% 为 MSI,其中 23.3% 为 MSI-H,23.3% 为 MSI-L。EOCRC 组 MSI-H 的概率高于 LOCRC 组(40% vs. 23.3%),但是两组的差异没有达到统计学意义[12]。

四、小结

大量的文献描述了临床医生和外科医生对散发性 EOCRC 的治疗态度更为积极,尤其是Ⅲ期和Ⅳ期 EOCRC[7,13]。与 LOCRC 患者相比,散发性 EOCRC 患者接受了更多的手术治疗、放化疗和靶向治疗。但是,这种更加积极的治疗能否带来生存获益?目前仍存在争议[7]。转移性 EOCRC 患者行原发性肿瘤切除的比例更高,但是却没有提高生存率。目前,各大临床指南并未将发病年龄作为一个判定标准来指导 CRC 的治疗。迄今为止,根据全球主要肿瘤学会的建议,EOCRC 和 LOCRC 患者的治疗选择是相同的[14-16]。

所以,总的来说,不建议在散发性 EOCRC 患者中采用更积极的手术治疗、更大的手术范围、(新)辅助治疗和靶向治疗,因为这可能导致过度治疗[7,17-20]。但是,为散发性 EOCRC 患者选择治疗方案时,也需要综合考虑以下因素:散发性 EOCRC 患者能耐受更强烈的放化疗和 FOLFIRIOX 三药联合化疗;将奥沙利铂加入标准放化疗中似乎可以改善 60 岁以下患者的 DFS 和 OS;EOCRC 患者肿瘤组织 MSI-H 的发生率更高,可能会从抗 PD-1/PD-L1 的免疫治疗中获益更多。

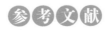

[1] Karlitz J J, Sherrill M R, DiGiacomo D V, et al. Factors associated with the performance of extended colonic resection vs. Segmental resection in early-onset colorectal cancer: A population-based study [J]. Clin Transl Gastroenterol, 2016, 7: e163.

[2] Abdelsattar Z M, Wong S L, Regenbogen S E, et al. Colorectal cancer outcomes and treatment patterns in patients too young for

average-risk screening [J]. Cancer, 2016,122(6): 929 - 934.

[3] Hu C Y, Bailey C E, You Y N, et al. Time trend analysis of primary tumor resection for stage iv colorectal cancer: Less surgery, improved survival [J]. JAMA Surg, 2015,150(3): 245 - 251.

[4] Poles G C, Clark D E, Mayo S W, et al. Colorectal carcinoma in pediatric patients: A comparison with adult tumors, treatment and outcomes from the national cancer database [J]. J Pediatr Surg, 2016,51(7): 1061 - 1066.

[5] Georgiou A, Khakoo S, Edwards P, et al. Outcomes of patients with early onset colorectal cancer treated in a uk specialist cancer center [J]. Cancers (Basel), 2019,11(10): 1558.

[6] Kolarich A, George T J, Jr., Hughes S J, et al. Rectal cancer patients younger than 50 years lack a survival benefit from nccn guideline-directed treatment for stage ii and iii disease [J]. Cancer, 2018,124(17): 3510 - 3519.

[7] Kneuertz P J, Chang G J, Hu C Y, et al. Overtreatment of young adults with colon cancer more intense treatments with unmatched survival gains [J]. Jama Surgery, 2015,150(5): 402 - 409.

[8] Hofheinz R D, Arnold D, Fokas E, et al. Impact of age on the efficacy of oxaliplatin in the preoperative chemoradiotherapy and adjuvant chemotherapy of rectal cancer: A post hoc analysis of the cao/aro/aio-04 phase iii trial [J]. Ann Oncol, 2018,29(8): 1793 - 1799.

[9] Rho Y S, Gilabert M, Polom K, et al. Comparing clinical characteristics and outcomes of young-onset and late-onset colorectal cancer: An international collaborative study [J]. Clin Colorectal Cancer, 2017,16(4): 334 - 342.

[10] Boeckx N, Koukakis R, de Beeck K O, et al. Primary tumor sidedness has an impact on prognosis and treatment outcome in metastatic colorectal cancer: Results from two randomized first-line panitumumab studies [J]. Ann Oncol, 2017,28(8): 1862 - 1868.

[11] Ak S, Tunca B, Yilmazlar T, et al. Microsatellite instability status affects gene expression profiles in early onset colorectal cancer patients [J]. J Surg Res, 2013,185(2): 626 - 637.

[12] Siddique S, Tariq K, Rafiq S, et al. Sporadic early onset colorectal cancer in pakistan: A case-control analysis of microsatellite instability [J]. Asian Pac J Cancer Prev, 2016,17(5): 2587 - 2592.

[13] Khan S A, Morris M, Idrees K, et al. Colorectal cancer in the very young: A comparative study of tumor markers, pathology and survival in early onset and adult onset patients [J]. J Pediatr Surg, 2016,51(11): 1812 - 1817.

[14] Benson A B, III, Venook A P, Cederquist L, et al. Colon cancer, version 1. 2017 clinical practice guidelines in oncology [J]. J Natl Compr Canc Netw, 2017,15(3): 370 - 398.

[15] Van Cutsem E, Cervantes A, Nordlinger B, et al. Metastatic colorectal cancer: Esmo clinical practice guidelines for diagnosis, treatment and follow-up [J]. Ann Oncol, 2014,25: 1 - 9.

[16] Yoshino T, Arnold D, Taniguchi H, et al. Pan-asian adapted esmo consensus guidelines for the management of patients with metastatic colorectal cancer: A jsmo-esmo initiative endorsed by csco, kaco, mos, sso and tos [J]. Ann Oncol, 2018,29(1): 44 - 70.

[17] Alberts S R, Sargent D J, Nair S, et al. Effect of oxaliplatin, fluorouracil, and leucovorin with or without cetuximab on survival among patients with resected stage iii colon cancer: A randomized trial [J]. JAMA, 2012,307(13): 1383 - 1393.

[18] Allegra C J, Yothers G, O'Connell M J, et al. Phase iii trial assessing bevacizumab in stages ii and iii carcinoma of the colon: Results of nsabp protocol c - 08 [J]. J Clin Oncol, 2011,29(1): 11 - 16.

[19] de Gramont A, Van Cutsem E, Schmoll H J, et al. Bevacizumab plus oxaliplatin-based chemotherapy as adjuvant treatment for colon cancer (avant): A phase 3 randomised controlled trial [J]. Lancet Oncol, 2012,13(12): 1225 - 1233.

[20] Taieb J, Balogoun R, Le Malicot K, et al. Adjuvant folfox plus/-cetuximab in full ras and braf wildtype stage iii colon cancer patients [J]. Ann Oncol, 2017,28(4): 824 - 830.

第 25 章

早发性结直肠癌的预后和随访监测

金黑鹰,刘建磊,高显华

　　早发性结直肠癌通常是指诊断年龄<50 岁的结直肠癌。目前,关于 EOCRC 患者的预后是否比晚发性结直肠癌患者差,尚未达成共识。有些研究认为 EOCRC 患者和 LOCRC 患者的生存时间没有显著的差异;也有些研究认为尽管 EOCRC 患者的肿瘤分期偏晚,但是预后仍然优于 LOCRC 患者;也有一些研究认为 EOCRC 的侵袭性强,预后差。EOCRC 患者预后的不一致性,可能与所选择病例的年龄、性别、遗传性 EOCRC 患者的比例、肿瘤分期、治疗方案、治疗强度和随访监测不同有关。目前发表的回顾性研究,尚未能证实 EOCRC 患者的预后与 LOCRC 患者相比是否存在差异。为了得出一个相对比较准确的结论,首先要统一 EOCRC 的定义;其次要对散发性 EOCRC 和遗传性 EOCRC 分别进行研究;还要对 EOCRC 内部不同年龄组之间的差异进行研究。EOCRC 患者术后的随访监测与 LOCRC 患者基本一致,现有的证据不推荐对散发性 EOCRC 患者进行比 LOCRC 患者更多的监测。但是,EOCRC 患者可能需要更频繁的结肠镜检查,建议根据发病年龄、是否伴发进展期腺瘤、家族史和是否存在致病性胚系基因突变,制定个体化的结肠镜监测方案。

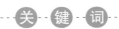

　　早发性结直肠癌;预后;随访;监测

　　目前,关于 EOCRC 患者的预后是否比 LOCRC 患者差,尚未达成共识。有些研究认为 EOCRC 患者和 LOCRC 患者的生存时间没有显著的差异[1,2];也有些研究认为尽管 EOCRC 患者的肿瘤分期偏晚,但是预后仍然优于 LOCRC 患者[3];也有一些研究认为 EOCRC 的侵袭性强,预后差[4]。但是,目前发表的相关文献大多数是回顾性研究,样本量小,选择偏倚较大。EOCRC 患者预后的不一致性,可能与病例的选择有关,比如患者的年龄(年龄特别小的患者预后较差[5,6])、性别、遗传性 EOCRC 患者的比例(林奇综合征预后较好)、肿瘤分期、治疗方案、治疗强度和随访监测的不同有关。

一、预后

Yeo 等人[5]的研究结果显示,40 岁以下 CRC 患者的 5 年生存率比 40 岁以上 CRC 患者短(59.4% vs. 61.1%),而且年轻患者的局部复发率和远处转移率也更高。Chang 等人[2]对美国斯坦福大学 2000—2010 年的 55 例散发性 EOCRC(≤40 岁)和 73 例 LOCRC(>40 岁)患者的回顾性研究显示,EOCRC 组具有预后不良的相关组织学特征,EOCRC 组术后远处转移率(45% vs. 25%,$P=0.014$)和局部复发率(15% vs. 0%,$P=0.001$)均更高,但是两组的无复发生存率($P=0.28$)和总生存率($P=0.73$)相似[2]。Abdelsattar 等人的一项研究纳入了美国 SEER 数据库 1998—2011 年的 258 024 例 CRC 患者,其中 EOCRC 患者 37 847 例[3]。研究结果显示,尽管 EOCRC 患者的肿瘤分期更晚,但是他们的肿瘤特异性生存时间优于 LOCRC 患者(HR=0.77,$P<0.001$)[3]。但是,Rho 等人的研究结果却显示,转移性 EOCRC 患者一线治疗后的无进展生存时间(progression-free survival,PFS)比 LOCRC 患者短[4]。

Mauri 等人进行了一项有关 EOCRC 的系统评价,共检索到 37 篇比较 EOCRC 和 LOCRC 预后的文章,发现不同文献的研究结果存在较大差异,甚至完全相反[7]。一些研究表明 EOCRC 预后较差;另一些研究则支持 EOCRC 的预后和 LOCRC 类似;还有一些研究甚至认为 EOCRC 的预后优于 LOCRC(表 25-1)[7-11]。

表 25-1 发表的英文文献中 EOCRC 和 LOCRC 患者的预后比较[7]

第一作者(发表年份)	数据来源	肿瘤分期	年龄组(岁)	预后
Kneuertz 等(2015)[8]	NCDB	Ⅱ期	18~49	5 年 ARR,0.72(0.58~0.88)
			65~75	
		Ⅱ期	18~49	5 年 ARR,0.90(0.69~1.17)
			65~75	
		Ⅲ期	18~49	5 年 ARR,0.89(0.81~0.97)
			65~75	
		Ⅳ期	18~49	5 年 ARR,0.84(0.79~0.90)
			65~75	
McMillan 等(2009)[12]	医院记录	所有分期	<45	10 年 CSS,$P=0.275$

（续表）

第一作者（发表年份）	数据来源	肿瘤分期	年龄组（岁）	预后	
			>45		
Khan 等（2016）[13]	医院记录	所有分期	<30	5 年 DSS，$P<0.0001$	
			>50		
Shen 等（2018）[14]	医院记录	Ⅰ～Ⅲ期	<35	5 年 OS，$P=0.0013$a	
			>35		
O'Connell 等（2004a）[15]	SEER （1991—1999）	Ⅰ期	<40	CSS，$P=$NSS	
			60～80		
		Ⅱ期	<40	CSS，$P=0.01$	
			60～80		
		Ⅲ期	<40	CSS，$P=$NSS	
			60～80		
		Ⅳ期	<40	CSS，$P<0.0001$	
			60～80		
Sultan 等（2010）[16]	SEER （1973—2005）	所有分期	<20	OS，$P<0.001$	
			>20		
You 等（2012）[17]	医院记录	Ⅰ期	<50	5 年 CSS，$P=$NSS	
			>65		
		Ⅱ期	<50	5 年 CSS，$P=0.012$	
			>65		
		Ⅲ期	>65	5 年 CSS，$P=$NSS	
			<50		
		Ⅳ期	<50	5 年 CSS，$P=$NSS	
			>65		
Wang 等（2015a）[11]	SEER （1973—2011）/LC（1972—2009）	Ⅰ期	<50	CSS，$P<0.001$	
			>50		

（续表）

第一作者（发表年份）	数据来源	肿瘤分期	年龄组（岁）	预后
		Ⅱ期	<50	CSS，$P<0.001$
			>50	
		Ⅲ期	<50	CSS，$P<0.001$
			>50	
		Ⅳ期	<50	CSS，$P<0.001$
			>50	
Wang 等（2015b）[18]	SEER （1988—2011）	Ⅰ期	<50	CSS，$P<0.001$
			>50	
		Ⅱ期	<50	CSS，$P<0.001$
			>50	
		Ⅲ期	<50	CSS，$P<0.001$
			>50	
		Ⅳ期	<50	CSS，$P<0.001$
			>50	
Quah 等（2007）[19]	医院记录	Ⅰ～Ⅲ期	<40	5 年 DSS，$P=0.43$
			>40	
Murata 等（2016）[20]	医院记录	Ⅰ～Ⅲ期	<40	5 年 OS，$P=0.93$
			≥40	
Vatandoust 等（2016）[10]	SAMCRC 数据库	Ⅳ期	<40	mOS，HR 0.81（0.56～1.16）
			>40	
Kolarich 等（2018）[9]	NCDB	Ⅰ期	<50	5 年 OS，$P<0.001$
			>50	
		Ⅱ期	<50	5 年 OS，$P<0.001$
			>50	
		Ⅲ期	<50	5 年 OS，$P<0.001$
			>50	

（续表）

第一作者（发表年份）	数据来源	肿瘤分期	年龄组（岁）	预后	
Rodriguez 等（2018）[21]	加拿大安大略省登记处	Ⅰ～Ⅲ期	＜40	5 年 OS，P＜0.001	
			＞60		
Orsini 等（2015）[22]	荷兰癌症登记处	Ⅰ～Ⅲ期	＜40	死亡的 RER 0.82（0.71～0.94）	
			＞40		
Damodaran 等（2016）[23]	医院记录	Ⅱ～Ⅲ期	≤40	5 年 CSS，P＝NSS	
			＞40		
Blanke 等（2011）[24]	临床试验	Ⅳ期	＜40 ＞40 ＜50 ＞50	mOS，P＝0.61 mOS，P＝0.48	
Hubbard 等（2012）[25]	临床试验	Ⅱ期	＜40 ＞40	OS，P＜0.01	
		Ⅲ期	＜40 ＞40	OS，P＜0.01	
Shida 等（2018）[26]	医院记录	Ⅳ期	＜40 ＞40	5 年 OS，P＝0.042	
Haleshappa 等（2017）[27]	医院记录	所有分期	＜40 ＞40	mOS，P＝0.002 9	
Pokharkar 等（2017）[28]	医院记录	所有分期	＜45 ＞45	3 年 OS，P＝0.302	
Chou 等（2017）[29]	中国台湾癌症登记处	所有分期	＜40 41～70	10 年 CRC 相关死亡率，P＜0.001	
Chandrasinghe 等（2017）[30]	医院记录	所有分期	＜50 ＞70	5 年 OS，P＝0.03	
Rho 等（2017）[4]	医院记录	所有分期	18～44 ＞44	死亡率，HR 1.53（0.91～2.58）	
Zhao 等（2017）[31]	医院记录	Ⅰ～Ⅲ期	≤35 ＞35	5 年 OS，P＝0.010	
Manjelievskaia 等（2017）[32]	US MHS 数据库	Ⅰ期	18～49 50～64	5 年生存率，HR 0.29（0.13～0.62）b	
		Ⅱ期	18～49 50～64	5 年生存率，HR 0.59（0.31～1.14）b	

（续表）

第一作者（发表年份）	数据来源	肿瘤分期	年龄组（岁）	预后
		Ⅲ期	18~49 50~64	5年生存率，HR 0.01（0.01~0.89）[b]
		Ⅳ期	18~49 50~64	5年生存率，HR 0.47（0.22~0.98）[b]
		Ⅰ~Ⅳ期	18~49 50~64	5年生存率，HR：NSS[c]
Boyce 等（2016）[33]	NSW 癌症登记处	所有分期	<50 >50	5年CSS，$P<0.001$
Kim 等（2016）[34]	医院记录	Ⅰ期	22~45 56~75	5年CSS，$P=0.188$
			22~45 56~75	5年CSS，$P=0.771$
			22~45 56~75	5年CSS，$P=0.087$
			22~45 56~75	5年CSS，$P=0.142$
Abdelsattar 等（2016）[3]	SEER（1998—2011）	Ⅰ~Ⅱ期	<50 >50	5年CSS，$P<0.001$
		Ⅲ~Ⅳ期	<50 >50	5年CSS，$P<0.001$
		Ⅳ期	<50 >50	5年CSS，$P<0.001$
Fu 等（2014）[35]	医院记录	Ⅰ~Ⅲ期	≤35 >35	10年OS，$P=$NSS
		Ⅳ期	≤35 >35	10年OS，$P=0.046$
Li 等（2014）[36]	SEER（1988—2003）	Ⅰ~Ⅲ期	≤40 >40	5年CSS，$P<0.001$
Hawk 等（2015）[37]	SEER（1973—2008）	Ⅳ期	<50 >50	OS，HR 0.725（0.703~0.749）
Fu 等（2013）[38]	医院记录	Ⅰ~Ⅱ期	≤30 >30	10年OS，$P=0.899$
		Ⅲ~Ⅳ期	≤30 >30	10年OS，$P=0.024$
Yang 等（2012）[39]	医院记录	所有分期	≤44 >44	10年OS，$P=$NSS

(续表)

第一作者（发表年份）	数据来源	肿瘤分期	年龄组（岁）	预后	
Chou 等（2011）[40]	医院记录	所有分期	≤40 ≥80	5 年 CSS，$P<0.001$	
Josifovski 等（2004）[41]	医院记录	所有分期	<40 >65	5 年 OS，$P=0.053$	
Lieu 等（2014）[6]	临床试验	Ⅳ期	≈18[d] ≈57～61[d]	+19％死亡风险 +22％ PD 风险	

注：所纳入的研究均于 2000 年后发表，随访时间超过 2 年，并考虑将 50 岁作为 EOCRC 的年龄上限。

颜色代码：绿色，预后较好；黄色，EOCRC 和 LOCRC 的预后相似；红色，预后较差。

ARR，调整后的相对风险；CSS，癌症特异性存活率；DSS，特定疾病生存期；HR，危险比；mOS，中位总生存时间；NSS，无统计学意义；NSW，新南威尔士州；NCDB，美国国家癌症数据库；OS，总生存时间；PD，疾病进展；RER，相对超额风险；SAMCRC，南澳大利亚转移性结直肠癌研究；SEER，美国的监视、流行病学和最终结果计划。

a. 仅在女性和年轻的大肠癌患者中观察到更差的 5 年 OS。
b. 仅接受手术治疗的患者。
c. 接受手术和术后化疗的患者。
d. 没有可用的年龄界值；年龄使用连续变量而不是使用指定的临界点。

　　通过观察上述表格（表 25 - 1）中的 37 项研究，我们可以发现，不同文献中关于 EOCRC 的年龄定义存在较大的差异。而即使是<50 岁的 EOCRC 内部，不同年龄段之间的预后也存在较大的差异。据报道，CRC 患者越年轻，预后越差。英国的 Georgiou 等回顾性分析了 2009 年 1 月至 2014 年 12 月期间的 241 例 EOCRC 患者，发现年轻的患者总生存时间短[42]。在比较 30 岁以下和 50 岁以上 CRC 患者生存率的研究中，观察到 30 岁以下患者的生存率更低[6,13,16]。诊断年龄<35 岁的 EOCRC 患者预后较差，这可能与他们更具侵袭性的生物学特征和不同的分子机制有关[7,13,31,43,44]。一项包括 9 个转移性 CRC 相关的Ⅲ期临床试验的回顾性研究表明，与 50 岁以上的患者相比，诊断时<40 岁患者的 PFS 和 OS 更短，缓解率更低[24]。Poles 等人[45]将 1998 年至 2011 年美国国家癌症数据库中的 CRC 患者分为儿童期 CRC（≤21 岁）、EOCRC（22～50 岁）和 LOCRC（>50 岁），共纳入了 918 名儿童期 CRC 患者、157 779 名 EOCRC 患者和 1 304 085 名 LOCRC 患者[45]。研究发现，与 EOCRC 相比，儿童期 CRC 和 LOCRC 的 5 年总生存率更短。年龄≤21 岁是结肠癌和直肠癌患者死亡率的重要预测指标（结肠癌：HR=1.22；直肠癌：HR=1.69）。作为 EOCRC 组内的一部分，发病年龄≤21 岁的儿童期 CRC 的预后更差，这可能是因为儿童期 CRC 具有侵袭性的肿瘤组织学特征和生物学行为而引起的[45]。从 1973 年到 2005 年，LOCRC 的生存时间有所改善，而儿童和青少年 CRC 的生存状况却没有改善[16]。

　　最近，Lieu 等人将年龄视为连续变量，而不是预先设定的临界值，并对 24 项一线转移性 CRC 的临床试验结果进行汇总[6]。他们对 OS 的单变量 COX 分析结果显示，年龄是 OS 的重要预测指标（$P<0.001$）[6]。OS 风险与年龄的关系图呈 U 形分布（$P<0.001$），

年龄最小的患者的生存率比中年患者低。具体而言,与大约 57 岁的患者(参考年龄与最低风险相关)相比,最年轻的患者(接近 18 岁的患者)随访期间死亡风险增加了 19%(95%CI:7%～33%),而年龄最大的患者(接近 90 岁的患者)的死亡风险增加了 42%(95%CI:31%～54%),而极端年龄之间的风险增加较小[6]。PFS 的单变量 COX 分析结果与 OS 相似($P<0.001$)[6]。与年龄约 61 岁的患者相比(进展或死亡的风险最小),最年轻的患者(年龄在 18 岁附近的患者)的进展或死亡风险增加了 22%(95%CI:10%～35%),而年龄最大的患者(90 岁左右)仅增加了 15%(95%CI:7%～24%)[6]。现有数据表明,30 岁以下患者的生存最差,而 40 岁至 50 岁之间的患者与 50 岁以上的患者相比则相当甚至更好[7]。

二、随访监测

　　EOCRC 患者术后的随访监测(包括体格检查、直肠指诊、CEA、CA199、结肠镜检查、胸部 CT 平扫、腹部增强 CT、肝脏 MRI 增强和盆腔 MRI 增强等),与 LOCRC 患者基本一致[46,47]。根据 2020 年版的 NCCN 结肠癌临床实践指南[46],建议在术后 1 年左右进行结肠镜检查(如果术前因梗阻性病变而未能检查全部结肠,则建议在术后 3～6 个月进行结肠镜检查)。通常建议在 3 年后再进行一次结肠镜检查,然后每 5 年进行一次[46]。除非后续结肠镜检查发现了进展期腺瘤(绒毛息肉、息肉直径>1 cm 或重度不典型增生,在这种情况下应在 1 年内复查结肠镜检查)[48]。也有学者提出,EOCRC 患者可能需要更频繁的结肠镜检查[46]。

　　有多位学者提出,应当根据是否伴发息肉或者进展期腺瘤,为 EOCRC 患者制定个性化的结肠镜监测方案。Kim 等人[49]回顾性分析了 2006.1—2010.12 接受根治性切除术的 569 例 CRC 患者(EOCRC 组 95 例,LOCRC 组 474 例),比较 EOCRC 和 LOCRC 患者在术后结肠镜监测期间异时性进展期腺瘤的发生率。从手术到出现异时性进展期腺瘤的平均时间间隔,EOCRC 组为 99.2±3.7 个月,LOCRC 组为 84.4±2.5 个月($P=0.03$)[49]。在多变量分析中,年龄(OR 3.56;$P=0.04$)和大肠癌家族史(OR 2.66;$P=0.008$)与异时性进展期腺瘤的出现有关[49]。既没有 CRC 家族史又没有在结肠镜检查中发现高风险的年轻患者,在随访期间均未出现进展期腺瘤[49]。Kim 等人认为 CRC 的年龄和家族史是 CRC 根治术后进展期腺瘤发生的独立危险因素,建议按照年龄调整结肠镜的随访监测[49]。

　　Perea Garcia 等人[50]对 119 例 EOCRC 患者进行了至少 7 年的随访,在诊断前、诊断时或者随访过程中,有 56 例(47%)未发现息肉(非息肉组),而 63 例(53%)出现了息肉(息肉组)。在非息肉组中,直肠癌占 50%,54% 为散发性 CRC,而且诊断时肿瘤分期偏晚。而息肉组中的 CRC,往往诊断时肿瘤分期偏早[50]。该研究还发现,EOCRC 中息肉的存在与否是一个重要的预后因素。监测期间发现了新出现的息肉,这表明 EOCRC 术后需要延长结肠镜检查的随访时间(因为息肉大部分在术后 5 年以后才出现),包括微卫星稳定的 EOCRC[50]。

Tjaden 等人[47]的研究发现,EOCRC 患者术后 5 年异时性进展期腺瘤的发生率与 LOCRC 患者相似。CRC 患者术后发生异时性进展期腺瘤的风险与同时性进展期腺瘤相关,这表明在制定个性化结肠镜监测间隔时应考虑是否存在同时性进展期腺瘤。另外,大约有 10% 的 EOCRC 患者为林奇综合征,而林奇综合征患者在行节段性结直肠切除术后通常需要每 1~2 年复查结肠镜检查。所以,建议所有的 EOCRC 患者都要行 dMMR(或者 MSI 检测)和遗传性结直肠癌相关基因的胚系突变检测,进而为患者制定个性化的结肠镜随访监测方案[47]。现有的证据不推荐对散发性 EOCRC 患者进行比 LOCRC 患者更多的监测[47]。

三、小结

综上所述,目前发表的回顾性研究,尚未能证实 EOCRC 患者的预后与 LOCRC 患者相比是否存在差异。为了得出一个相对比较准确的结论,建议首先要统一 EOCRC 的定义,推荐将 EOCRC 定义为 50 岁以前诊断的 CRC。其次,散发性 EOCRC 和遗传性 EOCRC 存在显著差异,要对 EOCRC 患者进行遗传性结直肠癌相关基因的胚系突变检测,分成两组后,对散发性 EOCRC 和遗传性 EOCRC 分别进行研究。第三,EOCRC 内部不同年龄组之间也存在显著差异,建议研究 EOCRC 时采用共同的年龄分组,或者将年龄视为连续变量可能也是一个有效的解决方案[7]。EOCRC 患者术后的随访监测与 LOCRC 患者基本一致,现有的证据不推荐对散发性 EOCRC 患者进行比 LOCRC 患者更多的监测。但是,EOCRC 患者可能需要更频繁的结肠镜检查,建议根据发病年龄、是否伴发进展期腺瘤、家族史和是否存在致病性胚系基因突变,制定个体化的结肠镜检查监测方案。

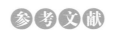

[1] O'Connell J B, Maggard M A, Liu J H, et al. Are survival rates different for young and older patients with rectal cancer? [J]. Dis Colon Rectum, 2004,47(12): 2064-2069.
[2] Chang D T, Pai R K, Rybicki L A, et al. Clinicopathologic and molecular features of sporadic early-onset colorectal adenocarcinoma: An adenocarcinoma with frequent signet ring cell differentiation, rectal and sigmoid involvement, and adverse morphologic features [J]. Mod Pathol, 2012,25(8): 1128-1139.
[3] Abdelsattar Z M, Wong S L, Regenbogen S E, et al. Colorectal cancer outcomes and treatment patterns in patients too young for average-risk screening [J]. Cancer, 2016,122(6): 929-934.
[4] Rho Y S, Gilabert M, Polom K, et al. Comparing clinical characteristics and outcomes of young-onset and late-onset colorectal cancer: An international collaborative study [J]. Clin Colorectal Cancer, 2017,16(4): 334-342.
[5] Yeo S A, Chew M H, Koh P K, et al. Young colorectal carcinoma patients do not have a poorer prognosis: A comparative review of 2,426 cases [J]. Tech Coloproctol, 2013,17(6): 653-661.
[6] Lieu C H, Renfro L A, de Gramont A, et al. Association of age with survival in patients with metastatic colorectal cancer: Analysis from the arcad clinical trials program [J]. J Clin Oncol, 2014,32(27): 2975-2982.
[7] Mauri G, Sartore-Bianchi A, Russo A G, et al. Early-onset colorectal cancer in young individuals [J]. Mol Oncol, 2019,13(2): 109-131.

［8］ Kneuertz P J，Chang G J，Hu C Y，et al． Overtreatment of young adults with colon cancer more intense treatments with unmatched survival gains［J］． Jama Surgery，2015,150(5)：402 - 409.

［9］ Kolarich A，George T J，Jr.，Hughes S J，et al． Rectal cancer patients younger than 50 years lack a survival benefit from nccn guideline-directed treatment for stage ii and iii disease［J］． Cancer，2018,124(17)：3510 - 3519.

［10］ Vatandoust S，Price T J，Ullah S，et al． Metastatic colorectal cancer in young adults：A study from the south australian population-based registry［J］． Clin Colorectal Cancer，2016,15(1)：32 - 36.

［11］ Wang M J，Ping J，Li Y，et al． The prognostic factors and multiple biomarkers in young patients with colorectal cancer［J］． Sci Rep，2015,5：10645.

［12］ McMillan D C，McArdle C S． The impact of young age on cancer-specific and non-cancer-related survival after surgery for colorectal cancer：10-year follow-up［J］． Br J Cancer，2009,101(4)：557 - 560.

［13］ Khan S A，Morris M，Idrees K，et al． Colorectal cancer in the very young：A comparative study of tumor markers，pathology and survival in early onset and adult onset patients［J］． J Pediatr Surg，2016,51(11)：1812 - 1817.

［14］ Shen L，Mo M，Jia L，et al． Poorer prognosis in young female patients with non-metastatic colorectal cancer：A hospital-based analysis of 5,047 patients in China［J］． Cancer Manag Res，2018,10：653 - 661.

［15］ O'Connell J B，Maggard M A，Liu J H，et al． Do young colon cancer patients have worse outcomes？［J］． World J Surg，2004,28(6)：558 - 562.

［16］ Sultan I，Rodriguez-Galindo C，El-Taani H，et al． Distinct features of colorectal cancer in children and adolescents a population-based study of 159 cases［J］． Cancer，2010,116(3)：758 - 765.

［17］ You Y N，Xing Y，Feig B W，et al． Young-onset colorectal cancer：Is it time to pay attention？［J］． Arch Intern Med，2012,172(3)：287 - 289.

［18］ Wang R，Wang M J，Ping J． Clinicopathological features and survival outcomes of colorectal cancer in young versus elderly a population-based cohort study of seer 9 registries data (1988 - 2011)［J］． Medicine，2015,94(35)：e1402.

［19］ Quah H M，Joseph R，Schrag D，et al． Young age influences treatment but not outcome of colon cancer［J］． Ann Surg Oncol，2007,14(10)：2759 - 2765.

［20］ Murata A，Akiyoshi T，Ueno M，et al． Clinicopathological characteristics of young patients with sporadic colorectal cancer［J］． Surg Today，2016,46(10)：1166 - 1175.

［21］ Rodriguez L，Brennan K，Karim S，et al． Disease characteristics，clinical management，and outcomes of young patients with colon cancer：A population-based study［J］． Clin Colorectal Cancer，2018,17(4)：e651-e661.

［22］ Orsini R G，Verhoeven R H A，Lemmens V E P P，et al． Comparable survival for young rectal cancer patients，despite unfavourable morphology and more advanced-stage disease［J］． Eur J Cancer，2015,51(13)：1675 - 1682.

［23］ Damodaran D，Seshadri R A． Clinicopathological attributes and outcomes of treatment in young-onset rectal cancer［J］． Int J Colorectal Dis，2016,31(3)：757 - 759.

［24］ Blanke C D，Bot B M，Thomas D M，et al． Impact of young age on treatment efficacy and safety in advanced colorectal cancer：A pooled analysis of patients from nine first-line phase iii chemotherapy trials［J］． J Clin Oncol，2011,29(20)：2781 - 2786.

［25］ Hubbard J，Thomas D M，Yothers G，et al． Benefits and adverse events in younger versus older patients receiving adjuvant chemotherapy for colon cancer：Findings from the adjuvant colon cancer endpoints data set［J］． J Clin Oncol，2012,30(19)：2334 - 2339.

［26］ Shida D，Ahiko Y，Tanabe T，et al． Shorter survival in adolescent and young adult patients，compared to adult patients，with stage iv colorectal cancer in japan［J］． BMC Cancer，2018,18(1)：334.

［27］ Haleshappa R A，Rao S A，Garg S，et al． Is colorectal cancer in young (<40 years) different from those in the elderly (>40 years)：Experience from a regional care center［J］． Indian J Med Paediatr Oncol，2017,38(4)：466 - 470.

［28］ Pokharkar A B，Bhandare M，Patil P，et al． Young vs old colorectal cancer in indian subcontinent：A tertiary care center experience［J］． Indian J Surg Oncol，2017,8(4)：491 - 498.

［29］ Chou C L，Tseng C J，Shiue Y L． The impact of young age on the prognosis for colorectal cancer：A population-based study in taiwan［J］． Jpn J Clin Oncol，2017,47(11)：1010 - 1018.

［30］ Chandrasinghe P C，Ediriweera D S，Nazar T，et al． Overall survival of elderly patients having surgery for colorectal cancer is comparable to younger patients：Results from a south asian population［J］． Gastroenterol Res Pract，2017,2017：9670512.

［31］ Zhao L，Bao F，Yan J，et al． Poor prognosis of young patients with colorectal cancer：A retrospective study［J］． Int J Colorectal Dis，2017,32(8)：1147 - 1156.

［32］ Manjelievskaia J，Brown D，McGlynn K A，et al． Chemotherapy use and survival among young and middle-aged patients with colon cancer［J］． JAMA Surg，2017,152(5)：452 - 459.

［33］ Boyce S，Nassar N，Lee C Y Y，et al． Young-onset colorectal cancer in new south wales：A population-based study［J］． Med J Aust，2016,205(10)：465 - 470.

［34］ Kim T J，Kim E R，Hong S N，et al． Long-term outcome and prognostic factors of sporadic colorectal cancer in young patients：A large institutional-based retrospective study［J］． Medicine (Baltimore)，2016,95(19)：e3641.

［35］ Fu J，Yang J，Tan Y，et al． Young patients (≤35 years old) with colorectal cancer have worse outcomes due to more advanced disease［J］． Medicine，2014,93(23)：e135.

［36］ Li Q，Cai G，Li D，et al． Better long-term survival in young patients with non-metastatic colorectal cancer after surgery，an analysis of 69,835 patients in seer database［J］． PLoS One，2014,9(4)：e93756.

［37］ Hawk N N，Long T E，Imam M H，et al． Clinicopathologic features and outcome of young adults with stage iv colorectal cancer［J］． Am J Clin Oncol，2015,38(6)：543 - 549.

［38］ Fu J F，Huang Y Q，Yang J，et al． Clinical characteristics and prognosis of young patients with colorectal cancer in eastern china［J］． World J Gastroenterol，2013,19(44)：8078 - 8084.

［39］ Yang Z，Kang L，Wang L，et al． Characteristics and long-term survival of colorectal cancer patients aged 44 years and younger［J］． Clin Transl Oncol，2012,14(12)：896 - 904.

［40］ Chou C L，Chang S C，Lin T C，et al． Differences in clinicopathological characteristics of colorectal cancer between younger and elderly patients：An analysis of 322 patients from a single institution［J］． Am J Surg，2011,202(5)：574 - 582.

［41］ Josifovski J，Stojanovic S，Radocevic-Jelic L，et al． Localization，clinical and pathological characteristics and survival in sporadic colon cancer patients younger than 40 and over 65 years of age［J］． J BUON，2004,9(4)：403 - 408.

［42］ Georgiou A，Khakoo S，Edwards P，et al． Outcomes of patients with early onset colorectal cancer treated in a uk specialist cancer center［J］． Cancers (Basel)，2019,11(10)：1558.

［43］ Ferrari A，Rognone A，Casanova M，et al. Colorectal carcinoma in children and adolescents：The experience of the istituto nazionale tumori of milan，italy［J］. Pediatr Blood Cancer，2008，50(3)：588－593.

［44］ Indini A，Bisogno G，Cecchetto G，et al. Gastrointestinal tract carcinoma in pediatric and adolescent age：The italian trep project experience［J］. Pediatr Blood Cancer，2017，64(12)：e26658.

［45］ Poles G C，Clark D E，Mayo S W，et al. Colorectal carcinoma in pediatric patients：A comparison with adult tumors，treatment and outcomes from the national cancer database［J］. J Pediatr Surg，2016，51(7)：1061－1066.

［46］ Nccn clinical practice guidelines in oncology（nccn guidelines ®），colon cancer. Version 1. 2020，december 19，2019.

［47］ Tjaden J，Muller C，Wideroff G，et al. Metachronous advanced neoplasia on surveillance colonoscopy in patients with young- vs older-onset of colorectal cancer［J］. Clin Gastroenterol Hepatol，2021，19(9)：1967－1969.

［48］ Kahi C J，Boland C R，Dominitz J A，et al. Colonoscopy surveillance after colorectal cancer resection：Recommendations of the us multi-society task force on colorectal cancer［J］. Gastroenterology，2016，150(3)：758－768. e711.

［49］ Kim S B，Lee H J，Park S J，et al. Comparison of colonoscopy surveillance outcomes between young and older colorectal cancer patients［J］. J Cancer Prev，2017，22(3)：159－165.

［50］ Perea Garcia J，Arribas J，Canete A，et al. Association of polyps with early-onset colorectal cancer and throughout surveillance：Novel clinical and molecular implications［J］. Cancers（Basel），2019，11(12)：1900.

第 5 篇

预防

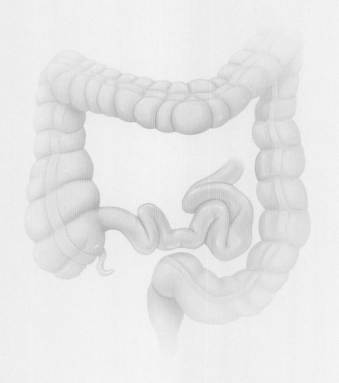

第 26 章

早发性结直肠癌的预防和筛查

金黑鹰,刘建磊,高显华

早发性结直肠癌通常是指诊断年龄<50 岁的结直肠癌。近年来,在全世界范围内 EOCRC 的发病率几乎都呈现显著的上升趋势,通过 EOCRC 的筛查,可以降低 EOCRC 的发病率和死亡率。筛查的方法主要包括以下几种:愈创木脂粪便隐血试验(guaiacol fecal occult blood test,gFOBT)、粪便免疫化学试验、粪便 DNA 检测、乙状结肠镜检查、全结肠镜检查和 CT 仿真结肠镜检查。EOCRC 的筛查主要从以下几个方面进行:①确诊为遗传性结直肠癌综合征的个体按照相应指南的推荐意见进行结肠镜检查筛查。②有 CRC 家族史,按照家族史进行筛查。对于那些有 1 个或以上一级亲属(first-degree relatives,FDR)或二级亲属(second-degree relatives,SDR)患 CRC 的个体,应当在 40 岁,或者 FDR 中 CRC 的最早诊断年龄之前 10 年开始进行筛查。③平均风险个体的筛查:将平均风险人群 CRC 普遍筛查的起始年龄从 50 岁下降至 45 岁。④根据有无高危因素对年轻人进行个性化的 CRC 筛查:可能的危险因素包括吸烟、肥胖、缺乏体育运动、Ⅱ型糖尿病、代谢综合征和 IBD 等。⑤加强医师和年轻人的教育,提高 EOCRC 筛查计划的遵从率和早期诊断率。为了预防遗传性 EOCRC,需要对那些疑似遗传性结直肠癌的患者及家属进行相关基因的胚系突变检测,然后按照各种遗传性结直肠癌综合征的推荐意见,从某个较早的时间点开始进行结肠镜检查,并定期复查结肠镜。为了预防散发性 EOCRC,就要避免各种可能的危险因素,改变不良的生活习惯和饮食习惯。

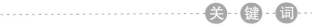

早发性结直肠癌;预防;筛查;筛查起始年龄;遗传性结直肠癌;家族史

结直肠癌是美国第二大癌症死亡原因,也是全球第三大癌症死亡原因[1,2]。早发性结直肠癌通常是指诊断年龄<50 岁的 CRC。目前,在美国,10%~11%的 CRC 病例为

EOCRC[1,3]。CRC 是 50 岁以下成年人的第三大癌症死亡原因[4]。CRC 发病率和死亡率趋势在最近几十年中发生了惊人的变化。尽管晚发性结直肠癌大量减少,但自 1990 年代初以来,EOCRC 的发病率几乎增加了 1 倍[5]。在美国 20～49 岁的人群中,CRC 发病率迅速上升,从 1992 年的 8.6/10 万上升到 2015 年的 12.5/10 万,在 40～49 岁年龄段的绝对增长率中最大(从 18.2/10 万增至 26.5/10 万)。在同一时期内的 45～49 岁年龄段中,死亡率从 7.2/10 万上升到 8.3/10 万。从法国、加拿大到澳大利亚,全球范围内的发病率和死亡率均出现了类似的增长[6]。尽管总的人口老龄化趋势不断发展,但到 2030 年,美国约 11% 的结肠癌和 23% 的直肠癌将发生在 50 岁以下的成年人中[7]。在 EOCRC 病例中,约 72% 发生在 40～50 岁[8]。结肠镜检查仍然是检测和预防 CRC 的金标准。这是因为结肠镜检查可以检测出癌前病变——结直肠息肉,并且可以去除息肉,防止将来发生 CRC[9]。结肠镜筛查与息肉切除术可有效预防 CRC,降低 CRC 的发病率和死亡率[10]。据一项研究估计,如果对所有 50 岁以上的成年人进行常规 CRC 筛查,那么有一半以上(53%)的死亡是可以预防的[11]。为了应对 EOCRC 发病率上升的趋势,美国癌症协会于 2018 年 5 月发布了指南,建议从 45 岁(原来是 50 岁)开始进行平均风险人群的 CRC 筛查。但是,在年轻人中进行 CRC 筛查有效性的经验证据很少,很少有研究报道该年龄组例行筛查的危害。此外,我们对 EOCRC 的自然病程知之甚少。CRC 筛查在年轻人中是否有效,目前还不确定,益处可能很小。精准的癌症筛查(基于风险评估的改良筛查方案)可能会改善筛查益处与危害之间的平衡[6]。

一、CRC 的常规筛查方案和筛查方法

(一) 美国的 CRC 筛查建议

美国预防服务工作组(US. Preventive Services Task Force,USPSTF)于 2008 年首次发布 CRC 筛查建议,2016 年对筛查建议进行了更新,推荐 50～75 岁的无症状的平均风险人群常规进行 CRC 的筛查。研究表明,50～75 岁人群进行 CRC 筛查可以降低 CRC 死亡率。76～85 岁年龄段的人群,可根据其健康状况并结合既往筛查史进行个体化决策,决定其是否需要参加 CRC 的筛查[13]。在筛查方法上,2008 版筛查推荐的粪便隐血试验、乙状结肠镜检查和结肠镜检查均为可选方法。在 2016 版建议中对此进行了更新,推荐从以下方法中任选 1 种进行筛查,包括:①高敏感性的化学法粪便隐血试验每年 1 次;②粪便免疫化学试验每年 1 次;③粪便 DNA 检测每 1～3 年 1 次;④乙状结肠镜检查每 5 年 1 次;⑤结肠镜检查每 10 年 1 次;⑥CT 仿真结肠镜检查每 5 年 1 次;⑦乙状结肠镜检查每 10 年 1 次联合 FIT 每年 1 次。

美国结直肠癌多学会工作组(U. S. Multi-Society Task Force on Colorectal Cancer,USMSTF)于 2017 年更新了 CRC 筛查指南[14],将 CRC 筛查方法分为 3 个等级。一级方法为每 10 年 1 次结肠镜检查和每年 1 次 FIT。这是 CRC 筛查的基本方法,其中结肠镜

为首选,不愿接受结肠镜检查者则推荐 FIT。同时,也可以采用风险分层的方法,即 CRC 发病风险低者可采用 FIT,高风险者则采用结肠镜检查。二级方法包括 5 年 1 次 CT 仿真结肠镜检查、3 年 1 次粪 DNA 检测和 5～10 年 1 次乙状结肠镜检查。与一级方法相比,这些方法均有不足之处。胶囊结肠镜检查被列为三级方法。

(二) 国内 CRC 的筛查现状

近年来,中国 CRC 筛查指南也在不断更新、完善中。最新的《中国早期 CRC 筛查流程专家共识意见》指出,CRC 筛查的目标人群为 50～75 岁,建议先通过风险评分和(或)初筛试验筛选出高危人群,进一步接受结肠镜检查;非高危人群建议采用多轮非侵入性筛查和定期随访策略[15]。我国尚未建立起符合国情的全国性 CRC 筛查体系,仅部分省市或地区开展了区域性 CRC 筛查。2012—2015 年开展的一项城市人群 CRC 筛查项目涵盖 16 省 22 市,共 138 万例 40～69 岁人群参与,其中 18.29 万人经风险评分评估为 CRC 高危人群,推荐行结肠镜检查,但最终仅 2.56 万人接受结肠镜检查,结肠镜检查参与率仅为 14%,依从性较低[16]。上海市浦东新区的 CRC 筛查经验同样表明,经风险评分和 FIT 初筛后,高危人群结肠镜检查依从性仅为 23.5%[17],远低于欧美水平。

(三) CRC 的筛查模式

1. 自然人群筛查(natural population screening) 也称无症状人群筛查(asymptomatic population screening),是通过标准化方法进行的以人群为基础的筛查,多数由国家相关部门或组织出面,以各种手段促使符合筛查条件的全部人群(社区或单位)在规定的较短时间段内参与筛查,需动用较多资源。自然人群筛查目的在于在检出早期 CRC 的同时发现并干预癌前病变,从而降低人群或地区 CRC 的发病率和死亡率。

2. 伺机筛查(opportunistic screening) 也称机会性筛查或个体筛查(individual screening),是一种基于临床的 CRC 筛查模式,针对的是去医院门诊和(或)社区医疗保健机构以及体检机构的个体,无需额外资源支持,可操作性强,患者依从性相对较好。其目的主要在于早期检出 CRC(包括部分癌前病变),从而优化治疗效果,但无法判断该筛查模式是否能降低某一人群或地区的 CRC 发病率。

(四) CRC 的常用筛查方法

1. 化学法粪便隐血试验 愈创木脂粪便隐血试验是目前最常用的粪便隐血试验,具有价格低廉、检查便捷等优点,人群筛查参与率相对较高,研究证实其能降低 CRC 的死亡率,但 gFOBT 检出 CRC 及其癌前病变的敏感性较低[18],也未能显著降低 CRC 的发病率。此外,其检查结果易受食物、药物等多种因素干扰,假阳性率相对较高。近年来已逐步被 FIT 所取代。

2. 粪便免疫化学试验 FIT 利用人血红蛋白抗原抗体反应的原理进行检测,克服了化学法产品的不足,特异性、敏感性及阳性预测值明显提升,检查结果不受食物或药物的影响,更适用于人群筛查。FIT 有多种检测方法,主要包括胶体金法、乳胶凝集比浊法以及酶联免疫法等,其中以定性的胶体金试纸在我国 CRC 筛查中的应用最为广泛,且以连续两个粪便样本的 FIT 检测成本效益更佳,改进采样装置及检测模式有助于提升受检率[19]。乳胶凝集比浊法可量化测定粪便中低浓度的血红蛋白,具有自动化分析、通量高、判读客观、阳性界值可灵活调整等优点,在西方发达国家使用较多,我国亦有小范围开展。目前推荐每年进行 1 次 FIT 检测[20]。Meta 分析结果提示 FIT 筛检出 CRC 的敏感性和特异性分别为 79％和 94％。在无症状的高风险人群中,FIT 诊断 CRC 的敏感性和特异分为 93％和 91％。FIT 的主要不足是检出进展期腺瘤的敏感性偏低,一般仅 20％～30％,在高危人群中亦不足 50％[21]。

3. 粪便 DNA 检测　粪便 DNA 检测主要针对结直肠脱落细胞的基因突变和/或甲基化等特征,有单靶点和多靶点方案,也可与 FIT 联合检测,具有无需特殊设备、无需限制饮食、无创等优点,有望应用于人群普查,近年来成为研究的热点之一。近期一项大规模临床研究发现,对于 CRC 的诊断,多靶点 FIT－DNA 联合检测(包括 FIT 与 *KRAS* 突变、*NDRG4* 甲基化和 *BMP3* 甲基化)比 FIT 敏感性更高(92.3％ vs. 73.8％),特异性略低(86.6％ vs. 94.9％),可检出更多的进展期腺瘤及有意义的锯齿状病变[22]。美国多个权威组织推荐将其应用于无症状人群的 CRC 筛查,推荐筛查周期为每 1～3 年 1 次。粪便 DNA 检测用于人群 CRC 筛查的主要缺点在于价格相对偏高,筛查间期尚不确定。目前国内尚无粪便 DNA 检测的大样本人群筛查数据,也缺乏多轮粪便 DNA 检测筛查的长期随访研究结果。

4. 结肠镜检查　结肠镜检查在 CRC 筛查中占据独特而不可替代的地位,是整个 CRC 筛查流程的核心环节。以美国为代表的少数发达国家采用结肠镜检查进行一步法筛查,大多数采用两步法的国家将其作为所有初筛阳性者的后续确证检查。结肠镜下活检或切除标本的病理检查是 CRC 确诊的金标准,镜下切除癌前病变可降低 CRC 的发病率和死亡率[10]。结肠镜可直接观察到结直肠腔内壁,是发现肠道肿瘤最敏感的方法,但结肠镜检查仍有一定漏诊率,主要发生在近端结肠,以锯齿状息肉和平坦性腺瘤为主[23]。获得良好的肠道准备,进行规范的结肠镜操作和精细耐心的镜下观察是降低漏诊率的重要措施。所以,结肠镜检查对受检者和内镜医师都有较高要求。由于结肠镜检查前需要进行饮食限制和严格的肠道清洁准备,未接受镇静/麻醉结肠镜检查的部分受检者需承受较大痛苦,导致其依从性不佳。另外,结肠镜检查的直接与间接费用也会影响人群参与筛查的意愿;而且结肠镜检查属于侵入性检查,有一定的并发症发生率,目标人群常由于畏惧而拒绝结肠镜检查。国内外研究数据显示,即使是 FOBT 阳性者,随后进行结肠镜检查的比例也仅有 30％～40％[24]。即使在美国等发达国家也远未实现适龄人群的结肠镜普查[25]。

5. 乙状结肠镜筛查　乙状结肠镜可检查降结肠、乙状结肠及直肠,对肠道准备要求低,在部分欧美国家用于 CRC 筛查,而在我国应用较少。近期一项纳入 170 432 例受检者的大样本量随机对照研究显示：乙状结肠镜筛查可显著降低人群 CRC 的发病率和死亡率,使发病率下降 35％,死亡率下降 41％。但由于乙状结肠镜自身的局限性,其对近端结肠肿瘤的发病率无明显降低作用。我国一项研究显示：中国患者中 38％的结肠腺瘤和 42％的 CRC 位于近端结肠,提示乙状结肠镜检查会遗漏大量结肠病变[26]。因此目前不推荐使用乙状结肠镜进行 CRC 筛查。

6. CT 仿真结肠镜检查　又称为 CT 结肠成像技术、CT 模拟全结肠镜和结肠 CT 增强三维重建,是指在肠道清洁后,通过腹部高精度 CT 检查模拟成像,获得结直肠的三维图像从而诊断肠道肿瘤的方法。该方法需肠道准备,操作相对复杂,检查费用昂贵,同时存在假阳性、放射线危害、人群接受度低等诸多问题,目前暂不建议应用于人群筛查。仅适用于部分无法完成全结肠镜检查的病例[27]。

二、EOCRC 的筛查

(一) 确诊为遗传性结直肠癌综合征的个体的筛查

EOCRC 是遗传性结直肠癌综合征的一个标志[3]。常见的遗传性结直肠癌综合征包括林奇综合征、家族性腺瘤性息肉病、Peutz-Jeghers 综合征、幼年性息肉病综合征和锯齿状息肉病综合征。只有找到了相关基因的致病性的胚系突变,才能确诊为遗传性结直肠癌综合征。只有 15％～25％的 EOCRC 可能是由于遗传性结直肠癌综合征引起的。LS 是最常见的遗传性结直肠癌综合征,找出这些家庭,可以很好地预防 EOCRC。LS 是一种常染色体显性遗传综合征,由一个 DNA 错配修复基因(*MLH1*、*MSH2*、*MSH6*、*PMS2*、*EPCAM*)的突变引起。LS 占所有 CRC 的 2％～4％,LS 患者患 CRC 的终生风险为 45％～80％。尽管结肠镜筛查已被证明能显著降低该人群的 CRC 风险,并得到各大指南的认可,但 LS 患者的认识严重不足,已知突变携带者的筛查依从率差异很大(53％～100％)[28]。尽管 LS 患者的低筛查依从性可能是多因素的,但来自家庭健康促进项目的数据显示,符合阿姆斯特丹 II 标准的两名患者都是 LS 患者,他们的医生对结肠镜筛查指南的了解非常差。这项研究还表明,医生的建议与患者对筛查建议的看法高度一致,即使建议是错误的,这表明医生的影响是强大的,更好的医生教育是至关重要的[29]。继续努力识别这些高风险的家族成员[30],并提高突变携带者的筛查依从性,可能会对家族中的癌症风险产生重大影响,这也有助于降低 EOCRC 的发病率[3]。

关于各种遗传性结直肠癌综合征患者的结肠镜筛查方案详见本书的第 11～15 章。

1. LS 患者及基因胚系突变携带者　建议从 20～25 岁开始,每 1～2 年复查结肠镜;若家族中结直肠癌初发年龄小于 25 岁,则筛查初始年龄较其提前 2～5 年[31,32]。

2. FAP 患者及基因胚系突变携带者　*APC* 基因突变的患者建议从 10～15 岁开始,每 1～2 年行结肠镜检查,并及时处理发现的息肉[102,103]。*MUTYH*、*POLE*、*POLD1*、

NTHL1 等基因突变引起的腺瘤性息肉病综合征患者及家属的预防详见本书第 12 章。

3. PJS 患者及基因胚系突变携带者　从 8 岁开始筛查;如果发现了息肉,则每 3 年复查一次;如果没有发现息肉,则到了 18 岁再次复查,然后每 3 年复查一次,如果出现症状则复查时间提前[5]。

4. JPS 患者及基因胚系突变携带者　应该在 12～15 岁(如有症状或可更早)开始进行结肠镜检查,如果未检测到息肉,则每 2～3 年重复一次[33,34]。如果发现存在息肉,应将其进行病理学检查,此后每年复查结肠镜。如果后续检查没有发现息肉,则可以降低频率。当息肉负荷过高,可以考虑行结肠切除术。

5. SPS 患者及家属　结肠镜检查是 SPS 主要的监测手段,建议在检查时切除所有≥3～5 mm 的息肉(通常需要多次结肠镜检查和治疗)[2]。一旦息肉获得良好的内镜控制,建议每 1～3 年进行一次结肠镜监测,间隔时间由息肉负荷决定[54,56]。建议 SPS 患者一级亲属的筛查年龄为 35 岁或比家族中最早确诊 SPS 的年龄提前 10 年开始接受结肠镜检查[54],结肠镜检查应每隔 5 年进行一次,如果发现息肉应更频繁地监测[59]。

(二) 有 CRC 家族史、但是未确诊为遗传性结直肠癌综合征的个体的筛查

至少有 30% 的 EOCRC 患者有一级亲属患 CRC 或进展期腺瘤的家族史[3]。根据数据显示,一级亲属患有进展期腺瘤或 CRC,其一生患 CRC 的风险是普通人群的 4 倍。美国结直肠癌多学会工作组推荐,这些人应在 40 岁时开始进行 CRC 的筛查[35]。不幸的是,40～49 岁年龄组对这一建议的遵守率很低。Tsai 等人[36]分析了 2005—2010 年的美国全国健康访谈数据,发现在 2005—2010 年,CRC 的筛查率增加了 2～3 倍,CRC 患者的 FDR 结肠镜筛查率略高于无家族史的患者(70% vs. 68%)。然而,FDR 有 CRC 家族史的 40～49 岁个体的结肠镜检查率仍然很低(2005 年为 15%;2010 年为 41%)。对于 FDR 有进展期腺瘤的个体,其筛查率无疑更低。提高这一人群的识别率和筛查率,是解决 EOCRC 发病率不断上升的一个重要步骤。这些年轻的 FDR 进行适龄筛查,最主要的障碍是患者和医师对基于家族史的风险意识不理想[37]。大多数医师只知道要从 50 岁时开始,对平均风险人群进行 CRC 的筛查;很少有医师关注哪些人需要从 50 岁之前就要开始进行 CRC 的筛查。如果患者和医师在 50 岁之前不讨论 CRC 的筛查,那么就错过了在这些高危人群中更早开始筛查的机会。对公众和医师进行协调一致的教育努力,定期对 CRC 进行风险评估,并在 40 岁之前制定适合年龄的 CRC 筛查计划,可能是最有用、最直接的步骤[3]。

识别 EOCRC 的高危个体的主要策略是基于家族史的。例如,2008 年美国癌症协会、USMSTF 和美国放射学会(American College of Radiology, ACR)联合推荐,对于那些有 1 个或以上 FDR 或 SDR 的个体,应当在 40 岁,或者 FDR 中 CRC 的最早诊断年龄之前 10 年开始进行筛查[38]。其他学会也提供了类似的基于家族史的早期筛查策略(详见表 26 - 1)。

表 26-1 根据 CRC 家族史对 50 岁以下的人群进行早期 CRC 筛查的各实践指南的推荐意见汇总

临床实践指南	筛查的标准	推荐的早期筛查方法
美国癌症协会、美国 CRC 多学会工作组[a] 和美国放射学会联合推荐，2008[38]	2 个 FDR 在任何年龄患 CRC 或者高级别腺瘤；或 1 个 FDR 在 60 岁以内患 CRC 或者腺瘤；	从 40 岁，或者 FDR 中 CRC 的最早诊断年龄之前 10 年开始，每 5 年行结肠镜筛查
	1 个 FDR 在 60 岁以上患 CRC 或者腺瘤；或者 2 个二级亲属在任何年龄患 CRC	40 岁时用任一方法进行 CRC 的筛查
USMSTF，2017[35] [b]	2 个 FDR 在任何年龄患 CRC 或者高级别腺瘤；或 1 个 FDR 在 60 岁以内患 CRC 或者高级别腺瘤；	从 40 岁，或者 FDR 中 CRC 的最早诊断年龄之前 10 年开始，每 5 年行结肠镜筛查
	1 个 FDR 在 60 岁以上患 CRC 或者高级别腺瘤	40 岁时用任一方法进行 CRC 的筛查
NCCN，2017[39] [c]	≥1 个 FDR 在任何年龄患 CRC	从 40 岁，或者 FDR 中 CRC 的最早诊断年龄之前 10 年开始，每 5～10 年行结肠镜筛查
加拿大胃肠病学协会，得到了美国胃肠病学协会的认可[40]	≥2 个 FDR 患 CRC	从 40 岁，或者 FDR 中 CRC 的最早诊断年龄之前 10 年开始，以两者中较早的年龄为准，每 5 年行结肠镜筛查
	1 个 FDR 患 CRC	从 40～50 岁，或者 FDR 中 CRC 的最早诊断年龄之前 10 年开始，以两者中较早的年龄为准，每 5～10 年行结肠镜筛查；每 1～2 年行 FIT 为次选方案
	≥1 FDR 患高级别腺瘤	没有推荐的首选筛查方法；结肠镜检查或 FIT 都是可选项；从 40～50 岁，或者 FDR 中 CRC 的最早诊断年龄之前 10 年开始，以两者中较早的年龄为准，每 5～10 年行结肠镜筛查；每 1～2 年行 FIT 为次选方案
澳大利亚癌症委员会，2018[41]	1 个 FDR 在 55 岁以前诊断 CRC，或者 2 个 FDR 在任何年龄诊断 CRC，或者 1 个 FDR 和至少 2 个 SDR 在任何年龄诊断 CRC	40～49 岁，每 2 年行 FIT；50～74 岁，每 5 年行结肠镜检查
	≥3 个 FDR 或 SDR 诊断 CRC，其中至少 1 个在 55 岁之前诊断，或者≥3 个 FDR 在任何年龄诊断 CRC	35～44 岁，每 2 年行 FIT；45～74 岁，每 5 年行结肠镜检查

注：ACS，美国癌症协会；CRC，结直肠癌；FDR，一级亲戚；FIT，粪便免疫化学检测；NCCN，国家综合癌症网络；SDR，二级亲属；USMSTF，美国 CRC 多学会工作组。

a. USMSTF 代表美国消化病学会、美国胃肠道内镜检查学会和美国胃肠病学会。

b. 2017 年，USMSTF 在没有 ACS 或美国放射学院的情况下，发布了关于 CRC 筛查的最新建议，该建议与 2008 年的联合建议有所不同，仅在于删除了之前的"具有 2 个 SDR 在任何年龄患 CRC 的家族史的个体进行专门筛查"的推荐。

c. 在 2019 年对 NCCN 指南进行更新，指定每 5 年而不是每 5～10 年进行一次随访。

　　根据癌症家族史在较早年龄开始进行 EOCRC 的筛查,是筛查和预防 EOCRC 的主要推荐策略之一。有学者对 1998—2007 年美国某结肠癌家庭注册中心的 2 473 例有家族史和 772 例没有家族史的 40～49 岁的个体进行了一项基于人群的病例对照研究。病例组中只有大约 25%(614/2 473)的个体和对照组大约 10%(74/772)的个体,符合基于家族史的早期筛查标准。对于识别 40～49 岁的 EOCRC,该标准的敏感性为 25%,特异性为90%。在 614 位符合早期筛查标准的个体中,98.4% 的建议筛查年龄要早于 CRC 的实际诊断年龄。因此作者得出结论:在 40～49 岁的 EOCRC 病例中,仅有 1/4 的人符合基于家族史的早期筛查标准。并且几乎所有符合这些标准的病例,都可以早期发现,甚至预防CRC。对于不符合早期筛查标准的个体,还需要采取其他策略来早期发现和预防EOCRC[42]。

(三) 未确诊为遗传性结直肠癌综合征、无家族史的个体的筛查

　　但是,只有一小部分(约 30%)的 EOCRC 患者被确诊遗传性结直肠癌综合征或者有CRC 家族史,绝大多数(约 70%)的 EOCRC 没有 CRC 家族史,是散发性 EOCRC[3,43]。有人对 253 例 EOCRC 患者的家族史进行了统计分析发现:20～29 岁的 EOCRC 中有CRC 家族史者只有 39%,40～49 岁的 EOCRC 中有 CRC 家族史者只有 23%;而有一级亲属 CRC 家族史者只占 13% 和 6%(表 26 - 2)[43]。在 20～29 岁的人群中确认有遗传性结直肠癌综合征的比例为 13%,在 30～39 岁的人群中为 5.2%,在 40～49 岁的人群中为2.9%。但是只有 1 名患者在 CRC 诊断之前被诊断出患有遗传性结直肠癌综合征。大多数 EOCRC 患者(70%)都没有 CRC 家族史(表 26 - 2)[43]。为了将这部分 EOCRC 患者筛查出来,就要将平均风险人群的 CRC 筛查年龄从 50 岁下降至 45 岁,甚至 40 岁。

表 26 - 2　不同年龄组的 EOCRC 患者的危险因素[43]

危险因素	<20 岁 (n=1)	20～29 岁 (n=23)	30～39 岁 (n=58)	40～49 岁 (n=171)	合计(<50 岁) (n=253)
任何 CRC 家族史	0	9(39.1%)	14(24.1%)	40(23.4%)	63(24.9%)
≥1 个 FDR 的 CRC 家族史	0	3(13.0%)	4(6.9%)	10(5.9%)	17(6.7%)
确诊的遗传性结直肠癌综合征	0	3(13.0%)	3(5.2%)	5(2.9%)	11(4.4%)
确诊、疑似和可能的遗传性 CRC 综合征	0	4(17.4%)	5(8.6%)	9(5.3%)	18(7.1%)
无上述危险因素	1(100%)	12(52.2%)	39(67.2%)	125(73.1%)	177(70.0%)

　　1. 将平均风险人群 CRC 普遍筛查的起始年龄从 50 岁下降至 45 岁　自 1980 年来,已建议使用基于粪便的检查、柔性乙状结肠镜检查或结肠镜检查来筛查 CRC。整个人群

的筛查导致 CRC 的发病率和死亡率均大幅下降,而 CRC 筛查被誉为最有效的预防保健服务之一。自 1985 年以来,美国 CRC 的发病率和死亡率下降了 30％以上[6]。关于 CRC 的筛查何时开始,该如何筛查,最合适的筛查频率是多少,这些问题在不同专业组织中均已经达成共识。即对于一般风险成年人,CRC 筛查应从 50 岁开始。许多以"死亡率"作为研究终点的随机对照试验和观察性研究提供了有力的证据,证明了粪便潜血试验、乙状结肠镜检查和结肠镜检查的有效性[44]。粪便免疫化学检测[45]、结肠 CT 三维成像和 FIT - DNA 的推出,又为筛查提供了其他几种选择,所有这些都被认为是同样有效的[46]。总而言之,我们在理解 CRC 的生物学特征和筛查方法方面取得了巨大进展,为在 50 岁开始进行平均风险人群的 CRC 筛查提供了持续的支持[6]。

2018 年 5 月,美国癌症协会发布了更新的指南,建议从 45 岁开始对平均风险人群进行 CRC 的筛查[47]。ACS 希望通过这些指南来应对 EOCRC 发病率的上升。但是,在 50 岁以下的人群中,筛查有效性的经验证据很少。几乎所有筛查效力的随机试验都限于年龄≥50 岁,很少或没有研究报告常规筛查对 40 岁人群的危害。鉴于缺乏证据,ACS 指南依赖于模拟模型和假设[48,49],从老年人群中推断出年轻人群中的筛选功效和不良事件的证据。有人联合了 14 所大学医院进行了一项多中心的回顾性研究,比较了 50 岁以下青年人群和 50~54 岁人群中筛查或诊断性结肠镜检查中肿瘤和进展期肿瘤的检出率[50]。该研究共纳入 9 765 名受试者,年轻组中进展期腺瘤的检出率显著低于 50~54 岁组(5.9％ vs.9.3％,P<0.001)。与 50~54 岁组相比,45~49 岁、40~44 岁和 20~39 岁筛查队列中进展期肿瘤形成的风险分别降低了 23％、53％和 54％[50]。所以,年龄<50 岁的年轻人在结肠镜检查中发现进展期腺瘤的风险远低于 50~54 岁筛查人群[50]。因此,虽然在 45 岁时开始 CRC 筛查的新建议可能合理,但是,在这个较年轻的年龄组中,筛查收益与危害之间的平衡存在一些不确定性[6]。

有学者对美国新罕布什尔州结肠镜检查注册处的 40 812 例结肠镜检查进行分析,发现进展期腺瘤的患病率如下:<40 岁(1.1％),40~44 岁(3.0％),45~49 岁(3.7％),50~54 岁(3.6％),55~59 岁(5.1％)和 60 岁以上(6.7％)(所有组中的 P<0.0001)[51]。在 45~49 岁和 50~54 岁年龄段中,进展期腺瘤和具有临床意义的锯齿状息肉的患病率相似。此外,与<40 岁组相比,40~44 岁组的进展期腺瘤患病率显著增加。校正后的分析也证实了这些结果。研究结果表明,从 40 岁开始,进展期腺瘤的风险增加,45~49 岁的人和 50~54 岁的人患病率相似[51]。因此,该学者提出从 40 岁开始进行 CRC 的普筛[51]。但是,CRC 普筛的起始年龄是一个复杂的问题,需要结合多方面的因素进行综合考虑[51]。

2. 降低平均风险人群 CRC 起始筛查年龄的利弊 筛查普通人群中的任何疾病都需要仔细考虑疾病负担以及筛查的利弊。新的筛查标准引发了关于何时开始在平均风险的成年人中进行 CRC 筛查的激烈辩论,许多指南呼吁在 45~49 岁的人群中筛查利弊的更多证据。该领域的领袖提出了对额外筛查美国 2 200 万成年人的影响的担忧,例如分歧加大[52]、内镜检查能力不足[53]和医疗保健系统的成本[54]。大多数接受 CRC 筛查的中等风险成年人，即使是发现有异常的成年人，也永远不会患上这种疾病。终生患 CRC 的风险约为 4.5%，对谁进行筛查以及筛查频率的确定应考虑对永不罹患 CRC 的其余 95% 人口的后果[6]。

在制定降低平均风险人群 CRC 普筛的起始年龄的决策时，重要的是要认识到，EOCRC 的发病率虽然呈现相对大幅度的增加，但是对应于 EOCRC 绝对病例数，每 10 万人中仅增加了几例 EOCRC[55]。与老年人口相比，年轻人口的 CRC 发病率仍然很低。例如，对于 45～49 岁的年轻人，CRC 的发病率从 1992—1996 年到 2011—2015 年增加了 36%，但同一时期的 CRC 病例数的绝对差异为 8.2 例/10 万。考虑 EOCRC 的绝对发病例数很重要，因为当疾病的患病率很低时，即使最好的筛查检测也不会是有效的公共卫生计划[56]。在疾病患病率较低的人群中进行筛查检测会降低阳性预测值，并会增加假阳性率。因此，在筛查疾病发病率较低的人群时，筛查利弊之间的平衡将发生变化[6]。

在确定年轻人行 CRC 普筛的起始年龄时，还要充分考虑 EOCRC 的自然病程。几十年前进行的尸检研究显示 40～49 岁的年轻人中 CRC 发病率很低[57]。还有研究表明，40～49 岁的成年人[58]和 50～59 岁的成年人[59]之间大息肉的患病率相似（3.5% vs. 5.3%）。最近在韩国进行的一项横断面研究显示，20～29 岁和 30～39 岁个体结肠镜检查中进展期腺瘤的检出率分别为 0.6% 和 0.9%[60]。目前尚不清楚，早期切除这些病变是否会影响年轻人群的重要终点，如死亡率。另一个挑战是，在年轻人中进行的许多结肠镜检查都是有症状或有较高 CRC 风险（如 CRC 家族史）的患者，从这些结肠镜检查中确定的病变数量可能不能反映这个年龄组中肿瘤的真实患病率。因此，我们对年轻人的无症状病变的侵袭性如何，或者是否遵循与老年人不同的疾病过程，知之甚少。关于 EOCRC 的预期病程和预后的信息通常是从无症状老年人中发现的腺瘤和癌症的行为推断出来的。

筛查的危害可能会影响多个领域，从医学并发症到对异常结果的焦虑，再到一系列后续检测和治疗。因为结肠镜检查是最常见的、侵入性的筛查方法，所以通常以终生结肠镜检查的数量和任何由此引起的并发症（例如结肠穿孔或大出血）来衡量 CRC 筛查的危害。建议在 50 岁开始筛查的指南估计每 1000 人终生大约要进行 4100 例次结肠镜检查[61]。将筛查年龄降低到 45 岁，则需要额外的 1400 例次的结肠镜检查，每 1000 例筛查中总共需要 5600 例次的结肠镜检查[49]。这些估计值假定筛查主要通过结肠镜检查进行，很少或没有基于粪便的检查或 CT 结肠成像。终生结肠镜检查数量可能是模棱两可的筛查危害，尤其是对患者而言，而且新指南中的其他筛查方法对临床实践的影响尚不清楚。

其他关于 CRC 筛查危害的研究描述了穿孔和出血的发生率，主要来自于临床试验或基于人群的大型队列研究中报道的不良事件。筛查危害的风险通常随着年龄的增长而增加，但是很少有研究专门针对年轻成年人描述这些危害。在那些少数的相关研究中，年轻人穿孔和出血的风险略低于或与老年人群相同（穿孔的风险：18～49 岁为 6/10 万[62]，出血的风险为 2/1000[63]）。

筛查的另一个危害是筛查成本。美国预防服务工作队和其他指南小组做出了有计划的决定,将筛查费用从筛查利弊的评估中排除,部分是为了避免筛查指南因为费用的原因限制医疗保健行为[6]。但是,成本仍然是患者、付款人和医疗保健系统的重要考虑因素,尤其是在美国,因为保险的覆盖范围千差万别。尽管没有对"45 岁开始 CRC 筛查"的方案进行正式的成本效益分析,但为了说明起见,我们可以假设采用结肠镜检查和粪便检测相结合的筛查每人花费 $250,并将 CRC 死亡率降低 50%[54]。预防 45～75 岁的 13 600 例 CRC 死亡的直接费用为避免每例死亡 200 万美元,而筛查 50～75 岁的避免每例死亡约 180 万美元。可能还会给患者(例如,误工时间,生产力下降)和医疗保健系统(例如,将诊断性结肠镜检查转变为筛查性结肠镜检查[52])带来间接费用。间接成本对于 40 多岁的成年人尤其重要,可以说,这个年龄段是其一生中最富有生产力的年龄段[5]。

任何全人群筛查计划的目标都应该是使疾病风险与筛查的利弊相匹配。令人信服的是,由于更多的年轻人被诊断出患有 CRC,因此筛查必定会使这部分患者获益,但是对绝大多数不会发生 EOCRC 的个体的危害也是巨大的。EOCRC 的增加是真实且重要的,但仅发病率的增加并不能提供任何证据支持筛查的有效性,或筛查的潜在危害,需要通过效益加以弥补。围绕在年轻人中开展 CRC 筛查的获益的不确定性,加上他们的 CRC 发病率要低得多,这意味着筛查所有美国 2 200 万 45～49 岁年龄段年轻人的益处可能很小。

(四)根据有无高危因素对年轻人进行个性化的 CRC 筛查

如上所述,如果对所有平均风险的年轻人进行 CRC 的筛查,将极大地增加筛查的风险和危害,而且由于 EOCRC 的发病率很低,能筛查到的 EOCRC 病例数很少,筛查获益很少。与其讨论启动 CRC 筛查的年龄,不如努力寻找 EOCRC 的高危因素,然后进行有针对性的筛查,现在被称为精准癌症筛查[64]。精准筛查结合了遗传因素、环境因素、生活方式和先前的筛查结果,以确定任何个人进行筛查的预期收益。如果能找到 EOCRC 的高危因素,只对那些高危的年轻人进行 EOCRC 的筛查,将提高筛查的获益-危害比。

环境因素在 EOCRC 的发生中起了重要作用[65]。肥胖和饮食可以解释大部分散发性 ROCRC,但仅这些危险因素不能完全解释 EOCRC 发病率的增加[66]。识别 EOCRC 的其他风险因素及其协同作用,可能有助于进行风险分层筛查。CRC 的家族史或个人史、炎症性肠病的个人史和遗传性结直肠癌综合征是众所周知的危险因素,会增加年轻患者发生 EOCRC 的风险。在一项对有 CRC 家族史的患者的荟萃分析中,FDR 患 CRC 家族史的个体发生 CRC 的相对风险为 2.24 倍[67]。与 CRC 患病率增加相关的其他风险因素包括吸烟、肥胖以及缺乏体育运动[68]。此外,研究还表明,Ⅱ型糖尿病和代谢综合征也会增加患 CRC 的风险[69]。还有研究表明,男性、慢性肾脏疾病和年龄可能也是 CRC 的危险因素[69]。

然而,研究人员在寻找没有家族史的年轻人发生 EOCRC 的危险因素方面进展甚微[6]。一些组织已经建议对较高风险的亚组进行早期 CRC 筛查,例如非洲裔美国人和阿拉斯加原住民,具有 CRC 或进展期腺瘤家族史的个体,以及患有诸如克罗恩病或溃疡性结肠炎等炎症性肠病的个体。在我们目前的临床实践中,我们可以而且应该做得更好,以识别高危人群,特别是有家族史的个体(遗传性 CRC 综合征、CRC 或进展期腺瘤的家族史),他们约占确诊的 EOCRC 病例的 30%。同时,研究工作必须集中在更好地了解EOCRC 患者的生物学特征及其相关的危险因素,这将有助于促进和推广风险分层筛查。

我们还应该注意精准癌症筛查的挑战。显然,有些 45 岁的人将从早期的 CRC 筛查中受益,但要从 2200 万的人群中识别较高风险的人群是困难的。进行精准筛查必须考虑许多因素:内镜检查能力、对筛查额外发现的癌症的管理能力、可用于计算 CRC 风险的遗传和环境信息的可获得性、医师与患者的沟通策略。如果精准筛查的策略被证明是有益的,则在充分考虑这些挑战和不断积累证据的情况下,该策略可能会被快速推广[64]。

与传统的基于年龄的策略相比,更好的风险评估以及基于风险的改进的筛查方案可能会提高利益与危害的比率。随着遗传信息的日益普及,人们正在努力开发和验证基于生活方式、环境因素和遗传风险因素的 CRC 风险预测模型[70],希望能够确定开始筛查的最佳年龄。例如,最近的一项研究表明,包括遗传和环境因素在内的风险计算模型比单独的家族史和年龄具有更高的准确性[70]。我们的目标应该是将这些科学发现,转化为可行的临床信息,以进行精准的癌症筛查。风险预测模型的小幅改善可以转化为风险分层的大幅改善,并确定开始进行 EOCRC 筛查的最佳年龄。

(五)加强医师和年轻人的教育,提高 EOCRC 筛查计划的遵从率和早期诊断率

由于大多数 EOCRC 是散发性的,没有明确的危险因素,因此也没有早期进行 CRC 筛查的指征。所以,我们迫切需要对医师和年轻人进行教育,以提高年轻人对 EOCRC 的认识。提高符合筛查指征的年轻人对 EOCRC 筛查的依从性,强调对 EOCRC 相关症状的早期评估,是减轻 EOCRC 负担的重要步骤。我们可以采取一些简单的教育措施来提高 EOCRC 的早期诊断率。例如,无论发病年龄如何,便血患者都应进行内镜评估,贫血患者也应进行内镜评估。腹痛或排便习惯的改变,也是 EOCRC 的常见早期症状,也要进行内镜评估是否为 EOCRC。如果这些症状是新出现的、严重的、频繁的、持续的、进行性的,或者同时发生时,在鉴别诊断中更要考虑可能是 EOCRC。这些教育措施对公众和医师都是有用的[3]。

1. 提高 EOCRC 筛查计划的遵从率　如何应对 EOCRC 发病率的不断上升? 最重要的是确定哪些年龄小于 50 岁的人需要进行 CRC 的早期筛查,并及时诊断那些出现了 CRC 相关症状的人[3]。如果我们能提高 50 岁以下需要筛查人群的筛查率,就可以降低 EOCRC 的发病率和死亡率。根据美国预防服务工作组的癌症干预和监测模型网络 (Cancer Intervention and Surveillance Modeling Network, CISNET)模型估计,严格遵守常规结肠镜筛查方案将使 CRC 的发病率降低 62%～88%,死亡率降低 79%～90%[13]。近年来,遵从筛查方案的情况有所改善。根据美国国家卫生统计中心的报告,从 2000 年到 2013 年,在推荐的筛查队列中,接受结肠镜检查的人群在所有年龄组中的比例都有所增加:0～54 岁人群遵从筛查方案的比例从 14% 增加到 41%,55～59 岁人群从 16% 增加

到 52%，年龄≥65 岁人群从 25% 上升到 63%[71]。尽管筛查的依从性总体上有所提高，但仍有相当一部分高危人群没有享受到筛查计划的好处，50～54 岁年龄段中有 41% 的人接受了结肠镜检查[72]。50 岁的由于绝对发病率较低，医师和年轻人对 CRC 的重视程度更低，所以 50 岁以下人群对筛查计划的遵从率往往更低。累及结肠的炎症性肠病患者，也是 EOCRC 的高危人群，建议他们从确诊后 8～10 年开始，通过常规结肠镜检查和结肠活检进行筛查。此外，50 岁以下因任何原因被发现患有结肠息肉的人应根据息肉的数量、大小和病理特征进行持续监测[3]。

2. 提高 EOCRC 的早期诊断率 解决 EOCRC 的另一个直接机会是对有症状患者的早期诊断[3]。出血、腹痛、贫血和排便习惯的改变是 EOCRC 最常见的症状。其中许多症状通常是由其他疾病引起的（痔疮引起的便血、肠易激综合征引起的腹痛），在年轻患者中，CRC 鉴别诊断的准确率通常不高；这可能导致严重的延误诊断。最近的一项单中心研究表明，50 岁以下的人从症状出现到治疗直肠癌的中位时间为 217 天，而 50 岁以上的人则为 29.5 天[73]。尽管导致这种诊治延迟的原因是多方面的，包括与患者有关的寻求诊治的延迟，难以获得诊治，但重要的是要承认医师对症治疗后症状消失造成的诊治延迟。少量便血常被认为是良性肛肠疾病，如痔疮。痔疮的存在并不能排除近端的病变，出血性痔疮通常可以掩盖近端病变的细微症状[74]。在 145 名便血患者中，初级医师根据病史和体检预测其中的 63 名患者的便血来源于肛门部（痔疮或肛裂）。在这 63 例患者中，11 例（17.5%）在结肠镜检查中发现了近端直肠或结肠的病变[75]。由于临床病史和体格检查结果的不可靠，而且高达 15% 的 CRC 发生在 50 岁以下，因此，美国消化内镜协会（American Society for Gastrointestinal Endoscopy，ASGE）建议对所有便血患者进行内镜评估[76]。软式乙状结肠镜和全结肠镜该如何选择，可根据其他症状或风险因素、患者偏好、成本和可获得性来进行综合判断。一般来说，对于 40 岁以下没有任何其他症状或危险因素的便血患者，乙状结肠镜检查是合适的。然而，对于 40 岁以上的患者或有症状/其他危险因素的患者，首选全结肠镜检查[3]。

三、EOCRC 的预防

EOCRC 的病因和发病机制目前还不清楚，可能是环境因素和遗传因素等多种因素共同作用引起的。目前估计 20%～30% 的 EOCRC 携带癌症易感性基因的致病性胚系突变，为遗传性结直肠癌。绝大多数（70%～80%）的 EOCRC 是散发性结直肠癌，可能是由于生活习惯或环境因素引起的，包括饮食的全球西化（通常涉及大量摄入红肉和加工肉、高果糖玉米糖浆和不健康的烹饪方法）、肥胖、吸烟、饮酒、压力、抗生素、合成食用色素、味精、二氧化钛、缺乏运动和久坐行为。为了预防遗传性 EOCRC，需要对那些疑似遗传性结直肠癌的患者及家属进行相关基因的胚系突变检测，如果找到了明确的致病性的胚系基因突变，就可以按照我们前面章节中的各种遗传性结直肠癌综合征的预防方法进行预防。

主要是按照各个综合征的推荐意见,从某个较早的时间点开始进行结肠镜检查,然后定期复查结肠镜,从而达到预防或者早期诊断 EOCRC 的目的。为了预防散发性 EOCRC,就要避免上述各种可能的危险因素,改变不良的生活习惯和饮食习惯,比如不要吸烟、饮酒、少吃红肉和加工肉、少吃油炸腌制食品、少吃含有人工色素的食物和味精、避免滥用抗生素和适当增加体育运动等。

四、小结

近年来,在全世界范围内 EOCRC 的发病率几乎都呈现显著的上升趋势,通过 EOCRC 的筛查,可以降低 EOCRC 的发病率和死亡率。筛查的方法主要包括以下几种:愈创木脂粪便隐血试验、粪便免疫化学试验、粪便 DNA 检测、乙状结肠镜检查、全结肠镜检查和 CT 仿真结肠镜检查。EOCRC 的筛查主要从以下几个方面进行。

(1) 确诊为遗传性结直肠癌综合征的个体按照相应指南的推荐意见进行结肠镜检查筛查。

(2) 有 CRC 家族史、但是未确诊为遗传性结直肠癌综合征的个体,按照家族史进行筛查。对于那些有 1 个或以上 FDR 或 SDR 患 CRC 的个体,应当在 40 岁,或者 FDR 中 CRC 的最早诊断年龄之前 10 年开始进行筛查。

(3) 未确诊为遗传性结直肠癌综合征、无家族史的平均风险个体的筛查:将平均风险人群 CRC 普遍筛查的起始年龄从 50 岁下降至 45 岁。在确定年轻人行 CRC 普筛的起始年龄时,还要充分考虑 EOCRC 的绝对发病率、自然病程和筛查的利弊。

(4) 根据有无高危因素对年轻人进行个性化的 CRC 筛查:可能的危险因素包括吸烟、肥胖、缺乏体育运动、II 型糖尿病、代谢综合征和 IBD 等。

(5) 加强医师和年轻人的教育,提高 EOCRC 筛查计划的遵从率和早期诊断率。为了预防遗传性 EOCRC,需要对那些疑似遗传性结直肠癌的患者及家属进行相关基因的胚系突变检测,然后按照各种遗传性结直肠癌综合征的推荐意见,从某个较早的时间点开始进行结肠镜检查,并定期复查结肠镜。为了预防散发性 EOCRC,就要避免各种可能的危险因素,改变不良的生活习惯和饮食习惯。

另外,我们还需要更多的经验数据和模型来进一步完善我们目前的筛查方案[3]。我们期望未来能开发出更好的风险预测工具,以便帮助我们尽早发现 EOCRC 的高危患者,并制定更好的筛查/预防策略。在不久的将来,粪便 DNA、基因组分析和数学模型的使用可能会为 EOCRC 的筛查和预防提供帮助[77]。

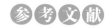

参 考 文 献

[1] Siegel R L, Miller K D, Fedewa S A, et al. Colorectal cancer statistics, 2017 [J]. CA Cancer J Clin, 2017,67(3): 177 - 193.

［2］Siegel R L, Miller K D, Jemal A. Cancer statistics, 2018 ［J］. Ca-a Cancer Journal for Clinicians, 2018,68(1)：7－30.

［3］Patel S G, Ahnen D J. Colorectal cancer in the young ［J］. Curr Gastroenterol Rep, 2018,20(4)：15.

［4］Bhandari A, Woodhouse M, Gupta S. Colorectal cancer is a leading cause of cancer incidence and mortality among adults younger than 50 years in the USA：A seer-based analysis with comparison to other young-onset cancers ［J］. J Investig Med, 2017,65(2)：311－315.

［5］Siegel R L, Fedewa S A, Anderson W F, et al. Colorectal cancer incidence patterns in the united states, 1974－2013 ［J］. J Natl Cancer Inst, 2017,109(8)：djw322.

［6］Murphy C C. Colorectal cancer in the young：Does screening make sense? ［J］. Curr Gastroenterol Rep, 2019,21(7)：28.

［7］Bailey C E, Hu C Y, You Y N, et al. Increasing disparities in the age-related incidences of colon and rectal cancers in the united states, 1975－2010 ［J］. JAMA Surg, 2015,150(1)：17－22.

［8］American cancer society. Colorectal cancer facts & figures 2017－2019. American cancer society；2017.

［9］Rex D K, Schoenfeld P S, Cohen J, et al. Quality indicators for colonoscopy ［J］. Gastrointest Endosc, 2015,81(1)：31－53.

［10］Zauber A G, Winawer S J, O'Brien M J, et al. Colonoscopic polypectomy and long-term prevention of colorectal-cancer deaths ［J］. N Engl J Med, 2012,366(8)：687－696.

［11］Brounts L R, Lehmann R K, Lesperance K E, et al. Improved rates of colorectal cancer screening in an equal access population ［J］. Am J Surg, 2009,197(5)：609－612；discussion 612－603.

［12］Deen K I, Silva H, Deen R, et al. Colorectal cancer in the young, many questions, few answers ［J］. World J Gastrointest Oncol, 2016,8(6)：481－488.

［13］Bibbins-Domingo K, Grossman D C, Curry S J, et al. Screening for colorectal cancer：Us preventive services task force recommendation statement ［J］. Jama, 2016,315(23)：2564－2575.

［14］Robertson D J, Lee J K, Boland C R, et al. Recommendations on fecal immunochemical testing to screen for colorectal neoplasia：A consensus statement by the us multi-society task force on colorectal cancer ［J］. Gastroenterology, 2017,152(5)：1217－1237. e1213.

［15］国家消化系统疾病临床医学研究中心(上海),国家消化道早癌防治中心联盟,中华医学会消化内镜学分会,等. 中国早期结直肠癌筛查流程专家共识意见(2019,上海) ［J］. 中华医学杂志, 2019,99(38)：2961－2970.

［16］Chen H, Li N, Ren J, et al. Participation and yield of a population-based colorectal cancer screening programme in china ［J］. Gut, 2019,68(8)：1450－1457.

［17］Wu W M, Wang Y, Jiang H R, et al. Colorectal cancer screening modalities in chinese population：Practice and lessons in pudong new area of shanghai, china ［J］. Front Oncol, 2019,9：399.

［18］Shaukat A, Mongin S J, Geisser M S, et al. Long-term mortality after screening for colorectal cancer ［J］. N Engl J Med, 2013, 369(12)：1106－1114.

［19］Gong Y, Peng P, Bao P, et al. The implementation and first-round results of a community-based colorectal cancer screening program in shanghai, china ［J］. Oncologist, 2018,23(8)：928－935.

［20］Allison J E, Fraser C G, Halloran S P, et al. Population screening for colorectal cancer means getting fit：The past, present, and future of colorectal cancer screening using the fecal immunochemical test for hemoglobin (fit) ［J］. Gut Liver, 2014,8(2)：117－130.

［21］Katsoula A, Paschos P, Haidich A B, et al. Diagnostic accuracy of fecal immunochemical test in patients at increased risk for colorectal cancer：A meta-analysis ［J］. JAMA Intern Med, 2017,177(8)：1110－1118.

［22］Imperiale T F, Ransohoff D F, Itzkowitz S H, et al. Multitarget stool DNA testing for colorectal-cancer screening ［J］. N Engl J Med, 2014,370(14)：1287－1297.

［23］Zhao S, Wang S, Pan P, et al. Magnitude, risk factors, and factors associated with adenoma miss rate of tandem colonoscopy：A systematic review and meta-analysis ［J］. Gastroenterology, 2019,156(6)：1661－1674. e1611.

［24］The Lancet Gastroenterology H. Improving uptake of colorectal cancer screening ［J］. Lancet Gastroenterol Hepatol, 2017,2(11)：767.

［25］Seeff L C, Manninen D L, Dong F B, et al. Is there endoscopic capacity to provide colorectal cancer screening to the unscreened population in the united states? ［J］. Gastroenterology, 2004,127(6)：1661－1669.

［26］Bai Y, Gao J, Zou D W, et al. Distribution trends of colorectal adenoma and cancer：A colonoscopy database analysis of 11,025 chinese patients ［J］. J Gastroenterol Hepatol, 2010,25(10)：1668－1673.

［27］Spada C, Stoker J, Alarcon O, et al. Clinical indications for computed tomographic colonography：European society of gastrointestinal endoscopy (esge) and european society of gastrointestinal and abdominal radiology (esgar) guideline ［J］. Endoscopy, 2014, 46(10)：897－915.

［28］Wagner A, van Kessel I, Kriege M G, et al. Long term follow-up of hnpcc gene mutation carriers：Compliance with screening and satisfaction with counseling and screening procedures ［J］. Fam Cancer, 2005,4(4)：295－300.

［29］Patel S G, Ahnen D J, Kinney A Y, et al. Knowledge and uptake of genetic counseling and colonoscopic screening among individuals at increased risk for lynch syndrome and their endoscopists from the family health promotion project ［J］. Am J Gastroenterol, 2016,111(2)：285－293.

［30］Gunaratnam N T, Akce M, Al Natour R, et al. Screening for cancer genetic syndromes with a simple risk-assessment tool in a community-based open-access colonoscopy practice ［J］. Am J Gastroenterol, 2016,111(5)：589－593.

［31］Vale Rodrigues R, Claro I, Lage P, et al. Colorectal cancer surveillance in portuguese families with lynch syndrome：A cohort study ［J］. Int J Colorectal Dis, 2018,33(6)：695－702.

［32］Schneider J L, Goddard K A B, Muessig K R, et al. Patient and provider perspectives on adherence to and care coordination of lynch syndrome surveillance recommendations：Findings from qualitative interviews ［J］. Hered Cancer Clin Pract, 2018,16：11.

［33］Cairns S R, Scholefield J H, Steele R J, et al. Guidelines for colorectal cancer screening and surveillance in moderate and high risk groups (update from 2002) ［J］. Gut, 2010,59(5)：666－689.

［34］Syngal S, Brand R E, Church J M, et al. Acg clinical guideline：Genetic testing and management of hereditary gastrointestinal cancer syndromes ［J］. Am J Gastroenterol, 2015,110(2)：223－262；quiz 263.

［35］Rex D K, Boland C R, Dominitz J A, et al. Colorectal cancer screening：Recommendations for physicians and patients from the u. S. Multi-society task force on colorectal cancer ［J］. Gastroenterology, 2017,153(1)：307－323.

［36］Tsai M H, Xirasagar S, Li Y J, et al. Colonoscopy screening among us adults aged 40 or older with a family history of colorectal cancer ［J］. Prev Chronic Dis, 2015,12：E80.

［37］Hogan N M, Hanley M, Hogan A M, et al. Awareness and uptake of family screening in patients diagnosed with colorectal cancer at a young age [J]. Gastroenterol Res Pract, 2015,2015: 194931.

[38] Levin B, Lieberman D A, McFarland B, et al. Screening and surveillance for the early detection of colorectal cancer and adenomatous polyps, 2008: A joint guideline from the american cancer society, the us multi-society task force on colorectal cancer, and the american college of radiology [J]. Gastroenterology, 2008,134(5): 1570 - 1595.

[39] Provenzale D, Gupta S, Ahnen D J, et al. Nccn guidelines insights: Colorectal cancer screening, version 1.2018 [J]. J Natl Compr Canc Netw, 2018,16(8): 939 - 949.

[40] Leddin D, Lieberman D A, Tse F, et al. Clinical practice guideline on screening for colorectal cancer in individuals with a family history of nonhereditary colorectal cancer or adenoma: The canadian association of gastroenterology banff consensus [J]. Gastroenterology, 2018,155(5): 1325 - 1347. e1323.

[41] Jenkins M A, Ait Ouakrim D, Boussioutas A, et al. Revised australian national guidelines for colorectal cancer screening: Family history [J]. Med J Aust, 2018,209(10): 455 - 460.

[42] Gupta S, Bharti B, Ahnen D J, et al. Potential impact of family history-based screening guidelines on the detection of early-onset colorectal cancer [J]. Cancer, 2020,126(13): 3013 - 3020.

[43] Chen F W, Sundaram V, Chew T A, et al. Low prevalence of criteria for early screening in young-onset colorectal cancer [J]. Am J Prev Med, 2017,53(6): 933 - 934.

[44] Nishihara R, Wu K, Lochhead P, et al. Long-term colorectal-cancer incidence and mortality after lower endoscopy [J]. N Engl J Med, 2013,369(12): 1095 - 1105.

[45] Young G P, Symonds E L, Allison J E, et al. Advances in fecal occult blood tests: The fit revolution [J]. Dig Dis Sci, 2015,60 (3): 609 - 622.

[46] Ransohoff D F, Sox H C. Clinical practice guidelines for colorectal cancer screening: New recommendations and new challenges [J]. Jama, 2016,315(23): 2529 - 2531.

[47] Wolf A M D, Fontham E T H, Church T R, et al. Colorectal cancer screening for average-risk adults: 2018 guideline update from the american cancer society [J]. CA Cancer J Clin, 2018,68(4): 250 - 281.

[48] Meester R G S, Peterse E F P, Knudsen A B, et al. Optimizing colorectal cancer screening by race and sex: Microsimulation analysis ii to inform the american cancer society colorectal cancer screening guideline [J]. Cancer, 2018,124(14): 2974 - 2985.

[49] Peterse E F P, Meester R G S, Siegel R L, et al. The impact of the rising colorectal cancer incidence in young adults on the optimal age to start screening: Microsimulation analysis i to inform the american cancer society colorectal cancer screening guideline [J]. Cancer, 2018,124(14): 2964 - 2973.

[50] Kim K O, Yang H J, Cha J M, et al. Risks of colorectal advanced neoplasia in young adults versus those of screening colonoscopy in patients aged 50 to 54 years [J]. J Gastroenterol Hepatol, 2017,32(11): 1825 - 1831.

[51] Butterly L F, Siegel R L, Fedewa S, et al. Colonoscopy outcomes in average-risk screening equivalent young adults: Data from the new hampshire colonoscopy registry [J]. Am J Gastroenterol, 2021,116(1): 171 - 179.

[52] Liang P S, Allison J, Ladabaum U, et al. Potential intended and unintended consequences of recommending initiation of colorectal cancer screening at age 45 years [J]. Gastroenterology, 2018,155(4): 950 - 954.

[53] Anderson J C, Samadder J N. To screen or not to screen adults 45 - 49 years of age: That is the question [J]. Am J Gastroenterol, 2018,113(12): 1750 - 1753.

[54] Bretthauer M, Kalager M, Weinberg D S. From colorectal cancer screening guidelines to headlines: Beware! [J]. Ann Intern Med, 2018,169(6): 405 - 406.

[55] Murphy C C, Sanoff H K, Stitzenberg K B, et al. Re: Colorectal cancer incidence patterns in the united states, 1974 - 2013 [J]. J Natl Cancer Inst, 2017,109(8).

[56] Croswell J M, Ransohoff D F, Kramer B S. Principles of cancer screening: Lessons from history and study design issues [J]. Semin Oncol, 2010,37(3): 202 - 215.

[57] Arminski T C, McLean D W. Incidence and distribution of adenomatous polyps of the colon and rectum based on 1,000 autopsy examinations [J]. Dis Colon Rectum, 1964,7: 249 - 261.

[58] Imperiale T F, Wagner D R, Lin C Y, et al. Results of screening colonoscopy among persons 40 to 49 years of age [J]. N Engl J Med, 2002,346(23): 1781 - 1785.

[59] Lieberman D A, Holub J L, Moravec M D, et al. Prevalence of colon polyps detected by colonoscopy screening in asymptomatic black and white patients [J]. JAMA, 2008,300(12): 1417 - 1422.

[60] Jung Y S, Ryu S, Chang Y, et al. Risk factors for colorectal neoplasia in persons aged 30 to 39 years and 40 to 49 years [J]. Gastrointest Endosc, 2015,81(3): 637 - 645 e637.

[61] Knudsen A B, Zauber A G, Rutter C M, et al. Estimation of benefits, burden, and harms of colorectal cancer screening strategies: Modeling study for the us preventive services task force [J]. Jama, 2016,315(23): 2595 - 2609.

[62] Arora G, Mannalithara A, Singh G, et al. Risk of perforation from a colonoscopy in adults: A large population-based study [J]. Gastrointest Endosc, 2009,69(3 Pt 2): 654 - 664.

[63] Rutter C M, Johnson E, Miglioretti D L, et al. Adverse events after screening and follow-up colonoscopy [J]. Cancer Causes Control, 2012,23(2): 289 - 296.

[64] Marcus P M, Pashayan N, Church T R, et al. Population-based precision cancer screening: A symposium on evidence, epidemiology, and next steps [J]. Cancer Epidemiol Biomarkers Prev, 2016,25(11): 1449 - 1455.

[65] Murphy C C, Singal A G, Baron J A, et al. Decrease in incidence of young-onset colorectal cancer before recent increase [J]. Gastroenterology, 2018,155(6): 1716 - 1719. e1714.

[66] Liu P H, Wu K, Ng K, et al. Association of obesity with risk of early-onset colorectal cancer among women [J]. JAMA Oncol, 2019,5(1): 37 - 44.

[67] Butterworth A S, Higgins J P, Pharoah P. Relative and absolute risk of colorectal cancer for individuals with a family history: A meta-analysis [J]. Eur J Cancer, 2006,42(2): 216 - 227.

[68] Moore H G. Colorectal cancer: What should patients and families be told to lower the risk of colorectal cancer? [J]. Surg Oncol Clin N Am, 2010,19(4): 693 - 710.

[69] Bilal M, Singh S, Le T T, et al. Select group of patients might benefit from early colonoscopic screening for colorectal cancer [J]. Surg Endosc, 2020,34(10): 4463 - 4471.

[70] Jeon J, Du M, Schoen R E, et al. Determining risk of colorectal cancer and starting age of screening based on lifestyle, environmental, and genetic factors [J]. Gastroenterology, 2018,154(8): 2152 - 2164. e2119.

[71] National center for health statistics. Health, united states, 2015: With special feature on racial and ethnic disparities. Hyattsville,

md：National center for health statistics；2016.

[72] Read B，Sylla P. Aggressive colorectal cancer in the young［J］. Clin Colon Rectal Surg，2020,33(5)：298－304.

[73] Scott R B，Rangel L E，Osler T M，et al. Rectal cancer in patients under the age of 50 years：The delayed diagnosis［J］. Am J Surg，2016,211(6)：1014－1018.

[74] Bat L，Pines A，Rabau M，et al. Colonoscopic findings in patients with hemorrhoids，rectal bleeding and normal rectoscopy［J］. Isr J Med Sci，1985,21(2)：139－141.

[75] Goulston K J，Cook I，Dent O F. How important is rectal bleeding in the diagnosis of bowel cancer and polyps?［J］. Lancet，1986,2(8501)：261－265.

[76] Committee ASoP，Pasha S F，Shergill A，et al. The role of endoscopy in the patient with lower-gi bleeding［J］. Gastrointest Endosc，2014,79(6)：875－885.

[77] Turaga K K. Screening young adults for nonhereditary colorectal cancer［J］. JAMA Surg，2015,150(1)：22－23.

第 27 章

早发性结直肠癌的基因阻断

马龙,颜宏利

　　致病基因明确的早发性遗传性结直肠癌患者,有 50% 的可能性将突变基因遗传给下一代。只有那些明确携带致病性或疑似致病性胚系基因突变的患者或未患病个体(携带者),才可以通过产前诊断、胚胎植入前遗传学检测技术(preimplantation genetic testing,PGT)+试管婴儿技术,彻底阻止这个突变的基因遗传给下一代。产前诊断流程相对简单,患者的经济负担轻,但是引产容易对妇女造成身心伤害。PGT 技术是经过胚胎筛选,选择正常胚胎植入,可避免生育携带致病性胚系基因突变的下一代,无需引产,是一种更加积极主动的胚胎选择策略,这是 PGT 技术最大的优点。但 PGT 技术流程较繁琐,会增加女性患者身体负担,且经济负担较重。在确诊结直肠癌之后,制定抗肿瘤方案之前,所有年轻患者均应该明确是否有生育要求,有生育要求的患者应当进行生育力保存。女性患者可选择的生育力保存方法有:胚胎冷冻、卵母细胞冷冻、未成熟卵母细胞体外成熟、卵巢组织冷冻保存与移植和卵巢移位术等。男性患者可选择的生育力保存方法有:精子冷冻保存和睾丸组织冷冻保存。为避免抗肿瘤治疗对胎儿的健康风险,一般建议在停止抗肿瘤治疗大于 6 个月再实施生育计划。

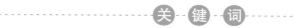

　　早发性结直肠癌;基因阻断;产前诊断;试管婴儿;胚胎植入前遗传学检测技术;生育管理

　　对于早发性结直肠癌患者而言,在考虑生育问题时不得不面对一个严肃的话题,即会不会把结直肠癌遗传给下一代。由于早发性结直肠癌患者大多携带肿瘤易感基因的致病性胚系突变,因此理论上有 50% 的概率会把致病突变基因遗传给下一代,下一代也因此具有极大风险会罹患结直肠癌或其他恶性肿瘤。所以如何对早发性结直肠癌进行基因阻断,使得下一代不患结直肠癌等恶性肿瘤变得极其重要。可喜的是,随着医学技术的不断发展,目前已有成熟的技术,如产前诊断技术和胚胎植入前遗传学检测技术,尤其是 PGT技术,可保证下一代不携带父母的致病性胚系基因突变,从而使下一代罹患结直肠癌的概率大大降低。

一、基因阻断方式

对于早发性结直肠癌患者而言,如果不希望把结直肠癌遗传给下一代,首先要做的就是进行肿瘤易感基因的胚系突变筛查和诊断,只有在明确自己携带哪一个基因的胚系突变后,才有可能进行下一步的基因阻断。而事实上经过胚系突变筛查和诊断后,有一部分患者携带的胚系突变属于临床意义未明,这部分患者是无法进入下一步的基因阻断步骤的。只有那些明确携带致病性或疑似致病性胚系基因突变的患者或未患病个体(携带者),才可以通过以下两种生育方式实现基因阻断:

(一)产前诊断[1]

产前诊断(prenatal diagnosis)是指夫妇怀孕后,在适当的孕期进行羊水穿刺等操作方式,对胎儿进行目标基因检测和染色体检测,如胎儿携带致病性胚系基因突变,可选择放弃胎儿,如胎儿不携带致病性胚系基因突变则可选择继续妊娠。产前诊断对象包括:反复早孕期自然流产;既往出生缺陷病史;家族分子遗传病史;神经管缺陷家族史;妊娠合并 1 型糖尿病、高血压、癫痫、哮喘;曾暴露于药物、病毒、环境危害;父母近亲。产前诊断流程相对简单,患者的经济负担轻。

对于常染色体显性遗传的结直肠癌患者,后代有 50% 的概率携带相同的致病性胚系基因突变,如果胎儿携带该胚系基因突变,是否需要引产是件十分纠结的事情,引产容易造成身心伤害。

(二)胚胎植入前遗传学检测技术[2](俗称第三代试管婴儿技术)

通过辅助生殖技术获得受精卵,经体外培养后,对胚胎进行目标基因检测和染色体检测,以确定胚胎是否携带致病性的胚系基因突变,选择不携带致病性胚系基因突变的胚胎植入母体。

PGT 的操作流程主要包括:

(1)女方通过促排卵方式获得多枚卵母细胞,男方通过一定方式获得精子。

(2)通过卵胞质内单精子显微注射技术(intracytoplasmic sperm injection,ICSI)将优质单精子注射进卵母细胞,获得受精卵。

(3)受精卵体外培养,一般培养到第 5 天时(图 27 - 1),进行活检(取胚胎外胚层多个细胞）。

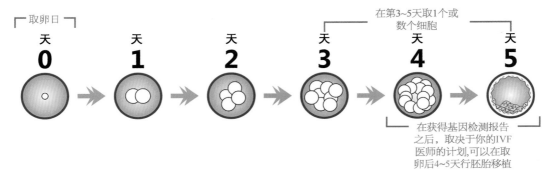

在第3~5天取1个或数个细胞

取卵日

天 **0** → 天 **1** → 天 **2** → 天 **3** → 天 **4** → 天 **5**

在获得基因检测报告之后，取决于你的IVF医师的计划，可以在取卵后4~5天行胚胎移植

图 27-1 早期胚胎发育过程(0~5 天)

（4）对活检细胞进行遗传学检测，以判断胚胎是否携带致病性胚系基因突变。

（5）选择不携带胚系突变的正常胚胎植入母体。

（6）后续观察胚胎在母体中的发育情况。

PGT 技术是经过胚胎筛选，选择正常胚胎植入，可避免生育携带致病性胚系基因突变的下一代，无需引产，是一种更加积极主动的胚胎选择策略，这是 PGT 技术最大的优点。但 PGT 技术流程较繁琐，会增加女性患者身体负担，且经济负担较重。

2018 年由中国妇幼保健协会生育保健专业委员会、中国医师协会生殖医学专业委员会、中国医师协会医学遗传学分会、中国遗传学会遗传咨询分会和中国妇幼健康研究会生殖内分泌专业委员会共同发布了《胚胎植入前遗传学诊断/筛查技术专家共识》[3]，该共识明确指出 PGT 适应证包括：夫妇任一方或双方携带有严重疾病的遗传易感基因的致病突变，如遗传性乳腺癌的 *BRCA1*、*BRCA2* 致病突变。虽然指南只列出了遗传性乳腺癌相关易感基因，但以此类推，遗传性结直肠癌相关的易感基因如 *APC*、*MLH1*、*MSH2*、*MSH6*、*PMS2* 等基因，也可通过 PGT 方式进行家族阻断。这也是国内专家第一次形成共识，允许临床上对遗传性肿瘤开展 PGT。

二、胚胎植入前遗传学检测技术的历史

1998 年英国的 Asangla Ao 等[4]报道了一个遗传性结直肠癌 PGT 案例。一位 34 岁家族性腺瘤性息肉病女性患者，她的两位姐妹也是 FAP 患者，均在 20 多岁时因肠外恶性肿瘤去世（虽然已经实施了早期的结肠切除术）。该女性患者也实施了预防性的全结肠切除术，这导致了其输卵管堵塞，并导致该患者不孕。基因检测显示该患者 APC 基因 764 密码子发生致病性胚系突变。患者想通过 PGT 方式生育一个健康的后代。进入 PGT 周期后，共获得 10 枚卵母细胞，最终获得 4 枚胚胎，对 4 枚胚胎进行遗传学检测，结果显示

其中 3 枚胚胎携带 APC 基因致病性胚系突变,只有 1 枚胚胎是正常的,将这枚珍贵的胚胎植入母体后,却没有成功妊娠。这是世界上有文献记录的第一例遗传性结直肠癌 PGT 案例,可惜没有获得成功妊娠。

2002 年美国的 Svetlana Rechitsky 等人[5]同时对多种遗传性肿瘤和肿瘤综合征开展了 PGT 工作,其中包括了 FAP。共有 3 对 FAP 夫妇入组,他们携带不同的 APC 基因致病性胚系突变,共实施了 6 个周期的 PGT,获得 54 枚胚胎,基因检测显示其中 24 枚胚胎是正常的,而 25 枚胚胎是携带 APC 基因致病性胚系突变的,随后进行了 5 次胚胎移植术,共移植了 14 枚正常胚胎,截至文章发表时成功诞生一位不携带 *APC* 基因致病性胚系突变的健康宝宝。这是世界上有文献记录的第一例遗传性结直肠癌 PGT 成功案例。

国内开展遗传性结直肠癌 PGT 工作相对较晚,据人民网和中信湘雅生殖与遗传专科医院公开报道,一位 FAP 女性患者,其母亲已患结直肠癌去世,自己也于 2015 年诊断患有多发性结肠息肉,做过多次手术,前后共切除息肉 30 多枚。基因检测显示,她和妹妹的 *APC* 基因都存在致病性杂合突变,即该家族属于 FAP 家族。患者希望通过辅助生殖技术生育健康宝宝。进入 PGT 周期后,成功获得 3 枚胚胎,经基因检测显示 1 枚胚胎存在致病性基因突变,另外 2 枚胚胎不携带致病性基因突变,随后移植了 1 枚正常胚胎,2018 年 4 月成功妊娠 7 个月的患者体检一切正常,胎儿发育良好,这也预示着国内首例遗传性结直肠癌 PGT 成功案例诞生。

目前国内具有 PGT 资质的生殖医学中心都有实力实施遗传性结直肠癌 PGT 辅助生殖技术,同时也有一些生殖医学中心可提供费用减免的公益项目(如海军军医大学第一附属医院),以减轻患者的经济负担。

三、患者的生育管理

2018 年湖南乳腺癌患者生育力保存专家协作组发布了地方性专家共识《湖南省年轻女性乳腺癌患者生育力保存实施方案专家共识》[6],2019 年中国年轻乳腺癌诊疗与生育管理专家共识指导委员会发布了全国性的专家共识《年轻乳腺癌诊疗与生育管理专家共识》[7],这两部专家共识的出台为中国年轻乳腺癌患者的生育管理指明了方向。同时也可以被用来参考借鉴,指导早发性结直肠癌患者的生育管理。

近几年来,国外专家也发表了针对所有肿瘤患者的生育指南[8,9]和专门针对结直肠癌患者生育管理的综述性文章[10-13],更是为早发性结直肠癌患者的生育管理提供了最直接的依据。

(一)早发性结直肠癌女性患者的生育管理[8-13]

年轻女性结直肠癌患者面临身体、社会和心理问题,其诊治方案及生育管理计划应该由多学科会诊、跨学科讨论协商制定,包括肿瘤内科、外科、放疗科、妇产科、生殖科和肿瘤心理学科等。

在确诊结直肠癌之后，制定抗肿瘤方案之前，所有年轻女性患者均应该明确是否有生育要求，并进行卵巢功能评估。所有想保留生育能力的女性，在开始任何治疗前，均应向相关专家咨询。患者应被告知生育管理的可行性及其对结直肠癌治疗的影响，治疗相关闭经和过早绝经的风险、相关症状和结局，可替代治疗方案，以及抗肿瘤治疗后的生育管理随访及助孕指导。育龄期早发性结直肠癌女性患者生育力保存流程见图 27 - 2。

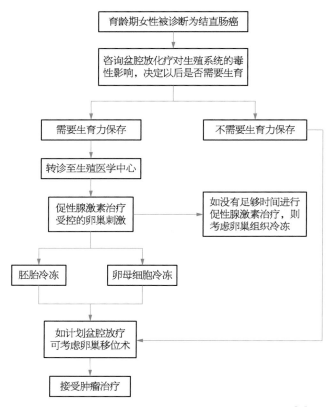

图 27 - 2　早发性结直肠癌女性患者生育力保存流程[11]

1. 生殖咨询的时机和内容　肿瘤科医生应尽早与育龄期结直肠癌患者及其配偶讨论生育功能保护的方案，并在必要时转诊至妇科或生殖科医师。应在肿瘤治理前尽早告知肿瘤治疗可能对生育力产生的不良影响，使其有可能尽早选择合适的生育力保护方案，并最大限度减少因生育力下降或丧失引起的抑郁等心理问题，提高生活质量。

对于具有生育需求的女性患者，治疗的每一个阶段均应与患者讨论生育相关信息。患者治疗结束后随诊和（或）考虑妊娠时，应再次讨论生育力相关问题或转诊至妇科或生殖专家。讨论均应记录于病例中。推荐多学科共同对早发性结直肠癌患者的生育力下降风险和可选择的保护方法提供咨询，为这些患者在选择方法时提供心理支持，同时充分告知不同技术的风险。接受抗肿瘤治疗后的女性患者，妊娠是否会增加结直肠癌复发风险，这需要更多的研究指导。

在实施生育计划前,女性患者应与肿瘤医师充分讨论肿瘤复发风险。实施生育计划时,可选择自然妊娠,难以自然妊娠者可进行辅助生育技术,但需要考虑患者身体状况能否耐受有创性操作。

2. 妊娠时机 最佳的怀孕时机无法准确预测,需个体化的综合考虑年轻患者的身体状况、结直肠癌病理特点和肿瘤复发危险度。建议年轻结直肠癌患者超过复发高峰年限后再考虑怀孕。为避免抗肿瘤治疗对胎儿的健康风险,一般建议在停止抗肿瘤治疗大于6个月再实施生育计划。如发生非预期意外怀孕,妇产科和肿瘤科医师应综合评估患者的肿瘤治疗情况、怀孕前3个月内用过抗肿瘤药物的情况,充分考虑妊娠对肿瘤治疗的影响和治疗药物对胎儿可能的影响,患者及家属应充分知情同意,共同决定是否继续妊娠。若选择继续妊娠,应严密监测胎儿发育情况,孕期应同时在肛肠外科严密随访。

3. 生育力保护技术 生育力保护技术涉及药物、手术或冷冻技术等不同的助孕方法。目前可选择的方法有胚胎冷冻、卵母细胞冷冻、未成熟卵母细胞体外成熟、卵巢组织冷冻保存与移植和卵巢移位术等。

(1)对于已婚且婚姻关系稳定家庭,胚胎冷冻是最成熟的生育力保护方案,常规用于体外受精后多余胚胎的保存。胚胎冷冻已开展30年,是生育力保存的最常见技术,应用患者卵子和伴侣精子受精。胚胎冷冻适用于已婚、双方均同意体外受精并保存胚胎的患者;未来生育治疗时需要双方共同同意应用冷冻胚胎。冻融胚胎移植活产率与女性取卵年龄相关。移植化疗和(或)放疗前冷冻胚胎的活产率与年龄相匹配对照组的成功率相近[8,9,14]。

(2)卵母细胞冷冻技术适用于未结婚或其他原因无法选择胚胎冷冻,而且需要进行有损卵巢功能的放疗和化疗或行卵巢切除术的女性恶性肿瘤患者。玻璃化冷冻技术明显提高了卵母细胞冷冻的成功率。卵母细胞玻璃化冷冻的结果依赖于冷冻卵母细胞的数量和冷冻时患者的年龄,应用这种冷冻技术,每个复苏卵母细胞的活产率约为6.4%[8,9,15]。参照原国家卫生部于2003年6月27日颁布的《人类辅助生殖技术规范》和《人类辅助生殖技术和人类精子库伦理原则》等文件[16,17],目前认为仅从法律法规角度考虑,单身女性因肿瘤治疗要求冷冻卵母细胞保存生育力并不违规[18]。

(3)未成熟卵母细胞体外培养成熟技术是辅助生殖技术中用于治疗多囊卵巢综合征、卵巢反应不良和激素依赖性肿瘤不适宜行常规促排卵治疗的新技术。由于该技术复杂,仅在部分辅助生殖技术中心开展,在肿瘤保留生育功能中主要用于无法延迟肿瘤治疗的患者[8,9,19]。

未成熟卵母细胞可在月经周期任何时候取卵,减少患者进行超促排方案的经济与时间花费,避免卵巢过度刺激综合征的发生。但经体外培养后成熟的卵母细胞与成熟卵母细胞相比,着床率更低,可将该技术与卵巢组织冻存联合应用。目前国内该技术已应用于临床。

(4)卵巢组织冻存和移植无需卵巢刺激,可立即进行,无需性成熟,因此是儿童唯一可选择的生育力保护方法。卵巢组织移植成功后不仅可以恢复部分生育能力,也可以在一段时间内恢复卵巢的内分泌功能[8,9,20]。卵巢组织冻存技术发展迅速,在欧洲如德国等发达国家已逐渐称为临床常规,在我国已初步应用于临床。

(5)卵巢移位术将卵巢移位至盆腔放疗范围以外的区域,在不切除卵巢的前提下,使放疗对卵巢功能的损伤最小化,从而有效保存女性癌症患者的生育功能。对于接受盆腔放疗的患者,腹腔镜卵巢移位术比开腹手术似乎更能成功地保存卵巢功能(成功率88.6% vs.82%),且具有创伤小、住院时间短、术后恢复快、疼痛轻等优点,因此受到更多选择[21]。

以上生育力保护方法的远期有效性与安全性仍需进一步临床研究和远期随访的证实[8,9,22]。

(二)早发性结直肠癌男性患者的生育管理[8,11]

早发性结直肠癌和癌症治疗过程可能会对男性生育能力造成显著的不可逆的负面影响,可能会导致男性永久不育。在过去的 20 年里,如何保留男性癌症患者生育能力已经成为一个癌症治疗的核心问题。许多专业协会已经发布了指导方针,呼吁将保留生育能力列为癌症治疗的常规组成部分。

对于大多数患有癌症但能够产生精子的男性患者,可以采用精子冷冻保存技术在进行肿瘤治疗前冻存精子样本以保存生育能力。但对于无法提供足够精子样本的患者,还有许多其他的获取精子的方法。但目前,对于如何保留青春期前男孩的生育能力来仍然是一个亟待解决的挑战。对于这些患者,目前有很多研究提供了有潜力的治疗方向,未来将转化应用到临床领域,为男性生育能力的保存提供更多方案。

1. 精子冷冻保存　精子冷冻保存是一种十分有效的男性生育力保存方式,临床医生可以和即将进行癌症治疗的成年男性讨论精子冷冻保存问题,以保存他们的生育力。目前该技术已经成熟,并广泛应用于男性生育力的保存。全球统计数据显示,因肿瘤接受治疗的男性患者中约 8% 的人使用了精子冷冻保存[23]。虽然肿瘤患者的精子在解冻后运动性和活力显著下降,但成功受精后,受精卵可以正常卵裂,且胚胎植入率正常[24]。

考虑到早发性结直肠癌治疗会对精子的质量和数量产生负面影响,且开始癌症治疗后,精子遗传变异风险很高,在治疗干预开始前进行精子冻存至关重要。不推荐在癌症治疗期间或治疗后不久采集精液,建议癌症患者进行治疗前到生殖门诊就诊。肿瘤科医生也应该正确地告知患者关于癌症治疗对生育能力的影响并积极配合生殖科医生做好精子冷冻保存,以备将来使用。在美国,多达 91% 的肿瘤学家同意应在治疗前对肿瘤患者进行精子冷冻保存,同时也有 30% 的被诊断患有肿瘤疾病的育龄患者时都进行了精子冷冻保存。

为了保存足够量的标本,影响精液采集量的因素有很多,包括射精质量、患者的健康状况、癌症类型和开始进行癌症治疗的时间等,其中最重要的是辅助生殖的方法,即卵母细胞受精方法[25]。许多机构建议,如果患者的健康状况令人满意,并且可以接受延迟治疗,那么至少保存3份精液样本,每次收集间隔至少2天。目前有3种常用的卵母细胞受精方法:宫内受精(intrauterine insemination,IUI),经典的体外受精(in vitro fertilization,IVF)和胞质内精子注射。

IUI是辅助生殖最简单的方法,但其应用有一定的局限性。在人工授精开始时,必须进行精子清洗,清除任何可能的微生物污染物或外来物质。随后,只选择活动的精子细胞,然后在排卵期间使用特殊导管将其直接注射到子宫腔中。从精子冷冻保存的角度来看,最基本的要求是保存的样本中必需含有适当的高浓度活性精子。人工授精的主要优点是,不需要卵母细胞提取,也不需要全身麻醉。如果解冻的精子质量不合格,具有生殖科医生通常会推荐一种更有效的方法,通常是IVF。

IVF是体外受精的基本方法之一。它由以下各个步骤组成:刺激卵泡生长(通过给予激素药物),经阴道取出卵母细胞,用专用穿刺针从卵巢抽吸卵母细胞(卵母细胞穿刺术);精液的收集和处理(精子洗涤,从精液中分离出精子,去除潜在的细菌、血细胞,以及死的和不活动的精子)或精液解冻;精子和卵母细胞在培养基中共孵育;将胚胎放置到宫腔内,又称胚胎移植。然而,与IUI一样,经典的IVF也需要较高的精子浓度和足够的精子活力,因此需要高质量的精子冷冻保存。

ICSI是辅助生殖的另一种技术,因为它可用于精子数低和精子活力不足的患者,被认为是男性不育的解决方案。这种方法甚至可以直接从睾丸或附睾组织中获取精子。ICSI是用一种特殊的针直接将一个特定的精子注入卵母细胞的细胞质中。ICSI的优点是需要的精细胞数量与穿刺获得的卵母细胞数量相等。因此,即使只有极少量的冷冻精子(几个到几十个)也是可行的。ICSI还确保了在受精过程中使用的成熟精子的精确选择,可以选择胚胎学家们认为最满意的精子。

2. 睾丸组织冷冻保存　成年的早发结肠癌患者可以采用精子冷冻保存这种相对简单和有效的方法来保存生育能力。然而,目前最主要的挑战是在青春期前的患者,因为没有他们成熟的精子细胞,使他们不可能受益于该技术。有研究者提出,可以通过睾丸组织冷冻保存来保存青春期前的患者的生育能力[26]。动物模型实验表明,从冷冻保存的睾丸中分离出的精原细胞可成功产生成熟的精子细胞。然而,该技术还只是停留在实验室阶段,没有成功应用于人类医学。到目前为止,有研究团队已经冷冻了14个男孩的样本,这些专家认为,在不久的将来,这些保存的组织将用于这些儿童患者的生育恢复。

(三)携带遗传性结直肠癌易感基因胚系突变但还未患病的人群

对于携带遗传性结直肠癌易感基因胚系突变但还没有发病的人群而言,虽然不涉及抗肿瘤治疗,但这部分人群很可能因为肿瘤高风险而需要进行预防性的结肠切除术,或化学预防措施如服用阿司匹林减少腺瘤性息肉的发病率、服用COX-2抑制剂降低结直肠腺瘤性息肉的癌变风险等。这些预防性的措施可能会带来一些其他风险,如输卵管堵塞、增加心血管事件的发生率等。所以这类人群在实施生育计划前,也需要经过多学科会诊、跨学科讨论协商制定合适的生育方案。但总的来说,相比已患癌人群,这类人群的生育管理相对简单得多。

　　通过对早发性结直肠癌患者和携带者实施积极的生育管理和胚胎植入前遗传学检测技术,可以有效阻断易感基因的家族传递,从被动的生育策略转化为主动的生育策略,大大降低后代罹患结直肠癌的概率,利国利民。

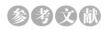

参考文献

［1］ 中华人民共和国国家卫生健康委员会.《产前诊断技术管理办法》(2019 年 2 月 28 日修订). Https://www. Sohu. Com/a/304553772_707859.

［2］ 张宁媛,黄国宁,范立青,等. 胚胎植入前遗传学诊断与筛查实验室技术指南的[J]. 生殖医学杂志,2018,29(9):819 - 827.

［3］ 《胚胎植入前遗传学诊断/筛查专家共识》编写组. 胚胎植入前遗传学诊断/筛查技术专家共识[J]. 中华医学遗传学杂志,2018,35(2):151 - 155.

［4］ Ao A, Wells D, Handyside A H, et al. Preimplantation genetic diagnosis of inherited cancer: Familial adenomatous polyposis coli [J]. J Assist Reprod Genet, 1998,15(3):140 - 144.

［5］ Rechitsky S, Verlinsky O, Chistokhina A, et al. Preimplantation genetic diagnosis for cancer predisposition [J]. Reprod Biomed Online, 2002,5(2):148 - 155.

［6］ 湖南乳腺癌患者生育力保存专家协作组. 湖南省年轻女性乳腺癌患者生育力保存实施方案专家共识[J]. 中国普通外科杂志,2018,27(11):1361 - 1369.

［7］ 中国年轻乳腺癌诊疗与生育管理专家共识指导委员会. 年轻乳腺癌诊疗与生育管理专家共识[J]. 中华肿瘤杂志,2019,41(7):486 - 495.

［8］ Oktay K, Harvey B E, Partridge A H, et al. Fertility preservation in patients with cancer: Asco clinical practice guideline update [J]. J Clin Oncol, 2018,36(19):1994 - 2001.

［9］ Yasmin E, Balachandren N, Davies M C, et al. Fertility preservation for medical reasons in girls and women: British fertility society policy and practice guideline [J]. Hum Fertil (Camb), 2018,21(1):3 - 26.

［10］ Khiat S, Bottin P, Saias-Magnan J, et al. Fertility preservation strategies for rectal cancer in reproductive-age women [J]. Future Oncol, 2019,15(22):2635 - 2643.

［11］ Shandley L M, McKenzie L J. Recent advances in fertility preservation and counseling for reproductive-aged women with colorectal cancer: A systematic review [J]. Dis Colon Rectum, 2019,62(6):762 - 771.

［12］ Chae-Kim J, Hayslip C C, Jr. Fertility and endocrine preservation in the management of colorectal cancer in women [J]. Dis Colon Rectum, 2020,63(6):723 - 726.

［13］ Oktay K. Expert commentary on fertility preservation in colorectal cancers: Current state and practical tips for the cancer practitioner [J]. Dis Colon Rectum, 2020,63(6):726 - 727.

［14］ Lee S, Ozkavukcu S, Heytens E, et al. Value of early referral to fertility preservation in young women with breast cancer [J]. J Clin Oncol, 2010,28(31):4683 - 4686.

［15］ Bernhard J, Luo W, Ribi K, et al. Patient-reported outcomes with adjuvant exemestane versus tamoxifen in premenopausal women with early breast cancer undergoing ovarian suppression (text and soft): A combined analysis of two phase 3 randomised trials [J]. Lancet Oncol, 2015,16(7):848 - 858.

［16］ 中华人民共和国卫生部. 人类辅助生殖技术规范[J]. 中国生育健康杂志,2004,15(1):4 - 9.

［17］ 中华人民共和国卫生部. 人类辅助生殖技术和人类精子库伦理原则[J]. 中国生育健康杂志,2004,15(2):72 - 74.

［18］ 陆小激,郭松,冯云. 人卵子冷冻技术的伦理思考[J]. 生殖医学杂志,2017,26(3):224 - 227.

［19］ Hourvitz A, Yerushalmi G M, Maman E, et al. Combination of ovarian tissue harvesting and immature oocyte collection for fertility preservation increases preservation yield [J]. Reprod Biomed Online, 2015,31(4):497 - 505.

［20］ Meirow D, Ra'anani H, Shapira M, et al. Transplantations of frozen-thawed ovarian tissue demonstrate high reproductive performance and the need to revise restrictive criteria [J]. Fertil Steril, 2016,106(2):467 - 474.

［21］ Arian S E, Goodman L, Flyckt R L, et al. Ovarian transposition: A surgical option for fertility preservation [J]. Fertil Steril, 2017,107(4):e15.

［22］ Rodriguez-Wallberg K A, Oktay K. Fertility preservation and pregnancy in women with and without brca mutation-positive breast cancer [J]. Oncologist, 2012,17(11):1409 - 1417.

［23］ Ferrari S, Paffoni A, Filippi F, et al. Sperm cryopreservation and reproductive outcome in male cancer patients: A systematic review [J]. Reprod Biomed Online, 2016,33(1):29 - 38.

［24］ Depalo R, Falagario D, Masciandaro P, et al. Fertility preservation in males with cancer: 16-year monocentric experience of sperm banking and post-thaw reproductive outcomes [J]. Ther Adv Med Oncol, 2016,8(6):412 - 420.

［25］ Nangia A K, Krieg S A, Kim S S. Clinical guidelines for sperm cryopreservation in cancer patients [J]. Fertil Steril, 2013,100(5):1203 - 1209.

［26］ Sadri-Ardekani H, McLean T W, Kogan S, et al. Experimental testicular tissue banking to generate spermatogenesis in the future: A multidisciplinary team approach [J]. Methods, 2016,99:120 - 127.